라이프스타일 정신의학

라이프 스타일 정신의학
LIFESTYLE PSYCHIATRY

초판 1쇄 발행 2025년 10월 30일

엮은이 더글러스 L. 노어지	**펴낸이** 윤지영	**이메일** flworx@gmail.com
옮긴이 라이프스타일 정신의학 연구회	**편집** 윤지영, 김승규	**홈페이지** floorworx.net
표지 그림 정아진	**교정** 김승규	**인스타그램** @floorworx_publishing
디자인 로컬앤드	**펴낸곳** 마인드웍스 _ 플로어웍스 **출판등록** 2019년 1월 14일	**페이스북** @Flworx

First Published in the United States by American Psychiatric Association Publishing, Washington, DC. Copyright © 2019 American Psychiatric Association. All rights reserved. First Published in the Republic of Korea by FLOORWORX Publishing. FLOORWORX Publishing is the exclusive publisher of Lifestyle Psychiatry, first edition, © 2019 American Psychiatric Association, edited by Douglas L. Noordsy, M.D., in Korean for distribution worldwide. Permission requests for use of any material in the translated work must be made to the American Psychiatric Association.

본 도서는 미국 워싱턴 D.C. 소재 American Psychiatric Association Publishing에서 초판 발행되었습니다. 저작권 © 2019 American Psychiatric Association. 무단 전재와 복제를 금합니다. 대한민국에서는 FLOORWORX Publishing을 통해 초판 발행되었습니다. FLOORWORX Publishing은 본 도서 Lifestyle Psychiatry (초판, © 2019 American Psychiatric Association, 편집: Douglas L. Noordsy, M.D.)의 전 세계 배포용 한국어판 독점 출판사입니다. 본 번역본의 어떠한 콘텐츠를 사용하고자 할 경우, 반드시 American Psychiatric Association의 사전 허가를 받아야 합니다.

ⓒ더글러스 L. 노어지, 2025

ISBN
979-11-978533-8-8 93510

마인드웍스는 웰니스 전문 단행본 브랜드로 도서출판 플로어웍스의 임프린트입니다.
책값은 뒤표지에 있습니다. 잘못된 책은 구입한 곳에서 교환해 드립니다.

LIFESTYLE PSYCHIATRY

라이프스타일 정신의학

편저 **더글러스 L. 노어지**
Douglas L. Noordsy, M.D.
번역 **라이프스타일 정신의학 연구회**

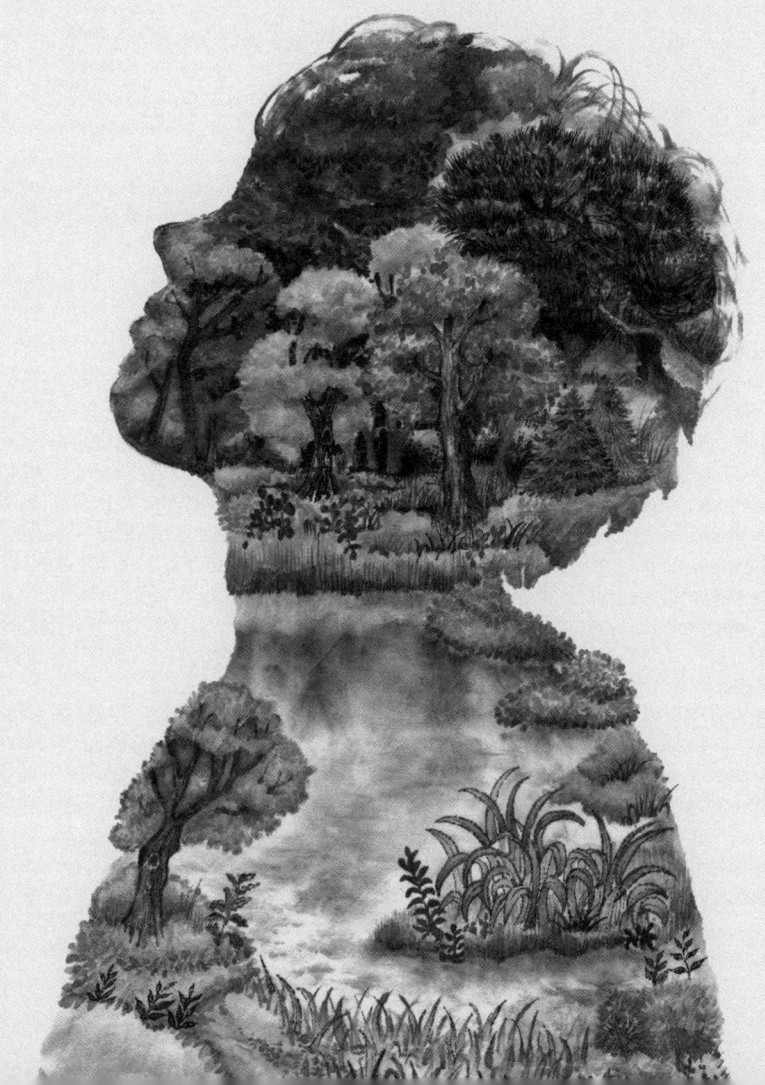

mind
WORX®

DISCLAIMER

The translation of this publication from English to Korean has been undertaken by and is solely the responsibility of FLOORWORX Publishing. The American Psychiatric Association played no role in the translation of this publication from English to Korean and is not responsible for any errors, omissions, or other possible defects in the translation of the publication. Practitioners and researchers must always rely on their own experience and knowledge in evaluating and using the content of this publication. Because of continuous advances in the medical sciences, independent verification of diagnoses and treatment should be made. To the fullest extent of the law, no responsibility is assumed by APA, or any of its authors, editors or contributors in relation to this translation or for any injury that might be considered to have occurred from use of this publication.

면책조항

본 도서의 영어에서 한국어로의 번역은 FLOORWORX Publishing이 직접 수행했으며, 그 책임 역시 전적으로 FLOORWORX Publishing에 있습니다. American Psychiatric Association은 본 번역 과정에 일절 관여하지 않았으며, 번역본의 오류, 누락 또는 기타 문제에 대해 일체의 책임을 지지 않습니다. 의료 전문가 및 연구자들은 본 도서의 내용을 평가하고 활용함에 있어 반드시 자신의 경험과 전문성에 근거해야 하며, 의료 과학의 지속적인 발전을 고려하여 진단 및 치료 방법은 독립적으로 검증되어야 합니다. 법률이 허용하는 최대한의 범위 내에서, APA 및 그 저자, 편집자, 기여자는 본 번역본이나 이 출판물을 사용함으로 인해 발생할 수 있는 어떠한 손해에 대해서도 책임을 지지 않습니다.

목차

집필진		8
추천사 베스 프레이츠(Beth Frates, M.D.)		13
머리말 더글러스 L. 노어지(Douglas L. Noordsy, M.D.)		18
역자 서문 라이프스타일 정신의학 연구회		20

1부
라이프스타일 정신의학의 기초

제1장 라이프스타일 정신의학 소개 ·········· 23
더글러스 L. 노어지(Douglas L. Noordsy, M.D.)

제2장 신체 운동과 뇌 ·········· 35
조셉 퍼스(Joseph Firth, Ph.D.) | 리베카 카니(Rebekah Carney, Ph.D.)

2부
정신질환의 예방 및 관리를 위한 운동

제3장 주요우울장애 관리를 위한 신체 운동 ·········· 65
케일라 페어(Kayla Fair, Dr.P.H., R.N., M.P.H.) | 마두카르 H. 트리베디(Madhukar H. Trivedi, M.D.)

제4장 불안장애와 강박장애 관리를 위한 신체 운동 ·········· 85
닐 A. 렉터(Neil A. Rector, Ph.D.) | 마거릿 A. 리히터(Margaret A. Richter, M.D.) |
베서니 러먼(Bethany Lerman, B.A.)

제5장 외상후스트레스장애 치료에서 잠재적으로 유용한 요소로서의 신체 운동 ·········· 105
매슈 J. 프리드먼(Matthew J. Friedman, M.D., Ph.D.)

제6장 조현병스펙트럼장애 관리를 위한 신체 운동 ·········· 121
슈이치 스에타니(Shuichi Suetani, B.Sc., M.B., Ch.B., FRANZCP) |
데이비 밴캠프포트(Davy Vancampfort, Ph.D.)

제7장 신경인지장애의 인지 보호 및 관리를 위한 신체 운동 141

J. 케이시 페어차일드(J. Kaci Fairchild, Ph.D.) | 크리스티 미드(Christie Mead, M.S.) |
로라 던(Laura Dunn, M.D.)

제8장 운동과 중독 161

애나 렘키(Anna Lembke, M.D.) | 에이머 라히물라(Amer Raheemullah, M.D.)

제9장 주의력결핍과잉행동장애 관리를 위한 신체 운동 179

에린 쇤펠더(Erin Schoenfelder, Ph.D.) | 타일러 새서(Tyler Sasser, Ph.D.) |
마크 A. 스타인(Mark A. Stein, Ph.D., ABPP)

제10장 자폐스펙트럼장애 관리를 위한 신체 운동 193

자나니 베누고팔라크리슈난(Janani Venugopalakrishnan, M.D., M.P.H.) |
안토니오 하르단(Antonio Hardan, M.D.)

3부
건강한 몸, 건강한 마음

제11장 정신질환을 가진 사람을 위한 요가와 태극권 215

미셸 궈(Michelle Guo, B.A.) | 마이클 E. 테이스(Michael E. Thase, M.D.) |
아눕 샤르마(Anup Sharma, M.D., Ph.D.)

제12장 정신질환 관리를 위한 마음챙김과 명상 231

린 유도프스키(Lynn Yudofsky, M.D.) | 데이비드 슈피겔(David Spiegel, M.D.)

제13장 정신질환의 예방과 보조 치료를 위한 식단과 영양 관리 249

조너선 버지스(Jonathan Burgess, M.D.)

제14장 정신질환의 장-뇌 축과 장내 미생물무리유전체 295

에머런 A. 메이어(Emeran A. Mayer, M.D.) | 류효진(Hyo Jin Ryu, B.S.)

제15장 최적의 수행 능력, 두뇌 기능 및 정신건강을 위한 수면 관리하기 321

스콧 쿠처(Scott Kutscher, M.D.) | 피오나 바윅(Fiona Barwick, Ph.D.)

제16장 정신질환을 가진 사람의 심혈관대사 건강을 위한 라이프스타일 중재 351

마사 C. 워드(Martha C. Ward, M.D.) | 로버트 O. 코츠(Robert O. Cotes, M.D.) |
스티븐 J. 바텔스(Stephen J. Bartels, M.D., M.S.)

4부
건강한 삶을 위한 동기부여

제17장 임상현장에서의 평가와 행동변화 전략 373
알렉산더 손즈(Alexander Sones, M.D.) | 마샤 크라스노프(Masha Krasnoff, B.A.) |
마커스 비카리(Marcus Vicari, B.S.) | 도나 에임스(Donna Ames, M.D.)

제18장 의사의 라이프스타일과 건강증진 행동 401
데버라 홈스(Debora Holmes, M.E.S.) | 에리카 프랭크(Erica Frank, M.D., M.P.H.)

제19장 시너지 발견 돕기: 라이프스타일 정신의학이 가진 변화의 가능성 427
더글러스 L. 노어지(Douglas L. Noordsy, M.D.) | 린 M. 유도프스키(Lynn M. Yudofsky, M.D.)

제20장 라이프스타일 의학 및 정신의학이 보건의료 시스템과 공중보건에 미치는 함의 441
케이시 보넷(Kacy Bonnet, M.D.) | 더글러스 L. 노어지(Douglas L. Noordsy, M.D.) |
키스 험프리스(Keith Humphreys, Ph.D.)

제21장 결론 461
더글러스 L. 노어지(Douglas L. Noordsy, M.D.)

부록 464
찾아보기 473
역자후기 478

집필진

도나 에임스 Donna Ames, M.D.
캘리포니아주 로스앤젤레스, UCLA 데이비드 게펜 의과대학 석좌 교수

스티븐 J. 바텔스 Stephen J. Bartels, M.D., M.S.
매사추세츠 종합병원 의학과 몽건연구소 소장, 하버드 의과대학 보건 정책 및 지역사회 건강 몽건 석좌 교수, 매사추세츠주 보스턴

피오나 바윅 Fiona Barwick, Ph.D.
캘리포니아주 레드우드시티, 스탠퍼드 수면의학센터 및 정신의학과 행동과학과 임상 조교수

케이시 보넷 Kacy Bonnet, M.D.
캘리포니아주 새너크루즈, 캘리포니아대학교 새너크루즈 캠퍼스 상담 및 심리 서비스 소속 정신과 전문의

조너선 버지스 Jonathan Burgess, M.D.
뉴욕주 뉴욕시, 컬럼비아대학교 메일맨 공중보건대학원 공중보건 석사과정 재학

리베카 카니 Rebekah Carney, Ph.D.
영국 맨체스터, 맨체스터 정신건강 NHS 재단 트러스트 청년 정신건강 연구부 연구원, 맨체스터대학교 생물·의학·보건학부 연구원

로버트 O. 코츠 Robert O. Cotes, M.D.
조지아주 애틀랜타, 에모리대학교 의과대학 정신의학과 입원진료소 의료 책임자, PSTAR 클리닉 소장, 레지던트 교육 부책임자

로라 던 Laura Dunn, M.D.
캘리포니아주 스탠퍼드, 스탠퍼드대학교 의과대학 정신의학과 행동과학과 교수, 노인정신의학 펠로우십 프로그램 책임자

케일라 페어 Kayla Fair, Dr.P.H., R.N., M.P.H.
텍사스주 댈러스, UT 사우스웨스턴 메디컬센터 정신의학과 박사후 연구원

J. 케이시 페어차일드 J. Kaci Fairchild, Ph.D.
 캘리포니아주 팔로알토, VA 팔로알토 헬스케어 시스템 시에라 퍼시픽 정신질환 연구 교육 클리닉 센터(MIRECC) 공동 부소장 및 노인임상심리학자; 스탠퍼드대학교 의과대학 임상 조교수

에리카 프랭크 Erica Frank, M.D., M.P.H.
 캐나다 브리티시컬럼비아주 밴쿠버, 브리티시컬럼비아대학교 예방의학 및 인구건강 석좌 교수, 워싱턴주 클리어레이크 소재 NextGenU.org 창립자 겸 대표, 캐나다 나누스베이 건강한 의사=건강한 환자(Healthy Doc=Healthy Patient) 수석 연구책임자

조셉 퍼스 Joseph Firth, Ph.D.
 호주 뉴사우스웨일스주 웨스트미드, 서호주대학교 NICM 건강연구소 선임연구원, 영국 맨체스터대학교 심리학 및 정신건강학부 명예연구원, 호주 멜버른대학교 청년정신건강센터 명예연구원

매슈 J. 프리드먼 Matthew J. Friedman, M.D., Ph.D.
 버몬트주 화이트리버 정션, 미 재향군인 PTSD국가센터 선임자문관, 뉴햄프셔주 하노버, 다트머스 의과대학 정신의학과 교수 및 연구부학장

미셸 궈 Michelle Guo, B.A.
 펜실베이니아주 필라델피아, 펜실베이니아대학교 페렐만 의과대학 정신의학과 학생

안토니오 하르단 Antonio Hardan, M.D.
 캘리포니아주 스탠퍼드, 스탠퍼드대학교 메디컬센터 정신의학과 행동과학과 교수

데버라 홈스 Debora Holmes, M.E.S.
 워싱턴주 클리어레이크, NextGenU.org 수석 편집자

키스 험프리스 Keith Humphreys, Ph.D.
 캘리포니아주 팔로알토, 스탠퍼드대학교 정신의학과 행동과학과 에스터 팅 석좌 교수, 재향군인회 보건서비스 연구개발 부문 수석 연구원

마샤 크라스노프 Masha Krasnoff, B.A.
 캘리포니아주 로스앤젤레스, UCLA 대학원생

스콧 쿠처 Scott Kutscher, M.D.
 캘리포니아주 레드우드시티, 스탠퍼드대학교 의과대학 정신의학과 행동과학과 소속 수면의학센터 임상 조교수

애나 렘키 Anna Lembke, M.D.
  캘리포니아주 스탠퍼드, 스탠퍼드대학교 의과대학 정신의학과 행동과학과 부교수

베서니 러먼 Bethany Lerman, B.A.
  캐나다 온타리오주 토론토, 서니브룩 건강과학센터 연구조교

에머런 A. 메이어 Emeran A. Mayer, M.D.
  캘리포니아주 로스앤젤레스, UCLA 데이비드 게펜 의과대학 G. 오펜하이머 스트레스 및 회복력 신경생물학 센터 소장, 소화기질환 연구센터(CURE) 공동 소장, 바체와 타마르 마누키안 소화기질환학과

크리스티 미드 Christie Mead, M.S.
  캘리포니아주 팔로알토, 팔로알토대학교 PGSP-스탠퍼드 Psy.D. 협동 박사과정 재학

더글러스 L. 노어지 Douglas L. Noordsy, M.D.
  캘리포니아주 스탠퍼드, 스탠퍼드대학교 의과대학 정신의학과 행동과학과 임상 교수, 뉴햄프셔주 하노버, 다트머스 의과대학 정신의학과 교수

에이머 라히물라 Amer Raheemullah, M.D.
  캘리포니아주 스탠퍼드, 스탠퍼드대학교 의과대학 정신의학과 행동과학과 임상 강사

닐 A. 렉터 Neil A. Rector, Ph.D.
  캐나다 온타리오주 토론토, 서니브룩 불안장애센터 심리학자, 수석 과학자, 연구 책임자, 토론토대학교 정신의학과 및 임상심리학과 교수

마거릿 A. 리히터 Margaret A. Richter, M.D.
  캐나다 온타리오주 토론토, 서니브룩 건강과학센터 부과학자, 토론토대학교 정신의학과 부교수

류효진 Hyo Jin Ryu, B.S.
  캘리포니아주 로스앤젤레스, UCLA 데이비드 게펜 의과대학 G. 오펜하이머 스트레스 및 회복력 신경생물학 센터 연구조교

타일러 새서 Tyler Sasser, Ph.D.
  워싱턴주 시애틀, 워싱턴대학교 의과대학 정신의학과 행동과학과 조교수

에린 쉰펠더 Erin Schoenfelder, Ph.D.
  워싱턴주 시애틀, 워싱턴대학교 의과대학 정신의학과 행동과학과 조교수

아눕 샤르마 Anup Sharma, M.D., Ph.D.
> 펜실베이니아주 필라델피아, 펜실베이니아대학교 페렐만 의과대학 정신의학과 연구 펠로우

알렉산더 손즈 Alexander Sones, M.D.
> 캘리포니아주 로스앤젤레스, UCLA 세멜 신경과학연구소 레지던트 의사

데이비드 슈피겔 David Spiegel, M.D.
> 캘리포니아주 스탠퍼드, 스탠퍼드대학교 정신의학과 행동과학과 윌슨 석좌 교수

마크 A. 스타인 Mark A. Stein, Ph.D., ABPP
> 워싱턴주 시애틀, 워싱턴대학교 의과대학 정신의학과 행동과학과 교수, 소아과 겸임 교수

슈이치 스에타니 Shuichi Suetani, B.Sc., M.B., Ch.B., FRANZCP
> 호주 퀸즐랜드주 브리즈번, 메트로 사우스 정신건강 및 중독 서비스 정신과 전문의, 퀸즐랜드 정신건강연구소, 퀸즐랜드 브레인연구소 겸임 연구원

마이클 E. 테이스 Michael E. Thase, M.D.
> 펜실베이니아주 필라델피아, 펜실베이니아대학교 페렐만 의과대학 및 마이클 J. 크레센즈 재향군인 병원 정신의학과 교수

마두카르 H. 트리베디 Madhukar H. Trivedi, M.D.
> 텍사스주 댈러스, UT 사우스웨스턴 메디컬센터 정신의학과 베티 조 헤이 석좌 교수, 우울증 연구 및 임상 치료 센터 소장

데이비 밴캠프포트 Davy Vancampfort, Ph.D.
> 벨기에 루벤, 루벵대학교 재활과학과 강사, 코르텐베르흐 UPC 루벵대학교 정신의학센터 연구원

자나니 베누고팔라크리슈난 Janani Venugopalakrishnan, M.D., M.P.H.
> 캘리포니아주 스탠퍼드, 스탠퍼드대학교 의과대학 정신의학과 행동과학과 임상 조교수

마커스 비카리 Marcus Vicari, B.S.
> 펜실베이니아주 필라델피아, 펜실베이니아대학교 페렐만 의과대학 의대생

마사 C. 워드 Martha C. Ward, M.D.
> 조지아주 애틀랜타, 에모리대학교 의과대학 정신의학 레지던트 외래 심리치료 교육 프로그램 책임자, 환자진료 필수과정 부책임자

린 유도프스키 Lynn Yudofsky, M.D.

캘리포니아주 스탠퍼드, 스탠퍼드대학교 의과대학 정신의학과 행동과학과 임상 강사

이해관계 공개

다음 기여자들은 본 책의 집필과 관련하여, 상업적 후원사, 제품 제조사, 서비스 제공자, 비정부기구 또는 정부 기관과 금전적 이해관계나 기타 관계가 있음을 밝혔다:

로버트 O. 코츠 Robert O. Cotes M.D.

    자문위원회 활동: Alkermes
    강연 활동: Otsuka
    연구비 수혜: Alkermes, Lundbeck, Otsuka

더글러스 L. 노어지 Douglas L. Noordsy M.D.

    연구비 수혜: Janssen

에머런 A. 메이어 Emeran A. Mayer M.D.

    과학 자문위원 활동: Axial Biotherapeutics, Amare, Danone, Pharmavite, Prolacta, Viome, Whole Biome
    자문 활동: General Mills, Host Therabiotics, Kellogg's, Kevita, Nestlé

마이클 E. 테이스 Michael E. Thase M.D.

    자문 및 컨설팅: Acadia, Alkermes, Allergan(Forest, Naurex), AstraZeneca, Cerecor, Eli Lilly, Fabre-Kramer Pharmaceuticals, Gerson Lehrman Group, Guidepoint Global, Johnson & Johnson(Janssen, Ortho-McNeil), Lundbeck, MedAvante, Merck, Moksha8, Nestlé(PamLab), Novartis, Otsuka, Pfizer, Shire, Sunovion, Takeda
    연구비 수혜: 미국보건의료연구품질청(AHRQ), Alkermes, AssureRx, Avanir, Forest Pharmaceuticals, Janssen, Intracellular, 미국국립정신건강연구소(NIMH), Otsuka Pharmaceuticals, Takeda
    인세 수입: American Psychiatric Foundation, Guilford Publications, Herald House, W.W. Norton & Company
    배우자 소속 기관: Peloton Advantage (Pfizer 및 AstraZeneca와 협력 관계 있음)

다음 기여자들은 본 책에 기여하는 데 있어 이해충돌에 해당하거나 그러한 인상을 줄 수 있는 금전적 이해관계나 기타 관계가 없다고 밝혔다:

    도나 에임스(Donna Ames, M.D.), 피오나 바윅(Fiona Barwick, Ph.D.), 조너선 버지스(Jonathan Burgess, M.D.), J. 케이시 페어차일드(J. Kaci Fairchild, Ph.D.), 미셸 궈(Michelle Guo, B.A.), 데버라 홈스(Debora Holmes, M.E.S.), 키스 험프리스(Keith Humphreys, Ph.D.), 마샤 크라스노프(Masha Krasnoff, B.A.), 스콧 쿠처(Scott Kutscher, M.D.), 류효진(Hyo Jin Ryu, B.S.), 타일러 새서(Tyler Sasser, Ph.D.), 아눕 샤르마(Anup Sharma, M.D., Ph.D.), 알렉산더 손즈(Alexander Sones, M.D.), 데이비드 슈피겔(David Spiegel, M.D.), 슈이치 스에타니(Shuichi Suetani, B.Sc., M.B., Ch.B., FRANZCP), 자나니 베누고팔라크리슈난(Janani Venugopalakrishnan, M.D., M.P.H.), 마커스 비카리(Marcus Vicari, B.S.), 린 유도프스키(Lynn Yudofsky, M.D.)

추천사

라이프스타일 처방은 강력한 치료 수단이다. 기원전 수세기에 히포크라테스는 이미 라이프스타일 의학의 핵심 원칙들을 언급한 바 있다. 그는 "음식이 약이 되고, 약이 음식이 되게 하라", "걷는 것은 인간에게 최고의 약이다", "모든 이에게 지나치지도 부족하지도 않은 적절한 영양과 운동을 제공할 수 있다면 우리는 가장 안전한 건강의 길을 찾게 될 것이다"라고 했다. 수천 년이 지난 오늘날, 우리는 운동과 영양을 기반으로 한 처방, 건강한 습관의 형성과 유지를 위한 코칭 중심의 상담이 실제로 효과가 있다는 것을 뒷받침하는 연구 자료들을 확보했다.

내가 18세였을 무렵, 아버지는 심각한 심근경색과 뇌동맥경색으로 몸의 왼쪽에 마비가 왔고, 그때부터 라이프스타일 의학에 대해 관심을 갖기 시작됐다. 심장마비와 뇌졸중이 오기 전, 아버지는 패스트푸드를 즐겨 드셨고 운동은 전혀 하지 않았으며 하루 수면 시간은 5시간도 채 되지 않았다. 또한 일주일에 80시간 이상 일했고 사교 활동이나 친밀한 인간관계 없이 만성 스트레스에 시달리고 있었다. 다행히 아버지는 왼손의 일부 미세한 운동기능을 제외하고는 거의 완전히 회복됐고, 이후 라이프스타일을 완전히 바꾸었다. 나는 아버지가 건강이 크게 무너진 이후, 오히려 인생에서 가장 좋은 27년을 살아내는 것을 지켜보며 라이프스타일 처방의 힘을 깊이 확신하게 됐다.

네이션 프리티킨과 딘 오니시를 비롯한 라이프스타일 의학의 선구자들 덕분에 아버지는 영양과 운동, 사회적 연결의 의학적 효능에 대해 배울 수 있었다. 1980년대만 해도 라이프스타일 의학의 원리를 바탕으로 질병의 예방과 회복을 돕는 의사는 극히 드물었다. 오니시는 그 시절 획기적 연구를 주도했고 30년 후 그의 노력은 보험이 적용되는 근거 기반 라이프스타일 프로그램으로 결실을 맺었다. 이 외에도 많은 사람이 쌓은 연구와 업적을 통해 새로운 의학 분야가 기반을 다질 수 있었다. 오늘날에는 미국라이프스타일의학회(www.lifestylemedicine.org), 미국라이프스타일의학위원회(https://ablm.org)와 위원회 인증 라이프스타일 의학 의사 및 전문의 자격시험 등 다양한 자원이 마련되어 있다. 이 분야는 이제 긴 여정을 지나 의미 있는 발전을 이루었다.

아버지께서 뇌졸중을 겪을 당시, 나는 대학에 재학 중이었다. 아버지의 건강 악화와 회복 과정을 지켜보며 하버드 의과대학 예과(premed) 진학을 결심했다. 나는 1980년대 중반부터 운동, 영양, 스트레스에 관심을 가지고 연구하기 시작했으며 정신적 스트레스가 심장 기능에 미치는 영향을 주제로 의과대학 졸업 논문을 썼다. 스탠퍼드대학교 의과대학 시절에는 다양한 식단이 동맥 내피세포에 미치는 영향을 연구했는데, 특히 산화질소(nitric oxide)가 풍부한 식단에 주목했다. 의과대학 졸업 후에는 매사추세츠 종합병원(Massachusetts General Hospital)에서 인턴 과정을 마친 뒤, 스폴딩 재활병원(Spalding Rehabilitation Hospital)의 재활의학과에서 전공의 과정을 수료했다. 이후 뇌졸중을 중심 주제로 삼아 라이프스타일 의학 연구를 이어갔다. 전공의 시절에 참여한 중요한 연구 중 하나는 의사의 운동습관, 개인 건강 습관, 상담 행태 간의 연관성을 다룬 것이었다(Abramson et al. 2000). 이 연구에서 나와 동료들은 운동을 하는 의사일수록 환자에게 운동 상담을 더 자주 한다는 사실을 발견했다. 예를 들어 근력 운동을 하는 의사는 근력 운동에 대해 상담하고, 유산소 운동을 하는 의사는 유산소 운동에 대해 상담한다. 두 가지 운동을 모두 실천하는 의사는 두 가지 모두에 대해 상담하지만 두 가지 운동을 전혀 하지 않는 의사는 두 항목 모두에 대해 상담하지 않았다. 1999년 이 연구가 처음 발표된 이후, 여러 연구자가 반복적으로 재현했으며 그 내용은 제18장 "의사의 라이프스타일과 건강증진 행동"에서 더 자세히 다루고 있다.

전공의 과정을 마친 후, 나는 뇌졸중 연구에 집중해서 스폴딩 재활병원의 동료인 조엘 스타인, 줄리 실버와 함께 『두 번째 뇌졸중 예방(The Stroke Recovery Book)』을 공동 집필했다(Stein et al. 2006). 이 책을 집필하면서 식단, 영양, 스트레스에 관한 최신 연구를 광범위하게 검토하며 근거 기반의 권장 사항을 제시하고자 노력했다. 2006년에 책을 출판한 이후 나는 운동, 식단, 스트레스 관리의 중요성에 대해 강의하기 시작했다. 당시 하버드대학교 라이프스타일 의학 연구소(Institute of Lifestyle Medicine, ILM)의 소장이었던 에드워드 필립스는 내가 하고 있는 일이 바로 라이프스타일 의학이라는 점을 일깨워 주었다. 그 전까지 나는 그 용어를 들어본 적조차 없었다. 하지만 환자들이 건강한 식단을 실천하도록 돕고 규칙적 운동을 장려하며 스트레스를 관리하도록 돕는 나의 활동은 오니시를 비롯한 라이프스타일 의학의 선구자들이 해온 일과 일치하고 있었다. 이후 나는 ILM에서 의과대학생 교육 책임자가 됐고 운동과 라이프스타일 의학의 기본 원칙을 다루는 의사 보수 교육 프로그램의 공동 디렉터로 활동하게 됐다. 2018년은 이 교육 과정이 10주년을 맞은 해였다. 또한 나는 하버드대학교에 최초로 라이프스타일 의학 연구회(Lifestyle Medicine Interest Group, LMIG)를 창립했으며 현재 LMIG는 하버드의 공식 연구회로 자리 잡았다. 지도교수로서 나는 라이프스타일 의학에 대한 강연을 진행하고 학생들의 그룹 활동을 지도하고 있다. LMIG 모델은 이후 스탠퍼드 의과대학을 시작으로 여러 대학교에서 도입, 확산됐다.

미국을 비롯한 전 세계에서 비만과 당뇨병 진단을 받는 환자가 빠르게 증가하면서 해당 질환을 예방하고 치료하며 심지어 건강을 되돌려 놓는 데 도움이 되는 라이프스타일 의학 원리에 대한 관심이 높아지고 있다. 심장 질환은 여전히 사망 원인 1위를 차지하고 있으며(Nichols 2017) 운동, 식단, 스트레스 관리가 심장 질환의 예방과 회복에 효과적이라는 사실은 이미 널리 알려져 있다(Mokdad et al. 2004). 그러나 라이프스타일의 영향을 받는 것은 신체질환만이 아니다. 우울증과 불안증 역시 운동, 건강한 식단, 스트레스 관리, 충분한 수면, 양질의 사회적 연결과 같은 건강한 습관을 통해 완화될 수 있다. 최근에는 '라이프스타일 정신의학(Lifestyle Psychiatry)'이라는 새로운 분야가 빠르게 주목받고 있다. 일부 정신건강의학과 의사들은 진료실에 트레드밀 두 대를 나란히 설치해 두고 환자가 소파에 앉아 상담을 받는 대신 치료자와 함께 걷기 운동을 하며 치료를 진행한다. 연구에 따르면 운동은 불안을 줄이고 창의적 사고를 촉진하며 전반적인 웰빙 감각을 증진시킬 수 있다. 이러한 모든 요소는 치료 과정에 긍정적 영향을 미친다(Anxiety and Depression Association of America 2018; Wong 2014).

운동 처방은 항생제나 항우울제 처방과는 다르다. 용량과 빈도를 결정한다는 점에서는 유사하지만, 라이프스타일 의학 처방에서는 환자가 처방의 구체적 내용에 일정한 발언권을 가진다는 점이 가장 큰 차이다. 하지만 심장내과, 재활의학과, 내과, 내분비내과 등 다양한 진료과에 속한 많은 의사가 환자와 협력해 함께 목표를 세우고 실천해 나가는 방식을 낯설게 느낀다. 이들은 대개 일방적으로 처방을 내리고 치료 방향을 지시하는 데 익숙하기 때문이다. 반면, 정신건강의학과 의사나 심리치료사는 환자의 라이프스타일을 변화시키는 데 필요한 지지적 상담 및 동기강화 면담(motivational interviewing) 기법에 훨씬 더 익숙한 경우가 많다. 히포크라테스는 "그 사람이 어떤 병을 가졌는지를 아는 것보다 그 병을 가진 사람이 누구인지를 아는 것이 훨씬 더 중요하다"라고 말했다. 라이프스타일 의학 상담의 핵심은 바로 환자의 삶을 이해하고 변화에 대한 환자의 관심과 동기 수준에 맞춰 그를 만나는 것이다. 많은 의사가 가장 어렵게 느끼는 부분이다. 환자에게 라이프스타일 변화를 조언하는 방식은 레슬링 경기처럼 힘겨루기를 하는 것이 아니라 환자와 함께 춤을 추는 것에 가깝다. 환자에게 건강한 습관을 갖도록 '설득'하는 것이 아니라 환자 스스로 운동이 얼마나 중요한지 깨닫고 매일 혹은 매주 운동을 생활화할 수 있는 자신만의 방식을 찾을 수 있도록 도와야 한다. 운동, 식단, 수면에 대한 지침을 아는 것만큼이나 이를 어떻게 상담할지 아는 것도 똑같이 중요하다.

히포크라테스가 라이프스타일 의학의 주요 원칙을 처음으로 제시한 지 수천 년이 흐른 지금, 이러한 원칙은 마침내 주류 의학의 일부로 자리 잡고 있다. 제임스 리프는 1999년에 라이프스타일 의학 분야 최초의 주요 의학 교과서를 편찬했으며(Rippe 1999), 2019년에 제3판을 출간했다. 책의 분량은 수천 쪽에 달한다. 라이프스타일 의학을 이해하고 실천한다는 것은 시대의 흐름에 발맞추어 최고의 근거 기반 상담과 처방을 제공한다는 의미이기도 하다. 지금 당신이 읽고 있는 이 책은 라이프스타일 의학을 임상에 성공적으로 통합하는 데 필요한 정보와 도구, 실용적인 팁을 담고 있다. 만약 여러분이 아직 건강한 생활 습관을 실천하고 있지 않더라도 이 책이 스스로 행동을 바꾸고자 하는 동기를 불러일으킬 수 있을 것이다.

베스 프레이츠(Beth Frates, M.D.)
하버드 의과대학 재활의학과 조교수
매사추세츠주 보스턴

참고 문헌

Abramson S, Stein J, Schaufele M, et al: Personal exercise habits and counseling practices of primary care physicians: a national survey. Clin J Sport Med 10(1):40–48, 2000 10695849

Mokdad AH, Marks JS, Stroup DF, Gerberding JL: Actual causes of death in the United States, 2000. JAMA 291(10):1238–1245, 2004 15010446

Anxiety and Depression Association of America: Exercise for Stress and Anxiety. Silver Spring, MD, Anxiety and Depression Association of America, 2018. Available at: https://adaa.org/living-with-anxiety/managing-anxiety/exercise-stress-and-anxiety. Accessed January 9, 2019.

Nichols H: The top 10 leading causes of death in the United States. Medical News Today, updated February 23, 2017. Available at: www.medicalnewstoday.com/articles/282929.php. Accessed January 9, 2019.

Rippe JM: Lifestyle Medicine. London, Blackwell Science, 1999

Stein J, Silver J, Frates EP: Life After Stroke: The Guide to Recovering Your Health and Preventing Another Stroke. Baltimore, MD, Johns Hopkins University Press, 2006

Wong M: Stanford study finds walking improves creativity. Stanford News, April 24, 2014. Available at: https://news.stanford.edu/2014/04/24/walking-vs-sitting-042414. Accessed: January 9, 2019.

머리말

라이프스타일 정신의학과의 여정은 의과대학 시절, 긴 학업 과정 속에서 휴식의 필요성을 절실히 느끼던 때부터 시작됐다. 워싱턴대학교 의과대학 캠퍼스는 포레스트 파크 가장자리에 자리 잡고 있어 나는 자연스럽게 공원의 산책로를 따라 달리곤 했다. 어린 시절 내내 스포츠를 즐기긴 했지만 달리기는 늘 농구 시즌을 대비해 몸을 만드는 과정 중 하나에 불과했고 마지못해 해야 하는 필요악처럼 느껴졌다. 하지만 어느 순간부터 달리기는 방을 나와 나무와 햇살, 하늘과 조용히 교감하며 사색하는 치유의 시간을 의미했다. 런트립 시간은 점점 길어졌고, 어느새 공원 주변 8마일(12.9km) 코스를 편안히 완주할 수 있게 됐다. 인턴 시절에는 뉴햄프셔주 가나안의 구스 폰드 로드를 달리며 체력을 유지했고 마을의 '올드 홈 데이' 축제에서는 가나안 호수를 따라 펀런을 즐기기도 했다. 몇 년 후에는 보스턴 마라톤 결승선을 통과했고 다트머스-히치콕 병원의 연례 자전거 타기 행사를 완주했다. 그 외에도 요가, 조정, 카약, 크로스컨트리 스키 등 다양한 활동을 배워 나갔다.

자기 돌봄을 위한 운동, 식사, 심신 수련의 가치를 직접 경험하면서 나는 이 주제를 환자들과의 만남에서도 자연스럽게 꺼내기 시작했다. 특히 동반 약물 남용과 중증 정신질환을 동시에 가진 청년들을 위한 지역사회 정신건강 케어 현장에서 나는 환자들과 신체 활동을 바탕으로 치료적 동맹을 형성한 후 한때 타올랐던 열정과 운동이 주는 성취감을 그들이 다시 느낄 수 있도록 도왔다. 그로부터 얼마 후, 조현병을 앓고 있는 한 청년과 함께 운동과 회복 여정을 이어가는 과정에서 그의 첫 마라톤에 함께 출전하기로 약속했다. 막상 마라톤 대회에 나서자 나는 그의 페이스를 따라잡기 위해 숨이 턱에 차도록 달려야 했다. 그는 나보다 무려 30분이나 먼저 결승선을 통과한 뒤, 결승점에서 나를 반겨주었다. 이러한 실천이 성공을 거두자 나는 정신의학에서 라이프스타일 중재에 관한 문헌을 본격적으로 공부하게 됐다. 또한 강의와 저술을 통해 관련 내용을 다루기 시작했으며 이 분야에 기여할 수 있는 연구를 이어가게 됐다. 스탠퍼드대학교에

합류한 이후에는 라이프스타일 및 스포츠 정신의학을 중심으로 경력을 쌓으며 본격적으로 탐구할 수 있는 기회를 갖게 됐다.

이 책을 내게 '잘 살아가는 삶(living well)'이 지닌 변화의 힘을 몸소 가르쳐 준 수많은 환자에게 바친다. 각 장을 정성스레 집필해 준 저자들에게도 깊은 감사의 마음을 전한다. 이 책은 여러 훌륭한 동료들의 지적 자극과 따뜻한 지원 없이는 결코 완성될 수 없었을 것이다. 특히 라이프스타일 정신의학의 길을 추구하도록 격려해 주고 스탠퍼드에서 스포츠 정신의학 프로그램을 이끌어 달라고 제안해 준 로라 로버츠에게 깊이 감사한다. 로라는 이 책의 구상을 함께했고 미국정신의학회 출판사와 협업을 통해 집필과 출간의 기회를 마련해 주었다. 그녀는 이 책을 통해 **새로운 정신의학**(new psychiatry)이라는 개념도 함께 제시했다.

스탠퍼드에서 라이프스타일 정신의학을 함께 발전시켜 온 미키 트로켈과 린 유도프스키에게 감사한다. 프란체스코 단데카르, 리사 포스트, 켈리 모란-밀러는 스포츠 정신의학 프로그램 개발에 꼭 필요한 소중한 파트너다. 제이크 발롱은 정신증을 가진 사람을 위한 신체 운동 연구 프로그램인 스탠퍼드대학교 의료원 인스파이어(INSPIRE) 클리닉을 함께 개발하며, 관대하면서도 자극적인 협력자로 함께해 주었다. 케이시 페어차일드, 마리 오페조, 제프 크리슬은 신체 운동과 뇌를 주제로 한 스탠퍼드의 연구 협력 네트워크인 BrainEx 구축에 핵심적인 역할을 해주었다.

마지막으로, 누구보다 소중한 사람들인 사랑하는 아내 메리와 가족에게 깊이 감사드린다. 자연 속으로 떠난 수많은 여정 동안 나의 부재를 너그러이 받아주었고, 돌아올 때면 함께 풍성한 브런치를 나누며, 이 책에 쏟은 긴 시간도 묵묵히 견뎌주었다. 사랑스러운 아이들 샬럿과 잭은 어린 시절을 산 정상, 블랙베리 밭, 한적한 연못으로 떠나는 여행 속에서 보냈다. 충직한 반려견 브라이디와 지니아는 더 이상 걸을 수 없을 때까지 내 모험의 헌신적인 동반자가 되어주었다. 그리고 자연의 아름다움을 처음으로 가르쳐 주고, 평생에 걸쳐 '잘 살아가는 삶'을 몸소 보여준 부모님께도 진심으로 감사드린다.

더글러스 L. 노어지
캘리포니아 팔로알토, 뉴욕 실버베이

역자 서문

라이프스타일 정신의학은 전인적 치료로 나아가는 열쇠다. 기존의 정신의학은 질병과 고통을 다루기 위해 정신치료와 약물치료를 중심으로 병리적인 부분을 해결하는 데 집중해 왔다. 그러나 라이프스타일 정신의학은 병리보다 건강에 초점을 맞추어, 운동·영양·수면·스트레스 관리 등을 통해 정신질환을 치료하고 정신건강을 증진한다. 이로써 질병을 줄이는 전통적인 치료와 건강을 살리는 라이프스타일 정신의학이 어우러져 전인적인 치료 체계가 완성된다.

19인의 번역위원은 모두 러닝을 즐기며 생활 속에서 라이프스타일의 변화와 개선을 실천해 온 사람들이다. 이미 미국에서는 주류로 자리 잡아 큰 관심을 끌고 있는 이 새로운 정신의학의 흐름을 한국에 제대로 소개하고자, 우리는 미국정신의학회가 펴낸 교과서를 함께 번역하기로 뜻을 모았다. 자발적 참여와 헌신으로 한 달 남짓한 짧은 기간에 번역을 마칠 수 있었다.

라이프스타일 변화의 체험이 담긴 이 교과서는 열정으로 가득하다. 이를 생활 속에서 실천하는 즐거움을 경험한 정신의학자들이 번역했다는 점에서 더욱 큰 의미가 있다. 치료에 있어 연구는 근거를 제공하고, 실천은 확신을 심어준다. 번역위원 모두 연구와 실천을 통해 라이프스타일 정신의학의 도입을 향한 의지를 다졌다. 훌륭한 원서를 소개해 준 라이프스타일 정신의학의 선구자 서영은 선생에게 깊은 신뢰를 전하며, 19인의 번역위원들의 열정과 헌신에 찬사를 보낸다. 또한 어려운 국내 출판 환경에도 기꺼이 힘을 보태준 도서출판 마인드웍스 윤지영 대표에게 깊은 감사를 드린다.

정찬승
라이프스타일 정신의학 연구회

1부
라이프스타일 정신의학의 기초

제1장

라이프스타일 정신의학 소개

더글러스 L. 노어지 Douglas L. Noordsy, M.D.

번역 서영은, 정찬승

KEY POINTS

- 라이프스타일 정신의학은 건강에 대한 통합적이고 총체적인 접근법으로 정신질환을 관리하는 데 초점을 맞춘 생활의학의 한 분야다.
- 의학에서 말하는 **라이프스타일**은 신체 활동, 식이와 영양 섭취, 충분한 수면, 스트레스 관리를 지칭한다.
- 라이프스타일 정신의학은 기존의 생물정신사회적 모델을 넘어 운동, 식이요법, 수면, 마음챙김 실천 등 구체적 권장 사항을 통해 정신질환 관리에 도움을 준다.
- 라이프스타일 중재는 인지기능, 동기부여, 자기 효능감 등에 긍정적 영향을 미쳐 약물치료와 정신치료를 보완할 수 있다.
- 라이프스타일 중재는 신경생물학적·후성유전학적 효과가 입증되었으며, 특히 신체 활동은 시냅스가소성을 촉진하는 가장 강력한 중재로 알려져 있다.
- 라이프스타일 정신의학은 삶의 균형을 찾고 자연과 몰입할 수 있는 기회를 제공한다.

이 책은 1차 진료 의사와 정신건강 전문가, 환자에게 라이프스타일 정신의학의 세계를 소개하기 위해 집필됐다. 라이프스타일 중재를 진료에 통합하면 정신과 진료가 더욱 만족감을 주고 효과적으로 이뤄질 수 있다. 신체 활동, 식이요법, 심신 수련, 회복적 수면이 정신질환의 예방과 관리, 나아가 건강과 웰니스 달성에 효과적임을 입증하는 연구 결과는 빠르게 축적되고 있다. 라이프스타일 실천을 주요 중재로 다룬 연구뿐 아니라 이를 정신약물치료나 정신치료 같은 전통적 치료와 결합한 연구들도 증거로 포함된다. 라이프스타일 중재의 효과를 뒷받침하는 근거는 임상의들이 자신 있게 근거 기반 치료로 권할 수 있는 수준에 이를 만큼 충분히 갖춰졌다. 실제로 대중의 관심과 인식이 높아지면서 많은 환자가 치료의 일부로 라이프스타일 중재를 직접 요구하기도 한다. 따라서 의료 제공자는 이러한 흐름 속에서 환자들이 근거에 기반한 권장 사항과 검증되지 않은 정보나 도움이 되지 않는 아이디어를 올바르게 구분할 수 있도록 돕는 역할을 해야 한다.

　라이프스타일 정신의학은 라이프스타일 의학이라는 더 큰 흐름 속 한 지류다. 약물이나 수술과 같은 전통적 중재가 치료의 강력한 도구라는 사실은 분명하다. 하지만 영양 결핍, 신체 활동 부족, 만성 스트레스 등 만성 질환의 교정 가능 위험 요인을 해결하는 데는 한계가 있다. 라이프스타일 의학은 이런 인식을 토대로 발전해 왔다(Bortz 1984). 라이프스타일 의학의 목표는 교정 가능 요인을 개선함으로써 질병 부담을 줄이고 건강을 전반적으로 증진하는 것이다. 나아가 만성 질환 증후군을 **라이프스타일 결핍 증후군**으로 재정의한다면 병인론적으로 더 정확할 뿐 아니라 실질적인 치료적 접근으로도 이어질 수 있다. 예를 들어 과체중, 신체 활동 부족, 만성 스트레스, 과도한 음주 등이 고혈압의 근본적 원인일 경우, 약물치료는 혈압을 낮추는 데 도움이 될 뿐 완전한 치유는 기대할 수 없다. 실제로 많은 환자가 약국 방문과 본인 부담금 지불, 삶의 질을 저하시키는 부작용의 끝없는 순환 속에 갇혀 있다고 느낀다. 그러면서도 '좋은 환자'로 남아야 한다는 부담을 느끼는 한편, 더 근본적으로 건강을 스스로 통제하고자 하는 욕구 사이에서 갈등한다. 의학의 본래 취지가 흐려지는 경우도 많다. 장기적 위험을 줄이기 위해 효과는 제한적이고 부작용 부담은 큰 약물을 사용하면서도 일상적 건강 실천이라는 강력한 치료 수단은 충분히 거론하지 않는다. 이는 결국 목적을 상실한 타협으로 이어진다.

　혈당이나 혈압을 부분적으로만 조절하면서 메스꺼움, 피로, 성기능 장애 같은 부작용을 지닌 약물 처방에 한계를 느끼는 의료진이라면 라이프스타일 의학 접근법을 통해 새로운 활력을 불어넣을 수 있다. 예를 들어 환자들이 운동, 식이요법, 스트레스 관리 등을 실천해 더 나은 건강 상태를 유지하고 기분을 개선하도록 도울 수 있다. 그러나 의료진과 환자 모두 라이프스타일 중재에 대해 논의하는 데 불편함을 느끼는 경우가 많다. 의료진은 관련 중재에 관해 체계적 교육을 충분히 받지 못했고, 환자들은 라이프스타일 실천을 방해하는 문화적 환경에 둘러싸여 살아가고 있다. 라이프스타일 의학은 이러한 현실적 장애를 극복할 때 환자가 최적의 치료 혜택을 받을 수 있다고 보는 관점으로 접근한다.

라이프스타일 정신의학은 라이프스타일 의학의 하위 전문 분야로 자리 잡아가고 있으며 정신질환의 발병과 유지에 식이, 신체 활동, 스트레스, 수면이 미치는 역할에 초점을 맞춘 의학이다. 라이프스타일 중재는 정신의학에서 특히 중요할 수 있다. 이는 마음과 뇌의 복잡한 상호작용으로 인해 정신질환을 정확히 이해하기 어렵고, 그 결과 진단과 치료가 증후군 수준에 머물 수밖에 없기 때문이다. 더불어 모든 정신질환에는 심리사회적 요인이 깊이 관여한다는 사실도 잘 알려져 있다. 라이프스타일 정신의학은 라이프스타일 의학과 마찬가지로 만성 질환의 예방과 관리에 가장 효과적이며 급성질환에 대한 직접적 지원은 상대적으로 제한적이다. 라이프스타일 의학이 건강과 웰니스에 초점을 맞추는 관점은 의료진의 역할을 치료자로서의 본질로 되돌려주고 무엇보다 환자가 자신의 웰빙에 스스로 책임감을 갖도록 이끈다. 정신과 약물과 중재 시술의 가치와 위험성이 재평가되는 이 시대에 의료진과 환자는 약물치료, 심리치료, 라이프스타일 중재 각각의 가치와 한계를 함께 파악하고 환자의 목표를 달성하기 위해 이를 결합해 적용하는 최적의 방안을 모색할 수 있다.

의학이란 무엇인가

메리엄웹스터(Merriam-Webster) 사전에 따르면 의학은 "건강을 유지하고 질병을 예방·완화·치료하는 과학이자 예술"로 정의된다. 85년 전, 페니실린이 감염 치료에 도입된 이후 의료진과 환자 모두 약물과 다양한 치료법으로 질병을 치료하고 건강을 회복시킬 수 있다는 점에 큰 매력을 느껴왔다. 1960년대 이후 10년마다 플라세보 반응률이 뚜렷하게 상승해 왔다는 사실은 약물의 효과에 대한 대중의 신뢰가 얼마나 강력한지를 잘 보여준다(Weimer et al. 2015). 그 결과, 의학은 곧 약물치료라는 인식이 굳어졌다. 급성기 치료 모델은 여전히 현대 의학을 대표하고 있지만, 실제로는 비급성기 건강관리와 만성 질환 관리가 환자의 삶과 건강 결과에 더 큰 영향을 미칠 수 있다.

대부분의 의사는 라이프스타일 요인이 환자의 질환에 영향을 미친다는 데 동의하면서도 실제 진료에서는 이를 적절히 다루기 어렵다고 느끼는 경우가 많다. 현대 의학

교육을 받은 의사로서 우리는 의학이라는 영역은 의사만의 독점적 분야라는 신념에 익숙해 있다. 이는 의학 교육의 핵심이기도 하다. 의학적 검사, 시술, 약물 처방은 전문적 의학 교육을 받아야만 처방할 수 있지만 테니스를 얼마나 칠지, 무엇을 먹을지에 대한 조언과 선택은 누구나 할 수 있다고 생각한다.

정밀의료 시대에 접어든 지금, 의사는 자신에게 익숙한 전통적 접근만 제공하는 데 그치지 않고 각 환자의 질병에 맞는 정확한 원인을 파악하고 그에 최적화된 맞춤형 치료를 제공하도록 집중해야 한다(Berman 2018). 정밀의료 접근은 질병의 주요 원인인 라이프스타일 요인과 더불어 회복 방해 요인에도 주목해야 한다. 그러나 『정신질환 진단 및 통계 편람 제5판(DSM-5)』(American Psychiatric Association 2013)에서는 정신질환의 구체적인 병인론적 근거가 명확히 확립되지 않았다고 명시하고 있다(Kapur et al. 2012). 따라서 환자의 전반적 상황을 이해하고 환자의 고통(distress)를 유발하는 모든 요인을 반영한 치료 권고를 제공해야 보건의료 시스템의 효과성과 비용 효율성을 높일 수 있다. 이것이야말로 환자와 가족이 의료 제공자에게 기대하는 바이며, 현대 사회가 보건의료 시스템에 요구하는 방향이기도 하다.

라이프스타일이란 무엇인가

새로운 분야의 시작 단계에서는 용어를 명확히 정의해야 한다. 라이프스타일 정신의학은 고전적인 생물정신사회적 정신의학(biopsychosocial psychiatry)과는 분명히 구별된다. **라이프스타일**이라는 용어는 다양한 맥락에서 사용되며 의학이나 정신의학, 심리학의 실제 임상과는 거리가 있는 뉘앙스를 포함하는 경우가 많다. 예컨대 거주지나 출퇴근 시 이용하는 교통수단을 지칭하거나 물질적 소비를 부추기기 위한 마케팅 용어로 자주 쓰이곤 한다. 이로 인해 라이프스타일이라는 개념은 본래 의미가 퇴색되고 부정확해지기 쉽다. 나 역시 이 책을 준비하면서 라이프스타일이라는 용어를 대체할 만한 적절한 표현을 두고 오랫동안 고민했다.

건강 행동을 통해 건강을 최적화하는 데 초점을 둔 용어로는 **웰니스**(wellness)가 가장 적절한 대안일 것이다. '웰니스 정신의학'이라는 명칭은 분명 매력적이지만 삶의 선택과 행동이라는 핵심에 충분히 초점을 맞추지 못한다는 한계가 있다. 더 나아가 웰니스라는 용어를 사용하면 현재 양질의 의료 구현을 위해 가장 중요한 정신의학과 1차 진료의 통합이라는 흐름과 맞물리지 못할 수 있다. 이로 인해 이미 확립된 라이프스타일 의학과의 연계 기회를 놓칠 수 있다. 이러한 이유로 이 책에서는 일반의학 분야의 동료들이 사용하는 용례에 맞춰 **라이프스타일 정신의학**이라는 용어를 채택했다.

증후군이란 무엇이며 치료란 무엇인가

라이프스타일 의학과 마찬가지로, 라이프스타일 중재를 치료로 볼 것인지, 아니면 건강한 라이프스타일을 정상 상태로 가정하고 운동 부족이나 스트레스 반응 등을 증후군으로 볼 것인지에 대해 근본적인 철학적 질문을 마주하게 된다. 이 책의 각 장을 읽으며 질병과 치료를 어떻게 개념화할지 신중히 성찰해 보기를 권한다. 의사가 치료하고자 하는 질환의 발병 및 경과와 라이프스타일 행동 사이에 뚜렷한 상관관계를 찾아낸다면 환자가 자신의 질환을 어떻게 이해할지, 치료 과정에서 라이프스타일 중재를 어떻게 활용할지를 논의하는 데 큰 도움이 될 것이다. 또한 이러한 접근은 환자가 긍정적 건강 행동을 생활의 제약이 아니라 삶의 균형을 회복하는 기회로 인식하게 만들 수 있으며 시간이 흘러 이러한 변화가 일상의 일부로 통합되어 지속될 가능성도 높아진다.

라이프스타일 중재는 어떻게 효과를 발휘할까?

제2장 "신체 운동과 뇌"에서는 운동의 신경과학과 운동이 뇌 기능과 뇌 건강에 미치는 영향을 집중적으로 살펴본다. 이어지는 제2부와 제3부의 각 장에서는 운동, 심신 수련, 식이요법, 수면이 특정 정신의학적 범주에 미치는 과학적 근거를 다룬다. 이 장들에서는 공통적으로 신경영양인자(neurotrophic factors)의 활성화에 따른 시냅스 형성과 국소 뇌 용적의 증가라는 양상이 반복적으로 나타난다. 또한 지속적 라이프스타일 습관

이 세대를 넘어 전달될 수 있는 후성유전학적 변화와도 관련이 있음을 확인할 수 있다 (Denham 2018).

제4부에서는 라이프스타일 행동이 자아상과 치료적 동맹에 미치는 영향을 다룬다. 환자가 자신의 고통(distress)에 대해 본인의 선택이 어떤 영향을 미쳤는지 돌아보도록 돕는 과정은 처음에는 쉽지 않을 수 있다. 하지만 이를 통해 관찰과 역량강화를 바탕으로 한 치료적 파트너십이 형성될 수 있다. 라이프스타일 정신의학은 회복 지향적이며, 환자가 자기 효능감을 키울 수 있는 강력한 기회를 제공해 다른 영역으로 긍정적 변화를 확대할 수 있다. 명상이나 운동 같은 실천은 뇌 보상 경로를 직접 자극해 파괴적이고 중독적인 보상 자극에 대한 효과적 대안이 될 수 있다. 또한 라이프스타일 실천은 서로 시너지를 일으킨다. 예컨대 많은 심신 수련에는 명상이 포함되며 꾸준한 운동은 마음을 안정시키고 사려 깊은 정신 상태를 유지하는 데 도움을 준다. 자신의 통제 범위 안에서 고통을 다스리는 데 믿을 만한 방법을 찾도록 도울 수 있다면 스스로 역량을 강화하고 자신감을 키우는 데에 도움이 된다.

라이프스타일 중재가 정신건강과 웰니스에 미치는 영향의 범위는 주목할 만하다. 이는 뇌 건강에 대한 전반적 효과와 구체적 효과를 모두 포함하며 신경전달물질 수준의 조절을 넘어서 정신의학에서 실질적으로 활용할 수 있는 방법들을 한층 확장시킨다. 이 책의 각 장을 읽으며 신체 활동 같은 단순한 중재가 정신건강에 미칠 수 있는 폭넓은 영향에 주목하고 그 효과의 기저에 있는 작용기전에 대해서도 함께 고민해 보길 권한다. 또한 건강에 해로운 라이프스타일 행동 패턴이 질환의 발병과 진행 과정에서 어떻게 상호작용하며 증폭될 수 있는지도 함께 생각해 보길 바란다.

정신질환 발병 예방의 잠재력

최근 연구에서는 건강한 라이프스타일 행동은 기존의 정신질환을 관리하는 데 도움이 될 뿐 아니라 정신질환의 발병을 예방하는 데에도 효과가 있다는 근거를 제시하고 있다(Johnson et al. 2017). 특히 과도기 청소년과 청년층에서 정신질환과 자살률이 증가하고 있다는 최근의 연구 결과는 큰 우려를 불러일으킨다. 이는 건강에 해로운 라이프스타일 행동이 세대 간에 미치는 영향과 더불어 과도한 인터넷 사용의 급격한 확산이 라이프스타일과 웰니스에 부정적 영향을 미친다는 점을 시사한다(Substance Abuse and Mental Health Services Administration 2018). 라이프스타일 정신의학은 개인의 건강뿐 아니라 인구 집단의 건강에도 중요하며 다음 세대의 웰니스를 지원하기 위한 사회적 중재의 모범 사례가 될 수 있다.

진화론적 관점

이 책에 담긴 라이프스타일 행동이 정신건강과 웰빙에 미치는 다양한 영향을 살펴보면서 왜 이러한 연관성이 존재하는지를 함께 생각해 보길 바란다. 신체 운동이 시냅스 증식, 뇌 건강, 학습과 연결되는 것은 인간의 생존에 어떤 이점을 가져다주었을까? 어떤 식이 요소는 정신건강과 연관되고, 또 어떤 요소는 우울증과 관련되는 이유는 무엇일까? 충분한 수면이 인지기능과 운동기능을 최적화하는 이유는 무엇일까? 우리의 뛰어난 사고력과 계획 능력을 잠시 내려놓고 현재 순간에 집중하는 것이 왜 정신적 웰빙으로 이어질까? 이런 질문들은 대부분 명확한 답이 없을 수도 있다. 하지만 그 의미를 곱씹어 보면 각 증거들을 보다 더 큰 맥락 속에서 이해할 수 있고 환자와 소통할 때 비유를 들어 쉽게 설명하는 데 도움이 된다.

전문가를 위한 라이프스타일 정신의학의 이점

제18장 "의사의 라이프스타일과 건강증진 행동"에서는 의사의 건강 행동이 라이프스타일 의학 실천에 어떻게 영향을 미치는지에 대한 근거를 살펴본다. 라이프스타일 의학을 실천하면 의료진 자신에게도 동기를 부여할 수 있다. 건강 결과를 뒷받침하는 다양한 증거를 깊이 살펴보다 보면 자연스럽게 자신의 삶에서도 여러 라이프스타일 실천을 시도해 보고자 하는 마음이 커진다. 특정 음식을 선택하거나 마음챙김을 실천하는 이

점을 떠올리면 직접 실천해 보고 싶은 의지도 커진다. 이런 시도가 많아질수록 의료 전문가 자신도 건강 행동의 시너지 효과를 체감할 수 있다. 이는 나아가 환자에게까지 긍정적 영향을 미치는 지속적 습관으로 자리 잡게 된다. 새로운 연구 결과가 지속적으로 발표되고 있으며 이에 주의를 기울이는 정신건강의학과 의사나 심리학자라면 이러한 흐름에 영감을 받아 자기 건강 행동을 계속해서 세밀히 가다듬고 발전시켜 나갈 것이다.

잠재적 위험

다른 중재나 행동과 마찬가지로 라이프스타일 실천에도 과용의 위험이 있다는 점을 유념해야 한다. 일부 사람들은 식단을 지나치게 제한하거나 운동이나 명상을 과도하게 실천해 오히려 해를 입을 수 있다(제8장. "운동과 중독"의 사례 참조). 또한 개인의 관심사나 일상 기능에 제약을 줄 정도로 라이프스타일에 지나치게 집착해 강박적으로 행동할 수도 있다. 건강 행동을 평가하고 모니터링할 때는 늘 과용의 가능성을 염두에 두고 균형을 유지해야 한다는 점을 상기해야 한다.

    이 책의 저자들은 라이프스타일 정신의학의 효과와 효능, 이를 효과적으로 전달할 수 있는 근거와 접근법을 모아 정신건강의학과 의사와 정신건강 및 1차 진료 전문가들이 임상 현장에서 이를 잘 실천할 수 있도록 돕고자 한다. 또한 보건의료 전달에 새로운 접근 방식을 제시할 수 있는 증거와 현명한 실천 사례를 함께 제공하고자 한다. 마지막으로 웰빙을 최적화하기 위한 사려 깊고 정교한 접근법을 보건의료에 통합함으로써 의료의 가치를 높이는 방법을 함께 고민하고자 한다. 건강과 웰니스는 결국 우리 모두의 과제다. 우리는 우리의 자녀, 형제자매, 부모, 친구들이 최적의 웰니스를 달성할 수 있도록 각 개인에게 필요한 안내와 보살핌을 제공할 수 있는 사회와 보건의료 시스템을 구축할 책임이 있다.

토의 질문

1. 라이프스타일 의학이 현대 사회에서 특히 주목받는 이유는 무엇일까?

2. 라이프스타일 정신의학은 정밀 의료 모델과 어떻게 부합할까?

3. 라이프스타일 정신의학은 어떻게 공유 의사결정 접근법(shared decision-making approach)을 지원하고 자기 효능감을 키울 수 있을까?

4. 라이프스타일 중재를 치료로 볼 것인가, 아니면 진화론적 정상 상태로의 회귀로 볼 것인가? 이러한 중재를 환자에게 어떻게 제시할 것인가?

5. 건강한 라이프스타일을 직접 실천하는 것이 라이프스타일 의학을 더 효과적으로 전달하는 방법이 될 수 있는 이유는 무엇일까?

추천 문헌

Bortz WM, Stickrod R: The Roadmap to 100: The Breakthrough Science of Living a Long and Healthy Life. St. Martin's Press, New York, 2010

Lam CW, Riba M (eds): Physical Exercise Interventions for Mental Health. Cambridge, UK, Cambridge University Press, 2016

참고 문헌

American Psychiatric Association: Diagnostic and Statistical Manual of Mental Disorders, 5th Edition. Arlington, VA, American Psychiatric Association, 2013

Berman JJ: Precision Medicine and the Reinvention of Human Disease. London, Academic Press, 2018

Bortz WM: The disuse syndrome. West J Med 141(5):691–694, 1984 6516349

Denham J: Exercise and epigenetic inheritance of disease risk. Acta Physiol (Oxf) 222(1):1–20, 2018 28371392

Johnson R, Robertson W, Towey M, et al: Changes over time in mental well-being, fruit and vegetable consumption and physical activity in a community-based lifestyle intervention: a before and after study. Public Health 146:118–125, 2017 28404463

Kapur S, Phillips AG, Insel TR: Why has it taken so long for biological psychiatry to develop clinical tests and what to do about it? Mol Psychiatry 17(12):1174–1179, 2012 22869033

Substance Abuse and Mental Health Services Administration: Key Substance Use and Mental Health Indicators in the United States: Results From the 2017 National Survey on Drug Use and Health (HHS Publ No SMA 18-5068, NSDUH Series H-53). Rockville, MD, Center for Behavioral Health Statistics and Quality, Substance Abuse and Mental Health Services Administration, 2018. Available at: www.samhsa.gov/data. Accessed January 9, 2019.

Weimer K, Colloca L, Enck P: Placebo effects in psychiatry: mediators and moderators. Lancet Psychiatry 2(3):246–257, 2015 25815249

제2장

신체 운동과 뇌

조셉 퍼스 Joseph Firth, Ph.D.

리베카 카니 Rebekah Carney, Ph.D.

번역 김지현, 심민영

KEY POINTS

- 체력과 인지기능 간의 연관성은 인류의 진화 과정에서 두 기능의 향상을 이끈 공통 요인에서 비롯된 것으로 보인다.
- 유산소 운동은 정신과 환자는 물론, 일반인의 뇌 기능을 크게 향상시킬 수 있다는 강력한 임상시험 증거가 있다.
- 저항 운동이 뇌에 영향을 미친다는 근거는 아직 초기 단계이지만 인지기능 개선을 위한 보완적 운동 중재로서 매우 유망하다.

건강한 신체에 건강한 정신: 운동과 뇌의 역사

신체 운동이 정신적 건강과 밀접하게 연관되어 있다는 개념은 현대 의학이 등장하기 훨씬 오래전부터 존재해 왔다. 위대한 철학자 소크라테스(기원전 470~399년)는 신체 활동의 전반적 이로움을 자주 강조하며 다음과 같이 말했다. "분별 있는 사람이라면 건강하게 작동하는 정신과 즐겁고 행복한 삶을 얻기 위해 기꺼이 운동과 같은 어떤 활동도 마다하지 않을 것이다(www.hiddendominion.com/socrates-quotes-on-physical-fitness)." 부처(기원전 563~483년) 역시 신체건강의 인지적 중요성을 인식하고 "신체를 건강하게 유지하는 것은 의무다. 그렇지 않으면 우리는 마음을 강하고 맑게 유지할 수 없다"라는 유명한 말을 남겼다(Lu and Ahmed 2010, p. 378). 현대의 위대한 사상가들도 심신의 연관성에 대해 더 깊은 통찰을 제시해 왔다. 그중 가장 구체적 인용문은 아마도 존 F. 케네디 대통령의 발언일 것이다. "신체 단련은 건강한 신체의 열쇠일 뿐 아니라 역동적이고 창의적인 지적 활동의 기초이기도 하다."(Kotecki 2011, p. 210)

의학계는 신체 운동이 뇌 건강을 개선할 수 있는지, 가능하다면 그 기전이 무엇인지에 대해 폭넓게 조사하고 정량적으로 규명해 왔다. 20세기 이전부터 이미 체력이 인지기능에 미치는 영향을 다룬 연구들이 발표됐다. 특히 에트니어 등(Etnier et al. 1997)이 검토한 200편의 연구는 신체 체력과 인지 수행 간에 긍정적이고 통계적으로 유의미한 관계가 있음을 종합적으로 보여주었다. 이후의 연구들은 이러한 관계가 전 생애에 걸쳐 유지되는지를 밝히는 데 초점을 맞췄다. 예를 들어 시블리와 에트니어(Sibley and Etnier 2003)는 아동을 대상으로 한 44편의 연구를 메타분석해 어린 시기부터 신체 활동과 인지기능 사이에 유의미한 연관성이 존재한다는 사실을 확인했다. 소피 등(Sofi et al. 2011)은 3만 3,000명의 노인 데이터를 분석해 규칙적으로 신체 활동에 참여하는 사람이 주로 앉아서 지내는 사람보다 노화와 관련된 인지기능 저하를 겪을 가능성이 낮다는 점을 입증했다.

이처럼 대규모 관찰 연구들은 운동과 뇌 건강 사이에 뚜렷한 연관성이 있음을 보여준다. 하지만 개인이 특정 유형의 신체 활동을 함으로써 뇌의 구조나 연결성, 기능적 능력을 실제로 향상시킬 수 있는지는 여전히 의문이다. 운동이 뇌 건강에 미치는 잠재적 이점은 특히 정신질환이 있는 개인에게 더욱 중요한 의미를 갖는다. 이는 기분장애와 정신병적 장애 모두 인지기능의 손상과 밀접한 관련이 있기 때문이다. 이러한 인지 결손은 처리 속도, 기억력, 추론 등 다양한 인지 영역에서 나타나며 정신의학적 치료를 받더라도 지속되는 경우가 많다(Bohrer et al. 2013; Goldberg et al. 2007). 또한 인지기능 결손은 정신질환을 가진 사람들에게서 흔히 관찰되는 장기적 기능 장애를 강력하게 예측할 수 있는 요인이다(Evans et al. 2014; Green et al. 2000). 이러한 질환으로 인한 개인적·경제적 부담의 상당 부분이 사회적 및 직업적 기능 저하에서 비롯된다는 점을 고려할 때, 정신질환을 가진 사람들의 인지 건강을 효과적으로 향상시킬 수 있는 중재 방법이 있다면 환자 개인은 물론, 공중보건의 관점에서도 상당한 가치를 지닐 것이다.

이 장에서는 신체 운동이 뇌 건강에 미치는 영향을 조사한 주요 역학 연구 및 임상연구의 결과를 제시하고 있으며 정신질환을 가진 사람들 중에서도 특히 조현병, 주요우울장애, 양극성장애 연구에 초점을 맞췄다. 이러한 정신질환과 관련된 신경인지기능장애 치료에 유산소 운동과 근력 운동을 포함한 다양한 유형의 운동이 효과를 보일 수 있는지를 고찰하고, 이러한 라이프스타일 중재가 인지기능 개선에 도움이 될 수 있는 신경생물학적 기전에 대해서도 인간 및 동물 연구를 바탕으로 함께 살펴볼 것이다.

적자생존: 유산소 운동의 신경보호효과

유산소 운동이 뇌 구조에 미치는 영향

유산소 운동은 다양한 생리학적 변화를 유도할 수 있다. 그중 한 가지는 뇌 구조에 영향을 미칠 수 있는 가능성이다. 자기공명영상(MRI) 기술의 발달로 인간의 뇌 구조를 정밀하게 이해할 수 있게 됐고, 이를 통해 신체 활동과 같은 행동이 뇌에 미치는 영향을 연구할 수 있게 됐다. 지금까지의 연구 결과가 일관되지는 않아도 신체 활동과 유산소 체력이 뇌 구조에 영향을 미칠 수 있다는 근거가 점차 축적되고 있다. 뇌영상 연구에 따르면 유산소 활동은 다음과 같은 변화와 관련이 있는 것으로 나타났다.

- 전두엽, 후두엽, 내후각, 해마 부위의 회색질 부피 증가 및 인지장애 위험 감소(Erickson et al. 2014)
- 백질 영역의 구조 및 연결성 변화와 전체 백질 부피 증가(Sexton et al. 2016; Voss et al. 2013)
- 인지 및 전반적 기능에 관여하는 기저핵의 구조적 변화(Niemann et al. 2014)

일반적으로 구조화 운동 중재는 일정 기간(예: 12주) 동안 주당 90분 이상의 중강도 활동을 고강도로 수행하도록 권장하는 방식으로 이루어진다. 운동 중재 전후에 구조적 자기공명영상을 비교하면 유산소 활동 증가로 인해 나타날 수 있는 뇌 구조의 변화를 확인할 수 있다.

해마와 운동

해마는 신체 활동의 효과에 특히 민감하게 반응하는 부위로 알려져 있다(Cotman et al. 2007). 해마는 변연계 깊숙한 곳에 위치해 있으며 기억, 정서 조절, 동기부여를 담당하며 주로 정보를 단기 기억에서 장기 기억으로 옮겨 저장하는 기능을 한다. 다양한 동물 연구 결과에서 유산소 운동과 해마의 크기 및 기능 사이의 연관성을 시사한다. 예를 들어 설치류의 자발적 운동은 해마 내부의 세포 성장과 연관성을 보였다(van Praag et al. 2005).

인간의 뇌에서도 해마의 특징이 관찰된다. 무작위 대조군 운동 연구에서 비교적 짧은 기간 동안 해마 부피가 증가하는 결과를 볼 수 있다(Erickson et al. 2011; Pajonk et al. 2010). 퍼스 등(Firth et al. 2018b)은 메타분석을 통해 건강한 집단과 임상 집단 모두에서 신체 활동 중재가 해마 부피에 미치는 영향을 분석했다. 이 분석에는 총 14편의 개별 임상시험이 포함되었으며 총 737명의 참가자가 고정식 자전거 운동, 트레드밀 달리기 등 다양한 형태의 운동 중재를 받았다. 14편의 임상시험 및 에릭슨과 동료들, 파용크와 동료들의 연구 결과는 표 2-1에 요약되어 있다.

표 2-1. 운동이 해마 부피에 미치는 영향에 대한 연구 결과

연구	시험 대상	시행된 중재에 대한 설명	주요 결과
Burzynska et al. (2017)	노인 124명 (남성 31%)	6개월간 야외 걷기 프로그램(주 3회, 회당 40분, 최대 심박수의 50~60%에서 시작해 60~75%로 점진 증가) / 스트레칭 및 근력 강화와 비교	모든 주요 뇌 영역에서 백질이 감소했으며, 이는 두 집단 모두에서 관찰됨.
Erikson et al. (2011)	노인 120명 (남성 33%)	12개월간 걷기 프로그램(주 3회, 회당 40분, 심박수 예비량의 50~60%에서 시작해 60~75%로 증가) / 스트레칭 및 근력 강화와 비교	유산소 운동 중재는 해마 부피(HCV)를 증가시키고 기억력을 개선시켰으며, 시상 부피도 증가 경향을 보였으나 통계적으로 유의하지는 않음.
Jonasson et al. (2016)	노인 58명 (남성 48%)	6개월간 조깅 및 자전거 프로그램(주 3회, 회당 30~60분, 추정 최대 심박수의 40~80%) / 스트레칭 및 근력 강화와 비교	피질 두께에서는 집단 간 차이가 없었으나 HCV는 시간에 따라 유산소 체력과 양의 상관관계를 보임.
Krogh et al. (2014)	주요우울장애(MDD)를 가진 사람 79명 (남성 33%)	3개월간 고정식 자전거 운동(주 3회, 회당 45분, 최대 심박수의 80%) / 스트레칭과 비교	운동은 HCV를 증가시키지 않음.
Lin et al. (2015)	정신증 첫 삽화를 겪은 여성 30명	3개월간 트레드밀과 자전거를 이용한 유산소 운동(주 3회, 회당 45~60분, VO_2 max의 50~60%) / 일반 치료와 비교	유산소 운동은 HCV의 소폭 증가를 유도함.

연구	시험 대상	시행된 중재에 대한 설명	주요 결과
Maass et al. (2015)	노인 32명(남성 45%)	3개월간 트레드밀 운동(주 3회, 회당 30분, 심박수 예비량의 65~85%) / 스트레칭 및 근육 이완과 비교	전체 회색질 부피(GMV) 증가, 체력 향상은 HCV 증가와 관련됨.
Malchow et al. (2016)	조현병이 있는 사람 39명 (남성 68%)	혈중 젖산 농도 2mmol/L 기준으로 개별화된 강도의 고정식 자전거 운동(주 3회, 회당 30분, 3개월간) / 테이블 축구와 비교	좌측 상/중/하 전측 측두회 부피 증가, HCV에는 영향 없음.
Morris et al. (2017)	알츠하이머병이 의심되는 노인 68명 (남성 49%)	주 150분(주 3~5회 기준) 유산소 운동(심박수 예비량의 60~75%)을 24주간 실시 / 스트레칭 및 근력 강화와 비교	전체 GMV에는 변화 없음. 그러나 체력 향상은 기억력 개선 및 양측 HCV 증가와 관련됨.
Niemann et al. (2014)	노인 30명 (남성 35%)	12개월간 주 3회, 회당 45분 노르딕 워킹(무산소역치 아래, 유산소역치 이상)	기저핵 부피 증가, 집행기능 향상과 관련 있음.
Pajonk et al. (2010)	조현병이 있는 남성 16명	3개월간 고정식 자전거 운동(주 3회, 회당 30분, 혈중 젖산 농도 1.5~2 mmol/L에 기반한 개별화 강도) / 테이블 축구와 비교	운동에 대한 반응으로 HCV가 증가했으며 유산소 체력 향상과 상관관계를 보임.
Rosano et al. (2016)	노인 26명 (남성 30%)	24개월간 중간 강도의 걷기(주 2회, 회당 40분) 및 기타 활동 / 건강 교육과 비교	운동 중재 후 좌측 HCV 증가함.
Scheewe et al. (2013)	조현병이 있는 사람 30명 (78% 남성)	6개월간 고정식 자전거 운동(주 2회, 회당 60분, 심박수 예비량 45%에서 75%로 증가) / 작업치료(OT)와 비교	전반적인 뇌 부피, 해마 부피, 피질 두께에 영향 없음.
Ten Brinke et al. (2015)	경도인지장애(MCI)가 있는 노년 여성 21명	6개월간 야외 걷기 프로그램(주 2회, 회당 60분, 심박수 예비량 40%에서 70~80%까지 점진 증가) / 균형 및 근력 강화 훈련과 비교	유산소 운동 후 좌우 해마 부피가 유의하게 증가함.
Thomas et al. (2016)	젊은 성인 54명 (남성 44%)	6주간 고정식 자전거 운동(주 5회, 회당 30분, 최대 심박수의 55~85%) / 대기군과 비교	앞쪽 해마 부피가 증가했으나 운동 중단 6주 후에는 기저 수준으로 회귀함.

[참고] GMV=회색질 부피(gray matter volume); HCV=해마 부피(hippocampal volume); MCI=경도인지장애(mild cognitive impairment); MDD=주요우울장애(major depressive disorder); OT=작업치료(occupational therapy); VO$_2$=산소섭취량(oxygen volume).

[출처] Firth et al. 2018b.

전반적으로 유산소 운동은 좌측 해마 부피에 유의미한 영향을 미치는 것으로 나타났다($P=0.003$). 운동이 좌우 반구에 미치는 영향을 비교한 여러 연구에서 좌측 해마는 우측보다 운동에 의한 구조적 개선에 더 민감하게 반응하는 경향을 일관되게 보였다(Firth et al. 2018b). 이러한 결과는 유산소 운동을 증가시킬 경우, 뇌 구조에 상당한 변화가 일어날 수 있음을 시사한다. 해마는 구조적 가소성이 높은 영역으로 알려져 있지만 운동이 이러한 변화를 유도하는 정확한 기전은 아직 명확히 밝혀지지 않았다.

임상 집단별 특성

고령 인구. 운동이 여러 임상 집단에서 뇌 구조의 변화를 유도하는 경향은 임상적으로 중요하다. 예를 들어 고령 인구에서는 해마의 회색질이 현저히 감소하는데, 이는 광범위한 인지 저하와 관련되어 있다. 그러나 유산소 운동은 특히 노년층에서 좌측 해마 부피에 긍정적 영향을 미칠 수 있는 것으로 나타났다(Firth et al. 2018b). 이는 신경세포량(neuronal mass) 자체의 증가보다 해마 부피의 유지와 관련이 있지만 운동이 노년기에 신경보호효과를 발휘할 수 있음을 시사한다. 고령 인구의 인지기능에 도움이 될 수 있는 모든 치료적 중재는 추가적 연구 가치가 있으며 공중보건 측면에서 상당한 함의를 가질 수 있다.

조현병. 운동의 신경생물학적 이점은 조현병 환자에게서도 확인된 바 있다. 2개의 연구에서는 12주간 주 3회 유산소 운동을 실시한 결과, 대조군에 비해 해마 부피가 유의하게 증가한 것으로 나타났다(Pajonk et al. 2010; Lin et al. 2015). 예를 들어 파용크 등(Pajonk et al. 2010)은 조현병이 있는 남성들을 고정식 자전거 운동군과 테이블 축구군에 무작위로 배정했다. 12주간의 운동 중재 후, 해마 부피는 운동군에서 환자 집단은 12%, 건강한 대조군은 16% 증가했으며 비운동군에서는 변화가 없었다.

그러나 이러한 결과는 일관되지 않으며 이후의 연구들에서도 동일한 기간의 유산소 운동을 적용했음에도 해마 부피 변화가 관찰되지 않았다(Malchow et al. 2016; Rosenbaum et al. 2015). 최근 연구에서는 조현병이 있는 사람 20명을 대상으로 3개월간 지구력 훈련군과 대조군(테이블 축구)에 무작위 배정했으며 해마 부피에서는 차이가 나타나지 않았지만 측두이랑(temporal gyrus) 여러 영역의 부피는 증가한 것으로 보고됐다(Malchow et al. 2016).

이러한 결과들이 다른 질환군에도 동일하게 적용될 수 있는지는 아직 불확실하다. 우울증, 경도인지장애, 알츠하이머병 환자를 포함한 연구들에서도 결과는 일관되지 않았다(Firth et al. 2018b). 따라서 임상 집단 전반과 다양한 뇌 영역에 걸쳐 운동의 신경생물학적 효과를 규명하기 위한 추가 연구가 필요하다.

백질 경로와 운동

백질(white matter)은 뇌의 회색질(gray matter)에 있는 뉴런들을 연결하는 신경 섬유, 즉 축삭(axon)으로 이루어져 있다. 지금까지의 연구는 주로 운동과 관련된 회색질의 구조적 변화에 집중되어 있었으며 백질 경로에 대한 연구는 전반적으로 부족하다. 이에 유산소 운동이 인간의 뇌에서 백질 경로 및 구조적 연결성에 영향을 미칠 수 있는지는 여전히 의문이다. 이 의문에 대한 답을 찾기 위해 최근 한 종설 논문은 전체 백질 부피, 뇌 병변, 개별 백질 미세구조를 다양한 집단에서 평가한 29편의 연구를 검토했다(Sexton et al. 2016). 섹스톤과 동료들은 신체 활동 수준과 체력이 높을수록 백질 부피는 전반적으로 증가하고 노화 과정에서 흔히 나타나는 백질 병변의 부피는 작아지는 경향이 있음을 발견했다. 고무적 결과이긴 하지만 현재까지의 연구는 소규모 표본, 맹검 설계의 부재 등 연구 설계상의 한계, 결과의 일관성 부족 등 여러 제한점을 지닌다. 그럼에도 불구하고 이러한 초기 발견들은 추가적 탐색과 검증을 시도할 만한 가치를 지닌다.

유산소 운동이 인지기능에 미치는 효과

유산소 운동은 뇌 구조에 변화를 유도할 뿐만 아니라 전반적 인지기능을 향상시킬 수 있는 잠재력도 지닌다. 지금까지 운동의 인지적 이점을 보여준 대부분의 연구는 주로 노인 집단을 대상으로 수행됐다(Cotman et al. 2007). 그러나 건강한 성인을 대상으로 한 연구에서도 유산소 운동이 주의력, 처리 속도, 기억력, 실행기능을 향상시킬 수 있다는 결과가 보고됐다(Smith et al. 2010). 또한 청소년을 대상으로 한 연구에서는 운동량이 증가할

수록 학업 성취도가 더 높은 경향이 확인됐다(Monti et al. 2012).

운동을 통한 정신질환 환자의 인지 개선

운동의 임상적 유용성은 인지 결손이나 인지 저하를 겪는 임상 집단에서 점점 더 뚜렷하게 나타나고 있다. 예를 들어 조현병과 같은 질환은 광범위한 인지기능 손상과 관련되어 있으며 작업 기억(working memory)의 저하, 주의력 결핍, 실행기능의 장애는 전반적 기능 수준과 삶의 질에 중대한 영향을 미친다. 운동이 뇌 건강에 미치는 긍정적 영향이 점차 밝혀지면서 이러한 인지 결손을 개선하기 위한 운동 중재의 임상적 유용성을 평가하는 연구가 더욱 활발히 이뤄지고 있다.

예를 들어 조현병에 대한 운동의 인지적 이점이 여러 종설 논문에서 보고된 바 있다(Firth et al. 2017a; Vakhrusheva et al. 2016; Vancampfort et al. 2014). 실제로 퍼스 등(Firth et al. 2017a)이 수행한 최근 메타분석에서 조현병이 있는 사람 385명을 대상으로 한 10편의 무작위 대조군 연구(RCT)를 분석한 결과, 유산소 운동이 전반적 인지기능을 유의미하게 향상시키는 것으로 나타났다. 특히 작업 기억과 주의력 영역에서 효과 크기가 컸다. 두 인지기능은 일상생활 기능에 필수적일 뿐 아니라 조현병 첫 삽화 이후 기능적 회복을 예측하는 중요한 요인이다. 파용크 등(Pajonk et al. 2010)과 린 등(Lin et al. 2015)은 해마 용적의 구조적 변화가 단기 기억의 유의미한 향상과 관련이 있음을 보고했다. 또한 단 12주의 운동만으로도 조현병이 있는 사람의 좌측 전두엽 부피가 유의하게 증가하고, 단기 기억이 향상되는 효과가 나타났다(Malchow et al. 2016).

사회 인지(social cognition) 역시 운동을 통해 향상될 수 있는 인지 영역이다. 초기 정신증 환자를 대상으로 한 2편의 최근 연구 결과에 따르면, 유산소 운동 중재에 참여한 후 사회적·직업적 기능이 유의미하게 향상된 것으로 나타났다(Firth et al. 2018a; Nuechterlein et al. 2016). 실제로 퍼스 등(Firth et al. 2017a)이 수행한 최근 메타분석에서도 사회기능(social functioning)에서 특히 뚜렷한 개선 효과가 확인됐다. 이러한 결과는 사회 인지 손상이 증상의 완화 이후에도 지속되는 경우가 많으며 다른 인지 영역보다 실제 삶의 기능 수준을 더 잘 예측하는 지표라는 점에서 매우 중요하다(Fett et al. 2011). 따라서 운동은 인지기능의 향상을 실생활로 전이시키는 효과를 통해 전반적 기능 수준을 크게 향상시킬 수 있는 잠재력을 지닌다. 또한 최근 한 종설 논문에서는 단 30분의 운동만으로도 주의력결핍과잉행동장애를 가진 아동의 집행기능(executive functioning)이 향상된다고 보고됐다. 이는 운동이 어린 시기부터 임상적으로 의미 있는 효과를 가질 수 있음을 시사한다 (Grassmann et al. 2017).

그러나 주의력결핍과잉행동장애와 정신병적 장애에 대해서는 비교적 강력한 근거가 축적되어 있음에도 불구하고 유사한 효과가 양극성장애나 우울장애까지 확장되지는 못하고 있다. 최근 연구에서 우울증을 대상으로 한 8편의 무작위 대조군 연구를 메타분석한 결과, 운동으로 인한 시각 학습 및 기억력의 개선은 관찰되었으나 전반적 인지기능에서는 유의한 효과가 나타나지 않았다(Brondino et al. 2017). 하지만 이는 운동이 인지에 아무런 영향을 미치지 않는다는 의미는 아니다. 해당 연구들 전반에서 낮은 중재 순응도와 높은 탈락률이 공통적으로 나타났으며 이러한 요인들이 운동의 실제 효과를 과소평가하게 만들었을 가능성이 있다.

얼마나 운동해야 충분할까?

인지기능, 정신건강, 신체건강을 향상시키기 위해 유산소 운동 중재를 활용하는 것은 특히 중요하다. 여러 연구에서 유망한 결과가 보고되었지만 임상적으로 유의미한 효과를 얻기 위해 어느 정도의 운동이 필요한지에 대해서는 아직 명확하게 밝혀지지 않았다. 조현병이 있는 사람을 대상으로 한 연구에서는 운동량이 많고 중재에 잘 순응할수록 인지기능과 증상 모두에서 더 큰 개선이 나타났다는 근거가 제시됐다(Firth et al. 2017a; Kimhy et al. 2016). 또한 운동의 유형과 강도 역시 신경생물학적 변화에 영향을 미칠 수 있다. 예를 들어 최근 한 연구에서는 고강도 인터벌 트레이닝이 장기간의 지구력 운동과 유사한 심혈관 효과를 보였으며(Martins et al. 2016), 이는 인지기능에도 동일하게 적용될 가능성이 있다. 그럼에도 불구하고 정신질환을 가진 사람들은 일반 인구에 비해 신체활동 참여율이 낮고(Vancampfort et al. 2017), 활발한 생활 습관을 유지하는 데 더 많은 장벽을 경험한다(Firth et al. 2016). 따라서 향후 연구에서는 운동 중재를 더 효과적으로 실행해 임상적 이득을 극대화할 수 있는 최적의 방법을 규명하는 데 초점을 맞출 필요가 있다.

특정 운동량이나 강도보다는 심혈관 체력 자체를 중재의 주요 목표로 삼는 것이 더 현실적인 접근일 수 있다. 앞서 논의했듯이 체력의 향상은 신경생물학적 변화와 함께 나타나는 경향이 있다. 실제로 임상 집단과 일반 집단 모두에서 운동을 통한 체력 향상은 더 큰 신경인지기능 개선과 양의 상관관계를 보인다(Erickson et al. 2011; Firth et al. 2017a). 따라서 운동 중재가 정신건강, 대사건강(metabolic health), 신체건강 전반에 걸쳐 폭넓은 이점을 제공한다는 점을 고려하면 체력 향상을 목표로 삼는 운동 처방이 임상적으로 특히 유용할 수 있다. 신경 미세구조 수준의 변화를 직접적으로 겨냥하기보다 체력 개선에 초점을 맞추는 것이 훨씬 더 실질적이고 효과적인 중재 목표다.

현재 연구의 한계

앞서 살펴본 연구들에는 몇 가지 제한점이 존재한다.

- 현재까지의 연구 대부분은 횡단적 연구에 기반하고 있어 인과관계를 확정할 수 없다.
- 많은 유산소 운동 연구들이 무작위화되지 않았거나 참가자 수가 적은 소규모 연구로 이루어져 있다.
- 운동이 특정 뇌 영역에 미치는 영향에 대한 근거는 일관되지 않으며 연구 간 상반된 결과들도 다수 존재한다.
- 다른 뇌 영역이나 백질 경로에 대한 연구 결과 보고가 최근 증가하고 있지만 대부분의 연구는 해마에 집중되어 있다.

유산소 운동과 인지의 신경생물학적 기전

초분자 과정(Supramolecular Processes)

행동 연구와 뇌영상 연구를 통해 유산소 운동이 인간의 뇌에 구조적 변화와 인지기능 개선을 유도할 수 있다는 근거가 점점 늘어나고 있다. 그럼에도 불구하고 운동이 어떻게 뇌 건강에 이처럼 깊은 영향을 미치는가에 대한 질문은 여전히 남아 있다. 운동에 의해 유도되는 주요 초분자적 생물학적 과정은 신경 발생(neurogenesis), 혈관 신생(angiogenesis), 시냅스 생성(synaptogenesis)의 세 가지로 요약할 수 있다.

신경 발생은 뇌 전반에 걸쳐 신경줄기세포로부터 새로운 신경세포가 생성되는 과정을 의미한다. 인간과 동물 연구 모두에서 유산소 운동에 반응해 뇌 내 신경 발생률이 즉시 증가할 수 있음이 확인됐다. 특히 해마에서 그 효과가 두드러지게 나타난다(Cotman et al. 2007; van Praag 2008). 실제로 신경 발생은 운동에 의해 뇌 부피가 증가하는 주요 신경학적 기전으로 간주된다.

혈관 신생은 운동에 의해 유도되는 또 하나의 주요 과정이다. 이는 뇌의 특정 부위에 혈관과 모세혈관이 새로 형성되는 현상과 관련되어 있다. 이 기전의 근거는 설치류 연구에서 확인된 바 있으며 유산소 운동 이후 치아이랑(dentate gyrus)에서 뇌혈류량의 증가를 관찰했다(van Praag et al. 2005). 또한 인간을 대상으로 한 연구에서도 건강한 집단과 임상 집단 모두에서 유산소 운동 후 산소섭취량의 증가가 치아이랑의 뇌혈류량 증가와 유의미하게 연관되어 있음을 보고했다(Malchow et al. 2016; Pereira et al. 2007). 운동의 인지적 이점은 혈관 신생의 증가를 매개로 나타날 가능성이 있는데 이는 유산소 운동 능력이 향상될수록 해마의 혈류량 증가(Pereira et al. 2007) 및 대뇌피질 모세혈관 혈액공급 증가(Colcombe et al. 2006)가 나타나는 경향이 있기 때문이다.

마지막으로 시냅스 생성은 새로운 시냅스를 형성해 뇌 영역 간의 연결성을 강화하는 과정을 의미한다. 유산소 운동은 뇌 내 시냅스 연결 수를 증가시키는 것으로 나타났으며, 이는 신경 경로의 강화로 이어진다(Colcombe et al. 2006). 나아가 운동에 의해 유도된 시냅스 생성으로 인한 연결성 증가는 인지 수행 능력의 향상과도 관련되어 있다(Colcombe et al. 2006).

뇌의 적응은 무엇에 의해 촉발되는가

운동에 의해 유도되는 신경 발생, 혈관 신생, 시냅스 생성의 증가를 설명하는 정확한 신경생물학적 기전은 아직 완전히 밝혀지지 않았다. 그럼에도 불구하고 현재까지 제안된 몇 가지 가능한 기전은 다음과 같다.

- 뇌유래신경영양인자(brain-derived neurotrophic factor, BDNF)와 같은 신경영양인자의 증가
- 신경학적 변화를 유도하는 심폐체력 향상
- 뇌 구조 및 기능의 신경학적 변화를 매개하는 간접 기전

운동에 의한 변화가 신경영양인자의 증가, 예를 들어 인슐린유사성장인자-1(insulin-like growth factor1: IGF-1) 및 뇌유래신경영양인자(BDNF)의 상승을 통해 매개된다는 강력한 근거가 제시되고 있다. BDNF는 뇌에서 가장 풍부하게 존재하는 성장인자로, 유산소 운동 중 발현이 증가하며 이로 인해 신경 발생이 촉진된다(Szuhany et al. 2015). 인간과 동물 연구 모두에서 유산소 운동 이후 관찰되는 뚜렷한 신경 발생 효과는 BDNF 증가로 설명될 수 있다는 근거가 제시되고 있다(Szuhany et al. 2015).

BDNF 증가는 신경 발생을 자극할 뿐만 아니라 신경 염증을 감소시켜 신경 신호 전달을 개선하고(Cotman et al. 2007) 백질 구조의 부피를 증가시키며 시냅스 형성을 자극함으로써 구조적 및 기능적 연결성을 향상시키는 데에도 관여한다(Svatkova et al. 2015; Voss et al. 2013). 또한 BDNF는 건강한 집단과 임상 집단 모두에서 인지기능 향상과도 연관되어 있다. 예를 들어 키미 등(Kimhy et al. 2015)은 운동 중재를 통해 나타난 인지기능 향상의 약 14.6%를 BDNF 증가로 설명할 수 있다고 보고했다. 그러나 이러한 기제가 뇌 건강 변화의 주요 신경생물학적 경로인지 여부를 단정하기에는 아직 충분한 연구가 부족하다. 최근 발표된 종설 논문(Firth et al. 2017b)에 따르면 운동이 인간에게 미치는 신경학적 이점은 BDNF 증가만으로 설명될 수 없으며 실제로 많은 연구에서 인지기능이 향상되었음에도 BDNF 수치에 유의한 변화가 관찰되지 않은 경우도 존재한다고 지적하고 있다.

운동이 뇌에 영향을 미치는 또 다른 가능한 기전은 유산소 운동을 통한 심폐 체력 향상이다. 실제로 심폐 체력의 증진이 전체 뇌 부피 변화 및 해마 부피 증가를 포함한 뇌 구조 변화와 관련이 있다는 연구 결과들이 있다(Erickson et al. 2014; Svatkova et al. 2015). 예를 들어 최대 산소섭취량(VO_2 max)의 변화로 측정한 유산소 체력 향상 정도가 해마 부피 증가와 상관관계를 보였다(Pajonk et al. 2010). 실제로 심폐 체력 향상, 체중 감소, 대

사 건강 개선과 같은 생리학적 변화는 모두 인지기능 향상과 밀접하게 연결되어 있다. 이러한 효과는 아마도 혈당 조절을 개선해 해마 기능을 최적화하는 대사적 이득 덕분일 수 있다(Convit et al. 2003). 더불어 체력 향상은 염증 수준 감소 및 백질의 무결성(white matter integrity) 개선과도 관련이 있다(Svatkova et al. 2015).

운동이 인지기능에 미치는 긍정적 효과는 간접적 경로를 통해 나타날 수도 있다. 실제로는 뇌 구조의 변화(신경 발생, 혈관 신생, 시냅스 생성)와 실생활 기능 향상을 동시에 설명할 수 있는 제3의 요인이 존재할 가능성도 있다. 예를 들어 운동을 하면 당연히 신체건강과 체력이 좋아질 뿐 아니라 정신건강과 웰빙, 삶의 질, 사회적 기능도 개선할 수 있다. 이러한 모든 요인이 신경 기능 및 인지 향상과 밀접하게 연관되어 있다. 또한 이러한 작용기전은 인구 집단에 따라 다르게 나타날 수 있다. 예컨대 노년층에서는 운동이 뇌 용적을 증가시키기보다 노화에 따라 일반적으로 나타나는 회색질 감소를 방지한다. 이는 젊고 건강한 사람에게서 관찰되는 세포 성장과는 대비되는 기전이다. 따라서 운동은 집단에 따라 서로 다른 신경보호효과를 발휘할 가능성이 있다. 또한 운동 유형 및 대상 집단에 따른 개별 특성에 따라 서로 다른 신경학적 과정이 유도될 수 있다. 예를 들어 근력 운동은 전혀 다른 신경기전을 통해 인지 건강을 개선할 수 있다. 앞으로의 연구에서는 다양한 운동 프로그램을 비교하고 임상적·인지적·신경학적 결과를 함께 평가해 운동의 인지적 이득에 대해 더 깊은 통찰을 얻어야 한다.

변화에 대한 저항:
근력 운동은 새로운 두뇌 능력 운동이 될 수 있는가?

저항 운동(resistance training)은 중량 도구(바벨, 덤벨 등), 탄력 밴드, 자기 체중 또는 운동 기구가 제공하는 저항에 맞서 팔다리 또는 코어를 움직이는 형태의 신체 활동을 의미한다. 저항 운동은 일반적으로 근력과 근지구력을 향상시키고 근비대를 유도해 대사적 또는 미용적 효과를 얻기 위해 수행된다.

지난 수십 년간 사회 전반에 걸쳐 저항 운동의 인기는 크게 증가했으며 이에 발맞취 관련 서적과 연구 논문의 수 역시 크게 늘어났다(Smith and Bruce-Low 2004). 이러한 인기는 저항 운동이 체중 감량, 대사건강 개선, 다양한 만성 비감염성 질환의 위험 감소의 측면에서 유산소 운동만큼 효과적일 수 있다는 인식의 확산에 어느 정도 기인한다(Sigal et al. 2007; Winett and Carpinelli 2001). 더불어 고령 인구에서는 저항 운동이 유산소 운동보다 낙상 위험을 줄이고 기능적 이동성을 유지하는 데 더 큰 효과를 보일 수 있으며, 이는 인구 집단 전체의 건강에 긍정적 영향을 미칠 수 있는 중요한 요소로 간주된다(Davis et al. 2011).

저항 운동이 인지기능과 뇌에 미치는 효과

저항 운동이 신체 기능에 미치는 이점은 고령 인구의 인지기능까지 확장되는 것으로 나타나고 있다. 예를 들어 루앰브로스 등(Liu-Ambrose et al. 2010)은 "브레인 파워(Brain Power)" 연구에서 캐나다 밴쿠버에 거주하는 고령 성인 155명을 무작위로 배정해 12개월 동안 주 1회 또는 2회 저항 운동 또는 균형 훈련을 실시하도록 했다. 그 결과, 균형 훈련을 받은 집단은 집행기능이 12개월 동안 평균 0.5% 감소했는데, 이는 노화 집단에서 일반적으로 기대되는 수준이다. 반면, 저항 운동 훈련을 받은 집단은 동일한 기간 동안 집행기능이 11~13% 향상된 것으로 나타났다. 특히 주 1회만 실시한 저항 운동으로 얻어진 인지기능 향상 효과가 훈련 종료 후 추가로 12개월간 유지됐다는 점을 주목할 만하다(Davis et al. 2010). 이후 진행된 여러 연구에서는 인지기능 향상을 위한 운동 중재로서 유산소 운동과 저항 운동이 모두 효과적임이 확인되었으며, 특히 공간 기억(spatial memory)은 유산소 운동 및 저항 운동을 병행한 집단에서 비활동 대조군보다 유의미하게 더 큰 개선을 보였다(Nagamatsu et al. 2013).

이러한 초기 연구 결과들이 유망하게 나타남에 따라 최근 호주 시드니에서는 정신 활동 및 저항운동 연구(Study of Mental Activity and Resistance Training, SMART)라는 획기적인 연구가 수행됐다. 이 연구의 목적은 근기능을 직접적으로 자극하는 저항 운동이 인지기능을 직접적으로 겨냥하는 컴퓨터 기반 두뇌 훈련만큼이나 인지 저하를 치료하는 데 효과적인지를 규명하는 것이었다(Suo et al. 2016). 연구는 주관적 기억력 저하를 호소하는 약 70세 전후의 고령 성인 100명을 모집한 후 이들을 무작위로 4개 집단, 구체적으로 ① 주 2회 저항 운동, ② 컴퓨터 기반 인지 훈련(computerized cognitive training, CCT), ③ 두 중재 병행, ④ 어떤 중재도 받지 않는 대조군에 배정하고 총 26주간의 중재를 실시했다. 그리고 모든 집단이 유사한 수준의 관심을 받도록 통제하기 위해 인지 훈련을 받지 않는 참가자에게는 비활성 컴퓨터 훈련(sham computer training)을, 저항 운동을 받지 않는 집단에게는 균형 훈련(balance training)을 제공했다. 놀랍게도 저항 운동은 인지 훈련보다 전반적 인지기능에 더 큰 향상을 가져오는 것으로 나타났다. 이 연구에서는 중재 전후로 기능적 자기공명영상(fMRI)을 촬영해 인지 효과의 신경학적 기전을 함께 탐색했다. 그 결과, 저항 운동을 수행한 집단에서 대뇌 회색질 부피가 유의미하게 증가했으며 뇌의 여러 영역에서 백질 고강도 병변(white matter hyperintensity)으로 식별되는 노화에 따른 백질 퇴화가 회복되는 효과를 보였다. 이러한 변화는 두 번째 집단인 CCT 집단에서는 관찰되지 않았다(Suo et al. 2016).

실험실 환경 밖에서도 근기능과 인지기능 또는 뇌 기능 사이의 연관성은 역학적 관점에서 확인할 수 있다. 대규모 인구 집단을 대상으로 한 연구에 따르면 상지와 하지의 다양한 근육군에서 산출된 최대 근력(maximal force output)을 기준으로 측정한 근력이 높은 개인일수록 다양한 인지 과제에서 더 우수한 수행을 보이며 인지장애 발생 위험도 더 낮은 것으로 나타났다(Boyle et al. 2009; Narazaki et al. 2014). 이러한 효과는 연령, 체지방률, 신체 활동 수준과 같이 근력과 인지기능 간의 관계에 영향을 줄 수 있는 다른 요인들을 통제한 이후에도 여전히 유의하게 나타났다.

실제로 최대 악력(handgrip strength)은 간단하고 비용 효율적인 근기능 측정 도구다. 현재는 노인의 인지 저하 및 일상 기능 손상의 임상적 지표로 활용될 수 있는 유용한 기능적 지표로 인정받고 있다(Fritz et al. 2017). 악력과 인지기능 사이의 강력한 연관성을 보여주는 대표적인 사례로 스터냉 등(Sternäng et al. 2016)의 연구가 있다. 이 연구에서는 708명의 성인을 대상으로 20년간 여섯 차례에 걸쳐 최대 악력과 인지 수행력을 평가했으며, 모든 시점에서 악력과 인지력 간에 강한 상관관계가 일관되게 나타났다. 악력으로 인지력을 예측할 수 있는 이유는 아직 완전히 밝혀지지 않았다. 다만 신경세포 건강

요인이 신체적·정신적 과제를 수행하는 데 관여하므로 백질 무결성이 하나의 잠재적 기전으로 제안되어 왔다(Silbert et al. 2008). 그러나 최근 연구들에 따르면 시간이 지남에 따라 노화된 성인의 악력과 인지기능이 함께 변화하는 상관관계는 백질 퇴화만으로는 설명할 수 없다(Viscogliosi et al. 2017).

정신질환 임상집단에도 저항 운동의 뇌 건강 효과를 적용할 수 있을까?

노년층에서 근력이 증가할수록 인지기능이 향상된다는 증거가 지속적으로 축적되고 있음에도 불구하고 근력 운동이 정신질환과 관련된 인지 결손이나 기타 증상을 완화하는 데 실제로 효과가 있는지는 여전히 명확하지 않다. 최근까지도 정신질환을 가진 사람들 사이에서 근기능과 인지기능 간의 연관성은 거의 연구되지 않았다. 그러나 최근 2건의 대규모 인구 기반 연구에서 악력이 여러 인지 영역에서의 수행력과 관련이 있다는 사실이 밝혀졌다. 두 연구에서 조현병이 있는 사람 1,162명(Firth et al. 2018c), 양극성 장애가 있는 사람 1,475명, 주요우울장애가 있는 사람 2만 2,699명(Firth et al. 2018d)을 조사했다. 그 결과, 악력이 약할수록 인지 수행력이 저조하다는 상관관계가 정신질환 환자 집단에서도 일관되게 나타났다. 이 연관성은 교육 수준, 체질량지수(BMI), 사회적 박탈 수준 등 잠재적 혼란 변수들을 통제한 이후에도 유의미하게 유지됐다.

악력과 특정 인지 과제(반응 시간 등) 간의 연관성은 모두 손의 근기능을 요구한다는 점에서 설명이 가능할 수도 있다. 하지만 유동성 지능(추론 능력)이나 지연 회상(예정 기억)처럼 손의 속도나 기민함이 요구되지 않는 과제에서도 이러한 연관성이 지속됐다는 점을 고려하면 정신질환 환자에게 관찰된 악력과 인지기능 간의 관계는 단순히 운동 협응력이 뛰어나 인지 과제 수행이 향상됐다고 보기는 어렵다.

요컨대 이러한 최근 연구들은 근력을 정신질환으로 인한 인지 결손의 유용한 대체 지표(proxy)로 쓸 수 있음을 시사한다. 아울러 근력 향상 중재(저항 운동 등)를 중증 정신질환의 인지 증상 개선에 활용할 수 있을 가능성도 제기된다. 다만 이러한 상관관계는 건강한 고령층을 대상으로 한 연구에서는 광범위하게 입증되어 왔지만 정신질환 환자 집단에서 저항 운동의 효과는 아직 상대적으로 충분히 연구되지 않았다.

정신질환이 있는 사람들을 위한 저항 운동 중재

최근의 한 체계적 문헌고찰에 따르면 조현병 환자를 대상으로 근력 운동 중재가 인지기능에 미치는 영향을 평가한 무작위 대조군 연구는 아직 보고되지 않았다(Keller-Varady et al. 2018). 그러나 모든 참가자가 동일한 중재를 받는 소규모 단일군 연구 1건에서는 양극성장애 및 조현병 등 중증 정신질환을 가진 성인들을 대상으로 8주간 고강도 근력 기반 서킷 트레이닝 프로그램을 실시한 결과를 평가했다. 그 결과, 언어 기억력과 처리 속도를 중심으로 인지기능이 유의미하게 향상됐다. 이는 조현병 환자의 경우, 언어 기억력과 처리 속도 영역은 유산소 운동을 통해서는 일반적으로 개선되기 어렵다는 점에서 중요한 발견이다(Firth et al. 2018a). 흥미롭게도 초기 정신증 단계에 있는 젊은 참가자 31명을 대상으로 한 또 다른 소규모 연구에서도 저항 운동이 포함된 복합 운동 프로그램을 12주 동안 실시하면 언어 기억력과 처리 속도가 유의미하게 향상됨을 관찰했다(Firth et al. 2018a).

이러한 연구들을 종합해 보면 저항 운동이 중증 정신질환 환자에게 기타 중재와 다르지만 상호 보완적 방식으로 인지기능 향상을 가져올 수 있다는 가능성을 시사한다. 또한 저항 운동이 인지적 효과를 발휘할 수 있는 신경학적 기전에 대해서도 일부 연구들이 단서를 제시하고 있다. 예를 들어 조현병 환자를 대상으로 한 연구에서는 저항 운동이 포함된 트레이닝 프로그램을 통해 BDNF와 같은 인지 향상 관련 단백질이 증가하고(Kim et al. 2014), 반대로 코티솔 같은 인지기능에 부정적 영향을 줄 수 있는 호르몬은 감소한 것으로 나타났다(Leone et al. 2015). 그러나 이러한 연구들은 대부분 대조군이 없는 소규모 연구 설계이므로 정신질환에서의 저항 운동 효과에 대해 확실한 결론을 내리기에는 아직 이르다. 그럼에도 불구하고 정신질환 환자 집단에서 연구 결과들이 점차 축적되고 있으며 비(非)정신질환 집단에서는 이미 강력한 근거가 확보된 점을 고려할 때, 저항 운동이 정신질환 환자의 신경인지기능을 개선하기 위한 가장 유망한 중재 중 하나로 자리 잡을 가능성도 충분하다.

주요우울장애 환자를 대상으로 저항 운동의 인지 효과를 평가한 무작위 대조군 연구는 단 한 건 보고된 바 있다. 크로그 등(Krogh et al. 2009)은 환자들을 무작위로 저항 운동, 유산소 운동, 이완 훈련의 세 집단에 배정해 비교했다. 세 집단 간 인지기능에서는 유의미한 차이가 발견되지 않았다. 그러나 일상 기능 측면에서는 근력 운동 집단이 다른 두 집단보다 우수한 결과를 보였다. 요컨대 저항 운동을 받은 참가자들은 12개월 동안 업무 수행 시간이 유의미하게 증가했고 이완 훈련 집단보다 결근 일수가 12% 적었다. 이는 우울증 환자의 인지 손상은 정신병적 장애를 가진 사람들에 비해 비교적 경미하지만 우울증으로 인한 현실 기능의 손상(예: 실업, 결근)은 여전히 심각한 사회적·경제적 부담을 초래한다는 점에서 중요한 발견이다(Greenberg et al. 2015). 따라서 근력 운동이 우울증의 이러한 기능적 문제를 개선할 수 있다면 직접적 인지 효과가 없더라도 임상적으로 매우 가치 있는 중재가 될 수 있다.

실제로 다른 임상시험에서도 우울증 환자에게서 근력 운동의 기능적 이점이 확인된 바 있다(Singh et al. 1997). 더욱이 고강도 저항 운동이 저강도 저항 운동보다 기능적 개선 효과가 더 크다는 연구 결과는 이러한 효과가 단순한 비특이적 중재 효과가 아니라 근기능 향상에 기인한 것임을 강하게 시사한다(Singh et al. 2005). 따라서 저항 운동은 정신 질환을 가진 사람의 기능적 역량을 향상시키는 중재로서 곧 자리 잡게 될 수 있다.

더 많이 움직이며 앞으로 나아가기: 결론 및 임상적 고려 사항

이 장에서는 건강한 일반인과 임상 집단 모두에서 신체 운동이 인지 향상을 위한 중재로서 얼마나 효과적인지, 그 작용기전이 무엇인지에 대해 살펴보았다. 전반적으로 유산소 운동이 인지기능을 향상시킨다는 매우 강력한 근거가 축적되고 있다. 실제로 유산소 활동과 인지기능 사이의 밀접한 연관성은 진화적 기원을 가지고 있을 가능성도 제기된다. 이는 호모속(Homo genus)의 뇌 용적이 급격히 증가한 시기가 수렵-채집 생활방식의 등장과 함께 유산소 활동이 크게 늘어난 시기와 맞물려 있다는 점에서 기인한다(Raichlen and Polk 2013). 또한 BDNF와 같은 특정 신경영양인자는 인지기능 및 뇌 용적을 증가시킬 뿐 아니라 근육의 에너지 조절 능력도 향상시킨다. 따라서 수렵-채집 시대에 필요했던 높은 유산소 능력은 에너지 조절이 뛰어난 개인, 즉 더 높은 수준의 신경영양인자를 지닌 개인을 선택적으로 유리하게 만들었을 가능성이 있다. 이는 곧 더 높은 신경가소성(neural plasticity)을 가진 인간의 진화를 유도했을 수 있다(Raichlen and Polk 2013). 나아가 BDNF와 같은 신호 전달 기전이 신경가소성과 운동 수행 모두에 관여한다는 점에서 운동 시 BDNF의 급격한 증가가 선택적 이점을 제공했을 가능성도 있다. 이러한 BDNF의 급성 증가는 기억력과 주의력 같은 인지 능력을 일시적으로 향상시키며 이는 수렵이나 채집을 위한 장거리 지구력 활동 중 생존과 성공에 결정적 역할을 했을 것으로 추정된다(Mattson 2012).

따라서 인간의 본성 중 핵심적 한 측면은 신체적 건강뿐만 아니라 인지 건강을 위해서도 정기적 신체 활동을 요구한다는 점일 수 있다. 그러나 한편으로 인류는 오랜 기간 동안 식량 부족이라는 환경에서 진화해 왔다는 사실도 고려해야 한다. 이러한 환경은 불필요한 에너지 소비를 피하려는 경향을 인간에게 심어주었고, 이는 오늘날 사회에서 지나치게 높은 수준의 좌식 생활과 운동 기피 현상으로 나타나고 있다. 인류는 생존에 필수적 자원(예: 음식, 정보, 사회적 연결성)을 가능한 한 움직이지 않고 쉽게 획득할 수 있는 방향으로 환경을 지속적으로 변화시켜 왔다. 이 같은 진화적 관점에서 볼 때도 건강증진에 필요한 수준의 신체 활동에 인간을 자발적으로 참여시키려면 운동 중재는 본질적으로 동기를 유발하고 매력적이어야 한다(Lieberman 2015).

이러한 동기부여 요인은 특히 중증 정신질환을 지닌 개인에게 더욱 중요하다. 이들은 일반적으로 신체 활동 수준이 낮고 개인적 및 사회적 제약 요인으로 인해 운동 참여에 더 큰 장벽을 경험하기 때문이다(Firth et al. 2016; Vancampfort et al. 2017). 개인이 자신에게 맞는 운동 유형을 직접 선택할 수 있도록 허용해야만 장기적 운동 참여와 지속성을 효과적으로 높일 수 있다. 이 장 전반에서 살펴보았듯이 모든 형태의 운동, 특히 저항운동은 인지기능에 긍정적 영향을 줄 수 있다는 점에 주목해야 한다. 따라서 특정 환자에게 가장 적합한 운동 형태는 결국 그 사람이 꾸준히 몰입하며 실천할 수 있는 운동일 가능성이 높다. 이러한 점을 고려할 때, 운동 프로그램에 다양성을 도입한다면 운동 지속률을 높일 뿐 아니라 인지적 효과의 극대화에 도움이 될 수 있다. 실제로 최근 연구에 따르면 유산소 운동과 저항 운동은 서로 독립적이면서도 상호 보완적인 신경생물학적 기전을 통해 뇌에 작용한다고 보고된다(Cassilhas et al. 2012).

마지막으로 운동으로 인해 나타나는 신경 연결성 증가, 뇌 구조 변화, 인지 과제 수행 향상 등의 효과가 실제 정신질환을 가진 사람의 일상 기능 향상으로 이어지는지를 고려해야 한다. 특히 정신건강 치료의 일환으로 운동을 규칙적으로 실천한 사람이 그렇지 않은 사람보다 직업 또는 학업 복귀 속도가 빠르거나, 항정신병약물의 필요성이 감소하거나, 장기적으로 안정적인 회복을 유지하는지에 대한 장기적 연구가 필요하다. 이 책의 다음 장에서는 신체 운동과 더불어 건강한 생활 습관의 다양한 요소들이 정신질환 회복에 어떻게 기여할 수 있는지에 대해 더 구체적으로 다룰 것이다.

토의 질문

1. 심혈관 건강은 규칙적 신체 활동 없이는 유지될 수 없다는 사실이 널리 받아들여지고 있다. 그런데 왜 뇌 건강은 다르게 여겨지는 것일까?

2. 인간에게 유산소 활동과 인지 건강 사이의 선천적 연관성이 존재한다면 이는 수천 년 동안 수렵-채집 환경에 필요한 능력에 의해 형성되었을 가능성이 있다. 그렇다면 수천 년에 걸쳐 변화한 좌식 생활과 식량 풍요의 시대는 이러한 연관성에 어떤 영향을 미쳤을까?

3. 운동이 인지기능에 미치는 구체적 효과와 신경생물학적 기전에 대한 이해는 빠르게 발전하고 정교해지고 있다. 이러한 지식은 환자 치료에 어떤 방식으로 활용될 수 있을까?

추천 문헌

Firth J, Stubbs B, Rosenbaum S, et al: Aerobic exercise improves cognitive functioning in people with schizophrenia: a systematic review and meta-analysis. Schizophr Bull 43(3):546–556, 2017

Hillman CH, Erickson KI, Kramer AF: Be smart, exercise your heart: exercise effects on brain and cognition. Nat Rev Neurosci 9(1):58–65, 2008

Suo C, Singh MF, Gates N, et al: Therapeutically relevant structural and functional mechanisms triggered by physical and cognitive exercise. Mol Psychiatry 21(11):1633–1642, 2016

참고 문헌

Bora E, Harrison BJ, Yücel M, et al: Cognitive impairment in euthymic major depressive disorder: a meta-analysis. Psychol Med 43(10):2017–2026, 2013 23098294

Boyle PA, Buchman AS, Wilson RS, et al: Association of muscle strength with the risk of Alzheimer disease and the rate of cognitive decline in community-dwelling older persons. Arch Neurol 66(11):1339–1344, 2009 19901164

Brondino N, Rocchetti M, Fusar-Poli L, et al: A systematic review of cognitive effects of exercise in depression. Acta Psychiatr Scand 135(4):285–295, 2017 28110494

Cassilhas RC, Lee KS, Fernandes J, et al: Spatial memory is improved by aerobic and resistance exercise through divergent molecular mechanisms. Neuroscience 202:309–317, 2012 22155655

Colcombe SJ, Erickson KI, Scalf PE, et al: Aerobic exercise training increases brain volume in aging humans. J Gerontol A Biol Sci Med Sci 61(11):1166–1170, 2006 17167157

Convit A, Wolf OT, Tarshish C, et al: Reduced glucose tolerance is associated with poor memory performance and hippocampal atrophy among normal elderly. Proc Natl Acad Sci USA 100(4):2019–2022, 2003 12571363

Cotman CW, Berchtold NC, Christie L-A: Exercise builds brain health: key roles of growth factor cascades and inflammation. Trends Neurosci 30(9):464–472, 2007 17765329

Davis JC, Marra CA, Beattie BL, et al: Sustained cognitive and economic benefits of resistance training among community-dwelling senior women: a 1-year follow-up study of the Brain Power study. Arch Intern Med 170(22):2036–2038, 2010 21149764

Davis JC, Marra CA, Robertson MC, et al: Economic evaluation of dose-response resistance training in older women: a cost-effectiveness and cost-utility analysis. Osteoporos Int 22(5):1355–1366, 2011 20683707

Erickson KI, Voss MW, Prakash RS, et al: Exercise training increases size of hippocampus and improves memory. Proc Natl Acad Sci USA 108(7):3017–3022, 2011 21282661

Erickson KI, Leckie RL, Weinstein AM: Physical activity, fitness, and gray matter volume. Neurobiol Aging 35(suppl 2):S20–S28, 2014 24952993

Etnier JL, Salazar W, Landers DM, et al: The influence of physical fitness and exercise upon cognitive functioning: a meta-analysis. J Sport Exerc Psychol 19(3):249–277, 1997

Evans VC, Iverson GL, Yatham LN, et al: The relationship between neurocognitive and psychosocial functioning in major depressive disorder: a systematic review. J Clin Psychiatry 75(12):1359–1370, 2014 25551235

Fett A-KJ, Viechtbauer W, Dominguez MD, et al: The relationship between neurocognition and social cognition with functional outcomes in schizophrenia: a meta-analysis. Neurosci Biobehav Rev 35(3):573–588, 2011 20620163

Firth J, Rosenbaum S, Stubbs B, et al: Motivating factors and barriers towards exercise in severe mental illness: a systematic review and meta-analysis. Psychol Med 46(14):2869–2881, 2016 27502153

Firth J, Stubbs B, Rosenbaum S, et al: Aerobic exercise improves cognitive functioning in people with schizophrenia: a systematic review and meta-analysis. Schizophr Bull 43(3):546–556, 2017a 27521348

Firth J, Cotter J, Carney R, et al: The pro-cognitive mechanisms of physical exercise in people with schizophrenia. Br J Pharmacol 174(19):3161–3172, 2017b 28261797

Firth J, Carney R, Elliott R, et al: Exercise as an intervention for first-episode psychosis: a feasibility study. Early Interv Psychiatry 12(3):307–315, 2018a 26987871

Firth J, Stubbs B, Vancampfort D, et al: Effect of aerobic exercise on hippocampal volume in humans: a systematic review and meta-analysis. Neuroimage 166:230–238, 2018b 29113943

Firth, J, Stubbs, B, Vancampfort, D, et al: Grip strength is associated with cognitive performance in schizophrenia and the general population: a UK Biobank study of 476,559 participants. Schizophr Bull 44(4):728–736, 2018c

Firth J, Firth JA, Stubbs B, et al: Association between muscular strength and cognition in major depression or bipolar disorder and healthy controls. JAMA Psychiatry 75(7):740–746 2018d 29710135

Fritz NE, McCarthy CJ, Adamo DE: Handgrip strength as a means of monitoring progression of cognitive decline—a scoping review. Ageing Res Rev 35:112–123, 2017 28189666

Goldberg TE, Goldman RS, Burdick KE, et al: Cognitive improvement after treatment with second-generation antipsychotic medications in first-episode schizophrenia: is it a practice effect? Arch Gen Psychiatry 64(10):1115–1122, 2007 17909123

Grassmann V, Alves MV, Santos-Galduróz RF, et al: Possible cognitive benefits of acute physical exercise in children with ADHD. J Atten Disord 21(5):367–371, 2017 24621460

Green MF, Kern RS, Braff DL, et al: Neurocognitive deficits and functional outcome in schizophrenia: are we measuring the "right stuff"? Schizophr Bull 26(1):119–136, 2000 10755673

Greenberg PE, Fournier A-A, Sisitsky T, et al: The economic burden of adults with major depressive disorder in the United States (2005 and 2010). J Clin Psychiatry 76(2):155– 162, 2015 25742202

Keller-Varady K, Varady PA, Röh A, et al: A systematic review of trials investigating strength training in schizophrenia spectrum disorders. Schizophr Res 192:64–68, 2018 28602648
Kim HJ, Song BK, So B, et al: Increase of circulating BDNF levels and its relation to improvement of physical fitness following 12 weeks of combined exercise in chronic patients with schizophrenia: a pilot study. Psychiatry Res 220(3):792–796, 2014 25446461

Kim HJ, Song BK, So B, et al: Increase of circulating BDNF levels and its relation to improvement of physical fitness following 12 weeks of combined exercise in chronic patients with schizophrenia: a pilot study. Psychiatry Res 220(3):792–796, 2014 25446461

Kimhy D, Vakhrusheva J, Bartels MN, et al: The impact of aerobic exercise on brain-derived neurotrophic factor and neurocognition in individuals with schizophrenia: a single-blind, randomized clinical trial. Schizophr Bull 41(4):859–868, 2015 25805886

Kimhy D, Lauriola V, Bartels MN, et al: Aerobic exercise for cognitive deficits in schizophrenia—the impact of frequency, duration, and fidelity with target training intensity. Schizophr Res 172(1–3):213–215, 2016 26852401

Kotecki JE: Physical Activity and Health: An Interactive Approach. Burlington, MA, Jones and Bartlett, 2011

Krogh J, Saltin B, Gluud C, et al: The DEMO trial: a randomized, parallel-group, observer-blinded clinical trial of strength versus aerobic versus relaxation training for patients with mild to moderate depression. J Clin Psychiatry 70(6):790–800, 2009 19573478

Leone M, Lalande D, Thériault L, et al: Impact of an exercise program on the physiologic, biologic and psychologic profiles in patients with schizophrenia. Schizophr Res 164(1–3):270–272, 2015 25784171

Lieberman DE: Is exercise really medicine? An evolutionary perspective. Curr Sports Med Rep 14(4):313–319, 2015 26166056

Lin J, Chan SK, Lee EH, et al: Aerobic exercise and yoga improve neurocognitive function in women with early psychosis. NPJ Schizophr 1(0):15047, 2015 27336050

Liu-Ambrose T, Nagamatsu LS, Graf P, et al: Resistance training and executive functions: a 12-month randomized controlled trial. Arch Intern Med 170(2):170–178, 2010 20101012

Lu BY, Ahmed I: The mind-body conundrum: the somatopsychic perspective in geriatric depression. Am J Geriatric Psychiatry 18(5):378–381, 2010 20429082

Malchow B, Keeser D, Keller K, et al: Effects of endurance training on brain structures in chronic schizophrenia patients and healthy controls. Schizophr Res 173(3):182–191, 2016 25623601

Martins C, Kazakova I, Ludviksen M, et al: High-intensity interval training and isocaloric moderate-intensity continuous training result in similar improvements in body composition and fitness in obese individuals. Int J Sport Nutr Exerc Metab 26(3):197– 204, 2016 26479856

Mattson MP: Evolutionary aspects of human exercise—born to run purposefully. Ageing Res Rev 11(3):347–352, 2012 22394472

Monti JM, Hillman CH, Cohen NJ: Aerobic fitness enhances relational memory in preadolescent children: the FITKids randomized control trial. Hippocampus 22(9):1876– 1882, 2012 22522428

Nagamatsu LS, Chan A, Davis JC, et al: Physical activity improves verbal and spatial memory in older adults with probable mild cognitive impairment: a 6-month randomized controlled trial. J Aging Res 2013:861893, 2013 23509628

Narazaki K, Matsuo E, Honda T, et al: Physical fitness measures as potential markers of low cognitive function in Japanese community-dwelling older adults without apparent cognitive problems. J Sports Sci Med 13(3):590–596, 2014 25177186

Niemann C, Godde B, Voelcker-Rehage C: Not only cardiovascular, but also coordinative exercise increases hippocampal volume in older adults. Front Aging Neurosci 6:170, 2014 25165446

Nuechterlein KH, Ventura J, McEwen SC, et al: Enhancing cognitive training through aerobic exercise after a first schizophrenia episode: theoretical conception and pilot study. Schizophr Bull 42(suppl 1):S44–S52, 2016 27460618

Pajonk FG, Wobrock T, Gruber O, et al: Hippocampal plasticity in response to exercise in schizophrenia. Arch Gen Psychiatry 67(2):133–143, 2010 20124113

Pereira AC, Huddleston DE, Brickman AM, et al: An in vivo correlate of exercise-induced neurogenesis in the adult dentate gyrus. Proc Natl Acad Sci USA 104(13):5638–5643, 2007 17374720

Raichlen DA, Polk JD: Linking brains and brawn: exercise and the evolution of human neurobiology. Proc Biol Sci 280(1750):20122250, 2013 23173208

Rosenbaum S, Lagopoulos J, Curtis J, et al: Aerobic exercise intervention in young people with schizophrenia spectrum disorders; improved fitness with no change in hippocampal volume. Psychiatry Res 232(2):200–201, 2015 25862528

Sexton CE, Betts JF, Demnitz N, et al: A systematic review of MRI studies examining the relationship between physical fitness and activity and the white matter of the ageing brain. Neuroimage 131:81–90, 2016 26477656

Sibley BA, Etnier JL: The relationship between physical activity and cognition in children: a meta-analysis. Pediatr Exerc Sci 15(3):243–256, 2003

Sigal RJ, Kenny GP, Boulé NG, et al: Effects of aerobic training, resistance training, or both on glycemic control in type 2 diabetes: a randomized trial. Ann Intern Med 147(6):357– 369, 2007 17876019

Silbert LC, Nelson C, Howieson DB, et al: Impact of white matter hyperintensity volume progression on rate of cognitive and motor decline. Neurology 71(2):108–113, 2008 18606964

Singh NA, Clements KM, Fiatarone MA: A randomized controlled trial of progressive resistance training in depressed elders. J Gerontol A Biol Sci Med Sci 52(1):M27–M35, 1997 9008666

Singh NA, Stavrinos TM, Scarbek Y, et al: A randomized controlled trial of high versus low intensity weight training versus general practitioner care for clinical depression in older adults. J Gerontol A Biol Sci Med Sci 60(6):768–776, 2005 15983181

Smith D, Bruce-Low S: Strength training methods and the work of Arthur Jones. J Exerc Physiol Online 7(6):52–68, 2004

Smith PJ, Blumenthal JA, Hoffman BM, et al: Aerobic exercise and neurocognitive performance: a meta-analytic review of randomized controlled trials. Psychosom Med 72(3):239–252, 2010 20223924

Sofi F, Valecchi D, Bacci D, et al: Physical activity and risk of cognitive decline: a meta- analysis of prospective studies. J Intern Med 269(1):107–117, 2011 20831630

Sternäng O, Reynolds CA, Finkel D, et al: Grip strength and cognitive abilities: associations in old age. J Gerontol B Psychol Sci Soc Sci 71(5):841–848, 2016 25787083

Suo C, Singh MF, Gates N, et al: Therapeutically relevant structural and functional mechanisms triggered by physical and cognitive exercise. Mol Psychiatry 21(11):1633– 1642, 2016 27001615

Svatkova A, Mandl RC, Scheewe TW, et al: Physical exercise keeps the brain connected: Biking increases white matter integrity in patients with schizophrenia and healthy controls. Schizophr Bull 41(4):869–878, 2015 25829377

Szuhany KL, Bugatti M, Otto MW: A meta-analytic review of the effects of exercise on brain-derived neurotrophic factor. J Psychiatr Res 60:56–64, 2015 25455510

Vakhrusheva J, Marino B, Stroup TS, et al: Aerobic exercise in people with schizophrenia: neural and neurocognitive benefits. Curr Behav Neurosci Rep 3(2):165–175, 2016 27766192 van Praag H: Neurogenesis and exercise: past and future directions. Neuromolecular Med 10(2):128–140, 2008 18286389

van Praag H, Shubert T, Zhao C, et al: Exercise enhances learning and hippocampal neurogenesis in aged mice. J Neurosci 25(38):8680–8685, 2005 16177036

Vancampfort D, Probst M, De Hert M, et al: Neurobiological effects of physical exercise in schizophrenia: a systematic review. Disabil Rehabil 36(21):1749–1754, 2014 24383471

Vancampfort D, Firth J, Schuch FB, et al: Sedentary behavior and physical activity levels in people with schizophrenia, bipolar disorder and major depressive disorder: a global systematic review and meta-analysis. World Psychiatry 16(3):308–315, 2017 28941119

Viscogliosi G, Di Bernardo MG, Ettorre E, et al: Handgrip strength predicts longitudinal changes in clock drawing test performance: an observational study in a sample of older non-demented adults. J Nutr Health Aging 21(5):593–596, 2017 28448092

Voss MW, Heo S, Prakash RS, et al: The influence of aerobic fitness on cerebral white matter integrity and cognitive function in older adults: results of a one-year exercise intervention. Hum Brain Mapp 34(11):2972–2985, 2013 22674729

Winett RA, Carpinelli RN: Potential health-related benefits of resistance training. Prev Med 33(5):503–513, 2001 11676593

2부
정신질환의 예방 및 관리를 위한 운동

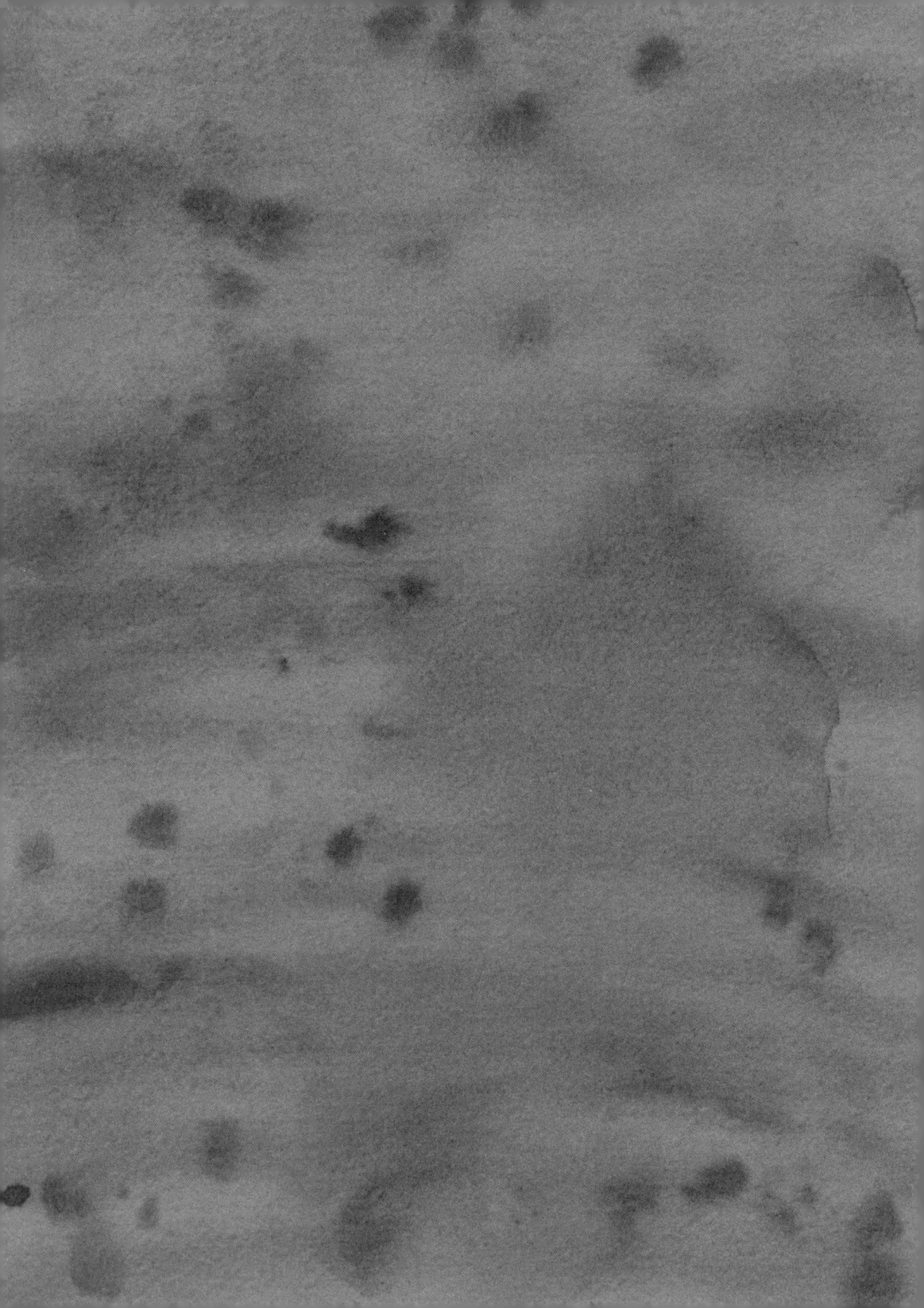

제3장

주요우울장애 관리를 위한 신체 운동

케일라 페어 Kayla Fair, Dr.P.H., R.N., M.P.H.

마두카르 H. 트리베디 Madhukar H. Trivedi, M.D.

번역 백명재, 김지현

KEY POINTS

- 주요우울장애 및 기타 우울장애 환자에게 신체 활동은 기분 증상 완화, 다른 질병의 예방 및 심리사회적 기능 개선 등 여러 측면에서 유익하다.
- 활동량이 적어도 효과가 있는 것으로 보고되었지만 증상 개선 효과는 운동 강도가 높을수록 뚜렷하게 나타나는 경향이 있다.
- 의료 및 공중보건 전문가는 환자의 동기 변화 과정을 인식하고 운동 수행을 방해하는 일반적인 장벽을 해소한다. 또한 근거 기반 전략에 관한 정신건강 교육을 제공하고 행동 활성화 기법을 활용한다. 이를 통해 우울증 환자의 신체 활동을 보다 효과적으로 촉진할 수 있다.
- 향후 산후우울증, 양극성장애 그리고 다양한 사회경제적 및 인구학적 배경을 지닌 환자들을 대상으로 우울증과 신체 활동의 관련성에 대해 연구할 필요가 있다.

배경

파머 등(Farmer et al. 1988)은 역학 연구를 통해 우울 증상과 신체 활동 간의 연관성을 보고했다. 이후 수십 년에 걸쳐 진행된 다수의 종단 및 횡단 연구에 따르면 신체 활동이 주요우울장애(major depressive disorder, MDD)의 발병을 예방하고 이미 우울증을 앓고 있는 환자의 증상 강도를 낮추는 데 도움이 될 수 있다는 추가적 근거들이 제시됐다(Harvey et al. 2018; Mammen and Faulkner, 2013). 신체 활동과 우울증 증상 간의 역상관관계는 연령, 성별 등 다양한 사회인구학적 요인에 걸쳐 관찰되었으며 중저소득 국가에 거주하는 사람들 사이에서도 일관되게 확인됐다(Dishman et al. 2012; Farmer et al. 1988; Galper et al. 2006; Harris et al. 2006; Harvey et al. 2018).

여러 무작위 대조군 연구에서는 운동이 주요우울장애에 대한 단독 치료 또는 약물치료 및/또는 정신치료의 보조요법으로서 효과적인지 평가해 왔다(Hallgren et al. 2015; Helgadóttir et al. 2017; Mota-Pereira et al. 2011; Trivedi et al. 2011). 이 장에서는 운동이 주요우울장애 증상에 미치는 영향을 다룬 최근 연구 결과를 소개하고 임상의들이 우울증 환자의 신체 활동을 촉진하기 위해 활용할 수 있는 실질적 전략을 제안한다. 또한 운동과 우울증 관련 연구의 향후 과제를 소개한다. 표 3-1은 이 장에서 논의되는 주요 무작위 대조 임상시험의 개요를 요약한 것이다.

우울증 치료법으로서의 운동

연구자들은 더욱 효과적인 우울장애 치료법을 찾기 위해 약물치료와 정신치료의 대안을 지속적으로 모색해 왔다. 그중 하나로 주목받는 근거 기반 치료 옵션이 바로 운동이다. 운동은 주요우울장애 치료에 대해 단독 요법으로도, 정신치료 및/또는 약물치료와 병행하는 보조 요법으로도 효과적인 것으로 나타났다(Cooney et al. 2013; Dunn et al. 2005; Rethorst et al. 2009; Schuch et al. 2016a). 우울 증상을 치료하기 위해 신체 활동에 참여하는 환자들은 항우울제를 복용하거나 정신치료를 받는 환자들과 유사한 수준의 증상 완화를 경험할 수 있다(Cooney et al. 2013; Rethorst et al. 2009; Schuch et al. 2016a), 이에 따라 정신건강 전문가들은 주요우울장애 환자 치료 전략으로 운동을 적극 고려할 필요가 있다(Rethorst and Trivedi 2013). 운동은 특히 치료 저항성 우울증 환자들에게도 유효한 대안이 될 수 있으며 이들의 심리사회적 기능과 인지기능을 향상시키고 증상을 완화하는 데 기여한다(Blumenthal et al. 2012; Greer et al. 2015, 2016; Mota-Pereira et al. 2011; Trivedi et al. 2006). 일부 연구에서는 주당 1시간의 신체 활동만으로도 우울 증상을 예방할 수 있는 것으로 보고됐다(Harvey et al. 2018).

우울증 치료로서 운동이 환자에게 제공할 수 있는 잠재적 이점은 다양하다. 특히 요가, 유산소 운동, 저항 운동 등 다양한 형태의 운동이 모두 효과적인 것으로 밝혀졌다(Helgadóttir et al. 2017; Rethorst et al. 2009). 약물 복용을 꺼리거나 중단하고자 하는 환자에게 운동은 항우울제의 대안 치료법으로 수용 가능성이 더 높을 수 있다(Searle et al. 2011). 더불어 운동은 우울증 환자에게서 발병 위험이 높은 당뇨병이나 심장질환 등 여러 신체 질환을 예방할 수 있다(Warburton et al. 2006).

표 3-1. 운동 임상시험의 중재 요소

연구	대상군	우울증 진단 기준	중재 전 선정 기준
Dunn et al. (2005)	20세에서 45세 사이의 환자 80명	HRSD 점수가 12점에서 25 사이에 있으며 SCID를 통한 진단 시행	활동 수준: 주 3일 미만, 회당 20분 미만의 신체 활동만 수행 치료: 없음.
Mota-Pereira et al. (2011)	18세에서 60세 사이의 환자 150명	정신건강의학과 전문의 면담을 통해 진단된 비관해 우울증(Nonremitted depression) 및 7점을 초과하는 HRSD 점수	활동 수준: 규칙적인 유산소 활동 치료: 정신치료를 받지 않았으며 두 번의 항우울제 치료 후에도 관해에 도달하지 못함.
Regassa 연구 (Hallgren et al. 2015; Helgadóttir et al. 2016, 2017)	18세에서 67세 사이의 환자 946명	10점을 초과하는 PHQ-9 점수	활동 수준: 모든 활동 수준 치료: 제한 없음.
표준 의학적 중재 및 장기 운동 연구 I(SMILE I 연구; Babyak et al. 2000)	50세 이상의 환자 156명	HRSD 13점 이상	활동 수준: 신체 활동 불참 치료: 정신과 약물 미복용
표준 의학적 중재 및 장기 운동 연구 II(SMILE II 연구; Blumenthal et al. 2007; Hoffman et al. 2011)	40세 이상의 환자 202명	BDI 12점 이상	활동 수준: 정기적인 신체 활동 불참 치료: 정신과 약물 미복용
주요우울장애 운동 증강요법 연구(TREAD)	18세에서 70세 사이의 환자 122명	HRSD 14점 이상	신체 활동: 주 3일 미만, 회당 20분 미만의 신체 활동만 수행 치료: 6개월 이상 치료 용량의 SSRI를 현재 복용 중

[참고] BDI=벡우울척도(Beck Depression Inventory); BDNF=뇌유래신경영양인자(brain-derived neurotrophic factor); CBT=인지행동치료(cognitive-behavioral therapy); HRSD=해밀턴 우울증 평가척도(Hamilton Rating Scale for Depression); ICBT=인터넷 기반 인지행동치료 중재(Internet-based cognitive-behavioral therapy); IL-6=인터루킨 6; MDD=주요우울장애(Major depressive disorder); PHQ-9=환자 건강 설문지-9(Patient Health Questionnaire-9); SCID=구조화된 우울증 임상 인터뷰(Structured Clinical Interview for Depression); SSRI=선택적 세로토닌 재흡수 억제제(selective serotonin reuptake inhibitor).

중재 구성 요소	주요 결과 요약
기간: 12주 치료 그룹: 저용량(7kcal/kg/주), 주 3일 | 저용량(7kcal/kg/주), 주 5일 고용량(17.5kcal/kg/주), 주 3일 | 고용량(17.5kcal/kg/주), 주 5일	공중보건 권장 수준(17.5 kcal/kg/주)의 신체 활동은 우울 증상을 완화할 수 있음(Dunn et al. 2005).
기간: 12주 운동량: 주 5일 30~45분 동안 걷기, 운동 전문가가 지도하는 주 1회 걷기 세션	재택 운동 프로그램은 치료 저항성 주요우울장애 환자의 우울 증상 감소와 관해를 촉진(Mota-Pereira et al. 2011)
기간: 12주 치료군: 주 3회 12주 -저강도 운동군: 요가 또는 스트레칭 수업 -중강도 신체 활동군: 중강도 유산소 운동 수업 -고강도 운동군: 고강도 유산소 운동 수업 -ICBT군: 임상의의 모니터링하에 진행되는 온라인 프로그램 -통상적 치료군: 주치의의 판단에 따른 치료(대개 CBT 구성)	운동 중재군 및 ICBT군이 통상적 치료군보다 더 큰 우울증 증상 감소를 보임(Hallgren et al. 2015). 저강도, 중강도, 고강도 신체 활동 모두 치료 종료 시점에서 통상적 치료만큼 우울 증상에 효과적이었으며(Helgadóttir et al. 2016), 이러한 효과는 1년차 추적 관찰 때에도 유지됨(Helgadóttir et al. 2017).
기간: 16주 운동군: 주 3회, 45분간의 유산소 운동. ① 10분 준비운동, ② 30분 트레드밀 걷기 또는 달리기(목표 심박수 도달), ③ 5분 정리운동 약물치료군: 서트랄린(sertraline)을 치료적 용량까지 증량 병합치료군: 운동과 약물치료를 병행	추적 기간 동안 꾸준히 운동한 경우 10개월 추적 관찰 시 우울 증상이 유의미하게 감소(Babyak et al. 2000)
기간: 16주 운동군: 주 3회, 45분간의 유산소 운동. ① 10분 준비운동, ② 30분 트레드밀에서 걷기 또는 달리기(목표 심박수 도달), ③ 5분 정리운동 치료군: -유산소 운동군: 운동생리학자 지도하에 그룹 형태로 신체 활동 실시 -재택 세션군: 첫 세션은 운동생리학자 지도하에 진행한 후 개별 운동처방에 따라 자가 운동 수행. 1개월 및 2개월 차에 재방문 지도 세션 진행 -약물치료군: 서트랄린(sertraline)을 치료적 용량까지 증량 -위약군: 위약(placebo)만 투여	운동군과 약물치료군 모두 위약군보다 높은 관해율을 보임(Blumenthal et al. 2007). 두 운동군 간 관해율의 유의미한 차이는 없었음(Blumenthal et al. 2007). 10개월 및 1년 추적 관찰에서 운동을 지속한 참가자들은 우울 증상이 유의미하게 감소(Hoffman et al. 2011)
기간: 12주 치료군: 트레드밀, 사이클 에르고미터 또는 이 둘을 병행해 지도를 받아 자가 운동 세션을 수행 SSRI 복용량은 연구 기간 동안 일정하게 유지 -고용량 운동군: 체중 1kg당 주당 16 kcal의 신체 활동 -저용량 운동군: 체중 1kg당 주당 4 kcal의 신체 활동	정신질환 가족력이 없는 남녀에서 운동량 많을수록 관해율이 향상됨(Trivedi et al. 2011). 운동은 우울증 치료로서 심리사회적 기능과 인지기능을 개선시킬 수 있음(Greer et al. 2015, 2016). 운동 후 긍정 정서 반응은 MDD 환자의 치료 반응과 관련됨(Rethorst et al. 2017b; Suterwala et al. 2016). 낮은 IL-6와 BDNF 수치, 심폐체력 수준 저하, 낮은 운동후 긍정 정서는 운동의 우울증 치료 반응 저하와 연관됨(Rethorst et al. 2017b).

운동 유형, 강도 및 지속 시간

최근의 무작위 대조시험에서는 다양한 유형, 기간, 강도의 신체 활동이 자가보고 및 임상가가 평가하는 우울 증상에 미치는 영향을 비교했다(Hallgren et al. 2015; Helgadóttir et al. 2016, 2017). 앞서 언급했듯이 저항 운동, 감독하에 진행되는 세션, 그룹 운동, 심지어 요가와 같은 가벼운 운동까지 다양한 형태의 운동이 우울 증상을 완화하는 데 효과적인 것으로 나타났다(Blumenthal et al. 2007; Hallgren et al. 2015; Helgadóttir et al. 2017; Rethorst et al. 2009). 이에 따라 의료진은 우울증 치료의 일환으로 환자에게 주 3회 이상, 회당 45~60분 동안 신체 활동을 하도록 권장해야 한다(Rethorst and Trivedi 2013). 또한 환자와 의료진은 증상이 호전되기까지 최대 10~12주가 소요될 수 있다는 점을 인지해야 한다(Rethorst and Trivedi 2013).

운동을 보조요법으로 활용해 연구한 예비 연구에서 참가자들은 초기 3주 동안 운동 전문가의 지도 아래 운동 프로그램에 참여했고 이후 9주간은 자기 주도 방식으로 재택 운동을 지속했다(Trivedi et al. 2006). 치료 후, 참가자의 우울 증상은 해밀턴 우울증 평가척도(Hamilton Depression Rating Scale, HDRS)와 자가보고 우울 증상 점수에서 모두 감소했다. 이 예비 연구는 선택적 세로토닌 재흡수 억제제(SSRI)를 복용 중인 주요우울장애 환자를 대상으로 운동의 보조 치료 효과를 평가한 '우울증의 운동 부가 치료 연구(Treatment with Exercise Augmentation for Depression, TREAD)'로 이어졌다(Trivedi et al. 2011).

TREAD 연구에서는 122명의 환자를 무작위로 저용량(주당 4 kcal/kg) 또는 고용량(주당 16 kcal/kg) 운동 그룹에 배정하고 12주 동안 중재를 진행했다(Trivedi et al. 2011). 두 그룹 모두에서 우울 증상의 유의미한 감소가 관찰되었으나 관해율(remission rate)은 운동량에 따라 달랐다. 구체적으로는 고용량 운동을 수행한 그룹이 저용량을 수행한 그룹보다 더 높은 관해율을 보였다. 또한 이 연구에서는 우울증 가족력이 운동의 효과에 영향을 미치는 조절 변수(moderating variable)인 것으로 나타났다. 구체적으로 우울증 가족력이 없는 여성과 가족력 유무와 관계없이 모든 남성은 저용량 운동을 할 때보다 고용량 운동을 할 경우에 더 높은 우울 증상 관해율을 보였다(Trivedi et al. 2011).

동일한 연구 집단을 대상으로 한 후속 분석에서는 심리사회적 기능과 건강 관련 삶의 질을 평가했다(Greer et al. 2016). 저용량과 고용량 운동 그룹 모두에서 심리사회적 기능 점수가 향상되었으나 고용량 그룹이 저용량 그룹보다 더 빠른 속도로 개선될 수 있었다(Greer et al. 2016).

또한 TREAD 연구에서는 첫 운동 세션 후 나타나는 긍정적 정서 반응을 치료 반응의 잠재적 예측인자로 쓸 수 있는지에 대한 분석도 이루어졌다. 고용량 운동 그룹에 무작위로 배정된 참가자들 가운데 첫 번째 세션 후 긍정적인 정서적 변화를 경험한 이들이 높은 운동치료 효과를 보이거나 관해에 도달할 가능성이 더 높은 것으로 나타났다(Suterwala et al. 2016).

스웨덴 레가사 연구(Swedish Regassa trial)는 두 가지 별도 분석을 통해 운동 강도가 우울 증상에 미치는 영향을 평가했다(Hallgren et al. 2015; Helgadóttir et al. 2017). 연구팀은 참가자를 무작위로 배정해 저강도 요가 및 스트레칭 수업, 중강도 유산소 운동, 고강도 유산소 운동 그룹으로 나눈 뒤, 12주간의 운동 중재를 실시했다. 이후 이들의 우울 증상 변화를 인터넷 기반 인지행동치료(Internet-based cognitive-behavioral therapy, ICBT) 중재를 받은 그룹 및 1차 의료기관에서 항우울제 및/또는 인지행동치료를 받은 표준 치료 그룹과 비교했다(Hallgren et al. 2015; Helgadóttir et al. 2016, 2017). 12주 후 추적조사 결과, 운동 그룹과 ICBT 그룹 모두에서 표준 치료를 받은 그룹보다 우울 증상의 감소가 더 컸다(Hallgren et al. 2015). 후속 분석에서도 모든 강도의 운동이 우울 증상의 중증도를 낮추거나 악화를 예방하는 데 효과적인 것으로 나타났다. 특히 저강도 운동을 수행한 집단에서 증상의 감소폭이 가장 컸다(Helgadóttir et al. 2017). 이 연구는 운동의 유형과 강도를 환자의 선호에 맞춰 선택하더라도 치료 효과가 유지되므로 운동을 적극 장려해야 한다는 점을 시사한다(Helgadóttir et al. 2017).

일부 연구에서는 신체 활동과 우울증 증상 사이에 용량-반응 관계가 있다고 보고했다(Galper et al. 2006). 반면, 다른 연구들에서는 비교적 적은 양의 유산소 운동만으로도 우울 증상이 완화될 수 있음을 보여준다(Rethorst et al. 2009, 2017b; Teychenne et al. 2008). 이처럼 상반된 연구 결과에 따라 연구자들은 운동 기반 중재의 우울증 치료 효과를 극대화하기 위해 조절 요인(moderating factors)과 환자 특성을 적극 고려하게 됐으며 이를 통해 유용한 통찰을 얻을 수 있게 됐다.

치료 효과의 예측인자 및 조절인자

운동의 유형과 강도가 우울증 예방 및 증상 감소에 미치는 영향을 탐색하는 것 이외에도 여러 연구에서 운동과 우울 증상 간의 관계를 강화하거나 약화시킬 수 있는 잠재적 조절 변수들을 규명하고자 했다(Rethorst et al. 2017b; Schuch et al. 2016b). 예를 들어 슈크 등(Schuch et al. 2016b)이 수행한 메타분석에서는 기저 우울증 수준, 인구통계학적 변수, 약물 복용 여부, 운동 빈도 및 중재 기간과 같은 요인들이 운동의 효과를 조절하지 못하는 것으로 보고됐다. 반면, 리소스트 등(Rethorst et al. 2017b)과 수터왈라 등(Suterwala et al. 2016)은 운동 후의 긍정적인 심리적 반응이 우울증 증상 감소와 유의한 상관을 가진다는 결과를 제시했다.

우울증 환자들의 운동 프로그램 순응도에 영향을 미치는 요인들을 평가한 최근의 메타분석 연구(Stubbs et al. 2016a)는 주요우울장애가 있는 사람들의 필요에 부합하는 맞춤형 운동 프로그램 개발에 유용한 여러 결과를 제시했다. 무작위 대조군 시험에서 운동 중재군에 배정된 참가자들은 대조군보다 운동 지속률이 더 높은 것으로 나타났다. 특히 운동 전문가의 감독하에 진행된 세션에서 순응도가 더 높았다. 이러한 감독의 효과는 슈크 등(Schuch et al. 2016a)의 메타분석 결과에서도 일관되게 확인됐다. 스텁스 등(Stubbs et al. 2016a)에 따르면 연구 시작 시점에 더 심한 우울 증상을 보인 참가자들이 운동 임상시험에서 중도 탈락할 가능성이 더 높았으며 유산소 운동과 근력 운동을 혼합해 중재 적용한 경우 중도 탈락과 관련이 있는 것으로 나타났다.

글로바츠키 등(Glowacki et al. 2017)은 주제범위 문헌고찰 연구를 통해 우울증 환자들이 신체 활동에 참여할 경우 직면하는 방해 요인을 조사했다. 그 결과, 운동을 낮은 우선순위로 인식하거나 자기 효능감이 낮거나 시간 혹은 자원(예: 시설, 장비 접근성)이 부족하다고 느끼는 환자일수록 신체 활동에 참여하기 어려운 경향이 있는 것으로 나타났다. 반면, 운동의 이득에 대해 긍정적 믿음을 가지고 있거나 일정한 루틴을 확립하고 있거나 사회적 지지가 충분하거나 건강 행동 및 진행 상황을 모니터링할 수 있는 도구(예: 만보계, 운동 일지)를 활용할 수 있는 환자들은 신체 활동에 더 적극적으로 참여하는 경향을 보였다(Glowacki et al. 2017).

단기적 이득과 장기적 이득

운동이 우울증에 미치는 영향을 탐색한 대부분의 연구는 단기적 효과에 초점을 맞춰왔다. 그러나 최근 레가사(Regassa) 임상시험의 분석 결과(Helgadóttir et al. 2017)에 따르면 우울증이 있는 사람들은 운동 중재 후 12개월이 지난 시점에도 증상 감소를 경험할 수 있었다. 이러한 유의미한 발견은 우울증 치료에 운동을 활용하려는 환자와 의료진 모두에게 더욱 고무적인 결과다. 다만 주요우울장애 치료에서 운동의 장기적 이득을 좀 더 깊이 이해하려면 추가 연구가 필요하다. 표준 의학적 중재 및 장기 운동 연구(Standard Medical Intervention and Long-term Exercise, SMILE) 임상시험(Babyak et al. 2000)의 후속 분석에 따르면 운동 중재에 무작위 배정된 환자들이 약물치료를 받은 환자들보다 더 높은 관해율을 보였다. 이후 연구자들은 SMILE 임상시험의 1년 추적 연구를 통해 추적 기간 동안 지속적으로 운동에 참여한 경우에 우울 증상이 더 감소하는 경향이 있다고 보고했다(Hoffman et al. 2011).

우울증이 있는 사람들에게 필요한 운동과 만성 질환 예방

주요우울장애로 진단받은 환자들은 정신 및 신체 동반질환으로 인한 경제적 부담뿐 아니라 건강 상태 전반에 걸쳐 부정적 영향을 경험하게 된다(Greenberg et al. 2015; Sin et al. 2016). 특히 우울증 환자는 그렇지 않은 사람들보다 신체 활동 수준이 낮은 경향이 있다는 점이 여러 연구에서 지적되어 왔으며(Farmer et al. 1988; Galper et al. 2006; Harvey et al. 2018), 이러한 신체 활동 부족은 전반적 건강 악화와 밀접한 관련이 있다(Warburton et al. 2006). 신체 활동이 부족할 경우, 제2형 당뇨병, 심혈관질환, 골다공증 등 다양한 만성 질환의 발병 위험이 높아진다(제16장. "정신질환을 가진 사람의 심혈관대사 건강을 위한 라이프스타일 중재" 참조).

안타깝게도 우울증을 가진 환자들은 다른 만성 질환에 걸릴 위험이 높을 뿐만 아니라 주요우울장애가 없는 사람들에 비해 동반질환으로 건강이 더 크게 악화될 가능성이 높다(Bryan et al. 2010; Katon et al. 2007; Warburton et al. 2006). 신체 활동이 부족한 우울증 환자는 만성 질환과 관련된 증상을 더 많이 경험하며 우울증이 적절히 관리되지 않을 경우 사망률이 높아지고 질병으로 인한 경제적 부담 또한 증가할 수 있다(Bryan et al. 2010; Greenberg et al. 2015; Katon et al. 2007; Rethorst et al. 2017a). 특히 우울증과 심장질환을 함께 앓는 환자는 심장질환과 관련된 합병증에 걸릴 위험이 더 높다(Sin et al. 2016). 심장질환 환자 중에서도 우울 증상이 심한 환자들은 신체 활동이 부족하고 치료 계획에 대한 순응도가 낮으며 흡연 등 건강에 해로운 행동을 더 많이 하고 BMI와 허리-엉덩이 비율(hip-to-waist ratios)이 높은 경향이 있다(Sin et al. 2016). 우울증을 동반한 심장질환 환자는 그렇지 않은 환자보다 건강 결과가 더 나쁘며 흉통이나 호흡곤란 등 심장질환 관련 증상을 더 많이 보고할 가능성도 높다(Katon et al. 2007).

우울증이 있는 사람에게 신체 활동을 처방하는 의료진은 환자의 우울 증상 완화뿐 아니라 동반된 다른 만성 질환의 증상 역시 경감하거나 개선하는 데 도움을 줄 수 있다(Bluemental et al. 2012; Katon et al. 2007; Warburton et al. 2006). 우울증이 있는 사람에게 신체 활동을 적극 권장하면 우울 증상 개선뿐 아니라 다양한 만성 질환 합병증의 예방 및 완화 전략을 함께 제공할 수 있다는 점에서 두 가지 치료 목표를 동시에 달성할 수 있다.

암을 앓고 있는 사람들 역시 치료 중뿐만 아니라 치료 후에도 우울증 증상을 경험할 위험이 높다(Krebber et al. 2014). 체계적 문헌고찰(Craft et al. 2012)과 메타분석(Brown et al. 2012)에서 신체 활동이 암 치료를 받는 도중 또는 받은 후 우울 증상 개선에 효과적이라는 사실이 확인됐다. 특히 브라운 등(Brown et al. 2012)의 메타분석에서는 운동 전문가가 직접 운동 세션을 지도한 경우, 암 생존자의 우울 증상이 더 크게 감소하는 경향이 나타났다.

비만과 우울증의 관계를 다룬 연구도 활발히 진행되고 있다(Rivenes et al. 2009; Stunkard et al. 2003; Xiang and An 2015). 체계적 문헌고찰 및 메타분석에 따르면 비만과 우울증 사이에는 양방향 관계가 있다(Luppino et al. 2010). 또 다른 종단 연구에서는 중년 성인군을 16년간 추적해 과체중 또는 비만인 사람이 그렇지 않은 사람에 비해 우울증 발병률이 더 높은 것을 확인했다(Xiang and An 2015). 비만 역시 많은 만성 질환과 마찬가지로 우울 증상과 유의미한 양의 상관관계를 보이며(Rivenes et al. 2009; Stunkard et al. 2003; Xiang and An 2015), 이에 따라 과체중 또는 비만으로 분류되는 환자 수가 증가하는 상황에서 신체 활동 증진은 우울증의 위험을 줄이고 비만 유병률을 낮추는 데 효과적인 전략이 될 수 있다.

의료진 및 공중보건 전문가를 위한 결론 및 시사점

재니 등(Janney et al. 2017)의 연구에 따르면 정신건강서비스를 이용한 대부분의 환자들은 운동이 기분을 개선한다고 응답했음에도 불구하고 정신건강 의료진이 기분 개선을 위해 일관되게 신체 활동 증진 전략을 논의하지는 않는다고 보고했다(Janney et al. 2017). 정신건강 전문가와 1차 진료 의료진은 실제 진료 현장에서 신체 활동 상담을 제공하면서 다양한 개인적·구조적·조직적 장벽을 경험할 수 있다(Glowacki et al. 2017; Hébert et al. 2012; Searle et al. 2011). 의료진 및 공중보건 전문가들이 흔히 제기하는 우려 중 하나는 동기부여에 어려움을 겪는 환자에게 신체 활동을 권장하는 것이 실제로 얼마나 효과적인가에 대한 의문이다. 그러나 우울 증상은 본질적으로 순환적 특성을 지니기 때문에 치료 과정 전반에 걸쳐 환자의 동기 수준은 계속 변할 수 있음을 반드시 고려해야 한다(Blumenthal et al. 2012). 우울증 치료로 운동을 처방 받은 환자의 치료 순응도는 약물치료 및/또는 정신치료를 받는 환자의 순응도와 유사한 수준으로 보고된다(Rethorst et al. 2009). 따라서 의료진은 환자가 신체 활동에 참여할 때 흔히 마주치는 방해 요인들(예: 시간, 자원, 동기)을 사전에 고려하고 치료 전과 치료 도중에 이를 해결할 수 있는 전략을 함께 마련해야 한다(Glowacki et al. 2017; Janney et al. 2017; Searle et al. 2011; Stubbs et al. 2016a).

특히 우울증이 있는 환자들이 다른 만성 질환에 걸릴 위험이 높다는 점을 고려해 이들에게 신체 활동의 이점에 대해 꾸준히 교육해야 한다. 한 연구에 따르면 우울증과 여러 만성 질환을 동시에 가진 환자는 동반질환이 없는 주요우울장애 환자보다 정신건강 서비스를 정기적으로 이용하는 경향이 더 높은 것으로 나타났다(Puyat et al. 2017). 우울증 및 기타 만성 질환을 가진 환자의 정신 및 신체건강을 증진하기 위한 전략으로 의료진이 신체 활동에 대해 정기적으로 논의한다면 도움이 될 수 있다.

건강 행동은 복잡하며 쉽게 바뀌지 않는다. 환자가 신체 활동을 늘리기 위해 작고 점진적인 변화를 단계적으로 시도할 수는 있지만 이러한 변화는 결국 라이프스타일의 전환을 요구한다. 주요우울장애 환자와 신체 활동 증가와 건강증진 행동 유지에 대해 상담할 때, 의료진은 근거 기반 전략을 활용해야 하며 운동 순응도를 높이기 위한 행동 활성화 기법 사용도 권장된다(Schneider et al. 2016). 의료진이 활용할 수 있는 상담 전략 중 하나는 '5A 접근법(Ask[질문], Advise[조언], Assess[평가], Assist[지원], Arrange[조율])'이다(Carroll et al. 2011). 그림 3-1은 의료서비스 제공자가 환자의 방해 요인, 선호도, 변화에 대한 준비를 고려해 5A를 적용하며 신체 활동 증진을 위한 상담을 진행할 때 다뤄야 할 핵심 주제를 제시하고 있다(Carroll et al. 2011).

Ask 질문
- 환자의 신체 활동 습관에 대해 질문한다.

Advise 조언
- 신체 활동의 정신적·신체적 건강상 이점을 설명한다.
- 우울증 환자에게 권장되는 신체 활동 지침을 안내한다: 주 3회 이상, 회당 45~60분간의 중강도 활동.

Assess 평가
- 환자가 신체 활동에 참여할 준비가 되어 있는지를 평가한다.
- 환자의 신체 활동에 대한 선호도와 방해 요인을 파악한다.

Assist 지원
- 환자가 권장 수준에 도달할 수 있도록 점진적으로 활동을 늘리도록 격려한다.
- 행동 활성화 기법을 활용해 방해 요인을 극복하고 순응도를 높인다.
- 운동 전문가와 협력해 순응도를 높이고 더 나은 결과를 유도한다.

Arrange 조율
- 환자와 함께 신체 활동을 추적하고 진행 상황을 모니터링할 수 있는 전략을 수립한다.

그림 3-1. 5A 접근법을 활용한 우울증 치료용 운동 상담의 핵심 전략

미래 연구 방향

신체 활동과 우울 증상 간의 관계는 매우 복합적이기 때문에 특수 환자군을 대상으로 한 운동 중재의 효과를 탐색할 수 있는 다양한 연구 기회가 존재한다. 최근 몇 년 사이 신체 활동이 산후 우울증 증상 완화에 어떻게 기여할 수 있는지에 대한 논의가 이어져 왔다(Da Costa et al. 2009; Fjeldsoe et al. 2010). 최근 발표된 메타분석에서는 운동 중재가 산후 우울증 치료에 미치는 효과가 제한적인 것으로 나타났으나 대부분의 연구가 운동과 통상 치료 관행을 비교했을 뿐이다. 이에 저자들은 운동과 능동 대조군(active control) 간 비교를 포함한 고품질 무작위 대조군 연구가 추가로 필요하다고 지적했다(Carter et al. 2018). 또 다른 최근 연구는 그동안 상대적으로 조사가 부족했던 집단인 저소득 및 중간 소득 국가의 환자들을 대상으로 신체 활동이 우울증 증상에 미치는 영향을 조사했다(Stubbs et al. 2016b). 향후 연구에서는 이러한 초기 결과를 바탕으로 확장해 다양한 사회경제적 및 인구통계학적 배경을 가진 환자 집단을 대상으로 운동 중재의 효과를 평가해야 한다. 또한 미래의 임상시험에서는 운동의 강도와 지속 시간에 따른 영향 및 우울증 치료로서 운동의 장기적인 이점을 심층 평가해 추가적 통찰을 제공함으로써 연구자와 의료진이 획일적 접근 방식을 피하고 환자의 개별적 요구에 맞는 맞춤형 중재를 적용할 수 있도록 해야 한다(Blumenthal et al. 2012; Glowacki et al. 2017; Rethorst and Trivedi 2013; Searle et al. 2011; Stubbs et al. 2016b; Trivedi et al. 2011). 특히 운동이 우울증에 미치는 장기적 효과의 심리적 및 신경생물학적 기전을 탐색하는 것은 매우 흥미로운 주제로 주목받고 있다.

추가 연구가 필요한 중요한 분야는 양극성장애 환자에게 운동이 미치는 영향이다. 최근의 체계적 문헌고찰에서는 양극성장애 환자가 신체 활동에 참여함으로써 우울 증상의 감소, 신체건강의 향상, 수면의 질 개선 등 다양한 잠재적 이점을 경험할 수 있다고 보고됐다(Melo et al. 2016; Thomson et al. 2015). 양극성장애 환자 또한 의학적 동반질환의 위험이 높고 좌식 생활 습관과 수면 질 저하에 따른 부정적 정신건강 영향을 경험할 가능성이 크기 때문에 운동은 이들에게 특히 유익한 중재가 될 수 있다(Melo et al. 2016; Thomson et al. 2015).

운동이 양극성장애 환자에게 정신적·신체적 건강상 이점을 줄 수 있다는 점은 여러 연구에서 제시됐지만 이들 사이의 관계에 대한 과학적 이해는 아직 매우 제한적이다(Melo et al. 2016; Thomson et al. 2015). 운동이 양극성장애 환자의 기분에 어떤 영향을 미치는지 이해하는 과정은 연구 설계의 방법론적 문제들로 인해 더욱 복잡해진다. 이런 방법론적 문제들은 기존의 연구 결과들을 일반화하기 어렵게 만드는 원인이기도 하다(Melo et al. 2016; Thomson et al. 2015). 향후 연구에서는 운동의 작용기전, 양극성장애 환자의 수면-각성 주기에 대한 영향, 운동과 경조증 또는 조증 상태와의 관계 그리고 운동의 유형, 강도, 지속 시간이 환자의 기분에 어떠한 영향을 미치는지에 대해 정교한 이해를 모색할 필요가 있다(Thomson et al. 2015). 이러한 연구는 양극성장애 환자에게 좀 더 안전하고 효과적인 운동 중재를 설계하고 적용하는 데 중요한 과학적 근거를 제공할 것이다.

사례

올리비아는 주요우울장애 치료의 일환으로 운동을 처방받은 32세 여성이다. 그녀는 운동 전문가인 세라와 주 3회 만나 트레드밀 걷기 세션을 진행하고 있으며 점차 활동량을 늘려 일주일에 총 150분 운동을 목표로 하고 있다. 지도감독 세션 3회 이외에도 올리비아는 매주 최소 한 번은 스스로 운동을 실천해야 한다. 매주마다 올리비아와 세라는 다가오는 한 주의 운동 계획을 세우고 직전 주간 운동 중 겪은 어려움에 대해 논의한다. 최근 올리비아는 집에서 혼자 운동할 동기가 부족하다고 보고했다. 날씨가 추워지자 동네를 걷고 싶은 의욕이 줄어들었고 4주간 운동을 꾸준히 해왔음에도 불구하고 우울 증상에 뚜렷한 호전이 없어 낙담하고 있다고 밝혔다. 이에 따라 세라와 올리비아는 방해 요인을 해결하고 운동 순응도를 높이기 위한 전략을 함께 세우기로 했다.

세라는 지도감독 세션에 성실히 참여해 온 올리비아의 노력에 대해 칭찬하며 대화를 시작했다. 이어서 운동이 우울 증상에 긍정적 영향을 미치기까지는 최대 10~12주의 시간이 걸릴 수 있음을 설명하며 지속적으로 운동을 실천해 보도록 격려했다. 방해 요인에 대한 논의 중 올리비아는 걷는 운동이 지루하게 느껴지며 새로운 형태의 운동을 시도해 보고 싶다는 뜻을 내비쳤다. 이에 두 사람은 다양한 운동 유형에 대해 브레인스토밍을 진행했고 올리비아는 직장 동료들이 참석하는 토요일 줌바 수업에 흥미를 보였다. 다만 그녀는 이것이 치료 목적의 신체 활동으로 적절한지에 대해 확신하지 못했다. 세라는 올리비아에게 이번 주 줌바 수업에 참여해 보고 다음 주 계획을 논의하는 세션에서 지속 가능한 활동인지 함께 논의해 보자고 권유했다.

다음 주 계획 세션에서 올리비아는 줌바 수업에 등록했으며 토요일이 기다려질 정도로 긍정적 기대감을 느낀다고 보고했다. 그녀는 사회적 지지와 자신에게 책임을 요구하는 존재가 있다는 것이 운동 동기를 부여하는 핵심 요소라고 강조했다. 이에 따라 세라와 올리비아는 앞으로 수업 참여에 방해가 될 수 있는 잠재적 장애물과 이를 극복하기 위한 전략을 함께 논의했다. 계획 세션의 마지막에서 올리비아는 자신의 지속적 참여를 돕기 위한 두 가지 전략을 제시했다. 첫째, 매주 토요일 수업에 꾸준히 참석하는 동료의 사회적 지지를 받고 이 동료를 책임감 있는 파트너로 삼는 것. 둘째, 운동 일지를 활용해 자신의 운동 활동을 기록하고 점검하는 것이다.

토의 질문

1. 근거 기반 권고 이외에 임상의가 우울증 치료로서 운동이 효과적일 수 있는 환자를 식별하고 이러한 집단에게 운동을 장려하는 데 활용할 수 있는 도구 및 자원에는 무엇이 있을까?

2. 정기 진료 중에 주요우울장애 환자가 우울 증상 개선을 위한 운동에 대해 문의하는 경우, 어떤 정보와 자료를 제공할 수 있을까?

3. 3주 동안 주당 150분씩 신체 활동을 실천해 온 환자가 우울 증상을 평가하기 위해 재진 방문했다. 진료 중 환자가 운동 프로그램을 시작한 이후에도 긍정적 기분 변화가 전혀 없다며 실망을 표현했다. 이 환자에게 어떻게 조언할 수 있을까?

추천 문헌

Blumenthal JA, Smith PJ, Hoffman BM: Is exercise a viable treatment for depression? ACSM's Health Fit J 16(4):14–21, 2012

Carroll JK, Antognoli E, Flocke SA: Evaluation of physical activity counseling in primary care using direct observation of the 5As. Ann Fam Med 9(5):416– 422, 2011

Rethorst CD, Trivedi MH: Evidence-based recommendations for the prescription of exercise for major depressive disorder. J Psychiatr Pract 19(3):204–212, 2013

Seime RJ, Vickers KS: The challenges of treating depression with exercise: from evidence to practice. Clin Psychol Sci Pract 13(2):194–197, 2006

참고 문헌

Babyak M, Blumenthal JA, Herman S, et al: Exercise treatment for major depression: maintenance of therapeutic benefit at 10 months. Psychosom Med 62(5):633–638, 2000 11020092

Blumenthal JA, Babyak MA, Doraiswamy PM, et al: Exercise and pharmacotherapy in the treatment of major depressive disorder. Psychosom Med 69(7):587–596, 2007 17846259

Blumenthal JA, Smith PJ, Hoffman BM: Is exercise a viable treatment for depression? ACSM's Health Fit J 16(4):14–21, 2012 23750100

Brown JC, Huedo-Medina TB, Pescatello LS, et al: The efficacy of exercise in reducing depressive symptoms among cancer survivors: a meta-analysis. PLoS One 7(1):e30955, 2012 22303474

Bryan C, Songer T, Brooks MM, et al: The impact of diabetes on depression treatment outcomes. Gen Hosp Psychiatry 32(1):33–41, 2010 20114126

Carroll JK, Antognoli E, Flocke SA: Evaluation of physical activity counseling in primary care using direct observation of the 5As. Ann Fam Med 9(5):416–422, 2011 21911760

Carter T, Bastounis A, Guo B, Morrell JC: The effectiveness of exercise-based interventions for preventing or treating postpartum depression: a systematic review and meta-analysis. Arch Womens Ment Health, 2018 [Epub ahead of print] 29682074

Cooney GM, Dwan K, Greig CA, et al: Exercise for depression. Cochrane Database Syst Rev (9):CD004366, 2013 24026850

Craft LL, Vaniterson EH, Helenowski IB, et al: Exercise effects on depressive symptoms in cancer survivors: a systematic review and meta-analysis. Cancer Epidemiol Biomarkers

Prev 21(1):3–19, 2012 22068286

Da Costa D, Lowensteyn I, Abrahamowicz M, et al: A randomized clinical trial of exercise to alleviate postpartum depressed mood. J Psychosom Obstet Gynaecol 30(3):191–200, 2009 19728220

Dishman RK, Sui X, Church TS, et al: Decline in cardiorespiratory fitness and odds of incident depression. Am J Prev Med 43(4):361–368, 2012 22992353

Dunn AL, Trivedi MH, Kampert JB, et al: Exercise treatment for depression: efficacy and dose response. Am J Prev Med 28(1):1–8, 2005 15626549

Farmer ME, Locke BZ, Mo?cicki EK, et al: Physical activity and depressive symptoms: the NHANES I Epidemiologic Follow-up Study. Am J Epidemiol 128(6):1340–1351, 1988 3264110

Fjeldsoe BS, Miller YD, Marshall AL: MobileMums: a randomized controlled trial of an SMS-based physical activity intervention. Ann Behav Med 39(2):101–111, 2010 20174902

Galper DI, Trivedi MH, Barlow CE, et al: Inverse association between physical inactivity and mental health in men and women. Med Sci Sports Exerc 38(1):173–178, 2006 16394971

Glowacki K, Duncan MJ, Gainforth H, et al: Barriers and facilitators to physical activity and exercise among adults with depression: a scoping review. Ment Health Phys Act 13:108–119, 2017

Greenberg PE, Fournier AA, Sisitsky T, et al: The economic burden of adults with major depressive disorder in the United States (2005 and 2010). J Clin Psychiatry 76(2):155–162, 2015 25742202

Greer TL, Grannemann BD, Chansard M, et al: Dose-dependent changes in cognitive function with exercise augmentation for major depression: results from the TREAD study. Eur Neuropsychopharmacol 25(2):248–256, 2015 25453481

Greer TL, Trombello JM, Rethorst CD, et al: Improvements in psychosocial functioning and health-related quality of life following exercise augmentation in patients with treatment response but nonremitted major depressive disorder: results from the TREAD study. Depress Anxiety 33(9):870–881, 2016 27164293

Hallgren M, Kraepelien M, Öjehagen A, et al: Physical exercise and internet-based cognitive-behavioural therapy in the treatment of depression: randomised controlled trial. Br J Psychiatry 207(3):227–234, 2015 26089305

Harris AH, Cronkite R, Moos R: Physical activity, exercise coping, and depression in a 10-year cohort study of depressed patients. J Affect Disord 93(1–3):79–85, 2006 16545873

Harvey SB, Øverland S, Hatch SL, et al: Exercise and the prevention of depression: results of the HUNT cohort study. Am J Psychiatry 175(1):28–36, 2018 28969440

Hébert ET, Caughy MO, Shuval K: Primary care providers' perception of physical activity counselling in a clinical setting: a systematic review. Br J Sports Med 46(9):625–631, 2012 22711796

Helgadóttir B, Hallgren M, Ekblom Ö, et al: Training fast or slow? Exercise for depression: a randomized controlled trial. Prev Med 91:123–131, 2016 27514246

Helgadóttir B, Forsell Y, Hallgren M, et al: Long-term effects of exercise at different intensity levels on depression: a randomized controlled trial. Prev Med 105:37–46, 2017 28823684

Hoffman BM, Babyak MA, Craighead WE, et al: Exercise and pharmacotherapy in patients with major depression: one-year follow-up of the SMILE study. Psychosom Med 73(2):127–133, 2011 21148807

Janney CA, Brzoznowski KF, Richardson CR, et al: Moving towards wellness: physical activity practices, perspectives, and preferences of users of outpatient mental health service. Gen Hosp Psychiatry 49:63–66, 2017 29122150

Katon W, Lin EH, Kroenke K: The association of depression and anxiety with medical symptom burden in patients with chronic medical illness. Gen Hosp Psychiatry 29(2):147–155, 2007 17336664

Krebber AM, Buffart LM, Kleijn G, et al: Prevalence of depression in cancer patients: a meta-analysis of diagnostic interviews and self-report instruments. Psychooncology 23(2):121–130, 2014 24105788

Luppino FS, de Wit LM, Bouvy PF, et al: Overweight, obesity, and depression: a systematic review and meta-analysis of longitudinal studies. Arch Gen Psychiatry 67(3):220–229, 2010 20194822

Mammen G, Faulkner G: Physical activity and the prevention of depression: a systematic review of prospective studies. Am J Prev Med 45(5):649–657, 2013 24139780

Melo MC, Daher EdeF, Albuquerque SG, et al: Exercise in bipolar patients: a systematic review. J Affect Disord 198:32–38, 2016 26998794

Mota-Pereira J, Silverio J, Carvalho S, et al: Moderate exercise improves depression parameters in treatment-resistant patients with major depressive disorder. J Psychiatr Res 45(8):1005–1011, 2011 21377690

Puyat JH, Kazanjian A, Wong H, et al: Comorbid chronic general health conditions and depression care: a population-based analysis. Psychiatr Serv 68(9):907–915, 2017 28457213

Rethorst CD, Trivedi MH: Evidence-based recommendations for the prescription of exercise for major depressive disorder. J Psychiatr Pract 19(3):204–212, 2013 23653077

Rethorst CD, Wipfli BM, Landers DM: The antidepressive effects of exercise: a meta-analysis of randomized trials. Sports Med 39(6):491–511, 2009 19453207

Rethorst CD, Leonard D, Barlow CE, et al: Effects of depression, metabolic syndrome, and cardiorespiratory fitness on mortality: results from the Coopercenter Longitudinal Study. Psychol Med 47(14):2414–2420, 2017a 28414015

Rethorst CD, South CC, Rush AJ, et al: Prediction of treatment outcomes to exercise in patients with nonremitted major depressive disorder. Depress Anxiety 34(12):1116–1122, 2017b 28672073

Rivenes AC, Harvey SB, Mykletun A: The relationship between abdominal fat, obesity, and common mental disorders: results from the HUNT study. J Psychosom Res 66(4):269–275, 2009 19302883

Schneider KL, Panza E, Handschin B, et al: Feasibility of pairing behavioral activation with exercise for women with type 2 diabetes and depression: the Get It study pilot randomized controlled trial. Behav Ther 47(2):198–212, 2016 26956652

Schuch FB, Vancampfort D, Richards J, et al: Exercise as a treatment for depression: a meta-analysis adjusting for publication bias. J Psychiatr Res 77:42–51, 2016a 26978184

Schuch FB, Dunn AL, Kanitz AC, et al: Moderators of response in exercise treatment for depression: a systematic review. J Affect Disord 195:40–49, 2016b 26854964

Searle A, Calnan M, Lewis G, et al: Patients' views of physical activity as treatment for depression: a qualitative study. Br J Gen Pract 61(585):149–156, 2011 21439172

Sin NL, Kumar AD, Gehi AK, et al: Direction of association between depressive symptoms and lifestyle behaviors in patients with coronary heart disease: the Heart and Soul study. Ann Behav Med 50(4):523–532, 2016 26817654

Stubbs B, Vancampfort D, Rosenbaum S, et al: Dropout from exercise randomized controlled trials among people with depression: a meta-analysis and meta regression. J Affect Disord 190:457–466, 2016a 26551405

Stubbs B, Koyanagi A, Schuch FB, et al: Physical activity and depression: a large cross-sectional, population-based study across 36 low- and middle-income countries. Acta Psychiatr Scand 134(6):546–556, 2016b 27704532

Stunkard AJ, Faith MS, Allison KC: Depression and obesity. Biol Psychiatry 54(3):330–337, 2003 12893108

Suterwala AM, Rethorst CD, Carmody TJ, et al: Affect following first exercise session as a predictor of treatment response in depression. J Clin Psychiatry 77(8):1036–1042, 2016 27561137

Teychenne M, Ball K, Salmon J: Physical activity and likelihood of depression in adults: a review. Prev Med 46(5):397–411, 2008 18289655

Thomson D, Turner A, Lauder S, et al: A brief review of exercise, bipolar disorder, and mechanistic pathways. Front Psychol 6:147, 2015 25788889

Trivedi MH, Greer TL, Grannemann BD, et al: Exercise as an augmentation strategy for treatment of major depression. J Psychiatr Pract 12(4):205–213, 2006 16883145

Trivedi MH, Greer TL, Church TS, et al: Exercise as an augmentation treatment for nonremitted major depressive disorder: a randomized, parallel dose comparison. J Clin Psychiatry 72(5):677–684, 2011 21658349

Warburton DE, Nicol CW, Bredin SS: Health benefits of physical activity: the evidence. CMAJ 174(6):801–809, 2006 16534088

Xiang X, An R: Obesity and onset of depression among U.S. middle-aged and older adults. J Psychosom Res 78(3):242–248, 2015 25553601

제4장

불안장애와 강박장애 관리를 위한 신체 운동

닐 A. 렉터 Neil A. Rector, Ph.D.

마거릿 A. 리히터 Margaret A. Richter, M.D.

베서니 러먼 Bethany Lerman, B.A.

번역 강등현, 김하경

KEY POINTS

- 구조화된 신체 운동은 불안장애와 강박장애의 보조 치료뿐만 아니라 단독 치료로도 효과적일 수 있다.
- 운동의 잠재적 작용기전으로는 불안 민감성 감소, 자기 효능감 증진, 인지기능 개선 등이 있다.
- 임상에서 신체 운동을 도입하고 유지하려면 주요 동기 요인과 질환별로 나타나는 특유의 방해 요인을 고려하고 인지행동치료(CBT)와의 통합전략을 활용해 접근해야 한다.

불안장애는 유병률이 매우 높은 정신질환으로, 전체 인구 중 약 4분의 1이 평생 한 번 이상 진단 기준에 부합하는 불안장애를 경험한다고 알려져 있다(Kessler et al. 2005). 또한 불안장애는 다른 정신질환이나 신체질환과의 동반율도 높아 환자의 3분의 1 이상이 두 가지 이상의 다른 불안장애, 기타 정신질환 또는 다양한 신체질환의 진단 기준을 동시에 충족한다(Toft et al. 2005). 각각의 불안장애는 진단상 구별되는 특징을 지니지만 공통적으로 모두 과도하고 비합리적인 공포라는 핵심 증상을 공유한다. 이는 긴장감과 불안, 다양한 신체 증상으로 나타나며 인지적, 행동적, 정서적으로 심각한 고통이나 기능 저하를 초래한다. 불안장애로 인한 개인적·사회적 비용(예: 의료비, 고용 감소, 기능 장애 등)은 연간 400억 달러를 초과하는 것으로 추산된다(Greenberg et al. 1999)

『정신질환 진단 및 통계 편람 제5판(DSM-5)』(American Psychiatric Association 2013)에 따르면 주요 불안장애에는 공황장애, 광장공포증, 특정공포증, 사회불안장애(사회공포증, social anxiety disorder, SAD), 범불안장애(generalized anxiety disorder, GAD)가 포함된다. 외상후스트레스장애(PTSD, 5장. "외상후스트레스장애 치료에서 잠재적으로 유용한 요소로서의 신체 운동" 참조)와 강박장애(obsessive-compulsive disorder, OCD)는 한때 불안장애의 하위 범주로 분류됐으나 『정신질환 진단 및 통계 편람 제5판(DSM-5)』에서는 불안과 연관되면서도 독립된 진단 범주로 재분류했다. 강박장애는 불안장애 중 유병률이 가장 낮은 것으로 일관되게 보고되지만 전체 인구의 약 2%에서 나타나며 심각한 기능 저하를 초래하는 질환이다(Kessler et al. 2005). 치료하지 않을 경우, 대부분 만성적으로 악화되는 경향이 있으며 세계적으로 장애를 많이 유발하는 질환 열 가지 중 하나로 꼽힌다(Brundtland 2000). 불안장애와 강박장애는 높은 유병률과 막대한 개인적·사회적 부담을 초래하므로 공중보건 차원에서 근거 기반의 효과적인 치료 접근법을 규명하고 개발해 널리 확산해야 한다.

영국국립보건임상우수성연구소(National Institute for Health and Care Excellence, NICE), 미국정신의학회(American Psychiatric Association), 캐나다정신의학회(Canadian Psychiatric Association) 등에서 제작한 국제 임상지침은 약물치료, 특히 항우울제와 단기 심리치료, 특히 인지행동치료(cognitive-behavioral therapy, CBT)의 단독 또는 병합 요법에 중점을 두고 있다. 불안장애에 대한 심리치료와 생물학적 치료의 효과는 강력한 경험적 근거에 의해 뒷받침되고 있으나 실제 임상에서는 치료 접근성의 제한, 낮은 순응도, 조기 중단, 치료 반응 부족(nonresponsiveness), 치료 반응 여부와 관계없이 지속되는 기능 손상(impairment), 증상 악화(relapse), 성공적 치료 후의 재발(recurrence) 등 다양한 임상적 어려움이 존재한다. 따라서 저비용이면서 접근성이 좋고 효과적인 대안 치료법이 매우 절실한 실정이다. 최근에는 신체 운동이 불안장애를 포함한 다양한 정신질환에서 약물치료나 CBT의 보조 수단 또는 단독 중재로서 근거 기반의 효과적 개입법이라는 실증적 증거가 점차 축적되고 있다. 운동은 건강하고 접근이 용이하며 부작용 위험이 적은 저비용의 행동 중재다. 이 장의 나머지 부분에서는 불안장애에 대한 유산소 운동의 실증적 근거를 검토하고 1차 치료와의 통합 가능성, 운동 중단(discontinuation) 및 탈락(dropout)과 관련된 임상적 요인을 논의한다.

운동과 전반적인 정신적 웰빙 사이의 횡단적 연관성

18~64세의 성인은 매주 최소 150분 이상의 중강도 활동을 하면서 격렬한 강도의 유산소 운동을 한 번에 10분 이상씩 나누어 지속적으로 수행하도록 권장된다(Piercy et al. 2018). 그러나 이러한 기준을 충족한다고 보고한 성인은 전체의 약 20%에 불과하다

(Statistics Canada 2015). 높은 체력 수준은 뇌졸중, 심혈관질환, 일부 암 등 다양한 원인에 의한 사망률 감소와 연관되어 있다고 밝혀졌지만(Warburton et al. 2010) 운동과 정서적 웰빙 간의 관련성은 최근에서야 임상 집단을 대상으로 한 체계적 연구를 통해 본격적으로 검증되기 시작했다. 이에 따라 정신질환 환자에게도 규칙적 운동이 치료 방법 중 하나가 될 수 있다는 실증적 근거가 점차 축적되고 있다. 이러한 근거는 크게 두 가지 경로에서 도출된다. 하나는 특정 정신질환의 유병률과 일상적 신체 활동량 간의 관련성을 분석한 자연경과적 대규모 역학 연구이고 다른 하나는 단기 운동 프로그램이 정신질환 증상에 미치는 직접적 영향을 검토한 실험실 기반 연구다. 역학 연구에서는 일반 인구를 대상으로 수행한 조사에서 신체 활동 수준과 정신건강장애의 유병률 및 중증도 간에 유의한 횡단적 연관성이 있음을 보고했다(Goodwin 2003; Harvey et al. 2010; Ten Have et al. 2011). 특히 신체 활동의 증가는 우울, 불안, 물질사용장애(substance use disorders), 신체형장애(somatoform disorders) 등의 증상 수준 감소와 관련이 있는 것으로 나타났다.

운동이 정신건강에 미치는 영향을 다룬 실험 연구 가운데 가장 활발히 평가된 영역은 우울증이다(제3장. "주요우울장애 관리를 위한 신체 운동" 참조). 현재 운동이 우울증에 미치는 긍정적 효과에 대해서는 상당한 수준의 실증적 근거가 축적되어 있다. 기존 문헌에서 다룬 운동 중재들은 상당히 다양한 종류의 중재법들을 다루고 있는데, 운동 기간은 1주에서 16주까지이며 중재 유형 또한 유산소 운동부터 여러 강도의 근력 운동까지 포함된다. 운동이 시행되는 장소는 가정 기반(home-based) 또는 센터 기반(center-based)으로 나뉘며 개별 또는 집단으로 진행되는지, 모니터링이 수반되는지 여부에 따라 중재 유형이 구분된다(Rimer et al. 2012).

이러한 이질성에도 불구하고 메타분석 연구들은 운동이 여전히 긍정적 치료 효과를 보인다는 점을 일관되게 보여주고 있다. 예를 들어 코크란 리뷰에서는 총 907명을 대상으로 한 23건의 연구를 분석한 결과, 운동의 우울증 치료 효과 크기(Cohen's d)는 0.82로, 큰 효과를 나타냈다(Mead et al. 2008). 근래에 이뤄진 메타분석에서는 치료를 하지 않은 군 혹은 대조 중재와 운동을 비교한 28개 연구(총 1,101명 참여)를 분석했다. 그 결과, 치료 종료 시점에서의 효과 크기는 0.67로 나타나 임상적으로 운동이 우울증 증상 개선에 중등도 이상의 유의한 효과가 있음을 보여주었다(Rimer et al. 2012). 이러한 근거에 기반해 영국국립보건임상우수성연구소의 우울증 진료 지침에서는 경증에서 중등도 우울증 환자에게 10~14주에 걸쳐 주 3회, 회당 45분에서 1시간 동안 수행하는 구조화 운동 감독 프로그램을 저강도 치료 개입으로 권장하고 있다(National Institute for Health and Care Excellence 2009).

불안장애에 대한 운동의 이점

우울증과 불안장애는 종종 함께 나타나지만 현상학, 발병 양상, 질병 경과 그리고 생물학적·심리적·심리사회적 위험 요인에서 상당한 차이를 보인다. 이는 불안장애에 대한 운동의 영향을 독립적으로 평가할 필요성을 시사한다. 최근 연구들은 구조화된 신체 운동이 불안 상태 및 주요 불안장애 증상에 미치는 직접적 영향을 본격적으로 분석하기 시작했다. 초기의 무작위 대조군 임상시험 및 메타분석(예: Petruzzello et al. 1991)은 주로 급성 불안 상태에 대한 운동 효과에 초점을 맞췄다. 비임상 참가자를 대상으로 한 49개 운동 연구를 통합한 메타분석(Wipfli et al. 2008)에서는 다양한 자가보고 불안 척도에서 중간 수준의 효과 크기(0.48)에 해당하는 유의미한 증상 감소가 관찰됐다. 이들 연구에서 일반적으로 사용된 운동 요법은 주 3~4회의 유산소 운동이다. 또 다른 메타분석(Herring et al. 2010)에서는 1995년부터 2007년 사이 발표된 문헌을 검토해 암, 심혈관질환, 다발성 경화증 등 만성 질환을 가진 좌식 생활 성인을 대상으로 한 40편의 구조화된 유산소 운동 프로그램을 분석했다. 그 결과, 3~12주간 회당 30분 이상의 유산소 운동은 특성 불안(trait anxiety)에서 중간 수준의 유의한 효과 크기(0.56), 자가보고 상태 불안(state anxiety)에서는 작은 수준의 효과 크기(0.31)를 보였다.

급성 불안 감소 효과를 넘어 최근 문헌고찰(Asmundson et al. 2013; Zschucke et al. 2013)에서는 임상적 진단 기준에 따른 불안장애에 대해 운동이 유망한 치료 효과를 보인다는 소수의 연구(12편 이하)에 주목하고 있다. 현재까지의 연구 결과는 유산소 운동이 다음과 같은 효과를 낼 수 있음을 시사한다.

1. 공황장애 진단을 받은 대상자에게서 공황발작의 빈도와 심각도가 위약 조건에 비해 유의하게 감소했으나 그 효과는 약물치료나 CBT에 비해 다소 낮은 수준이었다.
2. 사회불안장애 환자의 경우, 치료 종료 시점과 추적 평가 시점 모두에서 사회불안 증상이 유의하게 감소하고 주관적 웰빙이 향상됐으며 이러한 효과는 마음챙김 기반 스트레스 완화기법(mindfulness-based stress reduction, MBSR)과 동등한 수준이었다.
3. 범불안장애 환자에게서 유산소 운동과 저항 운동을 병행한 프로그램은 대기자 대조군에 비해 걱정과 불안 항진(arousal)을 유의하게 감소시키는 것으로 나타났다. .

강박장애에 대한 운동의 효과를 탐색한 예비 연구들도 다수 보고되고 있다. 브라운 등(Brown et al. 2007)은 통상적 치료를 받고 있는 강박장애 환자 15명을 대상으로 12주간 중강도의 유산소 운동 프로그램(최대 심박수의 55~69%, 주 3~4회, 회당 20~40분, 점진적으로 증량)을 시행한 결과, 강박 증상이 유의하게 감소했다고 보고했다. 치료 종료 시점에서 기저선 대비 매우 큰 효과 크기($d=1.69$)가 관찰됐으며 이러한 효과는 치료 후 6개월 추적 평가 시점에서도 유지됐다($d=1.11$). 같은 연구 집단을 대상으로 한 후속 분석(Abrantes et al. 2009)에서는 운동이 불안과 강박 증상에 미치는 급성 효과를 평가했다. 그 결과, 운동 전후로 불안($d=-0.73$)과 강박 행동($d=-0.77$)이 유의하게 감소했으며, 특히 운동 첫 주에는 강박 사고가 중간 수준의 효과 크기($d=0.62$)를 보이며 감소하는 경향이 관찰됐다. 또한 랜서 등(2007)은 치료 저항성 강박장애 환자($n=11$)를 대상으로 한 연구에서 6주간의 유산소 운동 중재를 실시한 후 중재 종료 시점과 1개월 추적 평가 시점 모두에서 자가보고 강박 증상이 유의하게 감소했다고 보고했다.

마지막으로 우리 연구팀은 구조화된 신체 운동 프로그램을 강박장애에 대한 표준 집단 인지행동치료(CBT)와 통합해 그 유용성과 효과성을 평가하는 예비 연구를 수행했다(Rector et al. 2015). 참가자($n=11$)는 12주간의 집단 CBT와 함께 주 3회의 운동 처방을 병행해 완료했다. 운동 요법(exercise regimen)은 점진적 최대 운동 부하검사(incremental maximal exercise test)를 통해 측정한 각 참가자의 최대 심박수를 기준으로, 개인별 체력 수준에 맞게 조정됐다. 그 결과, CBT 그룹의 치료 전후 예일-브라운 강박증 척도(Yale-Brown

Obsessive Compulsive Scale, Y-BOCS) 점수는 매우 큰 수준의 효과 크기($d=2.55$)를 보여, 강박장애에 대한 기존 CBT의 평균 효과보다 훨씬 높은 것으로 나타났다. 아울러 우리는 최근 강박장애 증상과 그 기저의 인지적 취약성에 대해 유산소 운동 단독, CBT 단독, 두 가지 병합 중재를 치료하지 않고 대기하도록 한 집단과 비교해 상대적 효과성을 평가하는 대규모 다기관 무작위 대조 임상시험을 완료했다(Rector et al., 2019).

불안장애에 대한 운동 효과를 평가하는 대안적 접근으로는 다양한 불안장애 진단을 받은 참가자를 하나의 집단으로 묶고 운동이 초진단적(transdiagnostic) 불안 증상, 진단 특이적 증상 그리고 이들에 공통된 심리적 취약성에 미치는 영향을 평가하는 방식이 있다. 최근 한 연구에서는 불안장애 환자 42명을 유산소 운동, 저항 운동, 대기자 대조군 세 집단에 무작위 배정한 뒤 4주간 중재를 시행했다(LeBouthillier and Asmundson 2017). 그 결과, 두 가지 운동 방식 모두 불안 관련 증상 개선에 효과적인 것으로 나타났다. 특히 저항 운동은 불안 민감성(anxiety sensitivity), 고통 감내력(distress tolerance), 불확실성에 대한 불내성(intolerance of uncertainty) 등 불안장애의 주요 심리적 위험 요인을 유의하게 감소시키는 것으로 보고됐다.

불안장애를 앓는 환자의 인지적 취약성에 대한 운동의 직접적 효과는 1회기 유산소 운동을 적용한 실험 조건에서도 검토됐다. 예를 들어 브로먼-펄크스 등(Broman-Fulks et al. 2015)은 20분간의 중강도 유산소 운동 1회 시행이 불안 민감성을 유의하게 감소시킨 반면, 고통 감내력에는 유의한 변화가 없었다고 보고했다. 이와 유사하게 르부티리에와 애즈먼슨(LeBouthillier and Asmundson 2015)은 30분간의 유산소 운동 1회 시행이 불안 민감성의 모든 하위 영역에서 중간 수준의 효과 크기를 나타냈으나 고통 감내력에는 유의미한 변화가 관찰되지 않아 브로먼-펄크스 등의 결과와 일치하는 경향을 보였다.

작용기전

신체 운동이 불안 증상을 개선하는 작용기전은 아직 완전히 규명되지 않았으나 다양한 가능성이 제기되어 왔다. 애즈먼슨 등(Asmundson et al. 2013)은 운동의 항불안 효과를 설명할 수 있는 가설적 기전으로 다음과 같은 요소들을 제시했다. 불안 민감성의 감소, 운동을 통해 유발되는 두려운 신체 감각에 대한 비의도적 노출, 스트레스 유발 상황에 대한 생리적 회복력(resilience)의 향상(예: 내분비계 적응, 엔도르핀 분비 증가), 고립된 생활 패턴의 변화와 사회적 상호작용 증대, 수면 개선, 긍정적 정동의 증가, 유능감 및 자기 효능감의 향상 등이다.

또한 앞서 언급한 바와 같이 신체 운동이 우울한 기분 상태에 긍정적 영향을 미친다는 방대한 실증적 근거를 비롯해 우울증과 불안장애 간의 높은 동반 이환율(Kessler et al. 2015)을 고려할 때, 운동 중 나타나는 불안 증상의 개선은 동반된 부정적 기분 상태의 급격한 호전에 기인할 가능성도 제기된다. 예를 들어 강박 증상과 우울증 간의 밀접한 연관성은 잘 알려져 있으며(Rector et al. 2017) 아브란티스 등(Abrantes et al. 2009)은 강박장애 환자를 대상으로 한 연구에서 1회 운동 전후에 기분과 강박 증상 모두가 유의하게 개선됐다고 보고했다. 그러나 운동이 부정적 기분 상태와 정신병리 전반을 어떻게 개선하는지는 여전히 명확하지 않다. 특히 기분 개선과 체력 향상이 동시에 나타날 것으로 기대되는 상황에서도 실제로는 관련성을 보고한 연구가 절반에 불과하다는 점(Rimer et al. 2012)은 운동의 치료 효과에 대한 작용기전을 해석하는 데 혼란을 더한다.

또 다른 가능성은 운동이 기분과 불안 증상에 미치는 효과가 기저의 인지적 취약성 변화를 통해 나타난다는 점이다. 규칙적 운동은 기억력과 학습 능력 향상에 관여하는 뇌 변화, 예를 들어 신경 발생, 혈관 신생, 중추신경계 대사 기능의 개선과 긍정적 상관관계를 보인다는 연구 결과가 다수 보고되어 왔다(Prakash et al. 2010). 임상 집단을 대상으로 한 운동 효과에 대한 연구는 아직 충분하지 않지만 우울증 및 기타 정신질환에 관한 비교적 최근의 연구들은 고무적 결과를 보여준다. 데리 등(Déry et al. 2013)은 해마 신경 발생에 의존하는 학습 과제에서 유산소 운동이 우울증과 반대되는 효과를 보인다는 점을 확인했으며 체력 수준이 유의미하게 향상된 참가자일수록 과제 수행 점수도 더 높았다. 파용크 등(Pajonk et al. 2010)도 조현병 환자를 대상으로 한 연구에서 운동 프로그램 이후 해마 부피가 12% 증가했고 건강한 대조군에서는 16% 증가한 반면, 운동하지 않은 집단에서는 1% 감소했다고 유사하게 보고했다. 또한 조현병 환자의 단기 기억 과제 수행 점수는 34% 향상됐다(제6장. "조현병스펙트럼장애 관리를 위한 신체 운동" 참조). 에릭슨 등(Erickson et al. 2011)은 노인을 대상으로 한 연구에서 유산소 운동 훈련 후 해마 부피가 2% 증가하고 공간 기억력이 향상됐음을 입증했다(제7장. "신경인지장애의 인지 보호 및 관리를 위한 신체 운동" 참조). 한편 뇌영상 연구에서는 외상후스트레스장애(Kitayama et al. 2005)와 사회불안장애(Irle et al. 2010)를 포함한 여러 불안장애에서 해마 부피 감소가 관찰됐으며 일부 연구에서는 이러한 감소가 불안장애 발병에 대한 인지적 취약성을 높이는 요인일 수 있다는 가능성을 제시하기도 했다(Dannlowski et al. 2012; Gilbertson et al. 2002; Kheirbek et al. 2012). 이러한 연구들은 운동이 불안장애에 수반되는 인지적 취약성을 개선할 수 있는 잠재적 경로가 존재할 가능성을 시사하지만 좀 더 명확한 결론을 위해서는 추가 연구가 필요하다.

더욱이 인지적 취약성 개선에 대한 운동의 잠재적 영향은 인지적 취약성 및 가소성과 관련된 유전자, 특히 뇌유래신경영양인자(BDNF)를 암호화하는 유전자의 존재에 의해 조절될 수 있다. BDNF는 신경 발생, 신경세포 생존, 시냅스 활성, 신경전달물질 합성에 관여하며(Gupta et al. 2013) 기억의 습득(acquisition) 및 공고화(consolidation)의 기초가 되는 성인의 시냅스가소성을 조절하는 가장 중요한 인자로 알려져 있다(예: Lu et al. 2008). 운동 후 뇌의 BDNF 유전자 발현이 증가하는 것으로 나타났다. 이러한 증가가 학습 및 기억 형성의 향상과 관련이 있는 것으로 보이지만 그 기전은 아직 명확하지 않다(Sleiman et al. 2016). 따라서 BDNF는 운동을 포함한 불안장애의 치료에서 일어나는 잠재적인 인지 변화와도 관련이 있을 것이라는 가설을 세워볼 수 있다.

불안장애 및 강박장애에서 운동의 순응도 및 효능 증진하기

앞서 살펴본 연구들은 신체 운동이 불안, 불안장애, 강박장애 증상 감소에 효과적이라는 긍정적 결과를 보여준다. 특히 여러 연구에서 구조화되고 모니터링이 강화된 개인 맞춤형 운동 요법은 최적의 임상 결과를 도출할 가능성을 높인다는 점이 확인됐다. 운동이 불안장애와 강박장애에 효과적 중재가 될 수 있다는 가능성이 제시되고 있지만 실제로 이러한 질환을 가진 사람들이 운동에 참여하는 데 겪는 어려움이나 운동 지속을 도와주는 요인에 주목한 연구는 아직 매우 부족하다. 좀 더 광범위한 신체건강 분야의 문헌에서는 운동 순응도를 높이기 위한 핵심 동기 요인들이 다음과 같이 제시되어 있다. 임상의는 이러한 요소를 고려해 치료 과정에 운동을 효과적으로 도입하고 유지할 수 있다.

- 운동 중 경험하는 쾌감과 즐거움의 정도
- 운동에 대해 긍정적 태도를 가진 조력자 또는 코치의 전문적 감독
- 개인의 필요와 흥미를 반영한 유연한 시간표와 운동 프로그램 구성
- 순응도 향상과 긍정적 강화를 제공하는 사회적 지지
- 이전의 운동 경험에 기반한 자기 효능감 기대(예: 운동 과제를 수월하게 수행할 수 있다는 자신감)

이 연구는 불안 증상을 가진 환자에게 개인의 능력과 선호에 맞도록 구조화되고 전문가의 감독하에 이뤄지는 즐거운 운동 과제를 찾도록 돕고 지속적 지지를 제공할 경우, 운동에 대한 순응도와 치료 효과가 향상될 수 있음을 시사한다.

임상의는 환자의 동기를 강화할 뿐 아니라 지속적 운동 참여를 방해하는 구체적 요인들을 적극적으로 파악해야 한다. 방해 요인에는 다음과 같은 것들이 포함될 수 있다.

- 운동을 완수하거나 장기간 지속할 수 있다는 자기 효능감의 부족
- 일정 조율의 어려움과 시간적 제약
- 체육시설 이용에 따른 경제적 부담
- 운동 후 나타나는 통증 및 피로감
- 부상에 대한 두려움
- 체육시설까지 이동하는 데 필요한 교통수단 부족 또는 이동 시간 문제
- 체육시설 내에서 느끼는 사회적 불편감

일반적 동기 저하나 순응도 저해 요인 이외에도 진단상으로 불안장애 및 강박장애 환자에게는 특이적인 운동 순응의 방해 요인이 존재할 수 있다. 여러 문헌고찰(예: Asmundson et al. 2013)에서 불안과 관련된 취약성 요인에 주목해 왔다. 특히 높은 불안 민감성과 낮은 정서적 고통 내성(emotional distress tolerance)은 운동 중 유발되는 불편한 신체 감각을 불안 증상으로 해석하게 만들며 이러한 감각을 직면하고 견디는 데 심리적 장벽으로 작용할 수 있다. 이러한 인지적 취약성이 4~8주간의 구조화된 단기 운동 프로그램을 통해 줄어들 수 있다는 예비 연구 결과에 주목할 필요가 있다. 다만 이러한 요인의 초기 변화가 장기적으로 운동을 꾸준히 이어가는 데 어떤 영향을 미치는지는 앞으로 추가 연구를 통해 확인해야 할 것이다.

아울러 각 진단에 고유한 공포 반응과 연관된 진단 특이적 운동 회피 요인 또한 존재할 수 있다. 예를 들어 공황장애 환자는 운동 중 나타나는 내수용 자극(interoceptive cue)이 공황 발작을 유발할 것이라는 두려움 때문에 운동을 회피할 수 있다. 광장공포증 환자의 경우, 크고 붐비는 체육관 환경이 회피 행동을 촉진시킬 수 있다. 사회불안장애 환자는 운동 기구 사용 중 실수를 하거나 지인과 마주쳐 대화를 나누게 될 상황 혹은 단순히 타인의 시선을 의식하는 것만으로도 당혹감과 비판에 대한 두려움을 경험할 수 있다. 강박장애 환자의 운동 참여를 방해하는 질병 특이적 불안 유발 요인에는 다음과 같은 것들이 있다. 오염 관련 강박(체육관 기구를 만지거나 공용 샤워실을 사용하는 것에 대한 회피), 피해 사고(역기가 떨어지거나 트레드밀에서 넘어지는 장면에 대한 침습적 이미지), 성적 강박(탈의실에서의 원치 않는 신체 접촉에 대한 두려움), 신체 감각(과잉각성으로 인해 운동 중 호흡수 증가나 침 삼키기와 같은 반응에 대한 집착) 등이다. 또한 공공장소에서의 운동은 불안장애 및 강박장애 환자에게 불안 유발 상황에 대한 노출 과제가 될 수 있으므로 임상의는 이러한 요인을 사전에 파악하고 적절히 관리할 필요가 있다.

불안장애 및 강박장애의 인지행동치료에 운동 통합하기

많은 연구에서 인지행동치료(CBT)에 운동을 통합하는 방안을 모색해 왔으며 이를 통해 CBT 임상의는 환자의 운동 참여를 더욱 효과적으로 유도하고 장기적인 순응도를 저해하는 방해 요인을 줄이고자 한다. 예를 들어 강박장애를 앓는 환자의 운동 효과를 검증한 브라운 등(Brown et al. 2007)의 연구에서는 참가자들이 12주간의 유산소 운동 프로그램에 참여하기에 앞서, 운동의 시작과 유지를 촉진하기 위한 동기강화 목적의 CBT 세션을 먼저 제공했다. 이 세션은 매주 유산소 운동에 앞서 진행됐으며 다음과 같은 구성 요소를 포함했다.

- 운동의 전반적 이점에 대한 논의
- 불안 및 강박 증상 완화와 관련해 운동이 가지는 직접적 효과에 대한 설명
- 각 운동 회기에 대한 구체적 목표 설정
- 동기 유지 및 좌절 극복 전략
- 운동 중 또는 운동 후에 경험할 수 있는 부정적 감정에 대한 대처 전략
- 각 세션에서 드러난 구체적 방해 요인에 대한 해결 방안

마지막 요소와 관련해 임상의는 특정 운동 환경(예: 체육관)이나 행동(예: 단체 수업의 맨 앞줄에서 운동하기)을 점진적 노출 위계에 포함시킬 수 있다. 불안 유발 요인으로 인한 운동 회피를 최소화하기 위해 노출은 위계의 낮은 단계부터 시작하는 것이 권장된다. 예컨대 초기에는 혼자 야외에서 걷거나 조깅하는 과제를 제시하고, 이후 체육관 등록이나 주 3회의 스피닝 수업 참여처럼 더 도전적인 활동으로 점진적으로 확대해 나갈 수 있다. 브라운 등(Brown et al. 2007)은 이처럼 CBT 전략을 통해 운동 순응도를 높였으며 우리 연구팀 또한 강박장애의 표준 CBT에 구조화 운동을 통합한 최근 연구(Rector et al., "강박장애에서 구조화된 신체 운동에 대한 고찰: 치료 효과, CBT에 대한 부가적 이점, 그리고 변화와 관련된 인지적 요인", 2019)를 통해 각 세션의 시작 단계에 운동 요소를 포함시키는 접근을 시도했다. 이 연구에서 각 회기는 다음과 같은 방식으로 구성됐다.

1. 이전 회기의 운동 과제 수행 여부를 점검

2. 특정 과제 수행의 방해 요인에 대한 논의 및 문제 해결
3. CBT의 핵심 원칙인 개인적 책임감, 전념, 불편감 수용에 기반해 운동 참여를 유도하는 동기강화 전략 적용
4. 회기 말에는 운동 과제뿐 아니라 강박장애에 대한 노출 또는 인지 재구성 과제 목표도 함께 검토
5. 지정된 동료와 주 1회 정기적인 점검을 통해 사회적 지지와 지속적인 격려 제공

우리 연구팀의 예비 연구(Rector et al. 2015)에서는 오염/세척, 의심/확인, '나쁜 생각', 정돈/대칭 등 모든 주요 강박 증상을 보이는 중등도에서 중증의 강박장애 환자들을 대상으로 프로그램을 실시했다. 대다수 참가자들이 체육관에서 실시하는 운동을 자신의 노출 위계에 포함시켰음에도 불구하고 운동 수행의 방해 요인으로 강박 증상을 보고한 사례는 없었다. 12주간의 치료 기간 동안 전체 운동 순응도는 약 80%로 나타났다. 다른 연구에서는 공황장애를 대상으로 한 CBT 맥락에서 운동, 특히 달리기를 신체 감각 노출(interoceptive exposure) 과제로 문제없이 적용할 수 있음을 보여주었다(Sabourin et al. 2015). 이 같은 개입은 재앙적 사고, 불안감, 불안 민감성을 감소시키는 데 기여했으며, 특히 불안 민감성이 높은 대상자에서 가장 좋은 효과를 보였다(Sabourin et al. 2015).

한편 운동 참여의 여러 방해 요인이 동시에 작용하는 사례도 있다. 이러한 경우에는 회피 행동을 줄이고 운동 참여를 촉진하기 위해 관련 요인들을 직접 식별하고 집중적으로 다루는 접근이 필요하다. 예를 들어 본 프로그램의 한 환자는 운동기구의 오염(예: 체액, 소독제 잔여물)에 대한 우려와 함께, 일상적으로 경험하는 불쾌한 감각에 대한 높은 불안 민감성으로 인해 체육관을 회피해 왔다. 이러한 불안은 종종 실제 공황발작으로 이어질 정도로 심화되기도 했다. CBT 실시 후 처음 몇 회기들에서는 불안 민감성을 다루기 위해 불안의 원인과 결과에 대한 정신건강교육을 제공했다. 1주차에는 과호흡을 포함한 신체 감각 노출 과제를 회기 내 실습 및 일일 과제로 진행했고, 2주차에는 회기 내 달리기 과제를 시행하며 자율신경계 각성에 대한 교육과 재앙화 사고에 대한 인지 재구조화를 병행했다. 동시에 체육관 기구의 오염 가능성과 관련된 과장된 위

협 평가(예: 질병, 감염, 독소)를 인식하고 재구성하기 위한 CBT 전략이 회기 및 과제로 포함됐다. 이처럼 강박 증상과 불안 민감성이라는 두 가지 핵심 방해 요인을 치료 초기 단계에서 함께 다룸으로써 환자는 제한적 안전 행동(예: 20분간 운동, 트레드밀 손잡이를 잡지 않기, 중등도 불안 수준까지만 지속)을 설정한 상태에서 체육관에 갈 준비가 됐다고 느꼈다. 3주차 이후에는 환자의 오염 관련 노출 위계에 따라 다양한 노출 과제를 일상적으로 수행하고, 동시에 체육관 내에서 사용하던 안전 행동을 점진적으로 줄이는 훈련을 병행했다. 그 결과, 환자는 체육관 기구를 직접 만지고 사용할 수 있었으며 최대 심박수의 80%까지 도달하는 유산소 운동을 수행하고 이로 인한 자율신경계 각성 반응도 수용할 수 있게 됐다.

요약 및 결론

불안장애는 가장 유병률이 높은 정신질환 중 하나다. 인지행동치료(CBT)와 약물치료는 모든 불안장애 및 강박장애에 대해 실증적으로 효과가 입증된 1차 치료법이지만 실제로는 대부분의 환자들이 이러한 치료에 접근하지 못하고 있는 실정이다(Mohr et al. 2010). 효과적 치료법에 대한 접근성이 제한된 현실을 고려할 때, 신체 운동은 불안장애와 강박장애의 효과적 관리에 기여할 수 있는 유망한 대안으로 주목받고 있다. 비록 아직은 예비 연구 단계에 머물러 있지만 최근 무작위 대조 임상시험에서는 유산소 운동과 저항 운동 프로그램이 급성 불안 상태 및 반응성(reactivity) 그리고 진단 특이적 및 초진단적 증상과 기능에 긍정적 영향을 미친다는 증거가 점차 축적되고 있다. 특히 공황장애, 범불안장애, 사회불안장애, 강박장애를 대상으로 한 연구에서 이러한 긍정적 결과가 보고되고 있다. 또한 일부 연구에서는 운동이 불안의 발달 및 유지에 관여하는 기저의 인지적·정서적 취약성을 완화할 수 있다는 가능성을 제시한다. 예컨대 높은 불안 민감성은 공황장애와 광장공포증을 포함한 다양한 불안장애의 위험 요인으로 알려져 있으며 고강도 유산소 운동은 단 한 번의 수행만으로도 불안 민감성을 낮출 수 있는 것으로 나타났다. 이는 불안 민감성이 CBT에서 주요 작용기전 중 하나로 간주되는 것과 마찬가지로 운동 중재에서도 핵심 기전으로 작용할 가능성을 시사한다.

불안 증상과 장애에 대한 운동의 임상적 효과를 다룬 연구는 아직 제한적이며, 적용된 운동 요법 또한 운동의 유형, 강도, 지속 기간, 추적 관찰 기간 등에서 큰 차이를 보인다. 우울증을 앓는 환자의 중재 연구와 마찬가지로 불안장애에서도 운동 중재의 시점, 형식, 지속 기간이 연구마다 다양하게 적용되고 있다. 그럼에도 불구하고 대부분의 연구는 유산소 운동의 효과에 중점을 두고 있으며 일반적으로 8~12주 동안 주 3회 실시되는 프로그램을 적용하고 있다. 이는 우울증 치료에 대한 영국국립보건임상우수성연구소(NICE)의 권고사항인 구조화된 유산소 운동 프로그램(10~14주간, 주 3회)과도 일치한다(National Institute for Health and Care Excellence 2009). 현재의 NICE 지침에 따르면 우울증 관리에 적합한 운동 프로그램은 숙련된 전문가의 지도와 모니터링 아래, 운동 중 발생할 수 있는 문제나 방해 요인에 대한 해결 전략을 제공하는 집단 기반 구조화 프로그램의 시행을 가장 효과적인 방식으로 권장된다. 또한 임상 치료진은 신체 활동을 늘리고 구조화 운동 프로그램을 장기적으로 지속할 수 있도록 돕기 위해 일정표 사용과 같은 다양한 전략을 환자에게 제안할 수 있다.

마지막으로 향후 연구에서 주목해야 할 과학적 과제들도 다수 존재한다. 첫째, 10~14주간의 단기 구조화 운동 프로그램을 통해 얻은 치료 효과가 장기적으로 유지되는지를 확인하고, 이러한 효과를 지속시키는 데 필요한 '운동 유지 용량'을 규명하는 연구가 필요하다. 둘째, 운동 프로토콜의 핵심 구성 요소를 명확히 밝히고 개인의 체력 수준, 신체건강 상태, 관심 운동에 따라 최적의 결과를 이끌어 낼 수 있는 맞춤형 조정 방안을 도출해야 한다. 예를 들어 어떤 유형의 운동을 어느 정도의 강도와 기간으로 적용할 것인지 구체적으로 설정해야 한다. 셋째, 운동을 CBT나 약물치료와 같은 1차 치료에 대한 증강 요법(augmentation)으로 활용할 것인지, 아니면 독립적 단독 중재로 사용할 것인지에 대한 비교 연구가 필요하다. 넷째, 운동이 작용하는 심리적·생물학적·사회적 기전에 대한 집중적 연구는 운동 중재의 정교화는 물론, 불안장애의 병인과 치료에 대해 한층 더 포괄적인 이해에 기여할 수 있다.

토의 질문

1. 구조화된 신체 운동이 임상적 효과를 입증한 주요 불안장애는 무엇인가?

2. 불안 민감성은 다양한 불안장애의 발생 및 유지에 작용하는 취약 요인으로 알려져 있다. 1회 운동 세션과 더욱 체계적인 운동 프로그램이 취약성을 줄이는 데 어떤 효과를 보이는가?

3. 불안장애 또는 강박장애 환자 치료 시, 신체 운동을 전반적 치료 전략의 일부로 어떻게 도입·통합하고, 그 진행을 어떻게 모니터링할 수 있을까?

추천 문헌

Asmundson GJ, Fetzner MG, Deboer LB, et al: Let's get physical: a contemporary review of the anxiolytic effects of exercise for anxiety and its disorders. Depress Anxiety 30(4):362–373, 2013

LeBouthillier DM, Asmundson GJ: The efficacy of aerobic exercise and resistance training as transdiagnostic interventions for anxiety-related disorders and constructs: a randomized controlled trial. J Anxiety Disord 52:43–52, 2017

National Institute for Health and Clinical Excellence: Depression: The Treatment and Management of Depression in Adults. Leicester, UK, British Psychological Society, 2009

Rector NA, Richter MA, Lerman B, Regev R: A pilot test of the additive benefits of physical exercise to CBT for OCD. Cogn Behav Ther 44(4):328–340, 2015

참고 문헌

Abrantes AM, Strong DR, Cohn A, et al: Acute changes in obsessions and compulsions following moderate-intensity aerobic exercise among patients with obsessive-compulsive disorder. J Anxiety Disord 23(7):923–927, 2009 19616916

American Psychiatric Association: Diagnostic and Statistical Manual of Mental Disorders, 5th Edition. Arlington, VA, American Psychiatric Association, 2013

Asmundson GJ, Fetzner MG, Deboer LB, et al: Let's get physical: a contemporary review of the anxiolytic effects of exercise for anxiety and its disorders. Depress Anxiety 30(4):362–373, 2013 23300122

Broman-Fulks JJ, Kelso K, Zawilinski L: Effects of a single bout of aerobic exercise versus resistance training on cognitive vulnerabilities for anxiety disorders. Cogn Behav Ther 44(4):240–251, 2015 25789738

Brown RA, Abrantes AM, Strong DR, et al: A pilot study of moderate-intensity aerobic exercise for obsessive compulsive disorder. J Nerv Ment Dis 195(6):514–520, 2007 17568300

Brundtland GH: Mental health in the 21st century. Bull World Health Organ 78(4):411, 2000 10885158

Dannlowski U, Stuhrmann A, Beutelmann V, et al: Limbic scars: long-term consequences of childhood maltreatment revealed by functional and structural magnetic resonance imaging. Biol Psychiatry 71(4):286–293, 2012 22112927

Déry N, Pilgrim M, Gibala M, et al: Adult hippocampal neurogenesis reduces memory interference in humans: opposing effects of aerobic exercise and depression. Front Neurosci 7:66, 2013 23641193

Erickson KI, Voss MW, Prakash RS, et al: Exercise training increases size of hippocampus and improves memory. Proc Natl Acad Sci USA 108(7):3017–3022, 2011 21282661

Gilbertson MW, Shenton ME, Ciszewski A, et al: Smaller hippocampal volume predicts pathologic vulnerability to psychological trauma. Nat Neurosci 5(11):1242–1247, 2002 12379862

Goodwin RD: Association between physical activity and mental disorders among adults in the United States. Prev Med 36(6):698–703, 2003 12744913

Greenberg PE, Sisitsky T, Kessler RC, et al: The economic burden of anxiety disorders in the 1990s. J Clin Psychiatry 60(7):427–435, 1999 10453795

Gupta VK, You Y, Gupta VB, et al: TrkB receptor signalling: implications in neurodegenerative, psychiatric and proliferative disorders. Int J Mol Sci 14(5):10122– 10142, 2013 23670594

Harvey SB, Hotopf M, Overland S, et al: Physical activity and common mental disorders. Br J Psychiatry 197(5):357–364, 2010 21037212

Herring MP, O'Connor PJ, Dishman RK: The effect of exercise training on anxiety symptoms among patients: a systematic review. Arch Intern Med 170(4):321–331, 2010 20177034

Irle E, Ruhleder M, Lange C, et al: Reduced amygdalar and hippocampal size in adults with generalized social phobia. J Psychiatry Neurosci 35(2):126–131, 2010 20184810

Kessler RC, Berglund P, Demler O, et al: Lifetime prevalence and age-of-onset distributions of DSM-IV disorders in the National Comorbidity Survey Replication. Arch Gen Psychiatry 62(6):593–602, 2005 15939837

Kessler RC, Sampson NA, Berglund P, et al: Anxious and non-anxious major depressive disorder in the world health organization world mental health surveys. Epidemiol Psychiatr Sci 24(3):210–226, 2015 25720357

Kheirbek MA, Klemenhagen KC, Sahay A, et al: Neurogenesis and generalization: a new approach to stratify and treat anxiety disorders. Nat Neurosci 15(12):1613–1620, 2012 23187693

Kitayama N, Vaccarino V, Kutner M, et al: Magnetic resonance imaging (MRI) measurement of hippocampal volume in posttraumatic stress disorder: a meta-analysis. J Affect Disord 88(1):79–86, 2005 16033700

Lancer R, Motta R, Lancer D: The effect of aerobic exercise on obsessive-compulsive disorder, anxiety, and depression: a preliminary investigation. Behav Ther 30(3):53, 57–62, 2007

LeBouthillier DM, Asmundson GJ: A single bout of aerobic exercise reduces anxiety sensitivity but not intolerance of uncertainty or distress tolerance: a randomized controlled trial. Cogn Behav Ther 44(4):252–263, 2015 25874370

LeBouthillier DM, Asmundson GJG: The efficacy of aerobic exercise and resistance training as transdiagnostic interventions for anxiety-related disorders and constructs: A randomized controlled trial. J Anxiety Disord 52:43–52, 2017 29049901

Lu Y, Christian K, Lu B: BDNF: a key regulator for protein synthesis-dependent LTP and long-term memory? Neurobiol Learn Mem 89(3):312–323, 2008 17942328

Mead GE, Morley W, Campbell P, et al: Exercise for depression. Cochrane Database Syst Rev (4):CD004366, 2008 18843656

Mohr DC, Ho J, Duffecy J, et al: Perceived barriers to psychological treatments and their relationship to depression. J Clin Psychol 66(4):394–409, 2010 20127795

National Institute for Health and Clinical Excellence: Depression: The Treatment and Management of Depression in Adults. Leicester, UK, British Psychological Society, 2009

Pajonk FG, Wobrock T, Gruber O, et al: Hippocampal plasticity in response to exercise in schizophrenia. Arch Gen Psychiatry 67(2):133–143, 2010 20124113

Petruzzello SJ, Landers DM, Hatfield BD, et al: A meta-analysis on the anxiety-reducing effects of acute and chronic exercise. Outcomes and mechanisms. Sports Med 11(3):143–182, 1991 1828608

Piercy KL, Troiano RP, Ballard RM, et al: The Physical Activity Guidelines for Americans. JAMA 320(19):2020–2028, 2018 30418471

Prakash RS, Snook EM, Motl RW, et al: Aerobic fitness is associated with gray matter volume and white matter integrity in multiple sclerosis. Brain Res 1341:41–51, 2010 19560443

Rector NA, Richter MA, Lerman B, et al: A pilot test of the additive benefits of physical exercise to CBT for OCD. Cogn Behav Ther 44(4):328–340, 2015 25738234

Rector NA, Wilde JL, Richter MA: Obsessive compulsive disorder and comorbidity: rates, models, and treatment approaches, in The Wiley Handbook of Obsessive-Compulsive Disorders, Vol 2. Edited by Abramowitz JS, McKay D, Storch EA. Hoboken, NJ, Wiley-Blackwell, 2017, pp 697–725

Rimer J, Dwan K, Lawlor DA, et al: Exercise for depression. Cochrane Database Syst Rev (7):CD004366, 2012 22786489

Sabourin BC, Stewart SH, Watt MC, et al: Running as interoceptive exposure for decreasing anxiety sensitivity: replication and extension. Cogn Behav Ther 44(4):264–274, 2015 25730341

Sleiman SF, Henry J, Al-Haddad R, et al: Exercise promotes the expression of brain derived neurotrophic factor (BDNF) through the action of the ketone body beta-hydroxybutyrate. eLife 5:e15092, 2016 27253067

Statistics Canada: Directly measured physical activity of Canadian adults, 2012 to 2013. Ottawa, ON, Statistics Canada, 2015. Available at: www150.statcan.gc.ca/n1/pub/82-625-x/2015001/article/14136-eng.htm. Accessed December 10, 2018.

Ten Have M, de Graaf R, Monshouwer K: Physical exercise in adults and mental health status findings from the Netherlands Mental Health Survey and Incidence Study (NEMESIS). J Psychosom Res 71(5):342–348, 2011 21999978

Toft T, Fink P, Oernboel E, et al: Mental disorders in primary care: prevalence and comorbidity among disorders. results from the Functional Illness in Primary Care (FIP) study. Psychol Med 35(8):1175–1184, 2005 16116943

Warburton DE, Charlesworth S, Ivey A, et al: A systematic review of the evidence for Canada's Physical Activity Guidelines for Adults. Int J Behav Nutr Phys Act 7:39, 2010 20459783

Wipfli BM, Rethorst CD, Landers DM: The anxiolytic effects of exercise: a meta-analysis of randomized trials and dose-response analysis. J Sport Exerc Psychol 30(4):392–410, 2008 18723899

Zschucke E, Gaudlitz K, Ströhle A: Exercise and physical activity in mental disorders: clinical and experimental evidence. J Prev Med Public Health 46(suppl 1):S12–S21, 2013 23412549

이 장의 편집을 도와준 프리야 랙스먼(Preeya Laxman)과 버네사 몬테마라노(Vanessa Montemarano)에게 감사드린다. 이 장은 캐나다 보건연구기관(CIHR)의 일부 지원을 받아 작성되었다.

제5장

외상후스트레스장애 치료에서 잠재적으로 유용한 요소로서의 신체 운동

매슈 J. 프리드먼 Matthew J. Friedman, M.D., Ph.D.

번역 심민영, 백명재

KEY POINTS

- 근거는 아직 제한적이지만 신체 운동이 외상후스트레스장애 증상을 직접 완화하고 다른 치료 효과를 강화하는 데 도움이 될 수 있다고 알려져 있다.
- 과각성 증상군은 신체 운동에 특히 잘 반응할 가능성이 있다.
- 운동은 자율신경 각성 둔감화, 기억 중추의 신경가소성과 신경 발생 촉진, 내인성 카나비노이드 활성화, 숙달감과 신뢰, 사회적 연결 증진 등을 통해 외상후스트레스장애 증상을 개선할 수 있다.
- 이러한 기전들이 실제 외상후스트레스장애를 가진 사람에게서 어떻게 작용하는지 확인하기 위해서는 구체적인 연구가 필요하다.

운동이 건강에 이롭다는 점에는 이견이 없다. 그러나 여기서 다루고자 하는 질문은 운동이 외상후스트레스장애(Posttraumatic Stress Disorder, PTSD) 환자에게 특별한 이점을 제공하는지에 관한 것이다. 먼저 이 질문 자체에 대한 문제를 제기하고자 한다. 운동에는 매우 다양한 종류가 있다. 혼자 하는 운동이 있는가 하면 사회적·협동적·경쟁적 요소가 포함된 운동도 있다. 특히 후자의 경우, 팀 스포츠처럼 의사소통과 조정이 중요한 활동도 있지만 암벽 등반처럼 로프 반대편에 있는 상대방에 대한 신뢰가 핵심인 활동도 있다. 이처럼 운동의 종류와 맥락이 다양한 만큼 운동의 이점에 대한 논의는 결코 단순하지 않다. 만약 특정 유형의 운동이 외상후스트레스장애에 유익하다는 증거가 제시된다면 그 효과가 유산소 운동과 같은 체력 향상에 기반한 것인지, 운동이 수반하는 사회적·정서적·인격적 경험에 기인한 것인지, 아니면 뇌 기능에 직접 작용하는 신경생물학적 이점 때문인지 명확히 구분하는 것이 중요하다.

이 장에서는 먼저 외상후스트레스장애 치료의 한 요소로서 운동에 관해 지금까지 발표된 제한적 연구들을 검토한다. 이어서 수년 전 정신건강의학과 입원 환자 프로그램을 운영하며 얻은 개인적 경험과 임상 사례를 소개한다. 다음으로 운동과 관련된 신경과학적 연구 결과들을 살펴보고 이러한 결과가 운동의 치료적 가치와 어떤 관련이 있는지를 살펴본다. 마지막으로는 외상후스트레스장애 치료에서 운동이 가질 수 있는 잠재적 역할에 대해 더 나은 질문을 던질 수 있도록 앞으로의 연구에서 고려해야 할 과제를 제안하며 마무리한다.

문헌 검토

2010년에 발표된 코크란 리뷰(Lawrence et al. 2010)는 외상후스트레스장애에 대한 '스포츠와 게임' 관련 주제에서 충분히 엄격하고 편향 없는 연구는 없다고 결론지었다. 이후 운동과 외상후스트레스장애를 다룬 몇몇 무작위 임상시험과 보고서가 발표됐다.

모타 등(Diaz and Motta 2008; Manger and Motta 2005; Newman and Motta 2007)은 이 분야의 초기 연구자로 아동·청소년·성인을 대상으로 한 3편의 소규모 연구를 발표했다. 연구 참여자는 주로 여성이고, 시설에 거주 중인 경우가 많았으며 주요 중재는 유산소 운동의 이점을 기반으로 했다. 모든 참가자는 4주에서 10주 동안 최대 심박수의 60~90%를 유지하며 20~30분간 운동하는 프로토콜에 참여했다. 대조군은 없었으며 운동 개입 전후의 변화를 각 참가자의 기준점과 비교하는 방식으로 효과를 평가했다. 평가는 운동 프로그램 종료 시점과 1개월 후에 이루어졌다.

맨저와 모타(Manger and Motta 2005)는 남녀 9명을 대상으로 20분간 트레드밀 운동을 12회 진행했다. 10주 후 이들의 외상후스트레스장애와 우울증 증상 심각도는 모두 현저히 감소했으며 이러한 효과는 1개월 후에도 지속됐다. 뉴먼과 모타(Newman and Motta 2007)는 14~17세 여성 청소년 11명을 대상으로 20분 유산소 운동 프로그램을 8주 동안 20회 이상 반복하도록 했다. 이 연구에서도 외상후스트레스장애와 우울증 증상이 모두 호전됐으며, 참가자 11명 중 10명은 운동 종료 후 외상후스트레스장애 진단 기준을 더 이상 충족하지 않았다. 마지막으로 디아즈와 모타(Diaz and Motta 2008)는 주거형 치료 시설에 거주 중인 청소년 여성 12명을 대상으로 유사한 연구를 수행했다. 이들 역시 외상후스트레스장애 증상에서 뚜렷한 개선을 보였으며 그 효과는 1개월 동안 유지됐다. 저자들은 이러한 일관된 긍정적 결과를 모두 반복적 유산소 운동의 효과로 해석했다.

이러한 연구 결과들은 고무적이지만 이를 근거로 확실한 결론을 내리기는 어렵다. 세 연구 모두 표본 크기가 작고 무작위 배정이 이뤄지지 않았다. 또한 대조군이 없고 편향의 위험이 높으며 운동 프로토콜 자체도 표준화되어 있지 않았다. 이러한 한계 중 일부는 후속 무작위 임상시험을 통해 일정 부분 보완됐다. 후속 연구들 중 일부는 운동 자체의 치료적 효능에 초점을 맞췄고 다른 일부는 외상후스트레스장애 치료에 보조적 방안으로서 운동의 효과를 평가했다.

페츠너와 애즈먼슨(Fetzner and Asmundson 2015)은 외상후스트레스장애, 우울증, 불안 민감성에 대한 유산소 운동의 유익한 효과를 설명할 수 있는 핵심 요소를 규명하기 위해 무작위 대조 임상시험을 실시했다. 또한 운동 중 주의 집중이 치료 기제로서 중요한지를 검토하기 위해 참가자를 세 집단으로 무작위 배정했다. 첫째는 운동 중 나타나는 '불편하고 잠재적으로 고통스러운 신체 증상'에서 주의를 돌리도록 지시받은 인지적 주의 분산 그룹, 둘째는 해당 신체 증상에 주의를 집중하도록 지시받은 그룹, 셋째는 이와 관련해 아무런 지시를 받지 않은 대조군이다. 신문 광고를 통해 모집된 성인 33명(대부분 여성)은 각 집단에 11명씩 무작위로 배정됐으며 모든 참가자는 2주 동안 자전거 운동 기구를 이용해 최대 심박수의 60~80% 수준으로 20분씩 총 6회의 유산소 운동을 수행했다. 그 결과, 세 집단 모두 외상후스트레스장애 체크리스트로 평가했을 때 외상후스트레스장애 증상 심각도뿐 아니라 『정신질환 진단 및 통계 편람 제4판(DSM-4)』(American Psychiatric Association 1994) 기준에 따른 네 가지 증상군(재경험, 회피, 무감각, 과각성) 모두에서 유의미한 호전을 보였다. 불안 민감성도 감소했으나 우울 증상은 개선 효과가 나타나지 않았다. 다만 1주 또는 1개월 후 추적 평가에서는 이러한 개선 효과가 뚜렷하게 유지되지 않아 증상 호전이 일시적일 수 있으며 좀 더 안정적인 치료 효과를 얻기 위해서는 추가적 운동 회기나 지속적 운동의 필요성이 시사됐다.

주의 집중의 중요성에 관한 초기 가설과 달리 인지적 주의 분산 그룹, 신체 증상 집중 그룹, 대조군 간에는 유의미한 차이가 나타나지 않았다. 이에 대해 저자들은 운동의 이점이 주의를 전환했기 때문이라기보다 참가자들이 "성취감을 얻고 행동 활성화를 경험했거나 신경화학적 변화를 겪었기 때문일 수 있다"고 해석했다(Fetzner and Asmundson 2015, p. 310).

김 등(Kim et al. 2013)은 마음챙김 기반 스트레칭과 심호흡 운동 프로그램의 효과를 검증한 무작위 대조 연구 결과를 보고했다. 이 중재에 무작위 배정된 여성 간호사 11명은 대조군 11명에 비해 외상후스트레스장애 증상이 유의미하게 개선됐다. 골드스타인 등(Goldstein et al. 2018)은 이보다 훨씬 정교한 개입을 설계해 유산소 운동과 저항 운동, 요가 동작 및 자세, 마음챙김 기반 스트레스 완화기법을 통합한 프로그램을 개발했다. 이 개입을 '그룹 기반 통합 운동 프로그램'으로 명명했으며 외상후스트레스장애 진단을 받은 참전용사 47명을 통합 운동군과 대기군에 무작위로 배정해 시행했다. 그 결과, 통합 운동군은 전반적 외상후스트레스장애 증상 심각도가 더 크게 감소했으며 이는 주로 과각성 증상의 완화에 기인한 것으로 나타났다. 반면, 재경험, 회피, 무감각 증상군에서는 개선 정도가 상대적으로 미미했다. 통합 운동은 심리적 삶의 질을 향상시키는데도 기여했으나 신체적 삶의 질에는 유의미한 변화가 없었다. 이 통합 운동 프로그램은 참전용사들에게 실현 가능하고 수용 가능한 개입으로 평가됐다. 저자들은 이러한 접근이 실용적일 뿐 아니라 운동이나 요가 중재라는 점에서 정신과적 치료를 이용할 때 수반되는 낙인의 영향을 받지 않는다는 점을 강조했다.

뱁슨 등(Babson et al. 2015)은 수면 문제를 가진 사람들에게 운동이 유익하다는 기존 연구에 주목하며 이와는 전혀 다른 접근을 시도했다. 연구진은 불안과 수면 문제를 동시에 겪는 사람들이 운동을 통해 가장 큰 혜택을 볼 수 있다는 가설을 세웠다. 연구 참가자는 CBT를 포함한 60~90일간 미국 보훈부 외상후스트레스장애 주거 프로그램에 참여한 남성 참전용사 217명이었다. 운동은 그룹 자전거 프로그램을 수행하는 동안의 총 주행거리로 정의했고 입소 기간 동안 모든 자전거 활동을 모니터링했다. 수면은 널리 사용되는 자가보고 척도인 피츠버그 수면의 질 지수(Pittsburgh Sleep Quality Index, PSQI)를 통해 평가했다. 연구 결과, 수면이나 운동 자체는 외상후스트레스장애 증상 중증도의 변화와 직접적 관련이 없었으나 수면과 운동 간의 유의미한 상호작용이 확인됐다.

특히 수면의 질이 가장 낮고 자전거 주행거리가 가장 많은 참전용사는 외상후스트레스장애의 과각성 증상군이 유의하게 감소했다. 반면, 수면을 잘 취하는 사람들에게는 이러한 효과가 없었고 재경험이나 회피·무감각과 같은 다른 증상군에서도 유의미한 개선이 나타나지 않았다. 이 연구의 주요 한계는 후향적 설계였다는 점, 무작위 배정 없이 자발적으로 자전거 프로그램에 참여했다는 점, 수면다원검사(polysomnography)가 아닌 자가보고 방식으로 수면을 측정했다는 점이다. 그럼에도 불구하고 골드스타인 등(Goldstein et al. 2018)의 연구와 마찬가지로 외상후스트레스장애 증상 개선이 주로 과각성 증상군에서만 나타났다는 점은 주목할 만하다.

로젠바움 등(Rosenbaum et al. 2015a)은 외상후스트레스장애를 가진 참가자 81명을 대상으로 무작위 임상시험을 실시해 이들을 일반 입원 치료(정신치료, 약물치료, 집단치료) 또는 일반 치료와 운동을 병행하는 치료에 무작위 배정했다. 운동은 주 3회 30분간의 저항운동과 만보계를 활용한 걷기 프로그램으로 구성됐다. 운동군에 참여한 참가자들은 외상후스트레스장애 증상 심각도, 우울증, 허리둘레, 체중, 체지방률 등에서 유의미한 개선을 보였다. 다만 본 연구의 주요 한계는 다수의 참가자들이 추적 평가 시점에 연락이 닿지 않아 후속 데이터가 불완전했다는 점이었다.

크롬비 등(Crombie et al. 2018)은 내인성 카나비노이드 수치에 주목한 매우 혁신적인 연구를 수행했다. 이들은 외상후스트레스장애 환자 12명과 건강한 대조군 12명을 대상으로 운동 전후의 기분 변화와 내인성 카나비노이드 수치를 측정했다. 운동은 30분간 중강도의 유산소 운동으로 이루어졌다. 참가자들에게 가속도계를 제공해 7일 동안의 신체 활동을 정량화하도록 하고 활동 일지도 함께 작성하게 했다. 운동 직후 두 그룹 모두 내인성 카나비노이드 수치가 증가했지만 외상후스트레스장애 그룹에서는 그 증가 폭이 유의하게 작았다. 이는 외상후스트레스장애 환자에게서 내인성 카나비노이드 시스템이 둔화되어 있을 가능성을 시사한다(자세한 내용은 후속 논의에서 다룸). 흥미롭게도 외상후스트레스장애 그룹은 건강한 대조군보다 더 큰 기분 개선 효과와 통증 감소 효과를 보였다. 저자들은 이 소규모 파일럿 연구의 예비 결과를 향후 더 큰 규모의 무작위 배정 및 엄격한 임상시험을 통해 반복 검증할 필요가 있다고 강조했다.

2건의 연구에서는 CBT를 받는 사람들에게 운동을 보조 치료로 활용했을 때의 효과를 평가했다. 리들 등(Liedl et al. 2011)은 트라우마를 경험한 난민 30명을 무작위로 세 그룹에 10명씩 배정해 바이오피드백 기반 CBT 단독, 바이오피드백 기반 CBT와 운동 병행, 대기자 그룹으로 나누었다. 이들은 신체적·정신적으로 심각한 트라우마를 경험한 집단으로 많은 참가자가 다양한 통증 증상을 함께 호소했다. 운동 중재는 만성 두통, 목 통증, 허리 통증을 완화하기 위해 물리치료사가 개인 맞춤형으로 설계했다. 운동 병행 그룹은 바이오피드백 기반 CBT 10회기에 추가로 20분간의 운동을 10회 실시했다. 외상후스트레스장애 증상 심각도에서는 바이오피드백 기반 CBT 단독 그룹과 운동 병행 그룹 간에 유의미한 차이가 없었고, 두 그룹 모두 소폭의 개선을 보였다. 그 결과, 운동 병행 그룹이 통증 대처 측면에서 더 큰 개선을 보였다는 점을 주목할 만하다.

마지막으로 이론적으로 매우 흥미로운 파일럿 연구에서 파워즈 등(Powers et al. 2015)은 환자 9명을 무작위로 배정해 12회기 지속노출치료 또는 지속노출치료와 운동 병행 그룹으로 나누었다. 운동 병행 그룹 참가자들은 지속노출치료 회기 직전에 30분간 트레드밀 운동을 실시했다. 연구진은 외상후스트레스장애 및 기타 증상의 변화를 측정하는 동시에 해마의 신경 발생, 시냅스가소성, 장기 강화를 촉진하는 신경전달물질인 혈장 뇌유래신경영양인자(BDNF) 수치를 측정했다. 그 결과, 지속노출치료와 운동을 병행한 그룹은 지속노출치료 단독 그룹보다 외상후스트레스장애 증상의 감소 폭이 더 컸지만 표본 수가 적어 통계적으로 유의미한 차이는 나타나지 않았다. 특히 운동 병행 그룹에서만 혈장 BDNF 수치가 현저히 증가했다는 점을 주목할 만하다. 이는 지속노출치료 단독 그룹에서는 관찰되지 않았다. 저자들은 혈장 BDNF 수치가 반드시 뇌 내 BDNF 수치를 반영하지는 않을 수 있다고 하면서도 운동이 외상후스트레스장애 증상을 직접 개선하는 뇌 기전을 활성화할 가능성을 언급했다. 이 연구는 외상후스트레스장애 치료 효과를 매개하는 신경생물학적 기전에 대한 관심을 불러일으킨 선구적 시도라 할 수 있다.

임상 사례

1970년대 후반부터 1980년대 초반까지 나는 버몬트주 화이트 리버 정션에 위치한 보훈부 의료센터의 입원 정신과 병동을 담당했다. 이 병원은 다트머스대학교 가이젤 의과대학의 2개 주요 교육 병원 중 하나였다. 당시 아웃워드 바운드는 다트머스-히치콕 의료센터를 기반으로 정신질환이 있는 청소년을 위한 시범 프로그램을 운영하고 있었다(Plakun et al. 1981). 아웃워드 바운드 직원들은 외상후스트레스장애, 우울증, 조현병, 혹은 복합 정신질환을 진단받은 참전용사들을 위한 운동 프로그램에 큰 관심을 보였다. 프로그램 활동에는 암벽 등반, 크로스컨트리 스키, 고강도 및 저강도 로프 코스, 문제 해결 훈련, 등산, 오리엔티어링, 카누 타기 등이 포함됐다. 정신과 간호사와 활동 치료팀이 아웃워드 바운드 직원들과 함께 모든 활동에 동참했다. 비록 외상후스트레스장애, 우울증, 기타 증상을 직접 측정하지는 않았지만 환자들은 매우 긍정적 반응을 보였으며 자존감이 향상됐다고 보고했다. 내가 무작위 임상시험을 설계하고 실시하려 했으나 여러 제도적 장벽에 부딪혔다. 특히 이처럼 선호도가 높은 중재를 일부 환자에게 제공하지 못할 수도 있다는 우려로 인해 무작위 배정에 대한 거부감이 컸다.

정량적 데이터는 부족했지만 나는 이런 활동에서 깊은 인상을 받았다. 다트머스 아웃워드 바운드 정신건강 프로젝트가 종료된 이후에도 별도로 활동치료사를 고용해 수년 동안 참전용사들을 위한 야외 활동을 지속적으로 운영했다(Roland et al. 1987). 심지어 지체장애가 있는 참전용사들도 참여할 수 있도록 보훈부 병원 캠퍼스 내에 낮은 로프 코스를 설치하기도 했다. 우리의 방식은 기존의 체험 기반 도전 프로그램들과는 달랐다. 특히 신체적 위험이 수반되는 활동에는 상대적으로 덜 집중하고, 그 대신 사회적·인지적·정서적 위험이 동반되는 활동에 더 많은 주의를 기울였다.

외상후스트레스장애 환자를 위한 운동 프로그램은 숙달감, 신뢰 형성, 사회적 연결이라는 세 가지 핵심 영역에서 효과를 보인다.

1. **숙달**: 외상후스트레스장애는 극심한 스트레스 상황에 적절히 대처하지 못할 때 발생

한다. 트라우마 당시 경험한 무력감이 핵심 원인으로 지목되어 왔다. 가장 효과적인 CBT 접근법들은 외상후스트레스장애 환자들이 자신을 연약하고 무기력하며 부적절하다고 인식할 뿐 아니라 세상 자체를 압도적이고 위협적인 곳으로 인식한다는 점에 주목한다(Gillihan et al. 2014; Resick et al. 2014). 이런 맥락에서 암벽등반, 크로스컨트리 스키, 기타 신체 활동을 통해 기술을 익히고 숙달감을 경험하는 것은 자신을 나약하고 무능하며 실패한 존재로 여기는 환자에게 매우 중요한 심리적 의미를 지닌다.

2. **신뢰**: 신뢰의 상실은 외상후스트레스장애 환자에게서 흔히 나타나는 증상이다. 가령, 신뢰하던 사람에게 성폭력을 당했거나 믿었던 군 지휘관의 명령으로 많은 사상자가 발생했거나 안전을 보장하겠다던 당국의 실패로 인한 테러나 자연재해로 대규모 인명 피해가 발생한 경우 등에서 신뢰는 심각하게 훼손된다. 이처럼 신뢰가 붕괴된 이들이 암벽등반과 같은 활동을 수행할 때 한 사람이 로프에 의지해 동료에게 자신의 생명을 맡기는 상황은 타인에 대한 신뢰를 다시 회복할 수 있는 생생한 기회를 제공한다.

3. **사회적 연결**: 외상후스트레스장애를 겪는 사람들은 종종 자신을 타인으로부터 고립시키는 경향이 있다. 이는 스스로를 취약한 상태에 놓지 않으려는 일종의 방어 전략으로, 또 다른 외상적 경험에 노출될 가능성을 최소화하려는 시도다. 그러나 야외 활동에는 상호 의존, 팀 단위 문제 해결, 일상적인 사회적 교류가 필연적으로 포함되어 있다. 이러한 활동은 외상후스트레스장애로 인한 고립감과 사회적 위축을 완화하는 데 효과적이다.

즉, 운동이 미치는 신경생물학적 효과 이외에도 운동 중재에 포함된 사회적 요인들이 외상후스트레스장애의 특정 증상을 완화하는 데 의미 있는 역할을 할 수 있다.

운동이 외상후스트레스장애 증상을 어떻게 완화할 수 있을까?

외상후스트레스장애 치료에서 운동의 잠재적 이점을 구체적으로 다룬 문헌은 매우 제한적이다. 35~40년 전 나는 운동을 통해 숙달감, 신뢰감, 사회적 연결감을 증진시키는 것이 정신과에 입원한 참전용사 환자에게 치료적으로 도움이 될 것이라고 예상했다. 하지만 이러한 요소들이 실제로 외상후스트레스장애에 어떤 영향을 미쳤는지를 입증한 연구는 거의 찾아볼 수 없다. 페츠너와 애즈먼슨(Fetzner and Asmundson 2015)에 따르면 주의 초점을 전환하는 것은 외상후스트레스장애 증상 완화에 중요한 요인이 아닌 것으로 나타났다. 반면, 로젠바움 등(Rosenbaum et al. 2015b)은 신체 활동을 통해 외상후스트레스장애 증상 중증도뿐 아니라 허리둘레, 체중, 체지방률이 동시에 감소하는 현상을 관찰했다. 이들은 외상후스트레스장애와 비만, 대사증후군, 제2형 당뇨병 사이의 양의 상관관계에 주목하며 외상후스트레스장애 및 기타 정신질환을 치료할 때 심혈관대사 위험 요인을 함께 줄이는 것의 중요성에 대해 추가 연구가 필요하다고 강조했다.

개인적으로 가설적 작용기전 중 신경생물학적 기전에 가장 흥미를 가진다. 파워즈 등(Powers et al. 2015)은 지속노출치료를 받는 외상후스트레스장애 환자에서 운동이 BDNF를 증가시킨다는 사실을 보여주었다. 이들의 소규모 예비 연구는 운동이 뇌 구조와 기능, 특히 신경 발생과 시냅스가소성에 긍정적 영향을 미친다는 다수의 선행 연구와 일치한다(제2장. "신체 운동과 뇌" 참조). 이 주제를 깊이 있게 다루는 것은 이 장의 범위를 넘어서므로 관심 있는 독자들은 훌륭한 종설 논문들을 참고하길 바란다(Eadie et al. 2005; Greenwood and Fleshner 2011; Kempermann et al. 2010; Krystal et al. 2017; Silverman and Deuster 2014). 간단히 요약하자면 만성 스트레스는 뇌 신경세포 구조에 해로운 영향을 미치며 이는 수상돌기 가시(dendritic spine) 소실, 시냅스 밀도 감소, 신경세포 소실, 해마 부피 축소 등으로 나타난다. 이런 상태에서는 신경 발생을 촉진하는 치료가 효과적일 것으로 기대된다. 실제로 미국식품의약국(Food and Drug Administration, FDA)이 외상후스트레스장애 치료제로 승인한 두 가지 약물 중 하나인 선택적 세로토닌 재흡수 억제제(SSRI)인 파록세틴은 해마 부피를 증가시키며 이는 외상후스트레스장애 회복과 관련이 있는 것으로 나타났다(Vermetten et al. 2003). SSRI는 이 외에도 BDNF 수치를 증가시키는 효과도 보인다(Duman 2004).

운동이 신경가소성을 향상시키고 신경 발생을 촉진하며 수상돌기 복잡성과 시냅스 연결성을 증가시킨다는 증거는 매우 풍부하다. 이러한 효과는 BDNF 수치 증가와 밀접한 관련이 있다(Krystal et al. 2017 참조). 자발적 운동은 해마 치아이랑에서 신경 발생을 증가시키고 장기 강화도 향상시킨다(Eadie et al. 2005). 켐퍼먼 등(Kempermann et al. 2010)은 전

임상연구를 통해 운동이 해마의 신경 발생을 자극한다는 사실을 입증했다. 그린우드와 플레시너(Greenwood and Fleshner 2011)는 운동을 통해 중추 세로토닌계에서 유도되는 신경가소성이 스트레스 저항성과 회복탄력성을 촉진한다는 증거들을 종합적으로 검토했다. 또한 실버먼과 도이스터(Silverman and Deuster 2014)는 운동이 ① 스트레스 및 스트레스 관련 장애에 대한 완충 작용을 하고, ② 신체적 및 심리사회적 스트레스 요인에 대한 신경내분비 및 생리적 반응을 완화하고 최적화하며, ③ 항염증 상태를 촉진하고, ④ 신경가소성과 성장 인자 발현을 향상시킨다고 했다.

운동의 이점을 매개하는 또 하나의 신경생물학적 시스템은 내인성 카나비노이드 시스템이다. 유산소 운동이 외상후스트레스장애 환자에게서 내인성 카나비노이드 수치를 증가시키고 기분을 개선하며 통증을 줄이는 효과를 보였는데(Crombie et al. 2018 참조) 이에 대한 이론적 배경은 다음과 같다. 우선 외상후스트레스장애에서 내인성 카나비노이드 시스템이 조절에 이상을 보인다는 연구들이 있으며(Hill et al. 2013; Neumeister et al. 2013) 건강한 사람의 내인성 카나비노이드 수치를 운동이 증가시킨다는 근거도 제시됐다(Crombie et al. 2018 참조). 또한 이 시스템의 강화가 동물과 인간 모두에게서 공포 소거를 촉진했다는 연구 결과가 있다(Lutz et al. 2015; Rabinak et al. 2014). 크롬비 등(Crombie et al. 2018)은 내인성 카나비노이드 시스템 결핍에 대한 추가적 근거를 제시했다. 그들의 연구에서 외상후스트레스장애 환자들은 운동 후 내인성 카나비노이드 수치의 상승 폭이 건강 대조군에 비해 유의하게 낮았다. 이는 운동에 대한 생리적 반응이 둔화되어 있음을 시사한다. 이는 분명 향후 연구가 절실히 요구되는 중요한 분야다.

앞으로의 전망

위의 결과들은 운동이 외상후스트레스장애를 가진 사람의 기능과 주관적 웰빙을 향상시키는 데 유익한 역할을 할 수 있음을 시사한다. 이제 중요한 것은 핵심적 연구 질문을 명확히 설정하고, 이를 구체적으로 검증할 수 있는 연구를 설계하는 것이다. 나의 주요 연구 분야는 외상후스트레스장애이고 이 책의 다른 장에서 다루고 있는 다른 정신질환에 대해서는 상대적으로 덜 익숙하다. 따라서 외상후스트레스장애 관련 문헌이 운동과 정신건강 전반에 대해 지금까지 발표된 연구 내용을 얼마나 잘 반영하고 있는지는 확실히 알 수 없다. 솔직히 말해 운동의 작용기전에 대해 다룬 외상후스트레스장애 관련 연구 대부분이 운동의 생리적 측면(예: 유산소 운동), 인지적 측면(예: 숙달감), 대인관계적 측면(예: 신뢰), 사회적 측면(예: 소외감)보다는 신경생물학적 질문, 예컨대 시냅스가소성, BDNF, 신경 발생, 내인성 카나비노이드 시스템에 주로 초점을 맞추고 있다는 점이 꽤 놀라웠다. 개인적으로는 운동의 유형에 따라 특정 문제에 더 효과적일 수 있다고 본다. 따라서 운동의 비특이적 효과와 특정 정신질환(예: 외상후스트레스장애, 우울증, 물질사용장애 등)에 맞춘 특이적 효과를 구분해 이해해야 한다.

외상후스트레스장애에서 운동의 효과를 보다 명확히 이해하기 위해 향후 연구에서 포함되어야 할 주요 주제들은 다음과 같다.

- 운동 유형과 방식의 맞춤 효과 탐색: 어떤 종류의 운동 또는 운동 방식(예: 개인 운동 대 집단 운동)이 어떤 조건에서, 어떤 특성을 가진 사람에게 가장 효과적일지를 체계적으로 파악해야 한다.

- 비특이적 효과와 외상후스트레스장애 특이적 기전의 구분: 운동이 일반적으로 정신건강에 주는 비특이적 이점과 외상후스트레스장애에서만 두드러질 수 있는 특이적 기전을 구분해 탐색할 필요가 있다. 예컨대 BDNF 또는 신경 발생, 내인성 카나비노이드 수치의 증가와 같은 생물학적 기전부터 신뢰 회복이나 사회적 연결감 증진과 같은 심리사회적 기전까지 다양한 가능성을 고려해야 한다.

- 기존 외상후스트레스장애 치료의 보조적 요소로서의 운동 중재 최적화: 기존의 근거 기반 치료에 운동을 어떻게, 언제, 얼마만큼 병행할 것인지, 즉 운동의 시점과 용량(dose)에 관한 연구가 필요하다.

- 운동 효과가 두드러지는 외상후스트레스장애 증상군 확인: 운동이 외상후스트레스장애의 어떤 증상군에 특히 효과적인지를 확인하는 연구가 필요하다. 현재까지의 일부 연구에 따르면 재경험, 회피, 무감각보다는 과각성 증상이 운동 후 가장 뚜렷하게 개선된 것으로 나타났다. 이러한 경향을 좀 더 체계적으로 검증할 필요가 있다.

분명 우리는 아직 배워야 할 것이 많다. 운동은 비용이 적게 들고 접근성이 높으며 신체건강에 유익할 뿐만 아니라 심리적으로도 만족감을 주고 대체로 즐거운 활동이다. 운동이 우리에게 유익하다는 사실은 이미 잘 알려져 있다. 이제는 개인의 웰빙을 넘어 외상후스트레스장애 등 다양한 정신질환을 위한 치료 자원으로서 운동의 역할을 더 깊이 이해해야 한다. 이제 시작할 때다.

토의 질문

1. 특정 외상후스트레스장애 증상군이나 또는 특정 하위 집단에 가장 도움이 될 가능성이 높은 운동은 무엇일까?

2. 운동이 뇌유래신경영양인자(BDNF)와 기억 회로의 신경가소성에 미치는 영향이 외상후스트레스장애의 다른 치료법과 어떻게 시너지 효과를 낼 수 있을까? 함께 적용하기에 가장 적절한 시점은 언제일까?

3. 운동 접근성이 외상후스트레스장애를 가진 사람에게 어떤 도움이 될 수 있을까?

추천 문헌

Greenwood BN, Fleshner M: Exercise, stress resistance, and central serotonergic systems. Exerc Sport Sci Rev 39(3):140–149, 2011

Krystal JH, Abdallah CG, Averill LA, et al: Synaptic loss and the pathophysiology of PTSD: Implications for ketamine as a prototype novel therapeutic. Curr Psychiatry Rep 19(10):74, 2017

Silverman MN, Deuster PA: Biological mechanisms underlying the role of physical fitness in health and resilience. Interface Focus 4(5):20140040, 2014

참고 문헌

American Psychiatric Association: Diagnostic and Statistical Manual of Mental Disorders, 4th Edition. Washington, DC, American Psychiatric Association, 1994

Babson KA, Heinz AJ, Ramirez G, et al: The interactive role of exercise and sleep on veteran recovery from symptoms of PTSD. Ment Health Phys Act 8:15–20, 2015

Crombie KM, Brellenthin AG, Hillard CJ, et al: Psychobiological responses to aerobic exercise in individuals with posttraumatic stress disorder. J Trauma Stress 31(1):134– 145, 2018 29388710

Diaz AB, Motta R: The effects of an aerobic exercise program on posttraumatic stress disorder symptom severity in adolescents. Int J Emerg Ment Health 10(1):49–59, 2008 18546759

Duman RS: Role of neurotrophic factors in the etiology and treatment of mood disorders. Neuromolecular Med 5(1):11–25, 2004 15001809

Eadie BD, Redila VA, Christie BR: Voluntary exercise alters the cytoarchitecture of the adult dentate gyrus by increasing cellular proliferation, dendritic complexity, and spine density. J Comp Neurol 486(1):39–47, 2005 15834963

Fetzner MG, Asmundson GJ: Aerobic exercise reduces symptoms of posttraumatic stress disorder: a randomized controlled trial. Cogn Behav Ther 44(4):301–313, 2015 24911173

Gillihan SJ, Cahill SP, Foa EB: Psychological theories of PTSD, in Handbook of PTSD: Science and Practice, 2nd Edition. Edited by Friedman MJ, Keane TM, Resick PA. New York, Guilford, 2014, pp 166–184

Goldstein LA, Mehling WE, Metzler TJ, et al: Veterans group exercise: a randomized pilot trial of an integrative exercise program for veterans with posttraumatic stress. J Affect Disord 227:345–352, 2018 29145076

Greenwood BN, Fleshner M: Exercise, stress resistance, and central serotonergic systems. Exerc Sport Sci Rev 39(3):140–149, 2011 21508844

Hill MN, Bierer LM, Makotkine I, et al: Reductions in circulating endocannabinoid levels in individuals with post-traumatic stress disorder following exposure to the World Trade Center attacks. Psychoneuroendocrinology 38(12):2952–2961, 2013 24035186

Kempermann G, Fabel K, Ehninger D, et al: Why and how physical activity promotes experience-induced brain plasticity. Front Neurosci 4:189, 2010 21151782

Kim SH, Schneider SM, Bevans M, et al: PTSD symptom reduction with mindfulness-based stretching and deep breathing exercise: randomized controlled clinical trial of efficacy. J Clin Endocrinol Metab 98(7):2984–2992, 2013 23720785

Krystal JH, Abdallah CG, Averill LA, et al: Synaptic loss and the pathophysiology of PTSD:

implications for ketamine as a prototype novel therapeutic. Curr Psychiatry Rep 19(10):74, 2017 28844076

Lawrence S, De Silva M, Henley R: Sports and games for post-traumatic stress disorder (PTSD). Cochrane Database Syst Rev (1):CD007171, 2010 20091620

Liedl A, Müller J, Morina N, et al: Physical activity within a CBT intervention improves coping with pain in traumatized refugees: results of a randomized controlled design. Pain Med 12(2):234–245, 2011 21223501

Lutz B, Marsicano G, Maldonado R, et al: The endocannabinoid system in guarding against fear, anxiety and stress. Nat Rev Neurosci 16(12):705–718, 2015 26585799

Manger TA, Motta RW: The impact of an exercise program on posttraumatic stress disorder, anxiety, and depression. Int J Emerg Ment Health 7(1):49–57, 2005 15869081

Neumeister A, Normandin MD, Pietrzak RH, et al: Elevated brain cannabinoid CB1 receptor availability in post-traumatic stress disorder: a positron emission tomography study. Mol Psychiatry 18(9):1034–1040, 2013 23670490

Newman CL, Motta RW: The effects of aerobic exercise on childhood PTSD, anxiety, and depression. Int J Emerg Ment Health 9(2):133–158, 2007 17725082

Plakun E, Tucker G, Harris P: Outward Bound: an adjunctive psychiatric therapy. J Psychiatr Treat Eval 3(1):33–37, 1981

Powers MB, Medina JL, Burns S, et al: Exercise augmentation of exposure therapy for PTSD: rationale and pilot efficacy data. Cogn Behav Ther 44(4):314–327, 2015 25706090

Rabinak CA, Angstadt M, Lyons M, et al: Cannabinoid modulation of prefrontal-limbic activation during fear extinction learning and recall in humans. Neurobiol Learn Mem 113:125–134, 2014 24055595

Resick PA, Monson CM, Gutner CA, et al: Psychosocial treatments for adults with PTSD, in Handbook of PTSD: Science and Practice, 2nd Edition. Edited by Friedman MJ, Keane TM, Resick PA. New York, Guilford, 2014, pp 419–436

Roland CC, Summers S, Friedman MJ, et al: Creation of an experiential challenge program. Ther Recreation J 21(2):54–63, 1987

Rosenbaum S, Sherrington C, Tiedemann A: Exercise augmentation compared with usual care for post-traumatic stress disorder: a randomized controlled trial. Acta Psychiatr Scand 131(5):350–359, 2015a 25443996

Rosenbaum S, Tiedemann A, Berle D, et al: Exercise as a novel treatment option to address cardiometabolic dysfunction associated with PTSD. Metabolism 64(5):e5–e6, 2015b 25681009

Silverman MN, Deuster PA: Biological mechanisms underlying the role of physical fitness in health and resilience. Interface Focus 4(5):20140040, 2014 25285199

Vermetten E, Vythilingam M, Southwick SM, et al: Long-term treatment with paroxetine increases verbal declarative memory and hippocampal volume in posttraumatic stress disorder. Biol Psychiatry 54(7):693–702, 2003 14512209

제6장

조현병스펙트럼장애 관리를 위한 신체 운동

슈이치 스에타니 Shuichi Suetani, B.Sc., M.B., Ch.B., FRANZCP

데이비 밴캠프포트 Davy Vancampfort, Ph.D.

번역 박혜미, 이정석

KEY POINTS

- 조현병을 가진 사람은 일반 인구에 비해 현저히 높은 신체건강 부담을 안고 있으며 이는 사망률 격차의 주요 원인이 된다.
- 신체 활동은 이러한 건강 부담을 완화하고 조현병을 가진 사람의 심리적·신체적 웰빙을 향상시키는 데 기여할 수 있다.
- 현재 직면한 주요 과제는 조현병을 가진 사람을 위한 효과적 신체 활동 중재를 장기적으로 시행하는 것이다.

최근 들어 신체 활동이 조현병을 가진 사람의 심혈관대사 위험 요인과 증상 중증도를 감소시키는 데 안전하고 경제성 있는 효과적 중재일 뿐만 아니라 뇌 부피 회복에도 기여할 수 있다는 근거가 제시되면서 이에 대한 연구와 임상적 관심이 크게 증가하고 있다(Dauwan et al. 2016; Firth et al. 2017b; Vancampfort et al. 2010). 이에 따라 조현병을 가진 사람의 신체건강과 관련한 라이프스타일을 개선하는 것의 중요성에 대한 정신의학 전문가들의 인식도 높아지고 있다(Suetani et al. 2017).

이 장에서는 호주의 사례를 바탕으로 공공 정신건강서비스의 일상적 임상 진료에서 신체 활동 중재가 어떻게 폭넓게 적용될 수 있는지를 설명한다. 크게 세 가지 주요 섹션으로 구성된다. 첫 번째 섹션에서는 증상 관리, 뇌 기능 회복, 기능적 회복을 충족시키지 못하는 요구 사항뿐 아니라 조현병을 가진 사람들의 신체건강 문제와 치료 반응과 관련된 문제의 심각성을 간략히 다룬다. 두 번째 섹션은 이 장의 핵심으로, 신체 활동이 이러한 문제를 완화하는 데 어떤 기여를 할 수 있는지를 설명하고 전 세계적으로 시행된 신체 활동 중재 연구의 성공 사례를 간단히 소개한다. 마지막 섹션에서는 이 분야의 향후 방향성을 제시하며, 특히 일상적 임상 진료 현장에서 신체 활동 치료를 지속 가능하게 통합하는 방법에 대해 논의한다.

조현병을 가진 사람들의 정신건강과 신체건강

조현병의 약물치료와 정신증상

조현병을 특징짓는 증상은 크게 세 가지 주요 영역으로 구분된다. 첫째, 양성 증상으로 망상과 환각 같은, 이른바 현실 검증력의 상실을 동반하는 정신병적 증상을 포함한다. 둘째, 음성 증상으로 동기 저하, 자발적 언어의 감소, 사회적 위축 등이 대표적이다. 셋째, 인지 증상으로 다양한 인지기능 영역에서 대조군보다 저조한 수행 능력으로 나타난다(Kahn et al. 2015). 항정신병약물은 여전히 양성 증상 치료의 핵심적 수단으로 사용되고 있다(Galletly et al. 2016; Leucht et al. 2017). 그러나 대부분의 항정신병약물은 높은 중단율을 보이며 약 5분의 1에 달하는 환자에게서 치료 저항성이 나타난다(Agid et al. 2011). 이러한 경우 클로자핀은 기존 약물 대비 우수한 치료 효과를 보이지만 한 체계적 고찰에 따르면 치료 필요 환자수(number needed to treat, NNT)는 9명으로 추정된다. 이는 곧 9명 중 8명은 클로자핀 투여에도 불구하고 충분한 치료 반응을 보이지 않는다는 의미다(Siskind et al. 2016).

항정신병약물은 음성 증상에 대해 효과가 미미하며(Leucht et al. 2017) 다른 약물들 역시 제한적 효능만을 보인다(Arango et al. 2013; Kahn et al. 2015). 이는 음성 증상이 조현병을 가진 사람의 기능적 손상에 특히 큰 영향을 미친다는 연구 결과(Rabinowitz et al. 2012)에도 불구하고 여전히 해결되지 않은 문제로 남아 있다. 또한 잠재적 편향 요인을 통제한 체계적 검토 연구에서는 조현병의 양성 및 음성 증상 모두에 대해 정신치료의 효과가 제한적이라는 점이 확인됐다(Jauhar et al. 2014). 인지 증상에 대해서도 현재까지 뚜렷한 약리학적 치료법은 거의 없는 실정이다. 조현병에서 인지 증상은 많은 경우 진단 이전부터 관찰되며 질병의 전체 경과에 걸쳐 지속되는 핵심적 결함으로 알려져 있다(Kahn and Keefe 2013).

이러한 표현형 외에도 조현병으로 항정신병약물을 복용하는 사람들은 전체 뇌 부피뿐 아니라 전체 회색질과 백질의 부피에서도 유의미한 감소가 관찰된다. 이러한 감소는 첫 번째 정신증 삽화 시점부터 이미 나타나지만 예후가 불량하고 인지 저하가 동반된 후기 단계에서 두드러진다(Kahn et al. 2015). 이와 같은 뇌 구조 변화는 신경 연결성과 수상돌기 가시 소실, 이를 지지하는 신경교세포의 감소와 관련이 있으며 결국 뇌 신경영양인자의 변화로 이어지는 것으로 보인다(Noordsy et al. 2018). 30편의 종단적 신경영상 연구를 종합한 메타분석(Fusar-Poli et al. 2013)에 따르면 조현병을 가진 사람은 대조군과 비교해 회색질 부피가 점진적으로 감소하는 것으로 나타났다. 또한 항정신병약물에 대한 누적 노출이 증가할수록 뇌의 부피 감소가 더욱 뚜렷했다(Fusar-Poli et al. 2013).

1921년부터 20개국에서 수집한 50개 표본을 체계적으로 검토한 결과, 조현병을 가진 사람 중 회복되는 사람은 7명 중 1명에 불과한 것으로 추정됐다(Jääskeläinen et al. 2013). 여기서 회복은 증상과 사회적·기능적 결과라는 두 영역 중 최소 두 가지에서 개선이 이뤄지고 이 가운데 적어도 한 가지 영역의 개선이 2년 이상 지속되는 경우로 정의됐다. 이 검토에서는 지난 수십 년간 정신의학 분야가 크게 발전했음에도 불구하고(예: 새로운 항정신병약물의 도입과 사용, 심리사회적 개입에 대한 관심 및 노력 증가, 탈원화 및 조기 정신증 서비스와 같은 서비스 전달 체계의 주요 변화; McGrath et al. 2014) 조현병 회복률이 시간이 흐르면서 향상됐다는 증거가 없다는 점을 주목할 만하다. 이러한 결과는 정신 증상을 개선해 조현병을 가진 사람들의 회복률을 높일 수 있는 혁신적 치료 접근법이 시급히 필요함을 시사한다.

조현병을 가진 사람들의 신체건강 상태

조현병의 기능적 회복은 심각한 신체적 질환의 동반으로 인해 더욱 복잡해진다. 조현병을 가진 사람은 일반적으로 약 15년의 기대수명이 단축되는 것으로 알려져 있다(Hjorthøj et al. 2017). 이러한 수명 단축의 상당 부분은 심혈관질환과 당뇨병과 같은 예방 가능한 신체질환에서 비롯된다(Olfson et al. 2015). 이와 같은 사망률과 이환율 격차에는 여러 요인이 관여한다. 예를 들어 대부분의 항정신성약물은 현저한 체중 증가를 초래해 심혈관대사 위험 프로파일을 악화시키는 주된 원인이 된다(Correll et al. 2015). 그러나 정신건강 서비스에서는 심혈관대사 위험이 적절히 모니터링되지 않는 경우가 많으며 조현병을 가진 사람이 신체질환으로 의료 서비스를 이용할 때도 최적의 건강관리를 제공받지 못할 가능성이 높다(Kisely et al. 2009). 이러한 문제는 조현병 자체의 임상 특성으로 인해 더욱 악화된다. 예를 들어 편집성 사고와 같은 양성 증상은 의료 중재를 꺼리게 만들고 의욕 저하와 같은 음성 증상은 진료 예약을 놓치게 하며 기억장애와 같은 인지 증상은 치료 지침을 따르는 데 어려움을 초래할 수 있다.

조현병을 가진 사람의 심혈관대사 위험 상태는 호주의 고위험정신병조사연구(Survey of High Impact Psychosis, SHIP)를 통해 잘 드러난다. SHIP 연구는 정신증을 가진 1,800명 이상의 자료를 분석한 것으로 다음과 같은 결과를 보고했다. (1) 연구 대상자의 약 4분의 3이 과체중 또는 비만이었으며 80% 이상이 복부 비만이었다. (2) 3분의 2는 현재 흡연자였으며, (3) 절반 이상은 대사증후군의 진단 기준을 충족했다(Galletly et al. 2012). 이와 유사하게 136개의 연구와 18만 명 이상의 데이터를 종합한 메타 분석에서도 조현병을 가진 사람은 일반 인구와 비교해 (1) 복부 비만이 4배, (2) 대사증후군은 2.4배, (3) 당뇨병은 2배 더 높게 나타났다(Vancampfort et al. 2013).

신체 활동과 조현병

조현병을 가진 사람들의 신체 활동

조현병을 가진 사람의 신체 활동 상태 개선은 이들 집단에서 중요한 행동 변화 목표로 주목받고 있으며 실현 가능하고 효과적인 중재로서 연구 및 임상적 관심을 얻고 있다(Suetani et al. 2016a). 고위험정신병조사연구(SHIP) 데이터에 따르면 호주에서 정신증을 가진 사람의 약 50%는 신체 활동을 하기는 하지만 건강상 이점을 얻기에는 불충분한 것으로 나타났다(Suetani et al. 2016b). 마찬가지로 영국 지역사회에서 정신증을 가진 사람 450명을 대상으로 실시한 코호트 연구에서도 44%가 신체 활동이 부족한 것으로 나타났다(Gardner-Sood et al. 2015). 또한 조현병을 가진 사람 3,453명을 포함한 35건의 연구를 종합한 메타분석에 따르면 조현병을 가진 사람은 저강도의 신체 활동을 하루 평균 80.4분, 중강도 신체 활동을 평균 16.2분, 고강도 신체 활동은 평균 1.1분 수행하는 것으로 추정됐으며(Stubbs et al. 2016) 이들 중 40% 이상이 주당 150분이라는 중강도 신체 활동 권장량을 충족하지 못했다. 일반 인구와 비교할 때, 조현병을 가진 사람은 중강도 신체 활동을 하루 평균 14.2분, 고강도 신체 활동을 평균 3.4분 더 적게 했지만 저강도 신체 활동 수준에서는 차이가 없었다.

조현병을 가진 사람의 낮은 신체 활동 수준은 음성 증상과 더불어 대사증후군과 비만 등 심혈관대사 합병증과 밀접한 관련이 있다. 이보다 상대적으로 영향력이 덜하지만 약물 부작용, 심혈관대사 위험 요인에 대한 지식 부족, 낮은 자기 효능감과 신체적 자기 인식, 건강에 해로운 식습관, 사회적 고립 등도 낮은 신체 활동과 관련된 요인으로 지적된다(Vancampfort et al. 2012). 일반 인구와 마찬가지로 조현병을 가진 사람 중 대다수 역시 체중 감소, 기분 개선, 스트레스 완화를 신체 활동 참여의 주요 동기로 꼽는다(Firth et al. 2016). 동시에 저조한 기분 상태와 높은 스트레스 수준, 사회적 지지 부족은 신체 활동을 방해하는 주요 장벽으로 작용한다. 이러한 결과는 달과 노어지(Dahle and Noordsy 2018)의 최근 연구에서도 확인됐다. 이 연구에서는 조현병을 가진 사람들이 운동에 참여하는 가장 강력한 동기로 자기 이미지를 꼽았으며 전반적인 웰빙 증진, 우울 및 불안 증상의 감소, 인지기능 향상 또한 중요한 운동의 이유로 보고됐다.

증상 및 기능에 대한 신체 활동의 효능

조현병을 가진 사람에게 신체 활동이 유익하다는 연구 결과는 이제 확고하다. 퍼스 등(Firth et al. 2015)이 총 695명의 참가자를 대상으로 한 20편의 연구 데이터를 종합한 체계적 문헌고찰에 따르면 신체 활동 중재가 BMI에는 유의미한 영향을 미치지 않았지만 신체 체력 지표의 개선과 함께 조현병의 양성 및 음성 증상 모두를 감소시키는 효과가 있는 것으로 나타났다. 특히 중강도에서 고강도의 신체 활동을 활용한 4편의 연구를 통합 분석한 결과, 전체 정신 증상에 통계적으로 유의한 감소 효과가 확인됐다(표준화 평균차[standardized mean difference, SMD]=−0.72; 95% 신뢰구간[confidence interval, CI] −1.14~−0.29). 게다가 이러한 효과는 양성 증상(SMD=−0.54, 95% CI −0.95~−0.13)과 음성 증상(SMD=−0.44,

95% CI −0.78~−0.09) 모두에서 관찰됐다. 또한 주당 약 90분 이상 중강도에서 고강도의 신체 활동을 수행한 사람에게서 그 효과가 두드러진 것을 통해 신체 활동의 **용량**이 중요하다는 사실도 확인됐다.

29개의 연구와 1,109명의 조현병을 가진 사람을 대상으로 한 또 다른 체계적 문헌고찰에서는 신체 활동 중재가 양성 및 음성 증상은 물론 우울 증상, 삶의 질, 전반적 기능을 개선할 수 있음을 보여주었다(Dauwan et al. 2016). 이 문헌고찰에서는 랜덤 효과 모형을 적용하고 통합된 효과 크기를 정량화하기 위해 헤지스의 g(Hedges'g)를 사용했다. 그 결과, 신체 활동 중재는 전체 정신과적 증상(Hedges'g= 0.39; 95% CI 0.19 − 0.58), 양성 증상(Hedges'g= 0.49; 95% CI 0.14 − 0.50), 음성 증상(Hedges'g= 0.49; 95% CI 0.31 − 0.67)에 대해 유의미한 개선 효과를 보였다. 또한 삶의 질(Hedges'g= 0.55; 95% CI 0.35 − 0.76)과 우울 증상(Hedges'g= 0.71; 95% CI 0.33 − 1.09)에서도 유의미한 향상이 관찰됐다.

세 번째 체계적 문헌고찰에서는 신체 활동이 전반적 인지기능 향상에 효과적이라는 사실이 입증됐으며 이 역시 용량 의존적 특성을 보였다. 즉, 신체 활동량이 많을수록 인지기능의 개선 효과도 더 컸다(Firth et al. 2017a). 이와 관련해 퍼스 등(Firth et al. 2017b)은 신체 활동이 뇌 부피에 미치는 잠재적 영향을 탐색하며 조현병을 가진 사람들을 대상으로 신체 활동이 뇌 부피에 미치는 영향을 평가한 5편의 연구를 확인했다. 이들 모두 해마의 부피를 측정했으며 그중 2편에서는 해마의 부피 증가를 보고한 반면, 나머지 3편에서는 유의한 변화가 없음을 보고했다. 그러나 해마의 부피 변화가 없다고 보고한 연구들에서도 신체 활동 중재군은 심폐체력(cardiorespiratory fitness, CRF)과 단기 기억력 향상과 같은 다른 긍정적 효과를 보였다. 이 중 2편의 연구에서는 뇌의 다른 부위에서 부피 증가가 관찰됐다(하나는 좌측 전두엽, 다른 하나는 전체 대뇌 부피). 특히 연관성을 발견하지 못한 연구 중 하나는 표본 수가 5명에 불과했다는 점도 고려할 필요가 있다(Rosenbaum et al. 2015). 이러한 연구 결과와 더불어 다른 집단에서 신체 활동에 따라 뇌 부피가 증가했다는 기존의 근거들을 종합해 볼 때, 해당 문헌고찰의 저자들은 신체 활동이 조현병을 가진 사람들의 인지기능을 개선시키는 작용기전 중 하나로 신경 발생의 자극 가능성을 제안했다(Firth et al. 2017b).

최근 신체 활동과 관련해 조현병을 가진 사람의 심폐체력의 중요성에 대한 관심이 높아지고 있다. 심폐체력은 일반적으로 심혈관계, 호흡계, 근골격계가 지속적 신체 활동 중 산소를 공급하고 활용하는 능력으로 정의된다. 조현병을 가진 사람은 일반 인구에 비해 심폐체력이 현저히 낮으며 이는 심혈관질환으로 인한 사망률 증가와 독립적으로 관련될 수 있다는 연구 결과가 보고됐다(Vancampfort et al. 2017). 일부 횡단 연구에서는 낮은 심폐체력이 높은 수준의 음성 증상과 유의미한 상관관계를 보였다(Vancampfort et al. 2015). 한 무작위 대조군 연구에서는 6개월간의 운동 중재를 통해 조현병을 가진 사람의 심폐체력이 향상됐으며, 이에 따라 양성 증상의 유의미한 개선이 관찰됐으나 음성 증상에서는 뚜렷한 변화가 나타나지 않았다(Scheewe et al. 2013). 이와 더불어 최근의 한 코호트 연구에서는 높은 심폐체력이 정신질환 발생 위험 감소와 관련이 있는 것으로 나타났다(Kunutsor et al. 2018).

신체 활동 중재는 강도나 빈도가 높을수록 심폐체력의 개선 효과가 더 큰 것으로 나타났다(Vancampfort et al. 2017). 또 하나의 중요한 관찰 결과는 물리치료사나 운동생리학자 등 자격을 갖춘 전문가의 감독하에 실시된 중재가 더욱 우수한 결과를 보였다는 점이다. 실제로 이러한 특징은 신체 활동 중재 연구에서 탈락률에 영향을 미치는 요인을 탐색한 체계적 문헌고찰 및 메타분석에서도 일관되게 나타난 바 있다. 이 메타분석은 조현병을 가진 사람 594명을 대상으로 한 19편의 무작위 대조시험 데이터를 포함하고 있다(Vancampfort et al. 2016). 이 메타분석에서는 신체 활동 중재를 제공하는 전문가의 자격이 중재의 지속성과 효과에 있어 중요한 요소임이 입증됐다. 즉, 물리치료사나 운동생리학자의 감독을 받은 집단은 신체 활동 중재에 대한 훈련을 받지 않은 정신건강 전문가의 감독을 받은 집단에 비해 연구 중도 탈락률이 통계적으로 유의미하게 낮았다.

신체 활동 중재의 효능

최근 몇 년 사이, 주목할 만한 신체 활동 중재 연구들이 발표되고 있다. 그중 하나인 정신 재활에서 건강한 라이프스타일 달성하기 연구(Achieving Healthy Lifestyles in Psychiatric Rehabilitation, ACHIEVE)는 미국에서 18개월간 진행된 중재 연구로, 심각한 정신질환을 가진 과체중 또는 비만 성인 291명이 참여했다. 이 중 58%는 조현병을 진단받은 사람이었다(Daumit et al. 2013). 이 연구에서 제공된 중재는 개인 및 집단 신체 활동, 영양 상담, 현장 기반의 신체 활동 세션으로 구성됐으며 기술 습득과 환경적 지원을 중심으로 설계됐다. 첫 6개월 동안은 훈련받은 연구진이 직접 운동 수업을 진행했으며 이후에는 이 연구를 위해 특별 제작된 비디오 자료를 활용한 운동 세션이 진행됐다. 연구 종료 시점에서 중재군은 평균 3.4kg의 체중 감소를 보인 반면, 대조군은 0.3kg의 감소에 그쳤다. 또한 초기 체중 대비 5% 이상의 감량을 달성한 비율은 중재군이 37.8%, 대조군이 22.7%로 통계적으로 유의미한 차이를 보였다($P=0.009$). 그러나 본 연구에서는 신체 활동이 정신 증상에 미치는 영향은 평가되지 않았다.

미국에서 진행된 또 다른 무작위 대조군 연구인 STRIDE 연구(Green et al. 2015)는 초기 BMI가 27 이상, 즉 과체중 범위에 속하는 중증 정신질환을 가진 사람 200명을 대상으로 했다. 참가자의 98%는 조현병 또는 정동정신병(affective psychosis)/양극성장애로 진단받았다. 이 중재는 6개월씩 두 단계로 구성됐다. 첫 6개월간의 활동기 동안 참가자들은 주 1회 2시간씩 진행되는 그룹 회의에 참여했다. 회의에서는 영양, 신체 활동, 생활 습관 변화 등을 주제로 다루었고 매 회의에는 20분간의 신체 활동 세션이 포함됐다. 이 중재는 고혈압 예방 식이요법(Dietary Approaches to Stop Hypertension, DASH) 식단을 기반으로, 적절한 칼로리 제한을 권장했다. 활동기 이후에 참가자들은 6개월간의 유지기를 거치며 매월 한 차례의 그룹 회의와 함께 중재 진행자와의 개별 접촉을 이어갔다. 연구 시작 후 6개월이 지난 활동기 종료 시점에 중재군 참가자들은 대조군보다 평균 체중 4.4kg을 더 감량했다. 연구 시작 후 12개월이 지난 유지기 종료 시점에는 중재군이 대조군보다 평균 체중 2.6kg을 더 감량했다($P=0.004$). 또한 연구 종료 시점에서 중재군은 공복 혈당 수치가 유의하게 감소한 반면, 대조군에서는 이러한 변화가 관찰되지 않았다. 다만 체중 감소의 대부분은 활동기인 첫 6개월 동안 이루어졌으며 유지기 동안에는 두 집단 간 체중 감소의 차이가 통계적으로 유의하지 않았다는 점을 고려할 필요가 있다. 한편 연구 기간 동안 정신과 입원율은 대조군 15.6%, 중재군 15.4%로, 두 군 간에 차이가 없었다.

영양 상담 요소가 포함된 ACHIEVE 및 STRIDE 연구와 비교할 때, 자기건강 역량

강화 실천계획(Self Health Action Plan for Empowerment, InSHAPE) 연구는 신체 활동이 체중 감소에 미치는 효과에 더욱 중점을 두었다(Bartels et al. 2013). 이 연구는 12개월 동안 진행된 InSHAPE 피트니스 프로그램(중재군)과 무료 피트니스 클럽 회원권 및 교육 제공(대조군)을 비교했다. 연구에는 중증 정신질환을 가지고 있고 BMI가 25 이상인 133명이 참여했으며 이 중 40% 이상이 조현병으로 진단받았다. 중재군 참가자들은 자격을 갖춘 피트니스 트레이너의 감독 아래 매주 체육관에서 운동 세션을 진행했다. 피트니스 트레이너는 건강한 식습관과 신체 활동의 기본 원칙에 대한 교육을 제공했으며 중증 정신질환을 가진 사람들의 필요에 맞게 개별 웰니스 계획을 조정할 수 있도록 사전 교육을 받았다. 12개월 후, 중재군 참가자의 40%는 6분 걷기 테스트에서 50미터 이상 향상되어 임상적으로 의미 있는 체력 개선을 보였다. 이는 대조군(20%)의 2배에 해당하는 수치였다. 반면, 초기 체중의 5% 이상 감소를 기준으로 한 임상적으로 유의한 체중 감량에 있어서는 두 집단 간 유의미한 차이가 나타나지 않았다. 이 연구는 이후 더 큰 규모(N=200)로 수행됐으며 이 연구에서도 중재군 참가자의 51%가 체력 향상 또는 체중 감량 측면에서 임상적으로 의미 있는 개선을 보인 반면, 대조군은 38%에 불과했다(Bartels et al. 2015). 또한 연구 종료 6개월 후에도 중재군 참가자의 48%가 여전히 이러한 개선 효과를 유지하고 있어 중재 효과가 지속되는 것으로 나타났다. 특히 이 연구는 실용적 연구 설계 덕분에 대부분의 기존 임상연구보다 인종적으로 더 다양하고(비백인 46%) 나이가 많은(평균 연령 44세) 참가자들이 포함됐다는 점도 주목할 만하다. 이는 전통적으로 라이프스타일 연구에 참여하기 어려운 중증 정신질환을 가진 집단 내 하위 집단의 참여를 가능하게 했다는 점에서 중요한 의의를 가진다.

  미국 이외 지역에서는 호주 시드니에서 운영된 몸과 마음 함께 돌보기 프로그램(Keeping the Body in Mind, KBIM)이 신체 활동을 중심으로 한 라이프스타일 중재가 공공 정신건강 서비스 체계 내에 어떻게 실질적으로 통합될 수 있는지를 보여주는 실용적 사례로 주목받았다. KBIM은 지역사회 정신건강센터(public community mental health center) 내 초발 정신증 치료 서비스에서 일상적 대사 검진을 실시하는 것으로 시작해, 이후 수년에 걸쳐 조현병을 가진 사람들의 심혈관대사 위험 프로파일을 개선하기 위한 다양한 중재를 포괄하는 방향으로 발전했다. 구체적으로는 센터 내에 전용 체육관을 설치하고 운동생리학자가 참가자와 일대일로 협력해 개별화된 운동 프로그램을 처방하고 감독했다. 이를 기반으로 선임 간호사, 영양사, 운동생리학자, 동료지원활동가로 구성된 다학제 KBIM 정신건강 팀이 구축됐으며 정신건강의학과 전문의와 내분비내과 전문의가 의학적 자문을 제공했다. KBIM 프로그램에 대한 평가에 따르면, KBIM 중재(12주 동안 KBIM 팀과의 개별 세션 및 매주 스포츠 그룹 참여로 구성된 프로그램)에 참여한 초발 정신증을 가진 사람들은 동일한 기간 동안 평균 7.8kg의 체중 증가를 보인 표준 치료군에 비해 체중 증가가 평균 1.8kg에 불과해 유의미하게 적은 수준을 보였다(Curtis et al. 2016). 최근에는 조현병으로 클로자핀을 장기 복용 중인 고위험 집단으로 프로그램의 적용 범위가 확대됐다. 현재 KBIM 프로그램은 해당 지역 내 550명 이상의 참가자에게 일상적 치료의 일부로 자리 잡아가고 있다. 이러한 KBIM 프로그램의 초기 성공은 해당 지역 내 정신건강 서비스 전반에 걸쳐 프로그램이 지속적으로 더 널리 채택되는 계기가 됐다.

현재까지의 연구 결과를 종합하면

1) 신체 활동 중재는 조현병을 가진 사람들의 신체적 지표와 정신 증상은 물론 뇌 부피까지 개선할 수 있으며

2) 물리치료사나 운동생리학자와 같은 자격을 갖춘 전문가의 도움을 받을 경우, 이러한 신체 활동 중재를 정신보건 서비스에 통합하는 것이 충분히 실현 가능하다는 점을 시사한다.

이제 우리가 직면한 과제는 어떻게 하면 신체 활동 중재를 정신건강 치료의 일상적인 요소로 정착시킬 수 있을 것인가 하는 것이다.

연구 근거의 임상 진료로의 전환

연구 환경에서 신체 활동 중재가 유망한 효과를 보였음에도 불구하고, 이를 임상 현장에 광범위하게 적용하는 일은 여전히 과제로 남아 있다(Lederman et al. 2017; Pratt et al. 2016). InSHAPE 연구(Bartels et al. 2015)에서 나타난 결과와는 달리, 최근 기존 문헌을 종합한 검

토에 따르면 신체 활동 중재와 관련된 대부분의 이점은 중재가 종료된 이후 사라지는 경향이 있는 것으로 나타났다(Gates et al. 2015). 조현병을 가진 사람들의 정신적·신체적 건강 문제는 장기적 특성을 지니므로 이에 대응하기 위해서는 단기 중재가 아닌 장기적 해결책이 필수다. 신체 활동 중재의 효과는 이미 입증됐으므로 이제 중요한 질문은 더 이상 "신체 활동 중재가 조현병에 효과적인가?"가 아니라 "어떻게 하면 신체 활동 중재를 가장 효과적으로 실행하고 일상적 임상 진료의 일부로 통합할 수 있을 것인가?"로 전환돼야 한다(Bartels 2015; Lederman et al. 2017).

단기 무작위 대조 연구의 원칙을 일상에서 지속 가능한 실천으로 전환하는 과정은 지금까지 연구에서 충분히 다뤄지지 않은 몇 가지 중요한 질문을 탐색할 수 있는 기회를 제공한다. 예를 들어 참여 유도가 가장 어려우면서도 신체 활동 중재를 통해 가장 큰 혜택을 얻을 가능성이 높은 집단(예: 고령자, 소수 인종, 뚜렷한 음성 증상을 보이는 사람)을 어떻게 효과적으로 참여시킬 수 있을까? 탈락률을 최소화하면서도 중재의 효과를 극대화할 수 있는 최적의 신체 활동 용량은 어느 정도일까? 조현병을 가진 사람의 신체 활동 상태를 가장 정확하게 측정하는 방법은 무엇일까? 설문지와 같은 주관적 보고보다 가속도계 같은 객관적 측정 수단을 활용하는 것이 더 타당할까? 신체 활동의 양 자체보다는 심폐체력과 같은 체력 지표에 더 중점을 두어야 하는 것은 아닐까?

레더먼 등(Lederman et al. 2017)은 호주의 성공적 사례를 바탕으로 신체 활동 중재를 지속 가능하게 실행하기 위한 전략을 제안했다. 이들은 조현병에 효과적인 신체 활동 중재가 대체로 다음과 같은 요소를 공통적으로 포함하고 있다는 점을 확인했다. 조기 중재 접근, 정기적 대사 지표 모니터링, 다학제 팀 기반의 관리, 행동 변화 전략의 활용, 개별화되고 감독된 프로그램 등이다. 또한 정신건강서비스 내에서 신체 활동 중재의 지속 가능성을 확보하려면 몇 가지 전제 조건이 충족돼야 한다고 강조했다. 우선 신체의 건강이 정신건강만큼 중요하다는 인식이 공유되는 문화적 변화가 정신건강서비스 전반에 걸쳐 이루어져야 하며, 신체 활동 중재를 원활히 수행할 수 있도록 직원들의 역량을 강화하고, 지역사회 기관과의 공식적 협력 체계를 개발하는 것도 필수다. 아울러 신체 활동 프로그램이 진정한 지속 가능성을 갖추기 위해서는 더욱 정교하고 장기적인 효과 평가, 비용-효과 분석, 실행의 모든 단계에서 환자의 폭넓은 참여가 반드시 수반돼야 한다고 강조했다(Lederman et al. 2017).

행동의학회(Society of Behavioral Medicine)와 미국스포츠의학회(American College of Sports Medicine, ACSM)는 최근 발표한 공동 입장문에서 중증 정신질환을 가진 사람들을 위한 신체 활동 프로그램이 널리 확산되지 못하는 주요 원인으로 자금 부족을 지목했다(Pratt et al. 2016). 이들은 건강을 개선하고 보건의료 비용을 절감할 수 있는 1차 치료 전략으로서 지역사회 정신건강서비스와 연계된 신체 활동 중재 프로그램의 도입을 촉진하기 위해 다음과 같은 권고안을 제안했다.

1. 치료 환경에서는 프로그램의 효과를 극대화하기 위해 최소 4개월 이상의 충분한 기간 동안 신체 활동 프로그램을 제공하고 적절한 대면 접촉 빈도와 피트니스 전문가의 지속적 지원을 보장해야 한다.
2. 중증 정신질환을 가진 사람들을 대상으로 신체 활동 프로그램을 제공하는 데 필요한 최소한의 훈련 역량 기준을 마련하고, 이에 따른 전문가 자격 인증 기준을 명확히 규정해야 한다.
3. 지역사회 정신건강 환경, 특히 미국의 보건의료 체계 내에서 신체 활동 프로그램을 제공할 수 있도록 피트니스 전문가를 양성하는 데 필요한 재정을 확보해야 한다.
4. 정신건강서비스 환경에서 신체 활동 프로그램을 제공할 수 있도록 면허 또는 자격을 갖춘 정신건강 및 유관 전문 인력에 대한 진료비 환급 대상 범위를 확대해야 한다.

노어지 등(Noordsy et al. 2018)은 임상 현장에서 좀 더 개별적인 환자 수준에 맞춰 신체 활동을 일상적으로 활용할 수 있도록 개인 치료 계획에 통합하기 위한 구체적 단계를 제안했다. 이 절차는 본질적으로 다음과 같은 구성 요소로 이루어진다. 평생 및 현재의 신체 활동 수준에 대한 평가, 치료 옵션으로서 신체 활동의 역할에 대한 교육, 명확하고 구체적인 목표 중심의 신체 활동 권장 사항 제공, 신체 활동에 대한 진행 상황과 반응의 모니터링이다. 이처럼 의학적 평가, 권고, 모니터링, 성과 강화라는 정형화된 과정을 통해 조현병을 가진 사람의 지속적인 신체 활동 참여를 효과적으로 촉진할 수 있을 것이다.

사례

스티브는 19세인 대학 2학년 초, 정신증의 초기 증상을 경험하기 시작했다. 통합 전문 치료(Coordinated Specialty Care, CSC) 팀에 입원한 이후, 정신건강의학과 의사는 스티브가 고등학교 시절 팀 스포츠를 했으며 대학 1학년 때도 교내 팀 활동을 이어왔다는 사실을 확인했다. 그러나 스티브는 여름방학 동안 인턴십으로 장시간 일하면서 운동을 전혀 하지 못했다. 스티브와 CSC 팀은 협력해 학업 부담을 줄이고 정신증에 대한 약물치료와 인지행동치료(CBT)를 시작하는 동시에 물질 사용을 최소화하고 규칙적 신체 활동을 재개하기 위한 계획을 세웠다. 정신건강의학과 의사는 운동이 뇌를 보호하고 회복시키는 데 도움이 될 수 있으며 증상 완화와 전반적인 웰빙에 긍정적 영향을 줄 수 있다는 점을 스티브에게 설명했다. 스티브가 농구를 좋아한다는 점을 고려해 격일로 30분간 농구를 하거나 달리기를 하는 계획을 수립했다. 이후 CSC 팀원들은 스티브의 경과를 지속적으로 점검했다. 초기에는 스티브가 간헐적으로 외부에 나가 15분가량 걷기와 달리기를 병행하며 운동을 시작했다. 그는 운동 후 불안이 감소하고 에너지가 증가했다고 보고했다. 그러나 학교 체육관에서 농구를 할 때에는 과도한 자극이 방해가 된다고 느꼈기 때문에 치료사는 스티브가 혼자 연습할 수 있는 조용한 야외 농구장을 찾아주었다. 반복적 목표 설정과 성취에 따른 강화, 긍정적 효과에 대한 인식, 목표 수정이라는 과정을 거치며 스티브는 점차 매일 달리기나 농구를 즐기게 됐고 기분, 수면, 집중력 등이 향상됐다고 보고했다. 특히 농구에 집중하는 것은 편집증적 사고와 환청으로부터 거리를 두는 데 도움이 됐다. 운동 후 학교 과제 수행 능력이 일시적으로 향상됐지만 몇 시간 지나면 효과가 사라지는 것을 경험한 후, 그는 치료사와 함께 장시간 학습 중 집중력을 회복할 수 있도록 칼리스테닉스(calisthenics)나 빠른 산책을 중간에 포함하는 전략을 수립했다. 이후 편집증 증상이 완화되자 스티브는 사람이 많지 않은 시간대를 골라 체육관을 이용하며 몇몇 친구들과 함께 농구를 즐길 수 있게 됐다. 마지막으로 스티브와 정신건강의학과 의사는 지역 10km 달리기 대회 참가를 새로운 목표로 설정하고 달리기 시간을 늘리기 위한 동기부여 전략을 함께 구체화했다.

결론 및 향후 방향

조현병이 있는 사람들은 그렇지 않은 사람들에 비해 사망률과 이환율이 현저히 높다. 지난 수십 년 동안 치료 서비스는 일부 향상됐지만 조현병을 가진 많은 사람이 특히 음성 증상과 인지기능 영역에서 잔존 증상을 지속적으로 경험하고 있으며 전반적 회복률 또한 큰 개선이 없는 상태다. 현재 사용되는 치료법들은 이러한 증상에 대한 효과가 제한적이기 때문에 새로운 중재 전략의 도입이 시급한 실정이다. 최근 수많은 연구에서 조현병을 가진 사람들의 신체적·정신적 웰빙 향상에 따르는 신체 활동 중재의 단기적 효능을 강력하게 입증하고 있다. 신체 활동 중재는 실현 가능하고 비용 효과적이며 효능 또한 검증된 치료 방식으로, 조현병을 가진 사람들의 과도한 사망률과 이환율을 줄이고 잔존 증상의 개선에도 기여할 수 있다. 그러나 이러한 중재가 실제 임상 현장에서 지속적으로 실행되기 위해서는 연구 증거만으로는 충분하지 않다. 헌신적인 임상의들의 노력과 함께 제도적 자원 배분 및 정책적 지원이 동반되는 문화적 변화가 절실히 요구된다. 이제는 연구에서 입증된 신체 활동 중재의 효능을 조현병 치료를 위한 일상적 임상 진료에 어떻게 성공적으로 통합할 수 있을지에 대한 실질적 전략 마련에 집중해야 할 시점이다.

토의 질문

1. 조현병을 가진 사람에게 신체 활동 중재가 유익하다는 점은 수많은 연구를 통해

입증됐음에도 불구하고, 왜 이러한 중재가 임상 현장에서 일상적으로 제공되지 않는 것일까? 이러한 중재가 실제로 시행되기 위해서는 과학적 근거 외에 어떤 추가적인 요건이 필요할까?

2. 라이프스타일 중재를 시행할 때, 신체 활동 참여 증진과 같이 하나의 영역에 집중하는 접근이 더 효과적일까, 아니면 금연, 식습관 개선, 신체 활동 증진 등 여러 건강 행동을 동시에 다루는 통합적 접근이 더 바람직할까?

3. 신체 활동에 관심이 없는 사람들을 어떻게 하면 참여시킬 수 있을까? 나아가 이들이 신체 활동을 장기적으로 지속할 수 있도록 동기를 부여하려면 어떤 전략이 필요할까?

추천 문헌

Firth J, Cotter J, Elliott R, et al: A systematic review and meta- analysis of exercise interventions in schizophrenia patients. Psychol Med 45(7):1343–1361, 2015. This review summarizes the benefit of physical activity intervention for both psychological and physical well-being of people with schizophrenia.

Kimhy D, Ballon J: The role of aerobic exercise in the treatment of early psychosis, in Early Intervention in Psychosis. Edited by Hardy K, Ballon JS, Noordsy DL, Adelsheim S. Washington, DC, American Psychiatric Association Publishing (in press)

Lederman O, Suetani S, Stanton R, et al: Embedding exercise interventions as routine mental health care: implementation strategies in residential, inpatient and community settings. Australas Psychiatry 25(5):451–455, 2017

Vancampfort D, Wampers M, Mitchell AJ, et al: A meta-analysis of cardio-metabolic abnormalities in drug naïve, first-episode and multi-episode patients with schizophrenia versus general population controls. World Psychiatry 12(3):240–250, 2013. This systematic review clearly illustrates the magnitude of cardiometabolic problems in people with schizophrenia at different stages of their illness.

참고 문헌

Agid O, Arenovich T, Sajeev G, et al: An algorithm-based approach to first-episode schizophrenia: response rates over 3 prospective antipsychotic trials with a retrospective data analysis. J Clin Psychiatry 72(11):1439–1444, 2011 21457676

Arango C, Garibaldi G, Marder SR: Pharmacological approaches to treating negative symptoms: a review of clinical trials. Schizophr Res 150(2–3):346–352, 2013 23938176

Bartels SJ: Can behavioral health organizations change health behaviors? The STRIDE study and lifestyle interventions for obesity in serious mental illness. Am J Psychiatry 172(1):9–11, 2015 25553493

Bartels SJ, Pratt SI, Aschbrenner KA, et al: Clinically significant improved fitness and weight loss among overweight persons with serious mental illness. Psychiatr Serv 64(8):729–736, 2013 23677386

Bartels SJ, Pratt SI, Aschbrenner KA, et al: Pragmatic replication trial of health promotion coaching for obesity in serious mental illness and maintenance of outcomes. Am J Psychiatry 172(4):344–352, 2015 25827032

Correll CU, Detraux J, De Lepeleire J, et al: Effects of antipsychotics, antidepressants and mood stabilizers on risk for physical diseases in people with schizophrenia, depression and bipolar disorder. World Psychiatry 14(2):119–136, 2015 26043321

Curtis J, Watkins A, Rosenbaum S, et al: Evaluating an individualized lifestyle and life skills intervention to prevent antipsychotic-induced weight gain in first-episode psychosis. Early Interv Psychiatry 10(3):267–276, 2016 25721464

Dahle D, Noordsy D: Factors motivating spontaneous exercise in individuals with schizophrenia-spectrum disorders. Schizophr Res 199:436–437, 2018 29656908

Daumit GL, Dickerson FB, Wang NY, et al: A behavioral weight-loss intervention in persons with serious mental illness. N Engl J Med 368(17):1594–1602, 2013 23517118

Dauwan M, Begemann MJ, Heringa SM, et al: Exercise improves clinical symptoms, quality of life, global functioning, and depression in schizophrenia: a systematic review and meta-analysis. Schizophr Bull 42(3):588–599, 2016 26547223

Firth J, Cotter J, Elliott R, et al: A systematic review and meta-analysis of exercise interventions in schizophrenia patients. Psychol Med 45(7):1343–1361, 2015 25650668

Firth J, Rosenbaum S, Stubbs B, et al: Motivating factors and barriers towards exercise in severe mental illness: a systematic review and meta-analysis. Psychol Med 46(14):2869–2881, 2016 27502153

Firth J, Stubbs B, Rosenbaum S, et al: Aerobic exercise improves cognitive functioning in people with schizophrenia: a systematic review and meta-analysis. Schizophr Bull 43(3):546–556, 2017a 27521348

Firth J, Cotter J, Carney R, et al: The pro-cognitive mechanisms of physical exercise in people with schizophrenia. Br J Pharmacol 174(19):3161–3172, 2017b 28261797

Fusar-Poli P, Smieskova R, Kempton MJ, et al: Progressive brain changes in schizophrenia related to antipsychotic treatment? A meta-analysis of longitudinal MRI studies. Neurosci Biobehav Rev 37(8):1680–1691, 2013 23769814

Galletly C, Castle D, Dark F, et al: Royal Australian and New Zealand College of Psychiatrists clinical practice guidelines for the management of schizophrenia and related disorders. Aust N Z J Psychiatry 50(5):410–472, 2016 27106681

Galletly CA, Foley DL, Waterreus A, et al: Cardiometabolic risk factors in people with psychotic disorders: the second Australian national survey of psychosis. Aust N Z J Psychiatry 46(8):753–761, 2012 22761397

Gardner-Sood P, Lally J, Smith S, et al: Cardiovascular risk factors and metabolic syndrome in people with established psychotic illnesses: baseline data from the IMPaCT randomized controlled trial. Psychol Med 45(12):2619–2629, 2015 25961431

Gates J, Killackey E, Phillips L, et al: Mental health starts with physical health: current status and future directions of non-pharmacological interventions to improve physical health in first-episode psychosis. Lancet Psychiatry 2(8):726–742, 2015 26249304

Green CA, Yarborough BJ, Leo MC, et al: The STRIDE weight loss and lifestyle intervention for individuals taking antipsychotic medications: a randomized trial. Am J Psychiatry 172(1):71–81, 2015 25219423

Hjorthøj C, Stürup AE, McGrath JJ, et al: Years of potential life lost and life expectancy in schizophrenia: a systematic review and meta-analysis. Lancet Psychiatry 4(4):295–301, 2017 28237639

Jääskeläinen E, Juola P, Hirvonen N, et al: A systematic review and meta-analysis of recovery in schizophrenia. Schizophr Bull 39(6):1296–1306, 2013 23172003

Jauhar S, McKenna PJ, Radua J, et al: Cognitive-behavioural therapy for the symptoms of schizophrenia: systematic review and meta-analysis with examination of potential bias. Br J Psychiatry 204(1):20–29, 2014 24385461

Kahn RS, Keefe RS: Schizophrenia is a cognitive illness: time for a change in focus. JAMA Psychiatry 70(10):1107–1112, 2013 23925787

Kahn RS, Sommer IE, Murray RM, et al: Schizophrenia. Nat Rev Dis Primers 1:15067, 2015 27189524

Kisely S, Campbell LA, Wang Y: Treatment of ischaemic heart disease and stroke in individuals with psychosis under universal healthcare. Br J Psychiatry 195(6):545–550, 2009 19949207

Kunutsor SK, Laukkanen T, Laukkanen JA: Cardiorespiratory fitness is associated with reduced risk of future psychosis: A long-term prospective cohort study. Schizophr Res 192:473–474, 2018 28476337

Lederman O, Suetani S, Stanton R, et al: Embedding exercise interventions as routine mental health care: implementation strategies in residential, inpatient and community settings. Australas Psychiatry 25(5):451–455, 2017 28585448

Leucht S, Leucht C, Huhn M, et al: Sixty years of placebo-controlled antipsychotic drug trials in acute schizophrenia: systematic review, Bayesian meta-analysis, and meta- regression of efficacy predictors. Am J Psychiatry 174(10):927–942, 2017 28541090

McGrath JJ, Miettunen J, Jääskeläinen E, et al: The onset and offset of psychosis—and what happens in between—a commentary on 'Reappraising the long-term course and outcome of psychotic disorders: the AESOP-10 Study' by Morgan et al. (2014). Psychol Med 44(13):2705–2711, 2014 25066328

Noordsy DL, Burgess JD, Hardy KV, et al: Therapeutic potential of physical exercise in early psychosis. Am J Psychiatry 175(3):209–214, 2018 29490501

Olfson M, Gerhard T, Huang C, et al: Premature mortality among adults with schizophrenia in the United States. JAMA Psychiatry 72(12):1172–1181, 2015 26509694

Pratt SI, Jerome GJ, Schneider KL, et al: Increasing US health plan coverage for exercise programming in community mental health settings for people with serious mental illness: a position statement from the Society of Behavior Medicine and the American College of Sports Medicine. Transl Behav Med 6(3):478–481, 2016 27146275

Rabinowitz J, Levine SZ, Garibaldi G, et al: Negative symptoms have greater impact on functioning than positive symptoms in schizophrenia: analysis of CATIE data. Schizophr Res 137(1–3):147–150, 2012 22316568

Rosenbaum S, Lagopoulos J, Curtis J, et al: Aerobic exercise intervention in young people with schizophrenia spectrum disorders; improved fitness with no change in hippocampal volume. Psychiatry Res 232(2):200–201, 2015 25862528

Scheewe TW, Backx FJ, Takken T, et al: Exercise therapy improves mental and physical health in schizophrenia: a randomised controlled trial. Acta Psychiatr Scand 127(6):464– 473, 2013 23106093

Siskind D, McCartney L, Goldschlager R, et al: Clozapine v. first- and second-generation antipsychotics in treatment-refractory schizophrenia: systematic review and meta- analysis. Br J Psychiatry 209(5):385–392, 2016 27388573

Stubbs B, Firth J, Berry A, et al: How much physical activity do people with schizophrenia engage in? A systematic review, comparative meta-analysis and meta-regression. Schizophr Res 176(2–3):431–440, 2016 27261419

Suetani S, Rosenbaum S, Scott JG, et al: Bridging the gap: what have we done and what more can we do to reduce the burden of avoidable death in people with psychotic illness? Epidemiol Psychiatr Sci 25(3):205–210, 2016a 26768358

Suetani S, Waterreus A, Morgan V, et al: Correlates of physical activity in people living with psychotic illness. Acta Psychiatr Scand 134(2):129–137, 2016b 27218211

Suetani S, Scott JG, McGrath JJ: The importance of the physical health needs of people with psychotic disorders. Aust N Z J Psychiatry 51(1):94–95, 2017 27521576

Vancampfort D, Knapen J, Probst M, et al: Considering a frame of reference for physical activity research related to the cardiometabolic risk profile in schizophrenia. Psychiatry Res 177(3):271–279, 2010 20406713

Vancampfort D, Knapen J, Probst M, et al: A systematic review of correlates of physical activity in patients with schizophrenia. Acta Psychiatr Scand 125(5):352–362, 2012 22176559

Vancampfort D, Wampers M, Mitchell AJ, et al: A meta-analysis of cardio-metabolic abnormalities in drug naïve, first-episode and multi-episode patients with schizophrenia versus general population controls. World Psychiatry 12(3):240–250, 2013 24096790

Vancampfort D, Rosenbaum S, Probst M, et al: Promotion of cardiorespiratory fitness in schizophrenia: a clinical overview and meta-analysis. Acta Psychiatr Scand 132(2):131–143, 2015 25740655

Vancampfort D, Rosenbaum S, Schuch FB, et al: Prevalence and predictors of treatment dropout from physical activity interventions in schizophrenia: a meta-analysis. Gen Hosp Psychiatry 39:15–23, 2016 26719106

Vancampfort D, Rosenbaum S, Schuch F, et al: Cardiorespiratory fitness in severe mental illness: a systematic review and meta-analysis. Sports Med 47(2):343–352, 2017 27299747

제7장

신경인지장애의 인지 보호 및 관리를 위한 신체 운동

J. 케이시 페어차일드 J. Kaci Fairchild, Ph.D.

크리스티 미드 Christie Mead, M.S.

로라 던 Laura Dunn, M.D.

번역 이정석, 임선진

KEY POINTS

- 신체 활동과 운동의 다양한 이점은 경도인지장애 및 알츠하이머병과 같은 신경인지장애의 예방 및 관리에도 적용된다.
- 운동은 뇌 부피 증가, 베타아밀로이드(β-amyloid, Aβ) 축적 감소, 인지기능 향상 등의 긍정적인 효과를 가져온다.
- 운동이 인지기능에 긍정적 영향을 미치는 기전으로는 신경 발생 촉진, 시냅스가소성 증진, 신경전달물질 시스템의 활성화, 뇌유래신경영양인자(BDNF) 및 혈관내피성장인자(vascular endothelial growth factor, VEGF)와 같은 성장인자의 분비 자극 등이 제안된다.
- 미국스포츠의학회(American College of sports Medicine, ACSM)와 미국심장협회(American Heart Association, AHA)의 노인 대상 신체 활동 지침은 기존 연방 지침을 바탕으로 균형감각과 유연성 향상에 중점을 둔 활동을 기반으로 하며 활동 계획 및 운동 처방의 중요성을 추가로 강조하고 있다.

신경인지장애(neurocognitive disorders, NCDs)는 구조적 또는 대사적 뇌 질환으로 인해 인지기능 저하가 주요 증상으로 나타나는 광범위한 장애군을 의미한다(Ganguli et al. 2011). 발달장애와는 달리, 신경인지장애는 후천적으로 발생하며 복합 주의력, 집행기능, 학습 및 기억, 언어, 지각-운동기능, 사회 인지 등 하나 이상의 인지 영역에서 개인의 기능 저하가 관찰된다. 신경인지장애에는 섬망, 주요 신경인지장애, 경미한 신경인지장애 증후군과 그 하위 유형이 포함되며 여기에는 주요 신경인지장애(major NCD)의 가장 흔한 원인인 알츠하이머병을 비롯해 혈관성질환, 전두측두엽변성, 루이소체병(Lewy body disease), 파킨슨병, 헌팅턴병, 프리온병(prion disease), HIV 감염, 외상성 뇌손상 등이 포함된다. 또한 특정 물질 또는 약물 사용 역시 주요 신경인지장애를 유발하거나 그 발생에 기여할 수 있다(American Psychiatric Association 2013). 이러한 하위 유형들은 인지 및 기능 저하의 병인 또는 잠재적 원인을 나타내며 주요 신경인지장애와 경미한 신경인지장애의 구분은 다소 주관적일 수 있다. 그러나 정확한 진단을 위해서는 인지 저하의 중증도뿐만 아니라 일상생활 수행에 필요한 지원의 정도를 신중히 평가해야 한다(Looi and Velakoulis 2014). 더욱 복잡한 문제는 다수의 환자들이 단일 원인이 아닌 여러 병인이 복합적으로 작용한 결과로 장애를 보인다는 점이다.

신체 활동과 운동은 심장질환, 당뇨병, 고혈압, 비만, 골다공증 등 만성 질환의 관리뿐 아니라 1차 및 2차 예방을 포함한 다양한 건강상의 이점과 오랫동안 밀접하게 연관되어 왔다(Petersen et al. 2018; Warburton and Bredin 2017). 이러한 신체 활동과 운동의 이점은 뇌 건강과 인지기능에도 긍정적 영향을 미친다. 운동은 기억력에 즉각적이며 장기적 효과를 나타내며 일부 신경인지장애의 예방 가능성도 시사한다. 신경인지장애는 다양한 병인의 하위 유형이 있지만 운동을 통한 예방 및 관리 전략을 탐색하는 대부분의 연구는 연령과 관련된 신경인지장애, 특히 경도인지장애와 알츠하이머병으로 인한 치매에 초점을 맞추고 있다.

이 장에서는 먼저 정상적 노화에 따른 인지 변화, 노화와 관련된 신경인지장애의 주요 원인에 대해 간략히 살펴본다. 이어서 신경인지장애의 예방 및 관리를 위한 중재로서 운동의 역할을 뒷받침하는 연구 문헌, 현재 노인을 대상으로 제시된 신체 활동 권장 지침을 검토한다. 마지막으로 운동과 신경인지장애 관련 연구 분야의 최근 동향과 향후 연구자들이 주목해야 할 방향을 제시하며 장을 마무리한다.

정상 노화와 연령 관련 신경인지장애

신경인지장애의 유병률은 연령이 증가함에 따라 높아지지만, 모든 노인이 연령 관련 인지기능의 병리적 변화를 겪는 것은 아니다. 노화는 본질적으로 매우 이질적인 (heterogeneous) 과정으로, 나이가 들수록 인지기능을 포함한 건강 관련 기능에서 개인 간 차이가 더욱 뚜렷하게 나타난다. 이러한 변화는 개인의 독립성과 삶의 질 저하뿐 아니라 가족과 사회 전반에도 중대한 영향을 미치기 때문에 정상적 노화와 비정상적 노화를 구분해야 한다.

많은 노인이 기억력 저하에 대한 걱정을 갖고 있지만 인지기능의 일부 변화는 매우 흔하며 반드시 임상적으로 문제되지는 않는다. 예를 들어 대부분의 노인은 정보 처리 속도가 느려지고 주의가 분산되기 쉬워져 여러 작업을 동시에 수행하는 데 어려움을 겪는 경향이 있다. 반면, 일부 인지기능은 나이가 들어도 비교적 안정적으로 유지되기 때문에 개인이나 가족 혹은 가까운 사람이 뚜렷한 변화를 감지할 경우에는 추가적 평가가 필요하다. 비교적 보존되는 기능에는 인식 기억(예: 예/아니오 질문에 응답하면서 이야기의 세부 내용을 회상하는 능력)과 절차 기억(어떤 일을 수행하는 방법에 대한 기억)이 포함된다. 인지기능 저하에 대한 객관적 증거가 없더라도 주관적 인지 저하가 향후 인지기능 저하의 초기 신호일 수 있다는 연구 결과도 증가하고 있다(Rabin et al. 2015).

인지장애에 대한 연구가 진전됨에 따라 이를 정의하고 설명하는 용어 또한 변화해 왔다. 이러한 변화는 환자와 가족은 물론, 임상의에게도 혼란을 야기할 수 있다. 대표적 예가 경도인지장애(mild cognitive impairment, MCI)라는 용어다. 경도인지장애의 진단 기준은 사실상 경미한 신경인지장애의 기준과 동일하다(Petersen et al. 2014). 그러나 경도인지장애라는 개념은 오랜 기간에 걸쳐 임상적으로 사용되고 설명되어 온 만큼 임상의는 경도인지장애의 진단 기준, 평가 방법, 관리 전략에 대해 충분히 숙지하고 있어야 한다. 현재 통용되는 경도인지장애 진단 기준에 따르면 인지기능이 이전 수준에 비해 저하됐으며 신경심리검사 등의 객관적 평가를 통해 변화가 확인돼야 한다. 다만 이러한 저하는 주요 신경인지장애, 즉 치매의 진단 기준에 이를 정도로 심각하지 않아야 하며 일상생활 기능의 중대한 장애를 동반해서도 안 된다. 경도인지장애를 가진 개인은 하나 이상의 인지 영역에서 연령과 교육 수준에 기대되는 기준보다 낮은 수행 능력을 보이는 것이 특징이다.

경도인지장애는 기억상실형(주로 기억력 손상이 중심)과 비기억상실형(집행기능, 언어 등 기타 인지 영역의 손상)으로 세분된다. 경도인지장애의 분류 체계 또한 점차 발전하고 있다. 현재까지 경도인지장애에 대해 승인된 약물치료는 존재하지 않는다. 이에 따라 많은 연구가 인지기능 저하를 되돌리거나 주요 신경인지장애로의 진행을 지연시키기 위한 방안으로 라이프스타일 중재에 주목하고 있다. 대표적 중재로는 인지 훈련, 식이 조절, 신체 운동 등이 있으며 이 중 신체 운동은 인지기능 향상과 관련해 가장 강력한 근거를 가진 중재로 평가되고 있다.

경도인지장애의 유병률은 전체 노인의 약 15~20%로 추정되며 연령 증가에 따라 그 비율도 높아진다. 피터슨 등(Petersen et al. 2014)의 보고에 따르면 일반 인구에서 경도인지장애의 평균 유병률은 18.9%로 나타났다. 또한 경도인지장애가 주요 신경인지장애로 진행될 위험은 연간 약 10%로 보고된다. 일반 인구 기반 연구에서 유병률은 낮은 반면, 임상 진료 의뢰군에서는 더 높은 경향을 보인다(Petersen et al. 2014). 그러나 모든 경도인지장애 환자가 주요 신경인지장애로 진행되지는 않는다. 실제로 일부 환자는 인지기능 저하가 장기간 안정적으로 유지되거나 경우에 따라 정상 수준으로 회복되기도 한다. 경도인지장애의 위험 요인에 대해서는 많은 연구가 이루어졌지만 아직까지 명확하게 규명된 인자는 없다. 일부 연구에서는 우울증이 경도인지장애 발생의 예측인자일 가능성을 시사하고 있다. 반면, 신체 활동, 사회적 활동, 인지 자극 활동 등은 주목할 만한 보호 요인으로 제시된다(Petersen et al. 2014). 특히 기억력 손상이 동반된 경도인지장애 환자는 주요 신경인지장애로의 진행 위험이 더 높기 때문에 이러한 진행을 예방하거나 지연시키기 위한 전략 개발이 현재 연구의 핵심 과제로 부각되고 있다.

주요 신경인지장애 또는 치매에는 다양한 병인학적 하위 유형이 있다. 이러한 하위 유형 질환들은 한 가지 이상의 인지 영역에서 현저한 기능 저하가 나타나며 이로 인해 개인의 독립적 일상생활 수행이 방해받을 때 진단된다. 주요 신경인지장애의 하위 유형에 대한 진단 기준은 『정신질환 진단 및 통계 편람 제5판(DSM-5)』(American Psychiatric Association 2013)에 제시되어 있다. 알츠하이머병은 주요 신경인지장애 중 가장 흔한 형태로, 전체 치매 사례의 60~80%를 차지한다. 그러나 실제로 주요 신경인지장애의 약 절반만이 알츠하이머병 단독 병리에 의해 발생하며 많은 경우 다른 유형의 치매와 관련된 병리적 변화가 동반된다. 이러한 혼합 병리는 주로 사후 부검을 통해 확인되지만 질병의 초기 단계에서 발견될 경우 혼합 치매로 진단된다(Alzheimer's Association 2017).

알츠하이머병의 위험 요인은 변경이 불가능한 요인과 변경 가능한 요인으로 나눌 수 있다. 변경이 불가능한 요인으로는 연령, 가족력, 아포지단백 E 유전자(APOE)의 ε4형

보유 여부 등이 있다. 이 중에서도 연령은 가장 강력한 위험 요인으로 작용하며 알츠하이머병의 유병률은 65~74세 인구에서는 약 3%, 75~84세에서 17%, 85세 이상에서는 32%로 급격히 증가한다(Alzheimer's Association 2017). 연령은 중요한 요인이지만 알츠하이머병의 유일한 원인은 아니다. 대부분의 경우 연령이나 다른 변경 불가능한 요인은 변경 가능한 위험 요인과 상호작용해 질병에 대한 개인의 취약성을 더욱 높인다. 알츠하이머병의 주요 변경 가능한 위험 요인으로는 고혈압, 이상지질혈증, 비만, 당뇨병, 흡연, 대사증후군 등 심혈관계 위험 요인뿐만 아니라 낮은 교육 수준, 외상성 뇌손상, 인지적·사회적 활동 참여 부족 등이 포함된다. 또한 신체 활동 부족뿐만 아니라 좌식 생활 방식 자체도 노년기의 인지장애를 비롯한 여러 만성 질환과 관련이 있는 것으로 알려져 있다. 이처럼 알츠하이머병의 여러 위험 요인은 개입 가능성이 높기 때문에 이러한 요인들을 적절히 관리함으로써 질병의 발병 위험을 낮출 수 있을 것으로 기대된다.

공공 및 민간 부문에서 광범위한 연구가 진행돼 왔음에도 불구하고 알츠하이머병에 대한 치료 옵션은 여전히 제한적이다. 경증 알츠하이머병에는 도네페질, 리바스티그민, 갈란타민 등의 콜린분해효소억제제가 승인되어 있지만 이들 약물의 효과는 대체로 미미한 수준에 머무는 것으로 알려져 있다. 중등도에서 중증의 알츠하이머병에는 이러한 약제와 더불어 N-methyl-D-aspartate(NMDA) 수용체 길항제인 메만틴이 사용될 수 있다. 그러나 알츠하이머병 치료는 질병의 근본 병리 기전을 표적으로 하는 질병조절 약물 개발이 반복적으로 실패하면서 큰 어려움을 겪고 있다(Khoury et al. 2017). 알츠하이머병 이외의 주요 신경인지장애의 경우에도 약리학적 치료는 대부분 허가 외(off-label) 사용에 의존하고 있으며 현재까지 질병의 진행을 지연시키거나 멈추는 효과가 입증된 약물은 존재하지 않는다. 이러한 치료적 제약으로 인해 경도인지장애와 마찬가지로 라이프스타일 중재에 대한 관심과 연구가 점차 확대되고 있으며 인지장애 환자 집단의 증가에 대응하기 위한 중요한 접근법으로 주목받고 있다.

미국에서 고령 인구가 급격히 증가함에 따라 2050년에는 전체 인구의 20%가 65세 이상이 될 것으로 예상되고 있다. 이에 따라 노인이 신체적·인지적 건강을 최적으로 유지하고 나아가 이를 향상시킬 수 있는 방법에 대해 이해해야 할 필요성이 커지고 있다.

점점 더 많은 연구 문헌에서 다양한 중재를 통해 성공적 노화가 가능할 수 있다는 가능성을 제시하고 있다(Harmell et al. 2014). 특히 이러한 중재에 신체 활동이 핵심적으로 포함된다는 점을 주목해야 한다.

노인의 신체 운동과 인지기능

규칙적 운동은 전반적 건강을 증진시키며 이러한 건강증진 효과는 노년기의 인지기능에까지 영향을 미친다. 건강한 노인을 대상으로 한 관찰 연구에 따르면 규칙적 신체 활동은 처리 속도, 집행기능, 기억력을 포함한 다양한 인지기능의 유지와 관련이 있다(Blondell et al. 2014; Teri et al. 2014). 또한 신체 활동과 인지기능 사이에는 '용량-반응 관계(dose-response relationship)'가 있는 것으로 보인다. 즉, 신체 활동 수준이 높을수록 인지기능이 더 향상되며 경도인지장애와 치매의 발병 위험은 더 낮아지는 경향이 있다(Geda et al. 2010; Kerr et al. 2013; Teri et al. 2014).

신체 활동은 특히 해마를 포함한 측두엽과 전두엽 영역의 뇌 부피에 긍정적 영향을 미치는 것으로 알려져 있다. 전두엽 영역의 경우, 일부 연구에서는 신체 활동 수준이 높을수록 뇌 용적이 증가하고 집행기능이 향상된다고 보고하고 있다. 측두엽 영역에서는 횡단 및 종단 연구 결과, 신체 활동이 많을수록 해마의 부피가 크고 공간 기억력이 향상되는 경향이 있는 것으로 나타났다(Voelcker-Rehage and Niemann 2013). 신체 활동은 그 외의 뇌 영역 변화와도 관련이 있는 것으로 보이지만 해당 결과들은 아직 일관되지 않거나 충분히 연구되지 않은 상태다(Voelcker-Rehage and Niemann 2013).

이러한 뇌의 구조적 변화 이외에도 운동은 동물과 인간 모두에서 베타아밀로이드의 침착 감소와 관련이 있는 것으로 보고되고 있다(Steen Jensen et al. 2016). 베타아밀로이드가 뇌의 회색질 전반에 걸쳐 응집해 노인판(senile plaques)을 형성하기 때문에 베타아밀로이드의 세포 외 축적은 알츠하이머병의 주요 신경병리학적 특징 중 하나로 간주된다. 기존의 약물치료 전략들이 알츠하이머병의 근본적 병리 기전을 효과적으로 표적화하는 데 지속적으로 실패해 온 것을 고려할 때 운동이 베타아밀로이드 침착에 미치는 긍정적 효과는 특히 주목할 만하다. 이러한 점에서 운동의 예방적 또는 치료적 가능성은 더욱 유망한 대안으로 평가받고 있다.

신체 운동이 노인의 인지기능에 미치는 영향을 살펴본 임상연구에서는 인지기능 저하 여부에 따라 다양한 효과가 보고됐다. 건강한 노인을 대상으로 한 연구의 약 3분의 1에서 유의미한 인지기능 향상이 관찰됐고 인지장애가 있는 노인을 대상으로 한 연구의 약 3분의 2에서는 더욱 뚜렷한 개선 효과가 나타났다(Colcombe and Kramer 2003; van Uffelen et al. 2008). 특히 유산소 운동 단독 또는 유산소 운동과 저항 운동(근력 운동)을 병행한 중재에 참여한 노인들은 심폐 체력, 해마 부피, 인지기능 등에서 전반적으로 긍정적 변화를 보였다(Erickson et al. 2011). 인지기능 중 가장 큰 향상이 나타난 영역은 집행기능, 공간 기억, 주의력, 처리 속도 등이었다(Hötting and Röder 2013; Kramer et al. 2006; Smith et al. 2010; Voelcker-Rehage and Niemann 2013). 일부 운동 임상연구에서 경도인지장애 환자의 인지기능 개선에 대한 유망한 결과가 보고됐으며(Sofi et al. 2011; Zheng et al. 2016) 이러한 인지 효과가 특히 여성에게서 더 뚜렷하게 나타났다는 점을 주목할 만하다(Baker et al. 2010).

운동은 인지기능에 어떻게 영향을 미칠까?

운동이 인지기능에 미치는 영향을 이해하기 위해서는 세포 및 분자 수준에서 근본적 작용기전을 살펴볼 필요가 있다. 뇌는 외부 자극이나 요구에 반응해 신경 연결을 재구성함으로써 변화에 적응하는 능력을 지니고 있다. 이러한 과정을 신경가소성이라고 한다. 여러 연구에 따르면 운동은 인지기능에 긍정적 영향을 미치는 신경가소성을 촉진하는 것으로 나타났다(Hötting and Röder 2013). 신경가소성과 운동의 인지기능에 대한 효과를 설명하기 위해 연구자들은 동물연구를 통해 신경 발생, 시냅스가소성, 신경전달물질, 성장인자(growth factors) 등의 생물학적 지표를 측정한다. 특히 동물연구는 통제된 조건에서 운동의 효과를 분리하고 뇌에 대한 직접적 영향을 측정할 수 있기 때문에 분자 및 세포 수준에서의 메커니즘을 이해하는 데 핵심적인 역할을 한다. 반면, 인간을 대상으로 한 연구에서는 뇌영상, 말초 성장인자 측정, 인지기능 평가 등을 통해 간접적으로 뇌 변화를 추론하고 있다. 연구자들은 동물 모델과 인간 연구를 연계함으로써 운동이 세포 및 분자 수준에서부터 인지기능 향상에 이르는 과정을 보다 포괄적으로 설명할 수 있게 됐다(Voss et al. 2013).

초기 동물 연구에 따르면 사회적·인지적·물리적 자극이 풍부한 환경에서 사육된 설치류는 전반적인 뇌 무게 증가, 수상돌기 가시 성장, 뉴로트로핀(neurotrophin) 수치 상승, 해마 신경 발생 증가 등 다양한 신경학적 이점을 경험하는 것으로 나타났다. 이러한 연구 결과는 이후 여러 후속 연구를 통해 대부분 재현되고 뒷받침됐다. 특히 풍부한 환경 조건에서의 운동, 예를 들어 러닝 휠(running wheel)과 같은 자발적 운동만으로도 신경 가소성에 상당히 긍정적 영향을 미친다는 사실이 밝혀졌다(Hamilton and Rhodes 2015; van Praag 2008; Voss et al. 2013).

신경 발생

운동은 특히 해마의 치아이랑 영역에서 신경 발생(neurogenesis)을 촉진하는 것으로 알려져 있다. 치아이랑은 삽화성 기억(episodic memory) 형성 등 여러 인지기능에 관여하는 핵심 구조이며 운동은 이 영역에서 증식 중인 세포의 생존률을 높여 신경 발생을 유도하는 것으로 추정된다. 여러 연구에 따르면 설치류의 자발적 신체 활동은 인지기능과 관련된 신경 발생을 예측하는 중요한 요인으로 나타났으며, 특히 달리기 거리가 증가할수록 해마 내 신경 발생이 촉진되고 공간 기억력이 향상되는 것으로 보고됐다. 또한 운동은 성체 설치류의 해마 내 신경 발생을 증가시킬 뿐 아니라 수상돌기 길이, 수상돌기 가시의 밀도와 구조적 복잡성을 증가시켜 치아이랑 과립세포(granule cell)의 형태에도 긍정적인 영향을 미칠 수 있다. 이러한 운동의 신경 발생 촉진 효과는 해마가 노화 및 신경퇴행성 질환에 매우 취약하다는 점을 고려할 때, 특히 주목할 만한 의미를 가진다 (Hamilton and Rhodes 2015; van Praag 2008; Voss et al. 2013).

시냅스가소성

시냅스가소성(synaptic plasticity), 즉 시냅스가 강화되거나 약화되는 능력은 운동에 의해 영향을 받는다. 시냅스가 강화되는 장기강화작용(long-term potentiation, LTP)과 약화되는 장기 억제작용(long-term depression, LTD)은 각각 반복적 자극 또는 자극의 부족으로 인해 발생하며 두 뉴런 사이의 연결 강도에 장기적 변화를 일으킬 수 있다. 이 가운데 장기강화작용은 학습과 기억에 핵심적인 역할을 한다. 동물 연구에서는 신체 활동이 해마의 치아이랑 과립세포의 장기강화작용를 증가시키는 것으로 나타났다. 이러한 효과는 장기강화작용이 발생하는 동일한 해마 영역에서 신경 발생이 함께 일어나며, 특히 미성숙한 신경세포가 성숙한 세포보다 더 높은 가소성을 갖는다는 점에서 신경 발생과 장기강화작용 간의 관련 가능성이 제기되고 있다. 실제로 어린 설치류를 대상으로 한 연구에서는 자발적 달리기 활동이 장기강화작용을 강하게 증가시키는 것으로 나타났다. 또한 성숙하거나 노화된 쥐를 대상으로 한 연구에서도 운동은 노화에 따라 나타나는 장기강화작용, 신경 발생, 공간 기억력의 감소를 예방하거나 회복시키는 데 긍정적 효과를 보였다(O'Callaghan et al. 2009; van Praag 2008; Voss et al. 2013).

신경전달물질 시스템

운동은 신경전달물질 시스템에도 영향을 미치며, 특히 글루타메이트(glutamate, 흥분성 전달물질) 시스템을 상향 조절하고 γ-아미노부틸산(γ-aminobutyric acid, GABA, 억제성 전달물질) 시스템을 하향 조절하는 것으로 알려져 있다. 해마의 치아이랑에서는 글루타메이트가 신경 발생을 조절하는 데 중요한 역할을 할 수 있다. 동물 모델 연구에 따르면 달리기와 같은 신체 활동은 해마 내 특정 글루타메이트 수용체의 발현을 증가시킨다. 이는 운동이 글루타메이트 시스템을 통해 신경세포 기능에 영향을 미칠 수 있음을 시사한다. 이와 더불어 운동은 인지기능에 관여하는 세로토닌, 도파민, 노르에피네프린, 아세틸콜린 시스템도 활성화시키는 것으로 보고됐다(Hamilton and Rhodes 2015; Kramer et al. 2006; van Praag 2008).

신경영양인자

세포 성장을 자극하고 증식 및 분화를 조절하는 성장인자는 시냅스가소성과 신경 발생에 핵심적 역할을 한다. 다른 분자적 과정들과 마찬가지로 뉴로트로핀 수치는 노화에 따라 감소하며 이는 해마 부피 감소 및 기억력 저하와 밀접하게 관련되어 있다. 뉴로트로핀 계열의 대표적 성장인자인 뇌유래신경영양인자(BDNF)는 신경세포의 생존, 분화, 성장, 시냅스 전달 등 여러 기능에 관여하며, 특히 운동에 의해 영향을 받기 쉬운 인자로 알려져 있다.

설치류를 대상으로 한 연구에서 강제 달리기, 자발적 운동, 근력 운동 등 다양한 형태의 신체 활동이 BDNF 수치를 증가시키는 것으로 나타났다(Hamilton and Rhodes 2015; Kramer et al. 2006; Voss et al. 2013). 단기간이든 장기간이든 운동은 해마에서 BDNF의 발현을 증가시키며 해마 내 BDNF 수치의 증가는 공간 기억력 및 학습 능력 향상과 밀접한 관련이 있는 것으로 보고됐다. 또한 운동이 BDNF 발현에 미치는 영향은 연령에 따라 달라질 수 있는 것으로 보인다. 젊은 설치류는 신체 활동에 대해 더 높은 BDNF 반응성을 보이는 반면, 노화된 설치류에서는 이러한 반응이 상대적으로 낮다. 그럼에도 불구하고 장기간 달리기를 수행한 노령 설치류는 동일 연령의 활동이 적은 대조군에 비해 BDNF 감소가 완화된 것으로 나타났다.

인간 대상 연구에서도 BDNF는 말초혈액에서 측정할 수 있으며 동물 연구와 마찬가지로 신체 활동이 순환 BDNF 수치를 증가시키는 것으로 밝혀졌다. 12개월간의 운동 프로그램에 참여한 노인을 대상으로 한 연구에서는 해마 부피의 증가가 BDNF 수치의 변화와 유의미한 관련이 있는 것으로 나타났다(Erickson et al. 2011). 이와 유사하게 다른 연구들에서도 노년층에서 순환 BDNF 수치의 변화가 해마곁(parahippocampal) 및 내측 측두엽 이랑 영역의 구조적 변화와 상관관계가 있음이 보고됐다(Voss et al. 2013). 이 하위 섹션에서는 BDNF에 초점을 맞추었지만 혈관내피성장인자(VEGF) 등 다른 성장인자들 역시 운동을 통해 상향 조절되며 이들 또한 뇌 건강에 긍정적 영향을 미치는 것으로 밝혀졌다는 점에 주목할 필요가 있다

임상적 시사점

운동의 인지적 이점을 뒷받침하는 증거가 증가함에 따라 미국신경학회는 경도인지장

애 진단을 받은 환자에게 주 2회 이상의 규칙적 운동을 권장하도록 임상 지침을 개정했다(Petersen et al. 2018). 신체 활동에 대한 권장 사항은 미국 질병통제예방센터(Centers for Disease Control and Prevention, CDC)의 연방 신체 활동 지침을 기반으로 하며 원래는 건강한 성인을 대상으로 개발됐다. 미국스포츠의학회(ACSM)는 미국심장협회(AHA)와 협력해 노인을 위한 보다 구체적 신체 활동 지침을 마련했으며(Nelson et al. 2007) 이후 2018년에 발표된 연방 신체 활동 지침 2판에는 노년층을 위한 권고 사항이 더욱 명확히 포함됐다(Piercy et al. 2018). 업데이트된 이 지침은 두 집단, 즉 65세 이상 고령자, 신체 활동 참여 능력에 영향을 미치는 임상적으로 유의한 만성 질환 또는 기능적 제한이 있는 50~64세 성인을 대상으로 최소한의 신체 활동 요건을 제시한다.

노인을 위한 현재의 신체 활동 지침에 따르면 주 5일 이상 하루 최소 30분씩 중강도 유산소 운동을 수행해 주당 총 150분을 채우거나, 주 3일 이상 하루 20분씩 고강도 유산소 운동을 수행하도록 권장한다. 또는 중강도와 고강도 유산소 운동을 혼합해 동일한 효과를 얻을 수 있도록 조합하는 것도 가능하다. 유산소 운동은 생리학적 효과를 얻기 위해 한 번에 최소 10분 이상 지속돼야 하며, 이에 따라 장시간 앉아 있는 시간이 많거나 운동 수행 능력이 제한된 노인의 경우에도, 하루 30분의 운동을 10분씩 3회로 나누어 실시함으로써 권장되는 신체 활동량을 충분히 충족할 수 있다.

유산소 활동은 신체 활동 권장 사항의 한 요소일 뿐이며, 이를 보완하기 위해 노인은 주당 최소 2회 근육 강화 운동 또는 저항 운동을 추가로 실시해야 한다. 현재의 가이드라인에 따르면 각 주요 근육군을 대상으로 10~15회 반복할 수 있는 정도의 중량을 사용해 중강도에서 고강도 수준으로 운동하는 것이 권장된다.

노인을 위한 신체 활동 권장 사항은 몇 가지 주요 측면에서 젊은 성인을 대상으로 한 지침을 바탕으로 하고 있다. 첫째, 고령자 전용 지침은 유연성과 균형 운동의 중요성을 강조한다. 고령자는 유연성을 향상시키는 활동과 균형 유지 또는 개선을 위한 활동을 주당 최소 2일 이상, 하루 10분 이상 실시할 것이 권장된다. 둘째, 고령자를 위한 권고안은 만성 질환의 관리와 기타 건강 문제의 예방을 위한 핵심 전략으로서 신체 활동과 운동의 중요성을 강조한다. 셋째, 이 지침은 활동 계획 또는 운동 처방의 필요성을 분명히 한다. 여기에는 수행할 운동의 종류, 방법 및 장소, 빈도와 지속 시간, 권장 강도 수준 등이 구체적으로 포함돼야 하며 노인의 현재 체력 수준을 고려해 개인화된 방식으로 조정되어야 한다(Nelson et al. 2007).

    여기에서 설명한 신체 활동 지침을 포함한 대부분의 운동 지침은 중강도 및 고강도 수준의 운동 강도에 대한 권장 기준을 제시한다. 운동 강도란, 활동에 참여하는 동안 개인이 느끼는 운동의 강도를 의미하며 이는 객관적 또는 주관적 방법을 통해 측정할 수 있다. 객관적 측정 방법 중 대표적인 것은 심박수를 기반으로 하는 방식으로 운동 중 심장이 얼마나 활발히 작동하고 있는지를 나타내는 심박수를 통해 강도를 평가할 수 있다. 최대 심박수는 단순한 공식으로 계산할 수 있다. 즉, '최대 심박수=220-연령'으로 계산하되 중강도의 운동은 최대 심박수의 50~70%, 고강도 운동은 최대 심박수의 70~85%에 해당한다. 예를 들어 84세인 사람의 경우 최대 심박수는 약 136회/분(bpm)이다. 이 사람에게 중강도 운동은 심박수 68~95 bpm, 고강도 운동은 심박수 95~116 bpm에 해당한다. 다만 이 계산식은 개인의 신체건강 상태, 복용 중인 약물, 기존 질환 등 중요한 요소들을 반영하지 않기 때문에 임상의는 노인을 대상으로 심박수 기반의 운동 강도 구간을 설정할 때 각별히 주의해야 한다. 이러한 요소들은 개인의 실제 최대 심박수를 높이거나 낮출 수 있으며 더욱 정확한 측정을 위해서는 심장 또는 운동 부하 검사를 통해 운동생리학자가 직접 최대 심박수를 측정하는 것이 바람직하다.

    운동 강도를 평가할 때, 심박수 측정 대신 자가보고 척도를 활용하는 것도 허용되는 유효한 대안이다. 가장 널리 사용되는 방법 중 하나는 보그 운동자각도(Borg Rating of Perceived Exertion, RPE) 척도다(Borg 1982). 이 척도는 개인이 운동 중 느끼는 주관적 운동 강도

점수	운동 강도
6	전혀 힘들지 않음.
7	매우 매우 가벼움.
8	
9	매우 가벼움.
10	
11	비교적 가벼움.
12	
13	약간 힘듦.
14	
15	힘듦.
16	
17	매우 힘듦.
18	
19	매우 매우 힘듦.
20	극도의 노력

그림 7-1. 보그 운동자각도(Borg Rating of Perceived Exertion)

를 수치화한 것으로, 6부터 20까지의 범위로 구성되며 최대 노력을 20으로 설정한다(그림 7-1). 보그 척도는 심박수를 간단하게 추정할 수 있는 도구로도 활용되며 보그 점수에 10을 곱하면 대략적 심박수를 추정할 수 있다. 예를 들어 빠르게 걷는 활동을 보그 척도에서 13점으로 평가한 경우, 이는 약 130 bpm의 심박수에 해당하는 것으로 볼 수 있다.

이러한 유형의 자가보고 척도는 땀의 분비, 심박수 증가, 호흡 변화 등 신체적 징후를 개인의 노력 수준이나 운동 강도를 추정하는 데 사용한다. 이와 같은 운동 강도에 대한 주관적 인식은 심박수와 같은 객관적 지표와 일정 수준의 상관관계를 보이지만 그 관계가 완전히 선형적이지는 않다(Borg 1982; Nelson et al. 2007). 특히 인지장애가 있는 노인의 경우, 보그 운동자각도를 활용한 운동 강도 측정에 있어 추가적 설명과 지침이 필요할 수 있다. 이에 따라 미국스포츠의학회(ACSM)와 미국심장협회(AHA)의 임상지침서는 노인이 운동 강도를 정확히 이해하고 따를 수 있도록 전문가의 감독하에 운동을 수행할 것을 권장하고 있다.

'운동 프로그램을 시작하기 전에 의사와 상의하라'라는 오래된 조언은 특히 경도인지장애 또는 치매와 같은 노년기 인지장애가 우려되거나 이미 진단된 고령자에게 더욱 주의해서 적용해야 한다. 노인은 앉아서 지내는 생활 습관을 유지할 가능성이 높고 고혈압이나 심방세동과 같은 심혈관질환, 만성 폐쇄성폐질환(COPD)이나 천식과 같은 호흡기 질환, 관절염과 같은 근골격계 질환을 동반하는 경우가 많다. 이러한 질환은 적절한 조정 없이 운동을 실시할 경우 안전에 영향을 미칠 수 있다. 운동 프로그램의 조정에는 운동의 빈도와 강도, 적정한 운동 속도, 권장되는 운동 유형(예: 유산소, 근력, 균형, 유연성 운동), 필요한 감독 수준 등의 요소가 포함될 수 있다. 또한 많은 고령자 중에 신체활동 계획을 수립할 때 반드시 고려해야 할 의학적 질환을 가지고 있는 경우가 많다.

일반적으로 노인을 위한 운동 처방에는 운동 유형, 빈도, 강도, 지속 시간, 진행 단계 등의 구성 요소가 포함된다. 표 7-1은 건강한 노인을 대상으로 한 운동 처방의 주요 구성 요소를 요약한 것이다.

표 7-1. 건강한 노인을 위한 운동 처방의 구성 요소

운동 유형	유산소 및 동적(다이내믹) 운동 [a]	
	저항(근력) 운동 [b]	
	유연성 및 균형 훈련 [c]	
운동 빈도	유산소 운동: 주 3~5회	
	저항 운동: 최소 주 2회 이상	
	유연성 및 균형 훈련: 최소 주 2회 이상	
운동 강도	보그 운동자각도 12~14 수준	
	최대 심박수 기준으로 60~80%의 심박수	
운동 시간	유산소 운동: 1회 30~40분 [d]	
	저항 운동: 각 운동 당 8~12회 반복, 운동 당 1~3세트	
	유연성 및 균형 훈련: 최소 10분 이상	

[참고] 고령자는 동반질환이 있는 경우가 많으므로 개별 질환에 맞게 운동 처방을 조정해야 한다.
a. 유산소 운동의 예는 빠르게 걷기, 실내용 자전거 타기, 일립티컬 기구를 사용한 운동, 수영 등이 있다.
b. 저항 운동은 모든 주요 근육군을 포함해야 하며 저항 밴드, 프리 웨이트, 저항 기구, 체중을 이용한 운동 등이 해당된다.
c. 유연성 및 균형 훈련에는 주요 근육군을 대상으로 한 정적·동적 스트레칭이 포함돼야 한다.
d. 활동량이 적거나 체력이 저하된 노인은 초기에는 하루 10분 단위로 나누어 운동을 시작하는 것이 바람직하다.

향후 방향

운동이 신경인지장애의 예방 및 관리에 미치는 영향을 다룬 대부분의 연구는 연령 관련 인지장애에 초점을 맞추고 있다. 그러나 최근에는 외상성 뇌손상에 대해 운동을 잠재적 치료 중재로 활용하려는 연구도 소규모이지만 점차 증가하고 있다. 초기 연구에 따르면 운동은 외상성 뇌손상 환자의 전반적 인지기능 향상에 긍정적 영향을 미치는 것으로 나타났다(Morris et al. 2016; Vanderbeken and Kerckhofs 2017). 다만 현재 이러한 연구들은

소규모이거나 이질적인 표본 구성, 인지기능에 대한 측정 방법의 문제 등 방법론적 한계로 인해 확고한 결론을 도출하기 어려워 운동의 효과 가능성을 시사하는 수준에 머물고 있다. 운동과 인지기능 간의 연관성을 뒷받침하는 기존의 강력한 증거들을 고려할 때, 향후에는 외상성 뇌손상으로 인한 인지장애를 경험하는 환자를 대상으로 엄밀하게 설계된 임상연구의 필요성이 분명히 제기된다.

신체 활동과 운동은 인지기능을 보호하고 유지하며, 나아가 향상시키기 위한 중재로 널리 권장되고 있다. 이러한 권고는 다양한 건강 및 인지 관련 상황에 대한 운동의 이점(심혈관질환, 당뇨, 뇌졸중 또는 인지장애의 위험성 감소)을 뒷받침하는 풍부한 연구에 기반을 두고 있다. 운동이 인지기능 향상, 인지 저하 예방, 치매 위험 감소에 기여한다는 결과가 다수 보고됐지만 모든 연구가 일관된 결과를 제시하는 것은 아니다. 일부 연구에서는 유의미한 효과가 관찰되지 않았으며 이러한 연구 간의 이질성은 운동과 인지라는 개념에 대한 공통되고 표준화된 정의의 부족에서 기인할 수 있다. 운동은 인지 건강에 영향을 미치는 다양한 수정 가능한 위험 요인들에 작용하는 복합적 과정이다. 따라서 인지기능과 운동 간의 관계를 설명하는 기저 인과 메커니즘을 더욱 정밀하게 이해하려면 추가 연구가 필요하다. 이러한 연구는 인간 뇌의 피질 뇌유래신경영양인자(BDNF) 발현과 같은 생물학적 지표를 더욱 정확하게 측정할 수 있는 기술 발전을 통해 한층 정교해질 수 있을 것이다.

토의 질문

1. 뇌가 신체 운동에 반응해 기억력과 인지력이 향상되는 것은 인간에게 진화적으로 어떤 이점이 있을까?

2. 운동 후 스스로 경험한 인지기능의 변화는 어떤 것이 있었는가? 환자들은 주관적으로 어떤 변화를 보고하는가?

3. 한 환자가 주관적 기억력 감퇴와 치매 가족력을 호소하며 기억력 감퇴를 최대한

예방하고자 치료를 요청한다. 이 환자에게 어떻게 조언할까?

4. 고령 환자가 규칙적 운동을 지속할 수 있도록 임상현장에서 어떤 방식으로 지원할 수 있을까?

추천 문헌

U.S. Department of Health and Human Services: Physical Activity Guidelines for Americans, 2nd edition. Washington, DC, U.S. Department of Health and Human Services, 2018.

참고 문헌

American Psychiatric Association: Diagnostic and Statistical Manual of Mental Disorders, 5th Edition. Arlington, VA, American Psychiatric Association, 2013

Alzheimer's Association: 2017 Alzheimer's disease facts and figures. Alzheimers Dement 13(4):325–373, 2017

Baker LD, Frank LL, Foster-Schubert K, et al: Effects of aerobic exercise on mild cognitive impairment: a controlled trial. Arch Neurol 67(1):71–79, 2010 20065132

Blondell SJ, Hammersley-Mather R, Veerman JL: Does physical activity prevent cognitive decline and dementia? A systematic review and meta-analysis of longitudinal studies. BMC Public Health 14:510–522, 2014 24885250

Borg GA: Psychophysical bases of perceived exertion. Med Sci Sports Exerc 14(5):377–381, 1982 7154893

Colcombe S, Kramer AF: Fitness effects on the cognitive function of older adults: a meta-analytic study. Psychol Sci 14(2):125–130, 2003 12661673

Erickson KI, Voss MW, Prakash RS, et al: Exercise training increases size of hippocampus and improves memory. Proc Natl Acad Sci USA 108(7):3017–3022, 2011 21282661

Ganguli M, Blacker D, Blazer DG, et al: Classification of neurocognitive disorders in DSM-5: a work in progress. Am J Geriatr Psychiatry 19(3):205–210, 2011 21425518

Geda YE, Roberts RO, Knopman DS, et al: Physical exercise, aging, and mild cognitive impairment: a population-based study. Arch Neurol 67(1):80–86, 2010 20065133

Hamilton GF, Rhodes JS: Exercise regulation of cognitive function and neuroplasticity in the healthy and diseased brain, in Progress in Molecular Biology and Translational Science, Vol 135. Edited by Bouchard C. Amsterdam, the Netherlands, Elsevier, 2015, pp 381–406

Harmell AL, Jeste D, Depp C: Strategies for successful aging: a research update. Curr Psychiatry Rep 16(10):476, 2014 25135776

Hötting K, Röder B: Beneficial effects of physical exercise on neuroplasticity and cognition. Neurosci Biobehav Rev 37(9 pt B):2243–2257, 2013 23623982

Kerr J, Marshall SJ, Patterson RE, et al: Objectively measured physical activity is related to cognitive function in older adults. J Am Geriatr Soc 61(11):1927–1931, 2013 24219194

Khoury R, Patel K, Gold J, et al: Recent progress in the pharmacotherapy of Alzheimer's disease. Drugs Aging 34(11):811–820, 2017 29116600

Kramer AF, Erickson KI, Colcombe SJ: Exercise, cognition, and the aging brain. J Appl Physiol (1985) 101(4):1237–1242, 2006 16778001

Looi JC, Velakoulis D: Major and minor neurocognitive disorders in DSM-5: the difference between the map and the terrain. Aust N Z J Psychiatry 48(3):284–286, 2014 24293049

Morris T, Gomes Osman J, Tormos Munoz JM, et al: The role of physical exercise in cognitive recovery after traumatic brain injury: a systematic review. Restor Neurol Neurosci 34(6):977–988, 2016 27834788

Nelson ME, Rejeski WJ, Blair SN, et al: Physical activity and public health in older adults: recommendation from the American College of Sports Medicine and the American Heart Association. Circulation 116(9):1094–1105, 2007 17671236

O'Callaghan RM, Griffin EW, Kelly AM: Long-term treadmill exposure protects against age-related neurodegenerative change in the rat hippocampus. Hippocampus 19(10):1019–1029, 2009 19309034

Petersen RC, Caracciolo B, Brayne C, et al: Mild cognitive impairment: a concept in evolution. J Intern Med 275(3):214–228, 2014 24605806

Petersen RC, Lopez O, Armstrong MJ, et al: Practice guideline update summary: mild cognitive impairment: report of the Guideline Development, Dissemination, and Implementation Subcommittee of the American Academy of Neurology. Neurology 90(3):126–135, 2018 29282327

Piercy KL, Troiano RP, Ballard RM: The Physical Activity Guidelines for Americans. JAMA 320(19):2020-2028, 2018 30418471

Rabin LA, Smart CM, Crane PK, et al: Subjective cognitive decline in older adults: an overview of self-report measures used across 19 international research studies. J Alzheimers Dis 48(suppl 1):S63–S86, 2015 26402085

Smith PJ, Blumenthal JA, Hoffman BM, et al: Aerobic exercise and neurocognitive performance: a meta-analytic review of randomized controlled trials. Psychosom Med 72(3):239–252, 2010 20223924

Sofi F, Valecchi D, Bacci D, et al: Physical activity and risk of cognitive decline: a meta- analysis of prospective studies. J Intern Med 269(1):107–117, 2011 20831630

Steen Jensen C, Portelius E, Siersma V, et al: Cerebrospinal fluid amyloid beta and tau concentrations are not modulated by 16 weeks of moderate- to high-intensity physical exercise in patients with Alzheimer disease. Dement Geriatr Cogn Disord 42(3–4):146– 158, 2016 27643858

Teri L, McCurry SM, Logsdon RG, et al: Exercise and health promotion for older adults with cognitive impairment, in Oxford Handbook of Clinical Geropsychology. Edited by Pachana NA, Laidlaw K. New York, Oxford University Press, 2014, pp 1250–1266

Vanderbeken I, Kerckhofs E: A systematic review of the effect of physical exercise on cognition in stroke and traumatic brain injury patients. NeuroRehabilitation 40(1):33-48, 2017 27814304

van Praag H: Neurogenesis and exercise: past and future directions. Neuromolecular Med 10(2):128–140, 2008 18286389

van Uffelen JG, Chin A Paw MJ, Hopman-Rock M, et al: The effects of exercise on cognition in older adults with and without cognitive decline: a systematic review. Clin J Sport Med 18(6):486–500, 2008 19001882

Voelcker-Rehage C, Niemann C: Structural and functional brain changes related to different types of physical activity across the life span. Neurosci Biobehav Rev 37(9 pt B):2268–2295, 2013 23399048

Voss MW, Vivar C, Kramer AF, et al: Bridging animal and human models of exercise- induced brain plasticity. Trends Cogn Sci 17(10):525–544, 2013 24029446

Warburton DER, Bredin SSD: Health benefits of physical activity: a systematic review of current systematic reviews. Curr Opin Cardiol 32(5):541–556, 2017 28708630

Zheng G, Xia R, Zhou W, et al: Aerobic exercise ameliorates cognitive function in older adults with mild cognitive impairment: a systematic review and meta-analysis of randomised controlled trials. Br J Sports Med 2016 27095745 Epub ahead of print

제8장

운동과 중독

애나 렘키 Anna Lembke, M.D.

에이머 라히물라 Amer Raheemullah, M.D.

번역 김형찬, 김신겸

KEY POINTS

- 『DSM-5』에 따르면 중독(addiction)의 진단 기준은 다음의 '4C'를 포함한다. 통제력 상실(loss of control), 강박적 사용(compulsion), 갈망(craving), 부정적 결과에도 불구하고 지속되는 사용(continued use despite consequences)이다.
- 운동은 동물과 인간 모두에서 점진적 약물 사용 증가를 억제할 수 있어 모든 1차 예방 프로그램에서 유망한 요소로 간주된다.
- 운동은 금단 증상을 완화하고 갈망을 줄이며 재발 위험을 낮춘다. 중독 치료 및 회복 상태의 유지 관리에 효과적 수단이지만 실제 임상에서는 충분히 활용되지 않고 있다.
- 물질사용장애 환자가 운동을 시작하고 지속하는 데 따르는 어려움은 동기강화 면담과 수반성 관리(contingency management)•를 통해 개선할 수 있다. 운동을 성공적으로 시작하고 유지하는 것은 사회적 지지, 자기 효능감, 자발적 선택, 건강 계약, 안전에 대한 확신, 긍정적 강화와 밀접한 연관이 있다.
- 운동 중독은 약물 및 알코올 중독과 유사한 경과와 증상을 보인다. 이에 대한 개입은 일정 기간 운동을 중단한 뒤 더욱 절제되고 철저히 모니터링되는 운동 프로그램을 포함해야 한다.

운동과 중독의 관계를 논의하려는 어떤 시도든 필연적으로 '운동'과 '중독'이라는 두 개념 모두를 정의하는 데 따르는 어려움을 인정해야 한다. 언뜻 보기에 두 개념 중 운동이 명확히 설명하기에 더 쉬워 보이지만 실제로는 중독이라는 용어가 현재까지 더 분명한 의미를 획득하고 있는 상태다.

중독은 자신이나 타인에게 해를 끼치거나, 사용을 줄이거나 중단하려는 의지가 있음에도 불구하고 물질 사용을 지속하는 상태를 의미한다. 『정신질환 진단 및 통계 편람 제5판(DSM-5)』(American Psychiatric Association 2013)에서는 이를 물질사용장애(substance use

- 미리 정한 임상 표적이나 목표가 달성됐을 때 체계적으로 강화를 제공하고, 목표가 달성되지 않았을 때 강화 제공을 보류하거나 처벌 결과를 제공하는 것. 『과정기반 인지행동 치료』(삶과 지식, 스티브 헤이즈, 이강욱 역) 중 237페이지

disorder)라는 용어로 정의하며 이 장에서는 두 용어를 혼용해 사용한다. DSM-5에서 제시하는 중독의 진단 기준은 이른바 '4C'로 요약된다. 이는 통제력 상실(예: 의도한 것보다 더 많이 사용함), 강박적 사용(사용에 대한 정신적 집착과 자동성), 갈망(사용에 대한 생리적·심리적 욕구) 그리고 부정적 결과에도 불구하고 계속 사용하는 행위(문제가 발생했음에도 이후 사용이 억제되지 않음)를 포함한다. 내성(tolerance)과 금단 같은 생리적 현상도 진단 기준에 포함되어 있지만 진단을 내리기 위해 반드시 충족되어야 하는 요건은 아니다.

반면 운동은 의학 문헌에서 일관되고 명확한 정의가 이뤄지지 않다 보니 연구 간 비교에 어려움이 있다. 일부 연구는 대상자로 하여금 스스로 운동을 정의하도록 했고 다른 연구에서는 스포츠 종목이나 활동 유형에 따라 운동을 분류하기도 한다. 또 어떤 연구는 운동의 지속 시간과 빈도를 측정 단위로 사용하고, 다른 연구는 최대 심박수와 안정 시 심박수의 차이를 의미하는 여유심박수법(heart rate reserve) 개념으로 운동 강도를 정의하기도 한다.

이러한 한계에도 불구하고 이 장에서는 중독 과정의 시간적 단계(심화, 금단, 재발) 전반에 걸쳐 운동이 미치는 영향을 살펴보는 서술적 문헌고찰을 제시한다. 아울러 중독과 운동의 신경생물학, 운동 프로그램의 성공적 시작과 유지를 가능하게 하는 요인, 그리고 운동 중독에 대해서도 간략히 소개한다. 이 장에서는 약물(drug)과 물질(substance)이라는 용어를 중독성이 있는 모든 화학물질을 포괄하는 의미로 혼용해 사용한다. 동물과 인간을 대상으로 한 연구 결과는 다음과 같은 점을 뒷받침한다. 첫째, 운동은 약물 사용의 심화를 억제한다. 둘째, 운동은 금단 증상을 완화하고 약물 사용을 감소시킨다. 셋째, 운동은 재발을 방지하는 보호 효과가 있다.

운동을 통한 약물 사용 심화의 억제

운동이 약물 사용의 시작과 심화에 미치는 영향을 탐구한 동물 연구들은 주로 러닝 휠과 약물 자가투여(self-administration) 패러다임을 활용해 왔다. 약물에 노출되기 6주 전부터 러닝 휠에 접근할 수 있었던 쥐는 약물 노출 전에 휠 훈련 경험이 없는 쥐에 비해 코카인 자가 투여 시점이 늦고 빈도도 낮았다(Smith and Pitts 2011; Smith et al. 2012). 이러한 결과는 헤로인에 대해서도 동일하게 재현됐다(Smith and Pitts 2012). 메스암페타민에 노출된 쥐에게 동시에 활동 휠 접근을 제공한 경우, 휠에 접근하지 못한 쥐보다 메스암페타민 자가 투여 수준이 더 낮았다(Miller et al. 2012). 알코올을 사용한 연구에서도 유사한 결과가 보고됐다(Ehringer et al. 2009). 운동이 자발적인 것이 아니라 동물에게 강제적으로 시행되었을 때조차 자발적 약물 섭취가 감소하는 결과를 보인다. 강제 러닝은 모르핀 자가 투여를 줄이며(Hosseini et al. 2009) 약물과 연관된 환경에 대한 선호가 형성되는 것을 방지하는 것으로 나타났다(Chen et al. 2008; Fontes-Ribeiro et al. 2011; Thanos et al. 2010).

운동이 약물 사용의 시작과 심화에 미치는 영향을 다룬 인간 대상 연구는 주로 청소년과 청년을 중심으로 이루어졌다. 중학교, 고등학교, 초기 성인기에 높은 수준의 신체 활동은 흡연 및 불법 약물 사용 감소와 관련이 있다(Lynch et al. 2013). 청소년기 쌍둥이를 신체 활동 수준에 따라 지속적 운동군, 간헐적 운동군, 지속적 비활동군으로 분류했을 때, 이들의 신체 활동 수준에 따라 쌍둥이 간 성인기 약물 사용이 서로 다르게 나타났다. 특히 청소년기에 지속적으로 신체 활동이 낮은 경우, 청년기 불법 약물 사용과 알코올 관련 문제의 위험이 높았다(Korhonen et al. 2009). 청소년기의 운동 참여는 담배, 마리화나, 기타 불법 약물 사용의 빈도 감소와도 연관이 있다(Terry-McElrath and O'Malley 2011). 이러한 근거를 바탕으로 약물을 실험적으로 사용하는 청소년을 치료할 때는 중독으로의 진행을 예방하기 위한 조치로 격렬한 운동 프로그램을 권장할 수 있다. 실제 임상 현장에서도 약물을 사용하고 있는 환자, 특히 약물에 호기심을 갖고 사용을 처음 시도한 청소년 환자에게는 중독으로의 진행 위험을 줄이기 위한 예방적 조치로 격렬한 운동 프로그램을 권장하고 있다.

그러나 모든 형태의 팀 스포츠 참여가 약물 사용을 감소시키는 것은 아니며 이는 운동이 물질 사용에 영향을 미치는 여러 변수 중 하나에 불과하다는 점을 상기시킨다. 한 연구에 따르면 학교에서 실시하는 축구, 수영, 레슬링에 참여하거나 학교 외부에서 테니스를 하는 남학생들은 적어도 한 가지 이상의 물질을 사용할 위험이 더 높은 것으로 나타났다. 마찬가지로 학교 밖에서 댄스, 치어리딩, 체조, 스케이트보드, 서핑에 참여하는 여학생들도 물질을 사용할 위험이 더 높았다(Moore and Werch 2005). 물질 사용에 영향을 미치는 요인으로는 체중에 대한 요구 조건, 또래 관계의 역학, 팀 내 유대감, 개인주의 대 팀 정체성 흡수와 같은 팀 가치관 등이 있다. 다양한 문화 집단에서 개인주의를 중시하는 가치관은 알코올 소비 증가와 관련된 독립적 위험 요인으로 작용할 수 있다(Inman et al. 2017).

한편 스포츠 부상으로 인한 오피오이드 사용 위험을 지적하는 일화적인 보고들도 있다. 실제로 1997년부터 2014년 사이, 스포츠와 운동에 참여한 청소년들 사이에서 오피오이드 처방약의 비의료적 사용과 평생 헤로인 사용률은 전반적으로 감소하는 경향을 보였다(Veliz et al. 2016). 그러나 스포츠에 참여하는 고등학교 12학년 학생과 참여하지 않는 학생 사이에는 헤로인 사용 및 오피오이드 처방약의 비의료적 사용에 유의한 차이가 없었다는 점에 주목해야 한다. 이는 오피오이드 사용에 있어서는 팀 스포츠 참여가 보호 요인으로 작용하지 않을 수도 있음을 시사한다.

아이슬란드 청소년 물질 사용 예방 모델(Sigfúsdóttir et al. 2009)은 정책 입안자, 행동과학자, 실무자 그리고 지역 주민들 간의 협력을 통해 이루어진 국가적 프로젝트로 청소년의 물질 사용에 대한 위험 요인을 줄이고 동시에 지역사회의 보호 요인을 강화하는 데 초점을 맞추고 있다. 이 통합적인 모델에서는 운동과 스포츠 프로그램 참여가 핵심 전략으로 강조됐으며, 부모의 적극적 양육 참여, 방과 후 활동, 지역사회 기반의 여가 활동 등도 함께 포함됐다. 이 예방 개입이 시행되는 동안, 매년 실시된 횡단 조사 자료에 따르면 1997년부터 2007년까지 청소년의 물질사용률은 점진적으로 감소한 것으로 나타났다.

운동에 의한 금단 증상 완화 및 약물 사용 감소

동물 연구에서는 러닝 휠에 대한 접근이 금단 증상을 완화하는 데 효과적인 것으로 나타났다. 자발적으로 러닝 휠을 사용하는 환경에 놓인 모르핀 의존 쥐들은 운동을 하지 않은 쥐들보다 금단 증상의 강도가 감소했다. 예를 들어 설사, 불안, 짜증, 이갈이, 몸부림 등 모든 증상이 현저히 낮게 나타났다(Miladi-Gorji et al. 2012). 또한 알코올 금단 상태에 있는 쥐들에게 자발적인 휠 운동을 제공했을 때, 간질 발작을 예방하는 효과가 있는 것으로 보고됐다(Devaud et al. 2012).

사람을 대상으로 한 연구에서도 운동은 금단 증상을 완화하고 약물 사용을 줄이는 데 도움이 되는 것으로 나타났다. 예를 들어 니코틴 의존자를 대상으로 한 14편의 연구를 체계적으로 검토한 결과, 아무 활동을 하지 않은 상태에 비해 단 한 번의 운동만으로도 금단 증상과 흡연에 대한 갈망을 효과적으로 조절할 수 있었다(Taylor et al. 2007). 연구에서 사용된 운동의 강도와 시간은 다양했다. 여유심박수의 60~85% 수준으로 40분 동안 실시한 고강도 운동부터, 여유심박수의 24% 수준에서 15분간 진행한 저강도 운동까지 고르게 분포됐다. 운동 중에는 금단 증상과 흡연에 대한 갈망이 빠르게 감소했다. 또한 이 효과는 운동이 끝난 후에도 최대 50분까지 지속되는 것으로 보고됐다(Taylor et al. 2007).

오피오이드, 코카인, 암페타민, 대마초 등 다양한 물질에 중독된 20명의 연구 참여자 중 2~6개월 동안 주 3회의 운동 프로그램을 수행한 사람들 가운데 10명이 약물 복용량을 줄였고 5명은 모든 물질 사용을 중단했다(Roessler 2010). 대마초 사용 장애(cannabis use disorder)를 가진 집단을 대상으로 한 코호트 연구에서는 운동이 하루 평균 대마초 사용량을 50% 이상 감소시키는 효과를 보였다(Buchowski et al. 2011). 특히 치료를 받지 않고 있었지만 대마초 의존의 기준을 충족한 성인을 대상으로 한 연구에서 여유심박수의 60~70%에 도달하는 30분간의 트레드밀 운동을 2주 동안 10회 실시한 결과, 대마초 사용량이 감소했다(Buchowski et al. 2011).

임상 치료에서 운동은 금단 증후군에서도 특히 만성 금단 증후군을 관리하는 데 핵심적 요소다. 급성 금단에서 흔히 나타나는 생리적 증상 이외에도 만성 금단 증후군은 불안, 과민성, 불면, 불쾌감 등의 증상의 특징을 띤다. 이러한 증상은 수개월에서 수년간 지속될 수 있다. 극심한 생리적 금단 상태에 있거나 운동이 허용되지 않는 기타 임상적 상황을 제외하면 환자들에게는 금단 증상과 증후를 완화하고 약물 사용을 줄이는 데 도움이 되도록 매일 30분의 운동이 권장된다.

재발을 막는 보호 요인으로서의 운동

운동은 과거에 약물에 중독됐던 동물의 약물 추구 행동과 약물 재사용, 즉 재발을 감소시키는 것으로 나타났다. 실험쥐를 대상으로 한 한 연구에서는 쥐가 매일 코카인을 자가 투여한 후, 금단 초기에 단 한 차례의 러닝 휠 운동만으로도 약물 탐색 행동을 유의하게 감소시키는 데 충분하다는 것이 입증됐다(Zlebnik et al. 2010). 또 다른 연구에서는 쥐에게 10일 동안 하루 24시간 내내 코카인에 자유롭게 접근할 수 있도록 한 뒤, 14일간의 금욕 기간을 부여했다(Lynch et al. 2010). 이 기간 동안 쥐들을 하루 2시간씩 러닝 휠을 사용할 수 있도록 하거나 동일한 조건이지만 휠이 잠긴 상자에 배치했다. 연구 결과, 하루 2시간의 자발적 운동은 소거 반응, 즉 금단 기간 중 코카인 탐색 행동을 35% 정도 감소시켰다. 더 나아가 단서 유도 재현 반응, 즉 약물 단서에 의해 유발되는 코카인 탐색은 거의 50%까지 감소했다.

이러한 효과는 운동량, 즉 휠 접근 시간에 따라 달라지는 것으로 보인다. 피터슨 등(Peterson et al. 2014)의 연구에서는 쥐에게 10일 연속으로 하루 24시간 비교적 고용량의 코카인에 접근할 수 있도록 하여 장기 접근 조건(extended access condition)에서 나타나는 중독 행동과 유사한 상태를 유도했다. 그 후 쥐들은 14일간 금단 기간을 거쳤으며 이 기간 동안 하루에 1시간, 2시간 또는 6시간씩 잠기지 않은 러닝 휠에 접근할 수 있거나 휠이 잠겨 있는 상자에 배치됐다. 금단 14일째 되는 날, 코카인 탐색 행동이 가장 강하게 나타나는 시점에 쥐들은 1시간의 단서 유발 재발 세션에 노출됐다. 이 세션에서 쥐들을 과거 코카인과 연관됐던 단서, 즉 이전에 활성화됐던 레버 위의 자극등이 켜지고 주입 펌프 소리가 들리는 조건에 5초간 1차례 노출됐고 쥐들이 레버를 누르는 횟수(코카인 탐색 행동)를 측정했다. 그 결과, 러닝 휠 운동에 접근한 시간의 길이에 따라 10일간의 확장 접근 기간 동안 코카인 자가 투여량이 용량 의존적으로 감소하는 것으로 나타났다. 하루 1시간 운동만으로는 휠이 잠긴 대조군과 비교해 코카인 탐색 행동에 유의한 차이가 없었으며 두 그룹 모두 시간당 평균 반응 횟수가 40회를 초과했다. 반면 하루 2시간과 6시간의 운동은 코카인 자가 투여를 의미 있게 감소시켰으며, 특히 하루 6시간 운동은 코카인 탐색 행동을 거의 소멸 수준(시간당 15회 미만)까지 억제하는 효과를 보였다(Peterson et al. 2014).

사람의 경우, 갈망은 금욕 기간 이후 약물 사용을 재개하게 되는 주요 요인 중 하나다. 따라서 갈망과 약물 탐색 행동을 줄이는 중재는 중독에서 회복 과정에 있는 사람의 재발 가능성을 낮추는 데 기여할 수 있다. 병원 기반 알코올 회복 치료 환경에서 환자들은 중강도의 단기간 운동을 통해 알코올에 대한 갈망이 일시적으로 완화된다고 보고했다(Ussher et al. 2004). 구체적으로는 운동을 수행하는 동안 여유심박수의 40~60% 수준에 해당하는 10분간의 중강도의 실내용 자전거 운동은 여유심박수의 5~20%에 해당하는 저강도 운동에 비해 음주 욕구를 감소시키는 효과를 보였다. 하지만 운동 직후에는 이러한 효과가 유지되지 않았다. 또 다른 연구에서는 등척성 운동(isometric exercise)이나 스트레칭과 같은 강도와 지속 시간이 모두 매우 낮은 수준의 활동조차도 운동을 하지 않는 상태와 비교했을 때 갈망을 감소시키는 효과가 있는 것으로 나타났다(Taylor et al. 2007). 이는 갈망이 빠르게 고조되거나 유산소 운동을 수행하기 어려운 상황에서 활용할 수 있는 유용한 대처 전략이 될 수 있음을 시사한다. 세 번째 연구에서는 치료를 받는 중독 성인들이 12주 동안 주 1회, 20~40분간, 최대 심박수의 55~69%에 해당하는 강도의 유산소 그룹 운동에 참여한 결과, 프로그램 종료 시점과 3개월 추적 관찰 시점 모두에서 물질을 사용하지 않은 날 수가 증가한 것으로 나타났다(Brown et al. 2010). 앞서 언급한 바와 같이 동물 연구에서는 운동 시간과 약물 탐색 행동 사이에 명확한 용량 의존적 관계가 있음이 입증됐다. 그러나 사람을 대상으로 한 연구에서는 재발 위험을 낮추는 데 필요한 운동 용량을 더욱 명확히 규명하기 위해 추가적 연구가 필요하다.

회복 중인 환자, 특히 지속적 갈망을 경험하는 경우에는 매일 규칙적 운동을 통해 기본적 신체 활동 수준을 설정하고, 갈망이 느껴질 때마다 필요에 따라 운동을 추가로 시행할 것을 권장한다. 갈망의 강도가 클수록 이를 완화하기 위해 더 강도 높은 운동이 요구된다. 갈망은 종종 아드레날린 분비의 급증과 함께 극심한 불안을 동반하는 생리적 반응으로 나타난다. 임상 경험에 따르면 갈망이 발생하는 순간에 즉각적으로 운동에 참여하는 것은 이러한 비정상적 생리 반응에 대한 해독제로 작용할 뿐만 아니라 약물 이외의 비화학적 대처 전략을 학습할 수 있는 기회가 된다.

운동이 약물 사용에 미치는 영향의 신경생물학적 기전

운동은 도파민, 세로토닌, 노르에피네프린, 에피네프린 같은 신경전달물질뿐만 아니라 엔도카나비노이드(endocannabinoids)와 내인성 오피오이드 펩타이드(endogenous opioid peptides)의 분비를 증가시킨다(Linke and Ussher 2015; Lynch et al. 2013). 특히 단기간의 운동을 수행하는 경우 중추신경계 내 도파민의 농도가 증가한다(Linke and Ussher 2015). 운동은 보상 경로에서 도파민 신호 전달에 영향을 미침으로써 약물과 경쟁하는 비약물적 보상 자극으로 작용한다(Lynch et al. 2013). 이러한 보상 효과는 운동을 통해 분비되는 내인성 오피오이드 펩타이드에 의해서도 나타난다. 흥미롭게도 실험쥐를 대상으로 오피오이드 수용체 길항제인 날록손(naloxone)을 투여해 수용체를 차단하면 휠 러닝 운동의 보상 효과가 감소하는 것으로 나타났다(Lett et al. 2002).

운동은 또 다른 주요 신경전달물질인 글루타메이트에도 영향을 미친다. 불법 약물에 장기간 노출되면 글루타메이트의 기저 농도는 감소하는 반면, 약물 투여에 대한 글루타메이트 반응성은 과도하게 증가하게 된다(Schmidt and Pierce 2010). 이러한 글루타메이트 신호 전달 변화는 만성 약물 노출 이후 약물 탐색 행동과 재발을 매개하는 데 핵심적 역할을 한다(Kalivas 2009). 운동은 글루타메이트 신호 전달을 정상화하고 글루타메이트 농도를 낮추는 효과를 보여 약물 투여로 유도되는 과도한 글루타메이트 반응을 완화함으로써 약물 탐색 행동을 줄일 수 있음을 시사한다(Smith and Lynch 2012). 이러한 결과들을 종합하면 운동은 보상 경로에서 도파민 신호 전달에 작용함으로써 영향을 미치는 동시에(Lynch et al. 2013), 글루타메이트 신호의 회복을 통해 금단 치유와 항상성(homeostasis) 회복을 촉진함으로써 약물에 대한 비화학적 보상으로 작용하며 회복 과정 전반에서 중요한 역할을 한다. 이러한 결과들을 종합하면 운동은 보상 경로에서 도파민 신호 전달에 작용함으로써 약물과 경쟁하는 비약물적 보상 수단(nondrug reward)으로 기능할 뿐만 아니라 금단 및 회복 과정에서 신체의 치유와 항상성 회복을 촉진하는 역할을 한다(Lynch et al. 2013).

운동은 신경전달물질의 변화뿐 아니라 신경 발생과 신경교세포 생성(gliogenesis)을 통해 신경해부학적 변화를 유도함으로써 약물 자가 투여 및 약물 탐색 행동에 영향을 미친다. 여기서 신경 발생은 신경줄기세포로부터 새로운 신경세포가 생성되는 과정이며 신경교세포 생성은 뇌의 구조적 지지 및 항상성 유지에 기여하는 교세포의 생성을 의미한다. 신경 발생은 성인 뇌에서도 특정 영역에서 지속적으로 일어나며 학습, 기억, 행동 억제 등에 중요한 역할을 한다. 예를 들어 해마는 신경 발생이 활발히 일어나는 주요 부위로 동물 모델 연구에서 약물 복용과 약물 탐색 행동을 매개하는 데 핵심적 역할을 하는 것으로 밝혀졌다. 연구에 따르면 성인 해마의 신경 발생 감소는 동물 모델에서 중독에 대한 취약성을 높이는 위험 요인으로 작용하며 이는 반대로 해마 신경 발생을 촉진하는 중재가 중독 예방에 기여할 수 있음을 시사한다(Noonan et al. 2010). 운동은 해마의 여러 영역에서 신경 발생을 일관되게 유도하는 것으로 나타났다(이와 관련된 자세한 내용은 제2장 "신체 운동과 뇌" 및 Smith와 Lynch, 2012의 연구 참조).

이와 유사하게 전전두엽 기능의 결손 또한 약물 사용을 지속시키는 인지적·행동적·정서적 변화에 중요한 역할을 하는 것으로 보인다(Goldstein and Volkow 2002). 운동은 쥐의 전전두엽에서 신경교세포 생성을 증가시키며 인간에서도 미래 계획 수립이나 만족 지연(delayed gratification)과 같은 전전두엽 기능에 의존하는 행동에도 긍정적인 영향을 미친다(Smith and Lynch 2012).

운동 프로그램의 성공적인 시작과 유지에 영향을 미치는 요인

운동이 중독 회복에 효과가 있다는 충분한 근거에도 불구하고 운동은 전반적 중독 회복 치료 프로그램의 일부로 거의 포함되지 않는다. 이러한 문제 원인 중 하나는 환자의 저항감에서 비롯된다. 물질사용장애 환자들은 운동에 대한 동기가 낮고 교통수단이나 시간 부족, 운동 장비나 체육관 회원권 구입의 경제적 제약 등을 이유로 운동 참여에 어려움을 호소하는 경우가 많다(Weinstock et al. 2017). 이러한 장애 요인이 입원형 중독 치료 환경에서 해소되더라도 운동 프로그램 참여의 지속성과 중도 탈락 문제는 여전히 과제로 남아 있다(Muller and Clausen 2015).

이 집단에서 운동 프로그램을 성공적으로 시작하고 지속적으로 유지하는 데 영향을 미치는 요인으로는 사회적 지지, 자기 효능감, 자율적인 선택, 건강 계약(health contract), 안전성에 대한 확신, 긍정적 강화 등이 있다(Cress et al. 2005). 몇몇 연구에서는 수반성 관리를 활용한 중재가 운동 참여 지속률을 높이는 데 효과적이라는 결과가 보고됐다(Mitchell et al. 2013). 또한 동기강화 면담은 다양한 건강 문제에서 치료 성과를 향상시키는 것으로 나타났으며, 물질사용장애 환자의 운동 시작과 유지에 따르는 어려움을 해결하기 위해 조건부 강화와 함께 활용되기도 한다(Weinstock et al. 2017).

임상 현장에서는 환자의 운동 참여 동기를 유도하기 위해 동기강화 면담 기법을 일상적으로 활용하고 있다. 처음에는 운동에 대해 저항을 보였던 환자들도 운동의 장단점, 운동을 가로막는 장애 요인, 기타 관련 요소들에 대해 함께 성찰하도록 돕는 과정을 거치면 점차 운동을 일상에 통합하기 시작한다. 이와 함께 운동이 정신적·신체적 건강에 전반적으로 기여할 뿐 아니라 회복 상태를 유지하고 재발을 예방할 가능성을 높인다는 점을 환자에게 지속적으로 교육한다.

운동 중독

일부 사람들은 마치 약물 중독과 유사한 방식으로 강박적이고 해로운 수준으로 운동에 몰두하기도 한다. 운동이 도파민 보상 경로를 비롯한 중독과 관련된 다른 신경해부학적 구조를 자극한다는 점을 고려하면 그리 놀라운 일은 아니다. 운동 중독이라는 개념은 1970년대에 이미 학술 문헌에 등장했다. 하지만 이 현상을 어떻게 정의하고 분류할 것인지에 대한 학문적 합의가 아직 없어 연구자들이 유병률과 심각성을 연구하는 데 어려움이 있다(Lichtenstein et al. 2017). 운동 중독은 아직 국제질병분류(International

Classification of Diseases, ICD)나 『정신질환 진단 및 통계 편람 제5판(DSM-5)』에 정식 진단명으로 인정되지 않고 있다. 현재까지 DSM-5에서 행위 중독으로 공식 인정된 질환은 도박장애가 유일하다. 이처럼 진단 기준에 대한 합의가 부족함에도 불구하고 운동 중독 진단은 철저한 병력 청취와 임상적 판단, 중독 전반에 대한 깊은 이해를 근거로 이루어진다. 운동 중독의 임상적 평가를 돕기 위한 설문지, 타당화된 척도, 다양한 평가 도구들이 활용되고 있다(Adams et al. 2003).

운동 중독의 주요 증상은 다음과 같다. (1) 심각한 신체 손상, 사회적·대인관계 문제, 부부 갈등, 직업 및 사회 활동의 방해와 같은 부정적 결과에도 불구하고 운동을 지속하는 것, (2) 운동에 대한 강한 갈망, (3) 운동량을 줄이려는 시도의 반복적인 실패, (4) 내성, (5) 안절부절못함·과민성·피로·불안·우울감 등의 금단 증상(Hausenblas and Downs 2002; Landolfi 2013). 운동 중독은 섭식장애 병리, 기분장애 그리고 완벽주의, 자기애적 성향, 강박적 성향과 같은 특정 인격 특성과 관련이 있는 것으로 나타났다(Lichtenstein et al. 2017). 치료 중재 전략의 공통된 요소로는 개인 심리치료와 더불어 교육, 대처 기술 향상, 유발 요인(trigger) 관리 등이 포함된다(Adams et al. 2003).

사례

로레나는 러닝 중독을 가진 32세 여성이다. 그녀는 근골격계 손상뿐 아니라 결혼 생활과 자녀 양육 능력에 미치는 악영향에도 불구하고 매일 강박적으로 러닝을 지속했으며 주당 최대 100마일을 뛰는 수준에 이르렀다. 이러한 강박적 러닝으로 인한 체중 감소는 그녀에게 자가동조적(ego-syntonic)으로 받아들여졌으며 동시에 초기 단계의 공존 섭식장애(신경성 식욕부진) 발병에 기여했다. 이에 대한 중재는 세 가지 요소로 구성됐다. 첫째, 운동 중독에 대한 정신건강 교육. 둘째, 보상 경로를 재설정하기 위한 1개월간의 러닝 중단. 셋째, 제한과 모니터링하에 적절한 수준의 운동으로의 복귀. 금단 초기 단계에 로레나는 불안, 과민성, 안절부절못함, 불면 등 전형적 금단 증상을 경험했다. 1개월 중단 후 중강도 운동으로 복귀한 시점에도 로레나는 합의된 러닝 목표를 지키는 데 어려움을 겪었으나 자신의 가치, 즉 건강을 회복하고 가족을 돌보며 곁에 있는 사람이 되기를 바라는 마음에 집중함으로써 일부 시행착오가 있었음에도 이를 유지할 수 있었다. 그녀는 또한 수영, 요가 등 자신에게 좀 더 적합한 운동 형태로 대체함으로써 도움을 받았다. 식사 및 운동과 관련된 지속적 불안을 완화하기 위해 항우울제 치료를 추가한 것도 효과적이었다.

결론

동물 및 인간을 대상으로 한 연구들은 운동이 약물 사용의 심화를 예방하고 금단 증상을 완화하며 약물 사용량을 줄이고 재발 위험을 낮추는 데 효과적이라는 근거를 제시하고 있다. 운동은 도파민, 엔도카나비노이드, 엔도르핀의 분비를 촉진함으로써 뇌의 보상 경로에서 약물과 경쟁하는 강화 자극으로 작용한다. 또한 운동은 신경 발생과 신경교세포 생성을 통해 장기적인 신경해부학적 변화를 유도한다. 그러나 운동은 부상이나 전반적 기능 저하에도 불구하고 계속 수행될 경우, 그 자체가 중독의 형태를 띨 수 있다. 그럼에도 불구하고 운동이 중독의 모든 단계, 즉 예방, 금단, 회복, 재발 방지에서 유용한 중재 수단임을 뒷받침하는 명확하고 설득력 있는 근거가 축적돼 있다. 현실적 여러 장애 요인이 존재함에도 불구하고 운동은 아직 충분히 활용되지 않고 있지만 물질 사용 문제의 예방 및 치료 측면에서 충분히 근거에 기반한 중재 전략으로 권장되고 있다.

토의 질문

1. 청소년 물질사용장애에 대한 1차 예방에서 운동은 어떤 역할을 할 수 있을까?
2. 물질사용장애 환자의 금단, 갈망, 재발 예방에 운동을 어떻게 활용할 수 있을까?
3. 물질사용장애 환자에게 운동 시작과 지속을 방해하는 요인을 극복하기 위해 어떤

전략을 사용할 수 있을까?

4. 운동에 따른 도파민, 엔도르핀 및 엔도카나비노이드 수치 상승은 어떤 의미를 가질까? 물질 사용은 신체 활동이 주는 자연스러운 보상을 가로채는 지름길일까?

5. 사람이 운동에 중독될 수 있을까? 이 문제를 해결하기 위한 중재에는 어떤 것이 있을까?

추천 문헌

Lichtenstein MB, Hinze CJ, Emborg B, et al: Compulsive exercise: links, risks and challenges faced. Psychol Res Behav Manag 10:85–95, 2017

Linke SE, Ussher M: Exercise-based treatments for substance use disorders: evidence, theory, and practicality. Am J Drug Alcohol Abuse 41(1):7–15, 2015

Lynch WJ, Peterson AB, Sanchez V, et al: Exercise as a novel treatment for drug addiction: a neurobiological and stage-dependent hypothesis. Neurosci Biobehav Rev 37(8):1622–1644, 2013

Smith MA, Lynch WJ: Exercise as a potential treatment for drug abuse: evidence from preclinical studies. Front Psychiatry 2:82, 2012

참고 문헌

Adams JM, Miller TW, Kraus RF: Exercise dependence: diagnostic and therapeutic issues for patients in psychotherapy. J Contemp Psychother 33(2):93–107, 2003

American Psychiatric Association: Diagnostic and Statistical Manual of Mental Disorders, 5th Edition. Arlington, VA, American Psychiatric Association, 2013

Brown RA, Abrantes AM, Read JP, et al: A pilot study of aerobic exercise as an adjunctive treatment for drug dependence. Ment Health Phys Act 3(1):27–34, 2010 20582151

Buchowski MS, Meade NN, Charboneau E, et al: Aerobic exercise training reduces cannabis craving and use in non-treatment seeking cannabis-dependent adults. PLoS One 6(3):e17465, 2011 21408154

Chen HI, Kuo YM, Liao CH, et al: Long-term compulsive exercise reduces the rewarding efficacy of 3,4-methylenedioxymethamphetamine. Behav Brain Res 187(1):185–189, 2008 17949827

Cress ME, Buchner DM, Prohaska T, et al: Best practices for physical activity programs and behavior counseling in older adult populations. J Aging Phys Act 13(1):61–74, 2005 15677836

Devaud LL, Walls SA, McCulley WD 3rd, et al: Voluntary wheel running attenuates ethanol withdrawal-induced increases in seizure susceptibility in male and female rats. Pharmacol Biochem Behav 103(1):18–25, 2012 22871538

Ehringer MA, Hoft NR, Zunhammer M: Reduced alcohol consumption in mice with access to a running wheel. Alcohol 43(6):443–452, 2009 19801274

Fontes-Ribeiro CA, Marques E, Pereira FC, et al: May exercise prevent addiction? Curr Neuropharmacol 9(1):45–48, 2011 21886560

Goldstein RZ, Volkow ND: Drug addiction and its underlying neurobiological basis: neuroimaging evidence for the involvement of the frontal cortex. Am J Psychiatry 159(10):1642–1652, 2002 12359667

Hausenblas HA, Downs DS: Exercise dependence: a systematic review. Psychol Sport Exerc 3(2):89–123, 2002

Hosseini M, Alaei HA, Naderi A, et al: Treadmill exercise reduces self-administration of morphine in male rats. Pathophysiology 16(1):3–7, 2009 19131225

Inman RA, da Silva SMG, Bayoumi RR, et al: Cultural value orientations and alcohol consumption in 74 countries: a societal-level analysis. Front Psychol 8:1963, 2017 29209246

Kalivas PW: The glutamate homeostasis hypothesis of addiction. Nat Rev Neurosci 10(8):561–572, 2009 19571793

Korhonen T, Kujala UM, Rose RJ, et al: Physical activity in adolescence as a predictor of alcohol and illicit drug use in early adulthood: a longitudinal population-based twin study. Twin Res Hum Genet 12(3):261–268, 2009 19456218

Landolfi E: Exercise addiction. Sports Med 43(2):111–119, 2013 23329605

Lett BT, Grant VL, Koh MT, et al: Prior experience with wheel running produces cross-tolerance to the rewarding effect of morphine. Pharmacol Biochem Behav 72(1–2):101–105, 2002 11900775

Lichtenstein MB, Hinze CJ, Emborg B, et al: Compulsive exercise: links, risks and challenges faced. Psychol Res Behav Manag 10:85–95, 2017 28435339

Linke SE, Ussher M: Exercise-based treatments for substance use disorders: evidence, theory, and practicality. Am J Drug Alcohol Abuse 41(1):7–15, 2015 25397661

Lynch WJ, Piehl KB, Acosta G, et al: Aerobic exercise attenuates reinstatement of cocaine-seeking behavior and associated neuroadaptations in the prefrontal cortex. Biol Psychiatry 68(8):774–777, 2010 20692647

Lynch WJ, Peterson AB, Sanchez V, et al: Exercise as a novel treatment for drug addiction: a neurobiological and stage-dependent hypothesis. Neurosci Biobehav Rev 37(8):1622–1644, 2013 23806439

Miladi-Gorji H, Rashidy-Pour A, Fathollahi Y: Anxiety profile in morphine-dependent and withdrawn rats: effect of voluntary exercise. Physiol Behav 105(2):195–202, 2012 21871908

Miller ML, Vaillancourt BD, Wright MJ Jr, et al: Reciprocal inhibitory effects of intravenous d-methamphetamine self-administration and wheel activity in rats. Drug Alcohol Depend 121(1–2):90–96, 2012 21899959

Mitchell MS, Goodman JM, Alter DA, et al: Financial incentives for exercise adherence in adults: systematic review and meta-analysis. Am J Prev Med 45(5):658–667, 2013 24139781

Moore MJ, Werch CE: Sport and physical activity participation and substance use among adolescents. J Adolesc Health 36(6):486–493, 2005 15901513

Muller AE, Clausen T: Group exercise to improve quality of life among substance use disorder patients. Scand J Public Health 43(2):146–152, 2015 25527637

Noonan MA, Bulin SE, Fuller DC, et al: Reduction of adult hippocampal neurogenesis confers vulnerability in an animal model of cocaine addiction. J Neurosci 30(1):304–315, 2010 20053911

Peterson AB, Abel JM, Lynch WJ: Dose-dependent effects of wheel running on cocaine-seeking and prefrontal cortex Bdnf exon IV expression in rats. Psychopharmacology (Berl) 231(7):1305–1314, 2014 24173624

Roessler KK: Exercise treatment for drug abuse—a Danish pilot study. Scand J Public Health 38(6):664–669, 2010 20529968

Schmidt HD, Pierce RC: Cocaine-induced neuroadaptations in glutamate transmission: potential therapeutic targets for craving and addiction. Ann N Y Acad Sci 1187:35–75, 2010 20201846

Sigfúsdóttir ID, Thorlindsson T, Kristjánsson AL, et al: Substance use prevention for adolescents: the Icelandic Model. Health Promot Int 24(1):16–25, 2009 19074445

Smith MA, Lynch WJ: Exercise as a potential treatment for drug abuse: evidence from preclinical studies. Front Psychiatry 2:82, 2012 22347866

Smith MA, Pitts EG: Access to a running wheel inhibits the acquisition of cocaine self-administration. Pharmacol Biochem Behav 100(2):237–243, 2011 21924284

Smith MA, Pitts EG: Wheel running decreases the positive reinforcing effects of heroin. Pharmacol Rep 64(4):960–964, 2012 23087148

Smith MA, Pennock MM, Walker KL, et al: Access to a running wheel decreases cocaine-primed and cue-induced reinstatement in male and female rats. Drug Alcohol Depend 121(1–2):54–61, 2012 21885215

Taylor AH, Ussher MH, Faulkner G: The acute effects of exercise on cigarette cravings, withdrawal symptoms, affect and smoking behaviour: a systematic review. Addiction 102(4):534–543, 2007 17286639

Terry-McElrath YM, O'Malley PM: Substance use and exercise participation among young adults: parallel trajectories in a national cohort-sequential study. Addiction 106(10):1855–1865, discussion 1866–1867, 2011 21561496

Thanos PK, Tucci A, Stamos J, et al: Chronic forced exercise during adolescence decreases cocaine conditioned place preference in Lewis rats. Behav Brain Res 215(1):77–82, 2010 20615434

Ussher M, Sampuran AK, Doshi R, et al: Acute effect of a brief bout of exercise on alcohol urges. Addiction 99(12):1542–1547, 2004 15585045

Veliz P, Boyd CJ, McCabe SE: Nonmedical prescription opioid and heroin use among adolescents who engage in sports and exercise. Pediatrics 138(2):e20160677, 2016 27456508

Weinstock J, Farney MR, Elrod NM, et al: Exercise as an adjunctive treatment for substance use disorders: rationale and intervention description. J Subst Abuse Treat 72:40–47, 2017 27666958

Zlebnik NE, Anker JJ, Gliddon LA, et al: Reduction of extinction and reinstatement of cocaine seeking by wheel running in female rats. Psychopharmacology (Berl) 209(1):113–125, 2010 20112008

제9장

주의력결핍과잉행동장애 관리를 위한 신체 운동

에린 쉰펠더 Erin Schoenfelder, Ph.D.

타일러 새서 Tyler Sasser, Ph.D.

마크 A. 스타인 Mark A. Stein, Ph.D., ABPP

번역 박은진, 김정유

KEY POINTS

- 신체 활동은 주의력결핍과잉행동장애의 주의력 기능 향상과 증상 완화에 도움이 된다.
- 주의력결핍과잉행동장애를 가진 아동은 또래보다 신체 활동량이 적은 경향이 있다. 성인의 경우 비만과 심혈관질환의 유병률이 높아 장기적 건강 문제로 이어질 수 있다.
- 아동과 성인을 대상으로 신체 활동을 증진하고 좌식 행동을 줄이기 위한 중재는 주의력결핍과잉행동장애의 포괄적 치료 계획에 포함할 수 있는 유망한 접근이다.

주의력결핍과잉행동장애의 증상, 기능 손상, 및 관련 건강 위험

주의력결핍과잉행동장애(attention-deficit/hyperactivity disorder, ADHD)는 아동과 청소년의 약 6~10%(Polanczyk et al. 2014), 성인의 약 4%(Kessler et al. 2006)에서 나타나는 만성 신경발달장애로, 유병률이 비교적 높다. 주의력결핍과잉행동장애는 발달 수준에 비해 주의력과 충동 조절의 결함이 두드러지며 이로 인해 학업 및 직업 수행, 가족 관계, 사회적 상호 작용 등 다양한 영역에서 기능적 손상을 초래할 수 있다(McQuade and Hoza 2015). 또한 주의력결핍과잉행동장애는 흡연, 물질 남용, 불균형한 식습관, 위험한 성적 행동, 안전하지 않은 운전 습관 등 누적된 건강 위험 행동과 밀접하게 연관되어 있다(Schoenfelder and Kollins 2016). 최근 연구는 주의력결핍과잉행동장애가 신체 활동과 같은 건강한 생활 습관의 형성을 방해함으로써 만성 질환 예방에도 부정적 영향을 미칠 수 있음을 시사하고 있다.

    주의력결핍과잉행동장애를 가진 사람은 일반인보다 신체 활동이 활발할 것이라는 오해가 흔하다. 그러나 실제로는 주의력결핍과잉행동장애를 가진 사람의 신체 활동 수준이 더 낮다는 결과가 여러 연구를 통해 일관되게 보고된 바 있다(Cook et al. 2015; Dalsgaard et al. 2015; Khalife et al. 2014). 이러한 낮은 활동 수준은 건강에 해로운 식습관(예: 폭식) 및 좌식 위주의 생활양식과 결합해 대사질환 및 심혈관질환의 위험을 높이며 이는 주의력결핍과잉행동장애와 관련된 기대수명 감소를 설명하는 요인으로 작용할 수 있다(Cortese and Tessari 2017; Dalsgaard et al. 2015). 그럼에도 불구하고 이러한 고위험군을 대상으로 한 건강 행동 및 신체 활동 수준 개선에 대한 관심은 아직 미흡한 실정이다. 최근 연구에 따르면 신체 활동의 증가는 주의력결핍과잉행동장애 증상과 이로 인한 기능적 손상을 개선할 수 있으며(Hoza et al. 2016) 궁극적으로는 주의력결핍과잉행동장애와 관련된 부정적 건강 결과를 완화하는 데도 기여할 수 있다. 이 장에서는 신체 활동과 주의력결핍과잉행동장애 간의 연관성에 대한 과학적 근거를 검토하고 신체 활동이 주의력결핍과잉행동장애를 가진 사람의 건강, 일상 기능, 전반적인 삶의 경과를 개선하는 데 어떻게 활용될 수 있는지를 중심으로 향후 연구와 실천의 방향을 제시하고자 한다.

주의력결핍과잉행동장애에 대한 신체 활동의 이점

행동을 모니터링하고 조절하는 전두엽의 집행기능, 특히 반응 억제(response prevention) 및 작업 기억은 주의력결핍과잉행동장애에서 흔히 손상되며 이러한 결손은 주의력결핍과잉행동장애의 주요 병리 기전으로 강조되어 왔다(Antshel et al. 2014). 집행기능은 유아기부터 청년기에 이르기까지 점진적으로 발달하며 최근에는 이러한 기능을 목표로 한 중재에 대한 관심도 증가하고 있다.

신체 활동은 신경인지 발달 및 건강한 뇌 기능과 밀접한 관련이 있으며 일부 연구자들은 신체 활동이 전반적인 집행기능 발달(Diamond and Lee 2011)뿐 아니라 주의력결핍과잉행동장애 아동과 성인의 집행기능 개선에 기여할 수 있는 잠재적 이점에 주목하고 있다(Gapin et al. 2011). 실제로 실험실 기반 연구들에서는 단기적 혹은 장기적 신체 활동이 다양한 연령대에서 집행기능 향상과 관련이 있는 것으로 나타났다(Verburgh et al. 2013). 메타분석 결과에 따르면 신체 활동은 주의력결핍과잉행동장애와 관련된 핵심 집행기능인 반응 억제 및 작업 기억 능력의 향상에 있어 경도에서 중간 정도의 효과를 나타낸다(Tan et al. 2016). 또한 신체 활동이 기분 및 전반적 정신건강 개선에도 긍정적인 영향을 미친다는 연구 결과가 축적되고 있다는 점을 주목할 만하다(Ahn and Fedewa 2011).

신체 활동의 신경인지적 이점은 일반 인구보다 주의력결핍과잉행동장애를 가진 사람에게 더 클 수 있다는 주장이 제기되고 있다(Gapin and Etnier 2010). 빠르게 걷기부터 유산소 운동에 이르는 중강도에서 격렬한 수준의 신체 활동에 참여하는 주의력결핍과잉행동장애 아동은 지속적 주의력, 반응 억제, 자극 처리 속도, 반응 정확도 등을 측정하는 다양한 인지 과제에서 유의한 향상을 보인 바 있다(Gapin and Etnier 2010; Halperin and Healey 2011; Pontifex et al. 2013; Verret et al. 2012). 최근 발표된 20편의 연구를 대상으로 한 메타분석에 따르면 신체 활동은 주의력결핍과잉행동장애 아동의 기분 및 불안과 관련된 증상뿐만 아니라 증상 및 일상 기능에도 중강도 이상의 효과를 나타내는 것으로 밝혀졌다(Cornelius et al. 2017). 또 다른 메타분석에서도 신체 활동이 주의력결핍과잉행동장애 아동의 집행기능과 운동기능 향상에 전반적으로 중간 정도의 효과 크기(effect size)를 보였으며 이러한 효과는 활동 강도보다는 지속 시간에 따라 증가하는 경향이 있는 것으로 보고됐다(Vysniauske et al. 2016). 더불어 관찰 연구들은 신체 활동 수준이 주의력결핍과잉행동장애 청소년의 교실 내 행동이나 읽기 및 수학과 같은 표준화 학업성취도 검사 결과와 같은 실제 기능적 결과와도 유의한 관련이 있음을 보여주었다(Hillman et al. 2009b).

신체 활동이 집행기능 및 주의력결핍과잉행동장애 증상과 어떤 방식으로 연관되는지를 설명하는 신경생물학적 기전은 아직 충분히 규명되지 않았다. 하지만 신체 활동이 집행기능과 관련된 뇌 기능의 변화를 유도할 수 있다는 근거는 점차 증가하고 있다. 주의력결핍과잉행동장애 아동 및 성인은 동일 연령의 일반인과 비교할 때 뇌파 연구를 통해 전두엽 피질에서의 피질 각성과 활성도가 저하되어 있는 것으로 보고됐으며(Arns et al. 2013) 이는 자기 조절 및 주의 조절과 관련된 세타파 및 알파파의 활성도 차이를 포함한다. 다만 이러한 뇌파 지표와 주의력결핍과잉행동장애 간의 연관성에 대해서는 아직 학계의 논의가 이어지고 있다(Arns et al. 2013). 급성 신체 활동의 기간은 알파파 및 세타파 진폭의 증가와 관련이 있다(Hillman et al. 2009a, 2014; Pontifex et al. 2013). 한 연구에 따르면 8주간의 신체 활동 중재를 받은 주의력결핍과잉행동장애 아동은 대조군에 비해 전두엽 및 뇌 중앙부위에서 세타파/알파파 비율이 더 낮았으며 이는 더 우수한 주의력 조절 능력과 관련이 있었다(Huang 등 2017). 주의력결핍과잉행동장애를 가진 사람에게서 건강한 뇌의 성장과 기능을 촉진하는 신경 단백질인 뇌유래신경영양인자(BDNF)의 수치는 일반 인구와 차이를 보이는 것으로 보고됐다(Liu et al. 2015). 신체 활동은 BDNF 수치를 증가시키는 것으로 알려져 있으며(Huang et al. 2014) 이러한 신경생물학적 변화는 운동이 주의력을 향상시키는 또 다른 메커니즘으로 작용할 수 있다. 그러나 이러한 신경 기능의 변화가 어떻게 행동 개선으로 이어지는지에 대한 과정을 이해하기 위해서는 추가적인 연구가 필요하다.

최근에는 임상군과 일반군 모두를 대상으로 운동 및 신체 활동을 증진하기 위한 중재 프로그램을 설계하려는 노력이 활발히 이뤄지고 있다. 가족 기반의 신체 활동 중재는 5~12세의 건강한 아동에게 효과적인 것으로 밝혀졌으나(Brown et al. 2016) 이러한 중재는 건강에 해로운 생활 습관에 노출될 위험이 높고 신체 활동 수준을 높이는 데 고유한 어려움을 겪는 주의력결핍과잉행동장애 아동을 주요 대상으로 하지는 않았다. 주의력결핍과잉행동장애 아동을 대상으로 한 유일한 대규모 무작위 신체 활동 중재 임상시험에서는 12주 동안 등교 전 31분간의 운동 프로그램을 시행한 결과, 부모 및 교사의 주의력결핍과잉행동장애 증상 평가뿐 아니라 기능적 지표에 있어서도 유의한 개선이 나타났다. 이러한 효과는 하루 종일 지속되는 것으로 확인됐다(Hoza et al. 2015).

여러 소규모 파일럿 연구에서는 일상생활에 통합 가능한 실제적 전략을 활용해 주의력결핍과잉행동장애 청소년의 신체 활동을 증진시키기 위한 혁신적 접근법을 모색해 왔다. 베렛 등(Verret et al. 2012)의 연구에서는 주의력결핍과잉행동장애 아동을 대상으로 점심시간에 45분간 신체 활동 프로그램을 제공한 결과, 체력과 운동 능력은 물론, 부모와 교사의 행동 평가에서도 유의미한 개선이 관찰됐다. 또 다른 최근 연구에서는 주의력결핍과잉행동장애 청소년에게 웨어러블 건강 추적기(핏빗[Fitbit] 밴드 등)와 동기부여를 위한 소셜미디어 기반 그룹을 제공했다. 이러한 중재는 청소년들에게 높은 만족도를 보였고 하루 평균 걸음 수 증가에도 긍정적인 영향을 미친 것으로 나타났다(Schoenfelder et al. 2017).

현재까지 주의력결핍과잉행동장애 성인을 대상으로 한 신체 활동의 효과는 체계적으로 연구되지 않았다. 그러나 아처와 코스트르제바(Archer and Kostrzewa 2012, p. 195)가 제안한 바와 같이 운동은 "스트레스, 불안, 우울, 부정적 정서 및 행동, 충동 조절력 저하, 강박 행동을 완화하는 데 유익한 효과를 가지며, 동시에 집행기능, 작업 기억, 긍정적 정서를 향상시키고 가족 및 돌봄 제공자의 전반적인 상태 개선에도 도움이 된다". 이러한 문제들은 주의력결핍과잉행동장애에서 흔히 동반되는 질환이자 성인기까지 지속되는 기능 손상과 밀접한 관련이 있다. 현재까지 알려진 바로는 주의력결핍과잉행동장애 성인을 대상으로 신체 활동 수준을 증진시키기 위한 중재 연구는 아직 보고되지 않았다.

보조 치료로서의 신체 활동

주의력결핍과잉행동장애에 대한 가장 일반적인 의학적 치료는 전 생애에 걸쳐 정신자극제 계열 약물을 사용하는 것이다. 그러나 청소년의 경우, 약물 순응도가 특히 낮으며(Adler and Nierenberg 2010) 기능 손상이 지속됨에도 불구하고 약물치료가 자주 중단되는 경향이 있다(Molina et al. 2009). 또한 주의력결핍과잉행동장애 성인의 경우, 지속형 또는 장시간 작용 제제에 비해 작용 시간이 짧고 효과의 지속이 더 불규칙한 속효성 자극제를 선호하는 경우가 많다(Safren et al. 2007)

신체 활동 중재가 장기적 발달 및 주의력결핍과잉행동장애 관련 기능을 향상시킨다는 근거는 신체 활동을 약물치료 및 인지행동치료(CBT)와 같은 기존 치료법에 보조적으로 활용할 수 있음을 시사한다(Halperin and Healey 2011; Molina et al. 2009). 정신건강의학과 전문의이자 운동 연구자인 존 레이티(John Ratey)는 운동과 신체 활동 증진이 "정신자극제 약물을 실제로 대체할 수도 있지만 대부분의 경우 약물 복용과 함께 반드시 병행되어야 하는 보완적 치료이며 주의력 향상과 기분 개선을 위해 꼭 필요하다"라고 강조했다(ADDitude Editors 2019). 실제로 주의력결핍과잉행동장애 아동을 대상으로 한 연구에서 정신자극제(메틸페니데이트) 복용 여부와 관계없이 신체 활동이 집행기능 과제 수행에서 유사한 개선 효과를 보인 것으로 나타났다(Medina et al. 2010). 이러한 결과는 약물치료에 대한 반응이 미흡하거나 내약성이 낮은 경우 또는 경도 혹은 준임상 수준의 주의력결핍과잉행동장애를 대상으로 신체 활동이 약물치료의 대안으로 고려될 수 있음을 시사한다. 이는 환경 및 생활 습관 변화에 따라 인슐린 수치가 조절되는 당뇨병의 관리 방식과 유사하게 신체 활동을 보완함으로써 약물의 용량이나 복용 기간을 줄일 수 있는지를 확인하기 위해 추가적 연구가 필요함을 의미한다.

주의력결핍과잉행동장애에 대한 약물치료 및 행동치료의 대부분의 임상시험에서는 신체 활동 수준을 주요 결과 변수로 평가하지 않았기 때문에 주의력결핍과잉행동장애 치료가 개인의 신체 활동에 미치는 영향에 대해서는 아직까지 알려진 바가 거의 없다. 더욱이 주의력결핍과잉행동장애에 대한 대표적 근거 기반 행동치료인 아동의 부모를 대상으로 한 행동관리훈련(behavioral management training, BMT)이나 성인을 위한 CBT에서도 신체 활동 수준은 중재의 직접적 목표로 다뤄지지 않는다. 그럼에도 불구하고 윌리엄 펠헴 주니어(William Pelham Jr.)와 연구진이 개발한 주의력결핍과잉행동장애 청소년 대상 여름 집중치료 프로그램(Pelham et al. 2000)은 신체 활동 참여를 장기적으로 증진시킬 수 있는 가능성을 보여준다. 이 프로그램은 여름 캠프 환경에서 행동 전략을 활용해 다양한 스포츠 참여와 기술 향상을 촉진하며 신체 활동을 자연스럽게 일상에 통합한다. 축구부터 농구에 이르기까지 다양한 스포츠에 대한 적극적 참여를 유도하고 기술 습득에 따른 보상을 제공하는 포인트 시스템을 포함하고 있어 주의력결핍과잉행동장애 청소년의 행동 및 사회적 기술 발달을 함께 도모한다. 이 프로그램의 강력한 효과에도 불구하고 이 복합 중재 내에서 신체 활동 증가가 미치는 상대적 이점을 평가한 구성 요소 분석은 아직 이뤄지지 않았다. 신체 활동을 중재의 명확한 목표에 포함시킬 경우, 주의력결핍과잉행동장애에 대한 행동치료의 효과를 점진적으로 향상시키는 데 추가적인 기여를 할 가능성이 충분하다.

신체 활동의 방해 요인 극복하기

주의력결핍과잉행동장애 아동의 신체 활동 참여율이 낮은 것은 주의력결핍과잉행동장애 자체의 특성뿐 아니라 정신과적 동반질환 그리고 지역사회 내 조직적 활동 참여와 관련된 사회경제적 장벽 등 다양한 요인에 의해 기인할 수 있다. 예를 들어 주의력결핍과잉행동장애 아동은 파괴적 행동, 비순응성, 공격성과 같은 문제행동의 발생 빈도가 높고 과제 수행에 대한 동기도 일관되지 않는 경우가 많다(Spencer et al. 2007). 이들은 레크리에이션 스포츠 환경에서 반항적 행동이나 불안정한 스포츠맨십을 보일 가능성이 높아 스포츠 참여와 성공을 방해하며 장기적 신체 활동 참여를 저해할 수 있다(Johnson and Rosen 2000). 또한 주의력결핍과잉행동장애 아동의 부모는 더 높은 수준의 양육 스트레스를 경험하고 주의력결핍과잉행동장애, 우울증, 물질사용장애와 같은 정신건강 문제를 겪고 있는 비율도 높다(Roizen et al. 1996). 이들은 주의력결핍과잉행동장애가 없는 아동의 부모에 비해 비효율적이고 더욱 부정적이며 처벌적이고 일관성 없는 양육 방식을 사용하는 경향이 있는 것으로 보고됐다(Johnston and Mash 2001). 이러한 이유로 주의력결핍과잉행동장애 아동의 부모는 자녀가 신체 활동에 참여하도록 동기를 부여하는 데 큰 어려움을 겪을 수 있으며 동시에 미디어 사용과 같은 좌식 행동을 제한하는 데도 상당한 어려움을 경험할 수 있다(Weiss et al. 2011).

　　주의력결핍과잉행동장애를 가진 사람을 치료하는 의료진은 개인의 활동 수준을 평가하고 신체 활동 증진을 위한 가족 및 환경적 변화를 지원함으로써 이들의 전반적 건강과 기능 향상을 도울 수 있다. 또한 지역사회 내에서 적절한 조직적 활동 기회를 파악하고 신체 활동을 일상생활에 자연스럽게 통합할 수 있게 도울 가족에 대한 격려가 필요하다. 예를 들어 반려동물 산책, 가족 스포츠 활동, 아침 요가, 또는 숙제 전에 신체 활동 중심의 게임을 함께 계획하는 등 일상적 실천은 기분 조절과 주의력 향상에 긍정적 영향을 미칠 수 있다. 행동 문제는 주의력결핍과잉행동장애를 가진 아동의 부모를 위한 행동관리훈련(BMT)을 통해 완화될 수 있다. 행동관리훈련는 과제 수행 행동과 순응도를 향상시키고 반항적 행동을 감소시키는 데 효과적인 것으로 밝혀졌다(Zwi et al. 2011). 이를 통해 아동이 코치의 지시에 잘 따르고 또래와 긍정적으로 상호작용하며 스포츠 기술을 습득하는 데 도움이 된다. 주의력결핍과잉행동장애를 가진 성인을 진료하는 임상의는 신체 활동을 치료 계획에 포함시키는 것을 고려해야 하며 대상자가 활동 계획을 수립하고 이를 상기하며 활동 수행의 경과를 스스로 추적할 수 있도록 실질적인 전략과 지원을 제공하는 것이 바람직하다.

학교나 직장에서 과제에 집중하는 행동을 유도하기 위해 행동적·환경적 지원이 필요하듯 운동에 대한 동기 저하를 극복하고 가정 및 학교 환경에서 신체 활동을 장려하기 위해서도 유사한 원칙이 적용돼야 한다. 이를 위해서는 운동 유형의 다양화, 운동 일정과 모니터링 시스템의 구축, 그룹 운동 참여, 5km 달리기나 하이킹 훈련과 같은 사회적 보상 요소 도입 등 참신성과 동기를 높이기 위한 전략들이 효과적으로 활용될 수 있다.

주의력결핍과잉행동장애를 가진 사람의 치료 계획에 신체 활동을 통합하는 방법은 다양하다.

사례 1

마이클은 주의력결핍과잉행동장애를 가진 과체중의 10세 아동이다. 정신자극제 치료를 시작하기 전까지는 파괴적이고 반항적인 행동으로 인해 조직적인 스포츠 활동에 참여할 수 없었다. 그러나 치료 이후 수영 강습에 참여할 수 있게 됐고 점차 수영팀에도 합류하게 됐다. 수영 연습을 지속하면서 마이클은 주의력과 집중력이 향상됐고 활동에 대한 적절한 참여도와 사회적 기술 또한 함께 개선됐다. 중학교에 진학한 이후에도 마이클은 수영팀 활동을 이어갔고 이를 통해 형성된 또래와의 우정을 유지했다. 이러한 사회적 참여와 행동의 긍정적인 변화는 학업 기능의 향상으로도 이어졌다.

신체 활동은 주의력결핍과잉행동장애를 가진 성인에게도 유사하게 도움이 될 수 있다.

사례 2

제인은 낮에는 의류 소매점에서 일하고 저녁에는 지역 커뮤니티 대학에서 수업을 듣는 22세의 주의력결핍과잉행동장애를 가진 성인이다. 그녀는 수업 시간에 집중하기 어렵고 학습 자료와 마감일을 체계적으로 관리하지 못해 성적이 저하됐고 졸업이 위태로운 상황에 놓이게 됐다. 낮 동안의 업무에는 체계적 사고가 크게 필요치 않다는 이유로 정신자극제를 복용할 필요성을 느끼지 않았고 저녁 수업을 위해 약물을 복용하면 불면증이 발생했다. 이에 치료자와 함께 제인은 신체 활동을 포함한 새로운 일과표를 수립했다. 저녁 수업에 가기 전에는 룸메이트의 반려견과 20분간 산책을 하고 수업 후 공부를 시작하기 전에는 15분간 영상을 보고 운동을 하는 일정을 만든 것이다. 제인은 이러한 운동 후 집중력이 향상되고 작업을 더 효율적으로 마칠 수 있었으며 주간 할 일 목록을 계획할 수 있는 여유 시간도 확보할 수 있었다고 보고했다.

향후 방향

주의력결핍과잉행동장애를 가진 아동을 대상으로 한 클리닉 및 학교 기반의 신체 활동 중재가 유의미한 성과를 보여주고 있음에도 불구하고 운동은 여전히 주의력결핍과잉행동장애의 포괄적 치료 계획에서 일반적으로 다뤄지지 않고 있다. 그러나 아동과 성인을 대상으로 신체 활동을 증진하기 위한 중재는 집행기능 발달을 촉진하고 주의력결핍과잉행동장애 증상을 완화하며 일상 기능과 전반적 건강을 향상시킬 수 있는 잠재력을 지니고 있다. 이러한 변화는 장기적인 웰빙에도 긍정적 영향을 미칠 수 있다. 특히 보호자와 협력해 지속 가능한 생활 습관과 행동 변화를 유도하는 가족 기반 중재는 아동의 신체 활동을 증진시키는 데 효과적 접근법이 될 수 있다.

주의력결핍과잉행동장애의 종합적 치료 계획에 신체 활동을 어떻게 가장 효과적으로 통합할 수 있을지에 대한 추가 연구가 필요하다. 활동 수준과 집행기능이 주의력결핍과잉행동장애 증상과 어떤 방식으로 연관돼 있는지에 대해 여전히 중요한 의문이 남아 있으며 신체 활동이 인지기능에 미치는 이점이 얼마나 지속되는지 그리고 이러한 효과가 신경생물학적 수준에서 어떻게 나타나는지에 대해서는 제한적 증거만이 존재한다. 또한 의미 있는 임상적 효과를 얻기 위해 필요한 활동의 강도와 지속 기간 역시 명확하게 규명되지 않았다. 신체 활동의 용량-반응 효과(dose-response effect), 효과의 장기적 유지 및 일반화 가능성에 대한 이해도 현재로서는 매우 제한적이다. 더불어 정신자극제가 신체 활동에 미치는 영향이나 인지기능 향상을 위한 신체 활동의 효과를 증강하거나 억제하는 약물의 역할에 관한 연구는 거의 없는 실정이다. 마지막으로 주의력결핍과잉행동장애를 가진 성인을 대상으로 한 신체 활동의 효과나 이 집단의 신체 활동을 증진하기 위한 중재에 대한 문헌 또한 극히 드물다.

요약하자면 주의력결핍과잉행동장애를 가진 사람은 비만과 심혈관질환을 포함한 다양한 건강 위험에 노출될 가능성이 높다. 여러 연구에서 신체 활동이 아동의 주의력결핍과잉행동장애 증상 및 전 생애에 걸친 인지기능 향상과 관련이 있다는 점이 밝혀지고 있다. 그러나 실제 환경에서 이 집단의 신체 활동 수준을 효과적으로 높여 의미 있는 결과를 도출하는 방법에 대해서는 아직 충분한 근거가 축적돼 있지 않다. 이에 따라 신체 활동 수준의 평가와 정기적 운동 계획 수립은 주의력결핍과잉행동장애의 포괄적 평가 및 관리 전략의 일부로 포함돼야 한다. 비록 이 분야의 연구는 아직 미흡하지만 임상의들은 주의력결핍과잉행동장애를 가진 사람들의 건강과 주의력 기능을 향상시키기 위해 좀 더 활동적인 생활방식을 구축하도록 도울 수 있다.

토의 질문

1. 주의력결핍과잉행동장애를 가진 아동과 성인의 신체 활동 수준에 영향을 미치는 요인에는 어떤 것들이 있을까?

2. 주의력결핍과잉행동장애 치료 계획에 운동을 추가하는 것은 어떤 부가적 이점을 가져올 수 있을까?

3. 임상의는 아동, 청소년, 성인 등 다양한 연령대의 주의력결핍과잉행동장애를 가진 사람이 더 많이 운동하고 활동 수준을 높일 수 있도록 어떻게 도울 수 있을까?

추천 문헌

Cornelius C, Fedewa AL, Ahn S: The effect of physical activity on children with ADHD: a quantitative review of the literature. Journal of Applied School Psychology 33(2):136–170, 2017

Halperin JM, Healey DM: The influences of environmental enrichment, cognitive enhancement, and physical exercise on brain development: can we alter the developmental trajectory of ADHD? Neurosci Biobehav Rev 35(3):621–634, 2011

Hoza B, Smith AL, Shoulberg EK, et al: A randomized trial examining the effects of aerobic physical activity on attention- deficit/hyperactivity disorder symptoms in young children. J Abnorm Child Psychol 43(4):655–667, 2015

참고 문헌

ADDitude editors: Everything you need to know about ADHD. New York, ADDitude, 2019. Available at: www.additudemag.com/what-is-adhd-symptoms-causes-treatments. Accessed January 11, 2019.

Adler LD, Nierenberg AA: Review of medication adherence in children and adults with ADHD. Postgrad Med 122(1):184–191, 2010 20107302

Ahn S, Fedewa AL: A meta-analysis of the relationship between children's physical activity and mental health. J Pediatr Psychol 36(4):385–397, 2011 21227908

Antshel KM, Hier BO, Barkley RA: Executive functioning theory and ADHD, in Handbook of Executive Functioning. Edited by Goldstein S, Naglieri JA. New York, Springer, 2014, pp 107–120

Archer T, Kostrzewa RM: Physical exercise alleviates ADHD symptoms: regional deficits and development trajectory. Neurotox Res 21(2):195–209, 2012 21850535

Arns M, Conners CK, Kraemer HC: A decade of EEG theta/beta ratio research in ADHD: a meta-analysis. J Atten Disord 17(5):374–383, 2013 23086616

Brown HE, Atkin AJ, Panter J, et al: Family based interventions to increase physical activity in children: a systematic review, meta-analysis and realist synthesis. Obes Rev 17(4):345–360, 2016 26756281

Cook BG, Li D, Heinrich KM: Obesity, physical activity, and sedentary behavior of youth with learning disabilities and ADHD. J Learn Disabil 48(6):563–576, 2015 24449262

Cornelius C, Fedewa AL, Ahn S: The effect of physical activity on children with ADHD: a quantitative review of the literature. Journal of Applied School Psycholgy 33(2):136–170, 2017

Cortese S, Tessari L: Attention-deficit/hyperactivity disorder (ADHD) and obesity: update 2016. Curr Psychiatry Rep 19(1):4, 2017 28102515

Dalsgaard S, Østergaard SD, Leckman JF, et al: Mortality in children, adolescents, and adults with attention deficit hyperactivity disorder: a nationwide cohort study. Lancet 385(9983):2190–2196, 2015 25726514

Diamond A, Lee K: Interventions shown to aid executive function development in children 4 to 12 years old. Science 333(6045):959–964, 2011 21852486

Gapin J, Etnier JL: The relationship between physical activity and executive function performance in children with attention-deficit hyperactivity disorder. J Sport Exerc Psychol 32(6):753–763, 2010 21282836

Gapin JI, Labban JD, Etnier JL: The effects of physical activity on attention deficit hyperactivity disorder symptoms: the evidence. Prev Med 52(suppl 1):S70–S74, 2011 21281664

Halperin JM, Healey DM: The influences of environmental enrichment, cognitive enhancement, and physical exercise on brain development: can we alter the developmental trajectory of ADHD? Neurosci Biobehav Rev 35(3):621–634, 2011 20691725

Hillman CH, Buck SM, Themanson JR, et al: Aerobic fitness and cognitive development: Event-related brain potential and task performance indices of executive control in preadolescent children. Dev Psychol 45(1):114–129, 2009a 19209995

Hillman CH, Pontifex MB, Raine LB, et al: The effect of acute treadmill walking on cognitive control and academic achievement in preadolescent children. Neuroscience 159(3):1044–1054, 2009b 19356688

Hillman CH, Pontifex MB, Castelli DM, et al: Effects of the FITKids randomized controlled trial on executive control and brain function. Pediatrics 134(4):e1063–e1071, 2014 25266425

Hoza B, Smith AL, Shoulberg EK, et al: A randomized trial examining the effects of aerobic physical activity on attention-deficit/hyperactivity disorder symptoms in young children. J Abnorm Child Psychol 43(4):655–667, 2015 25201345

Hoza B, Martin CP, Pirog A, et al: Using physical activity to manage ADHD symptoms: the state of the evidence. Curr Psychiatry Rep 18(12):113, 2016 27807701

Huang CJ, Huang CW, Tsai YJ, et al: A preliminary examination of aerobic exercise effects on resting EEG in children with ADHD. J Atten Disord 21(11):898–903, 2017 25359761

Huang T, Larsen KT, Ried-Larsen M, et al: The effects of physical activity and exercise on brain-derived neurotrophic factor in healthy humans: A review. Scand J Med Sci Sports

24(1):1-10, 2014 23600729

Johnson RC, Rosen LA: Sports behavior of ADHD children. J Atten Disord 4(3):150-160, 2000

Johnston C, Mash EJ: Families of children with attention-deficit/hyperactivity disorder: review and recommendations for future research. Clin Child Fam Psychol Rev 4(3):183-207, 2001 11783738

Kessler RC, Adler L, Barkley R, et al: The prevalence and correlates of adult ADHD in the United States: results from the National Comorbidity Survey Replication. Am J Psychiatry 163(4):716-723, 2006 1658544

제10장

자폐스펙트럼장애 관리를 위한 신체 운동

자나니 베누고팔라크리슈난 Janani Venugopalakrishnan, M.D., M.P.H.

안토니오 하르단 Antonio Hardan, M.D.

번역 김정유, 박은진

KEY POINTS

- 자폐스펙트럼장애를 가진 사람들은 일반적으로 전형적인 신경발달을 보이는 또래에 비해 신체 활동 수준이 낮은 경향이 있다.
- 신체 활동은 자폐스펙트럼장애의 특정 증상 개선에 긍정적 영향을 줄 수 있으며 불안이나 파괴적 행동과 같은 일반적 문제를 완화하는 데에도 도움이 된다.
- 개인의 흥미에 맞춰 신체 활동을 조정하고 가족의 지지와 적극적 참여를 유도하면 자폐스펙트럼장애를 가진 사람들이 일상 속에서 지속적이고 규칙적으로 운동을 실천하는 데 효과적일 수 있다.

자폐스펙트럼장애(autism spectrum disorder, ASD)는 『정신질환 진단 및 통계 편람 제5판(DSM-5)』(American Psychiatric Association 2013)에 명시된 신경발달장애로, 발달 초기부터 나타나며 사회적 의사소통 및 상호작용의 결함과 더불어 제한적이고 반복적인 행동, 관심, 활동 양상이 함께 나타난다. 자폐스펙트럼장애는 흔한 발달장애이자 소아에서 가장 자주 나타나는 신경학적 질환 중 하나다. 『정신질환 진단 및 통계 편람 제4판(DSM-4)』(American Psychiatric Association 1994)에서 각각 별도로 분류했던 자폐증, 아스퍼거증후군, 소아기 붕괴성 장애, 그 외 특정되지 않은 광범위성 발달장애는 현재 모두 자폐스펙트럼장애로 통합됐다. 이러한 증상은 사회적, 직업적, 기타 주요 기능 영역에 중대한 손상을 일으키며 단순한 발달 지연이나 지적 장애로 설명하기 어렵다. 자폐스펙트럼장애는 지적 장애, 언어 장애, 다른 신경발달장애뿐만 아니라 유전적·의학적 질환과 동반되는 경우도 많다. 자폐스펙트럼장애의 중증도는 의사소통의 결함과 제한적·반복적 행동 양상에 따라 개인의 일상생활에 필요한 지원 수준을 기준으로 판단한다. 자폐스펙트럼장애의 원인은 매우 다양하고 복합적이다. 약물이나 독소에 노출된 경우, 조산, 감염, 임신 또는 출산 과정의 합병증, 유전자 결실이나 돌연변이, 염색체 이상, 부친의 고령 등 여러 위험 요인이 복합적으로 작용할 수 있다.

    자폐스펙트럼장애의 사회성 결함에는 사회적·정서적 상호작용의 부족, 타인과의 관심사 공유 감소, 언어 및 비언어적 의사소통의 어려움이 있으며 이로 인해 타인과의 관계를 형성하고 유지하거나 그 의미를 이해하는 데에 어려움을 겪는다. 제한적이고 반복적인 행동 양상에는 상동 행동(stereotypic behavior), 동일성에 대한 고집, 매우 제한적이거나 집착적인 관심사가 대표적이다. 상동 행동에는 사물을 반복적으로 사용하는 것, 흔들기, 뛰기, 손 펄럭이기, 빙글빙글 돌기, 특이한 걸음걸이, 두드리기, 응시하기 등과 같은 언어나 운동 관련 반복 행동이나 반복적 발성 등이 있다. 감각 문제는 감각 자극에 대한 과민 반응 또는 둔감 반응을 포함하며 환경 속에서 청각, 시각, 촉각 자극을 조절하는 데 어려움이 동반된다. 이러한 행동은 주의를 산만하게 만들고 과제 집중, 기술 습득, 단순한 작업의 수행, 긍정적인 사회적 행동에 방해가 되며 궁극적으로 학습을 저해할 수 있다(Kern et al. 1982). 또한 기분과 행동 조절의 어려움으로 인해 공격성, 분노 폭발, 충동성, 과잉 행동, 불안, 우울, 자해 행동 등의 문제가 동반되기도 하며 이는 사회적 환경에서 기능하고 긍정적으로 반응하기 어렵게 만든다.

    자폐증의 증상을 완전히 치료할 수 있는 방법은 없지만 부적응 행동을 줄이고 사회적 의사소통의 결함이나 제한적·반복적 행동을 완화하기 위한 다양한 중재 방법이 있다. 이러한 중재에는 행동 기반 중재(예: 조기 집중 행동 중재)를 비롯해 언어치료, 물리치료, 작업치료, 감각통합치료, 약물치료, 청각 및 시각 관련 중재, 초기 치료 덴버 모델(Early Start Denver Model, Dawson et al. 2010), 응용행동분석(applied behavioral analysis, ABA), 중심축 반응 중재(pivotal response therapy, PRT) 등 여러 자연주의적 행동 중재가 포함된다. 흥미롭게도 신체 활동이 자폐의 핵심 결핍 증상과 관련 행동의 빈도 및 강도를 줄이는 데 효과가 있는지를 조사한 연구가 다수 존재한다. 일부 특수교육 교사들은 체육 수업이나 신체 활동, 현장학습 이후 학생들의 협력 행동과 주의 집중력이 향상됐다는 예비적 증거를 보고하고 있다(Burns and Ault 2009).

    신체 운동이 정신적·신체적 건강증진에 중요한 역할을 한다는 과학적 근거가 꾸준히 축적되면서 일반 아동은 물론, 자폐스펙트럼장애 아동의 행동, 인지기능, 학업 성취도 향상과의 관련성에도 관심이 높아지고 있다. 자폐스펙트럼장애 아동을 대상으로 한 이 연구 분야는 일반 인구에서 운동에 대한 전반적 관심이 증가하는 흐름과 최근 자폐스펙트럼장애 유병률의 증가 추세와 맞물리면서 더욱 활성화됐다. 미국질병통제예방센터(CDC)의 2014년 자폐 및 발달장애 모니터링 네트워크(Autism and Developmental Disabilities Monitoring Network, ADDM Network) 보고에 따르면 자폐스펙트럼장애의 유병률은 8세 아동 59명 중 1명, 즉 1,000명당 16.8명으로 나타났다(Baio et al. 2018). 유산소 운동, 조깅, 수중 운동, 무술, 농구, 심신 통합 프로그램, 승마, 요가, 실내용 자전거 타기, 펜싱 등 다양한 신체 활동이 자폐 아동을 대상으로 연구됐다(Bahrami et al. 2012; Chan et al. 2015; Pan 2011; Schmitz Olin et al. 2017). 이러한 연구 결과에 따르면 신체 활동은 자폐 아동의 주의력, 인지기능, 사회·정서적 상호성 향상에 긍정적 영향을 줄 수 있다(Koehne et al. 2016; Neely et al. 2015). 또한 분노 폭발과 상동 행동의 감소 역시 신체 활동의 주요한 효과로 보고됐으며(Bremer et al. 2016) 사회적 의사소통 능력의 향상과 자기 자극 행동의 감소도 관찰됐다(Neely et al. 2015; Rafie et al. 2017). 실제 임상 진료 현장에서의 사례 보고에서도 운동 이후 자폐 아동에게서 경도의 인지 및 행동 개선이 나타났다는 점도 주목할 만하다(Chan et al. 2015; Lang et al. 2010).

자폐스펙트럼장애에서 운동의 필요성

자폐스펙트럼장애를 가진 사람들은 인지, 운동, 사회적 기능의 제한으로 인해 정기적 신체 활동에 참여하는 데 어려움을 겪는다. 이로 인해 비만을 비롯한 대사질환과 기타 의학적 동반질환의 유병률이 높아지며 이 집단에서는 신체 활동의 필요성이 더욱 커진다. 자폐스펙트럼장애를 가진 사람은 대개 전형적 발달을 보이는 또래에 비해 앉아서 보내는 시간이 많고 신체 활동이 적기 때문에 체력 수준이 낮고 전반적 건강 상태도 좋지 않은 경우가 많다(McCoy et al. 2016; Tyler et al. 2014).

자폐스펙트럼장애를 가진 아동은 나이가 들수록 신체 활동 수준이 점차 감소하는 경향이 있다. 실제로 초등학생의 경우, 연령이 낮은 아동이 더 활발한 활동을 보이는 것으로 나타났다(Pan and Frey 2006). 또한 비디오게임이나 텔레비전 같은 미디어에 대한 과도한 몰입은 제한된 관심사와 결합돼 장시간 앉아 있는 라이프스타일을 유도하며 이는 체중 증가로 이어질 수 있다. 또래 아동과 비교했을 때, 자폐스펙트럼장애를 가진 아동은 전년도에 스포츠나 동아리 활동에 적극적으로 참여했을 가능성이 낮은 것으로 나타났다(McCoy et al. 2016). 특히 자폐증의 중증도가 높을수록 신체 활동이나 스포츠, 동아리 참여율은 더욱 낮아지는 경향이 있다(McCoy et al. 2016).

자폐스펙트럼장애를 가진 사람들은 운동에 대한 집중력이 상대적으로 낮고 중강도 이상의 신체 활동에 참여하는 시간도 부족한 경향이 있기 때문에 더욱 명확한 목표를 갖춘 신체 활동 중재 프로그램이 필요하다(Stanish et al. 2017). 자폐스펙트럼장애를 가진 청소년은 또래에 비해 전반적 활동량이 적고 비만, 높은 BMI, 체중 증가의 위험이 더 높다는 연구 결과가 있다(Srinivasan et al. 2014). 실제로 비만 유병률은 자폐스펙트럼장애 청소년에서 30.4%로, 자폐스펙트럼장애가 없는 청소년의 23.6%보다 높게 나타났다(Must et al. 2014). 이와 함께 자폐스펙트럼장애 집단에서 흔히 관찰되는 식습관 문제와 위장 관련 증상 역시 비만의 주요 원인 중 하나다. 비만은 당뇨병, 심혈관질환, 고혈압, 뇌졸중 등 여러 심각한 건강 문제로 이어질 수 있다.

비정형 항정신병약물과 같은 정신약물학적 치료나 섭식장애 또한 비만의 원인이 될 수 있다. 이 집단에서 흔히 사용되는 약물은 체중 증가, 대사증후군, 심장 질환 등의 부작용을 일으킬 수 있다. 따라서 환자가 건강한 수준의 신체 활동을 유지하는 것이 더욱 중요하다. 또 다른 주요 신체적 지표로는 골밀도가 있다. 연구에 따르면 전형적 사춘기 이전의 대조군과 비교했을 때 자폐스펙트럼장애를 가진 남아는 골밀도가 낮은 경향을 보였으며 이는 전반적 신체 활동 수준이 더 낮음을 시사한다(Neumeyer et al. 2013). 그 결과, 자폐스펙트럼장애 아동과 성인 모두에서 골절 위험이 증가하는 것으로 나타났다.

자폐스펙트럼장애 아동은 자신만의 관심사에 몰두하고 타인과의 상호작용보다는 스스로를 고립시키는 경향이 있다. 이러한 특성은 신체 활동 부족으로 이어질 수 있다. 따라서 운동은 이러한 라이프스타일이 미치는 영향을 줄이는 데 매우 중요하다. 또한 신체 활동은 상동 행동과 공격성, 분노 폭발, 자해 행동과 같은 부적응 행동을 줄이는 데 도움이 되며 이는 궁극적으로 삶의 질 향상으로 이어질 수 있다.

자폐스펙트럼장애를 가진 사람이 겪는 어려움

자폐 아동은 또래나 전형적 발달을 보이는 아동에 비해 신체 활동을 규칙적으로 하지 않는 경향이 있다(McCoy et al. 2016). 앞서 언급했듯이 이 집단은 행동적·신체적·인지적 어려움으로 인해 신체 활동에 대한 흥미가 낮고 참여 기회에도 제약을 받는다. 또한 자폐스펙트럼장애를 가진 아동의 행동 문제에 대한 사회적 인식은 실제 장애 수준보다 과장돼 있는 경우가 많다. 이러한 왜곡된 인식은 이들이 신체 활동에 접근하는 데 있어 또 다른 사회적 장벽으로 작용한다(Llewellyn and Hogan 2010).

자폐스펙트럼장애를 가진 사람들은 사회적 상호작용이나 차례 지키기, 활동 중 사회적 신호나 명확한 지시를 이해하는 데 어려움을 겪는다. 이러한 특성은 단체 신체 활동 참여를 제한하며 이로 인해 팀 스포츠보다는 상대적으로 흥미가 덜할 수 있는 개인 스포츠에만 참여하는 경우도 있다. 또한 개인의 기술 수준에 따라 활동이 분리되거나 경쟁적 게임에 대한 접근성이 낮아지는 점도 신체 활동 기회를 제한하는 또 다른 방해 요인으로 작용한다(Pan and Frey 2006).

또래에 비해 낮은 운동 능력은 청소년이 신체 활동보다는 미디어 시청이나 온라인 게임처럼 더 쉽고 수동적인 활동을 선택하게 만드는 요인이 될 수 있다. 자폐스펙트럼장애를 가진 아동에게는 운동 발달의 지연, 하체 유연성 부족, 운동 숙련도 저하, 지구력의 제한 등이 흔히 나타난다. 또한 자폐스펙트럼장애 아동은 시공간 인지 능력과 시각-운동 통합 능력이 떨어져 협응력과 균형감각에 어려움을 겪는 등 신체적 어려움을 겪는 경우가 많다. 이러한 운동기능의 결함은 낙상과 사고로 이어질 위험을 높이며 특정 활동에 대한 접근성을 제한한다. 이러한 배경 속에서 자폐스펙트럼장애 아동은 선택할 수 있는 활동의 폭이 제한되며 일부 운동 요법에서 요구하는 높은 기술 수준과 경쟁적 분위기 또한 이들의 신체 활동 참여 기회를 더욱 줄이는 요인이 된다.

공격성, 초조함, 불안, 과잉행동, 충동성과 같은 행동 문제는 자폐스펙트럼장애를 가진 사람에게서 흔히 나타나며 이러한 문제들은 신체 활동에 지속적으로 참여하고 정해진 규칙이나 기대에 따르는 데 어려움을 초래한다. 특히 운동과 같은 활동을 꾸준히 이어가는 데 큰 장애 요인이 될 수 있다. 또한 질병이나 기타 신체적 요인으로 일상에 차질이 생기면 운동 요법에도 직접적 영향을 미치게 된다. 일부 아동은 운동 중의 부상이나 사고에 대한 부적응적 공포와 불안을 느끼며 이러한 정서적 반응이 운동 자체를 회피하는 행동으로 이어지기도 한다.

감각 이상, 특히 운동장이나 체육관처럼 소음이 크고 혼잡한 환경에서의 과도한 자극은 부적응 행동과 불안을 유발할 수 있다. 수면장애나 일주기 리듬의 불균형도 흔하게 나타나 무력감과 짜증을 동반하고 행동 문제를 악화시킨다. 그 결과, 낮 동안 피로감과 혼란이 증가하고 규칙적 운동 루틴을 유지하는 데 대한 순응도도 낮아질 수 있다. 그러나 이러한 문제의 상당수는 신체 운동을 통해 완화될 수 있다. 이는 지속적 참여를 방해하는 요인을 줄이고 행동 및 사회·정서적 기능을 최적화하는 데 핵심적 역할을 한다.

근거 기반 연구 및 일화적 경험

운동에 대한 연구는 미취학 아동부터 성인에 이르기까지 다양한 연령대의 자폐스펙트럼장애를 가진 사람을 대상으로 진행됐다. 개별 운동 중재를 받은 아동과 성인 모두에서 사회성과 운동 능력이 향상된 것으로 나타났다(Sowa and Meulenbroek 2012). 다만 의사소통 능력에서는 뚜렷한 변화가 관찰되지 않았다. 한 연구에서는 14주간의 수중 운동 프로그램을 통해 7~12세 자폐스펙트럼장애 아동과 그 형제자매 모두에서 수중 운동 능력과 전반적 신체건강이 개선됐다. 특히 또래나 형제자매가 함께 참여해 지원하는 운동 프로그램에서는 자폐스펙트럼장애 아동이 전형적으로 발달하는 아동보다 사회적·신체적 상호작용에서 더 큰 향상을 보이기도 했다(Chu and Pan 2012). 메타분석 리뷰에 따르면 3세부터 41세까지의 자폐스펙트럼장애 개인을 대상으로 걷기, 수중 운동, 자전거 타기, 조깅, 웨이트 트레이닝 등 다양한 운동 형태를 연구한 결과, 운동이 상동 행동과 공격성을 줄이는 데 효과가 있는 것으로 나타났으며 과제 이탈 행동(off-task behavior)도 감소했다(Lang et al. 2010). 무술 훈련의 경우 중재 후 최대 30일간 상동 행동 감소 효과가 지속됐다. 운동 능력, 학업 수행, 과제 집중 행동(on-task behavior)에서도 긍정적인 변화가 관찰됐다(Neely et al. 2015; Rafie et al. 2017). 신체 활동 이후 학업기능, 운동기능, 과제 수행이 향상된 점을 고려할 때, 문제행동의 감소가 단순한 신체 피로에 따른 일시적 효과는 아닌 것으로 보인다(Elliott et al. 1994).

운동이 자폐스펙트럼장애 행동에 어떤 영향을 미치는지에 대한 메커니즘은 아직 명확히 밝혀지지 않았지만 제2장 "신체 운동과 뇌"에서 설명한 바와 같이 신경 발생, 혈관발생, 신경조절 과정이 그 기전에 관여할 가능성이 있다.

사례 1

존은 16세 남자 청소년으로 심한 불안, 충동성, 파괴적 행동으로 인해 중등 특수학교를 중단하고 지난 3년 동안 홈스쿨링을 받아왔다. 그는 시끄러운 소음에 대한 극심한 과민 반응, 공격성, 특히 미디어 활동에서 다른 활동으로 전환할 때의 어려움, 불안 등의 오랜 병력을 가지고 있었다. 이후 그는 구조화되지 않은 피트니스 프로그램에 등록해 부모와 함께 주 2회, 회당 1시간씩 체육관 기구를 이용할 수 있는 기회를 가졌다. 3개월 후, 존의 부모는 운동을 한 날에는 공격성과 분노 폭발이 줄어들었다고 보고했다. 존은 이 기간 동안 정신작용제 약물을 복용하고 있었지만 운동 프로그램에 참여한 3개월 간 약물은 이전과 동일하게 유지됐다.

사례 2

샘은 주의력결핍과잉행동장애 복합형 진단을 받은 14세 남자 청소년으로 공격성과 같은 행동 문제를 함께 보이고 있다. 또한 동반질환으로 인해 3년에 걸쳐 단계적 정형외과 수술을 받았으며 이후 물리치료와 운동이 필요한 상태였다. 샘은 자택에서 치료사와 트레이너의 지도 아래 걷기, 스트레칭, 웨이트 트레이닝을 포함한 집중 물리치료 프로그램에 참여했다. 샘의 부모는 신체 활동을 시작한 이후 그의 태도가 눈에 띄게 개선되고 불안이 줄어들었으며 감정 조절과 전환 상황에서의 적응 능력이 향상됐다고 보고했다. 한편 활동을 중단한 시기에는 부적응 행동이 다시 증가하고 가정과 학교 환경 모두에서 적응력이 떨어졌기 때문에 이후 다시 운동 프로그램에 참여하게 됐다.

조깅이나 승마처럼 강도 높은 운동은 단순한 걷기와 같은 가벼운 운동보다 더 큰 효과를 보인다. 운동을 일방적으로 정해주는 것보다 개인이 선호하는 활동을 스스로 선택하도록 유도하면 참여 순응도와 동기부여를 높이는 데 도움이 된다. 또한 장시간 지속하는 운동보다 짧고 강도 높은 운동을 여러 차례 나누어 실시할 때 참여율이 더 높게 나타난다. 자폐스펙트럼장애를 가진 사람들에게는 빈번한 강화와 명확한 목표 설정이 효과적인 전략이다(LaLonde et al. 2014). 이들은 사회적 상호작용을 요구하지 않는 활동에서 더 나은 수행을 보이기도 한다. 아울러 운동 프로그램에 또래 도우미(peer buddy)가 함께 참여할 경우, 정서적 지원과 사회적 상호작용이 촉진되고 운동을 지속하려는 동기도 향상되는 것으로 나타났다.

신체 운동은 운동 능력, BMI, 기분 개선에 긍정적 영향을 주는 것으로 나타났다. 자폐 청소년을 대상으로 한 연구에서는 공놀이, 운동 활동, 스포츠 등을 포함한 10주간의 운동 중재를 실시한 결과, 지각-운동 능력이 향상됐다(Rafie et al. 2017). 중증 자폐 청소년을 대상으로 9개월간 트레드밀 걷기 프로그램을 진행한 또 다른 연구에서는 트레드밀 걷기 행동이 증가하고 BMI가 감소한 것으로 나타났다(Pitetti et al. 2007). 브랜드 등(Brand et al. 2015)은 규칙적 유산소 운동과 운동 기술 훈련을 통해 기분과 수면 상태가 개선됐다고 밝혔다.

사례 3
데이브는 주의력결핍과잉행동장애와 자폐스펙트럼장애 복합형을 진단받은 17세 청소년으로 심한 충동성과 과잉행동으로 인해 일상생활에 어려움을 겪고 있다. 그러나 뒤뜰에서 달리기나 팔굽혀펴기 같은 간단한 운동을 한 뒤에는 저녁 시간이 되면 점차 진정되는 모습을 보였고 그 결과 취침 준비와 잠자리에 드는 전환이 한결 수월해졌다.

인지

자폐스펙트럼장애를 가진 사람이 교육 회기에 앞서 신체 활동을 하면 수업 참여도가 높아지고 상동 행동이 줄어드는 효과가 있는 것으로 알려져 있다. 찬 등(Chan et al. 2015)은 중국 전통 무술인 내공을 하는 그룹, 점진적 근육 이완(progressive muscle relaxation)을 하는 그룹 그리고 중재가 없는 대조군을 비교하는 연구를 진행했다. 한 달 후, 내공 운동을 수행한 집단은 컴퓨터 기반 시각 기억 과제를 수행할 때 전두엽과 후두엽 간의 세타 대역 동조성(coherence)이 증가하면서 기억력이 향상된 것으로 나타났다. 반면, 점진적 근육 이완 집단과 중재를 받지 않은 대조군에서는 이러한 변화가 관찰되지 않았다. 이 프로그램은 심신 운동을 통해 신경 기능의 연결성을 조절하고 기억 정보 처리를 향상시켜 자폐스펙트럼장애 환자의 기억 기능을 개선하는 데 효과가 있는 것으로 평가됐다(Chan et al. 2015).

오리엘 등(Oriel et al. 2011)은 수업 활동 전에 유산소 운동을 실시하면 학업 참여도가 향상된다는 사실을 밝혀냈다. 이 연구에서는 15분간 조깅이나 달리기를 실시한 후, 운동 집단이 대조군에 비해 유의미하게 높은 정답률을 보였다. 여기서는 상동 행동, 정답 및 오답 수, 과제 집중 행동의 비율을 함께 측정했다. 또 다른 연구에서는 춤과 움직임을 기반으로 한 중재 전략이 자폐스펙트럼장애를 가진 성인의 감정 추론 능력을 향상시키는 것으로 나타났으며 가벼운 강도의 운동 이후 학업 성취도가 높아지는 경향도 확인됐다(Koehne et al. 2016). 탄 등(Tan et al. 2016)은 자폐스펙트럼장애 및 주의력결핍과잉행동장애를 가진 사람들을 대상으로 한 연구에서, 참가자의 61.75%가 운동 후 과제 집중 행동과 단순 학습 과제 수행 능력이 향상되어 전반적 인지기능이 개선된 것으로 보고했다. 이 연구는 운동 중재가 인지력 향상에 있어 경도에서 중등도 수준의 효과를 보일 수 있음을 시사한다. 또한 가브리엘 등(Gabriels et al. 2012)의 승마 치료프로그램에 대한 10주간의 비교 연구에서는 자폐스펙트럼장애 아동의 자기조절 행동, 상동 행동, 운동 능력, 표현 언어 등 여러 영역에서 사후 평가 결과가 개선된 것으로 나타났다. 아울러 기분이 좋아지고 무기력감과 과민 반응이 줄어드는 효과도 보고됐다.

또 다른 연구에서는 12주 동안 총 24회의 구조화 운동 프로그램을 실시한 결과, 자폐 아동의 의사소통 능력과 반응성, 표현력이 향상된 것으로 나타났다(Zhao and Chen 2018). 이 프로그램은 자폐성장애 및 의사소통장애 아동을 위한 치료 및 교육 프로그램(Treatment and Education of Autistic and Communication-Handicapped Children, TEACCH) 모델과 사회적 관계 기술 향상 프로그램(Program for the Education and Enrichment of Relational Skills, PEERS)의 원칙을 운동 요법에 통합해 사회적 기술의 개선을 이끌어 냈다. PEERS 모델은 자폐스펙트럼장애를 가진 청소년이 또래와 친구 관계를 맺을 수 있도록 돕기 위해 고안된 14주간의 근거 기반 사회기술 중재 프로그램이다. 부모 평가에 따르면 12주간의 구조화 운동 프로그램은 자폐스펙트럼장애 아동의 사회적 상호작용과 의사소통 능력을 향상시키는 데 효과적인 것으로 나타났다.

다수의 추가 연구들은 신체 활동이 자폐 아동의 사회적 기술과 집행기능 향상에 중요한 역할을 한다는 점을 강조하고 있다. 자오와 첸(Zhao and Chen 2018)은 보상 시스템을 도입하면 참여 동기를 효과적으로 높일 수 있다고 보고했다. 증강현실 기술을 활용한 능동적 비디오 게임 플레이는 신체 활동을 시뮬레이션하는 형태로 적용됐으나 사회적 기술 향상에 있어 일관된 효과를 보이지는 않았다(Chung et al. 2015). 반면, 수중 운동 기반의 수영 프로그램은 사회성 향상뿐 아니라 수중 운동 기술 발달에도 긍정적 영향을 미쳤다(Pan 2010). 또한 판 등(Pan et al. 2017)의 연구에서는 12주간의 탁구 중재 후, 참여 아동의 집행기능과 운동 기술 숙련도에서 유의미한 향상이 관찰됐다.

운동이 상동 행동에 미치는 영향

슈미츠 올린 등(Schmitz Olin et al. 2017)은 자폐스펙트럼장애 아동의 상동 행동에 대한 신체 활동의 효과를 조사했다. 운동이 상동 행동을 완전히 없애지는 못하지만 그 빈도를 줄이고 전반적 기능 향상에 도움이 될 가능성이 있었다. 슈미츠 올린 등(Schmitz Olin et al.

2017)은 다양한 강도의 유산소 운동이 손 흔들기, 몸 흔들기, 반향어(echolalia)와 같은 대표적 상동 행동에 미치는 영향도 분석했다. 운동은 경도~중등도 강도와 고강도 두 가지 형식으로 실시됐으며 상동 행동의 빈도는 운동 전후 1시간 동안 측정됐다. 그 결과, 경도에서 중등도 강도의 유산소 운동은 상동 행동을 줄이는 데 긍정적 효과를 보였으나 고강도 운동은 오히려 상동 행동을 악화시키는 경향을 보였다(Schmitz Olin et al. 2017).

리우 등(Liu et al. 2015)은 15분간의 중강도 운동이 상동 행동을 최대 2시간까지 감소시킨다는 사실을 발견했다. 이러한 효과는 연령, 성별, 장애 유형에 관계없이 일관되게 나타났다. 또 다른 연구에서는 외부 혼란 변수를 배제한 상태에서 단기간의 운동 중재만을 적용했을 때, 짧은 시간 동안 상동 행동이 유의미하게 감소하는 양상이 관찰됐다(Petrus et al. 2008). 바흐라미 등(Bahrami et al. 2012)은 14주간의 무술 기반 프로그램인 카타 기법(kata techniques)이 상동 행동 감소에 얼마나 효과적인지를 평가했다. 운동 그룹은 훈련을 마친 지 한 달이 지난 시점에도 상동 행동이 줄어든 상태를 유지한 것으로 나타났다.

또 다른 연구에서 체 등(Tse et al. 2018)은 상동 행동의 유형에 맞는 운동을 적용하면 더 큰 효과를 얻을 수 있다고 제안했다. 실제로 15분간의 공 두드리기 운동 중재 후, 손 흔들기 행동은 감소한 반면, 몸 흔들기를 주로 보이는 집단에서는 같은 운동에 뚜렷한 효과가 나타나지 않았다. 이 연구는 특정 상동 행동의 생체역학적 특성에 맞는 운동 중재가 특정한 반복 행동을 감소시키는 데 더 효과적일 수 있음을 시사한다. 자기 자극 행동(self-stimulatory behavior)은 신체 운동 직후 가장 낮은 수준으로 감소했으며 정규 수업이나 텔레비전 시청과 같은 활동 이후에는 이러한 감소가 관찰되지 않았다. 이는 신체 활동, 텔레비전 시청, 정규 학업 활동 직후 언어 훈련 세션에 참여한 자폐스펙트럼 장애 남아들을 대상으로 한 연구에서 입증됐다(Watters and Watters 1980). 또한 자폐증과 중등도에서 중증의 지적장애를 가진 성인을 대상으로 한 연구에서는 격렬한 유산소 운동 후 상동 행동이 65% 감소하고 공격성, 고성, 자해 행동과 같은 부적응 행동이 57% 줄어드는 결과가 나타났다(Elliott et al. 1994). 이 연구는 운동 강도에 따른 효과 차이를 비교함으로써 단순한 신체 움직임이 아닌 운동의 중요성을 뒷받침하고 있다.

사례 4

랜든은 자폐스펙트럼장애와 중등도 지적 장애를 가진 22세 남성으로 강박장애, 심한 불안, 공격성을 함께 보이고 있다. 그는 시끄러운 소리에 과민 반응을 보이며 내원했다. 흔들기와 서성거림 같은 정형화된 행동으로 인해 사회적·환경적 상호작용이 크게 제한됐으며 불안 수준도 높아졌다. 랜든은 1년 동안 주 2회 수영 강습에 참여하고 부모와 함께 체육관을 이용하는 등 수중 운동(aquatics) 프로그램에 꾸준히 참여해 왔다. 그 결과, 특히 운동한 날에는 공격성이 눈에 띄게 줄어들었다. 부모는 운동 이후 자기 자극 행동이 감소한 것도 발견했으며 이는 신체 활동이 불안을 완화하는 데에 도움이 되었기 때문이라고 설명했다.

이 사례들의 환자들이 동반질환과 행동 문제로 약물을 복용하고 있었음에도 불구하고, 운동 프로그램 이후 나타난 행동 개선이 약물 조정 없이 이루어졌다는 점을 주목할 만하다. 이러한 변화는 환자의 부모들이 운동의 효과를 관찰하고 치료 제공자에게 이를 알림으로써 확인됐다는 점에서 의미가 있다.

제한점

여기에 소개된 문헌들은 신중하게 해석해야 한다. 자폐스펙트럼장애 아동의 운동 및 감각적 요구를 충족시키기 위한 구조화된 환경과 특수 장비에 대한 접근성이 낮기 때문에 연구에서 활용한 운동 조건을 일반화하는 데에는 한계가 있다. 일부 연구에서는 측정 지표가 표준화되어 있지 않아 해석에 제한이 있다. 자폐스펙트럼장애에서 나타나는 다양한 행동과 결핍의 스펙트럼이 매우 넓어 개인마다 중재에 대한 반응이 다르게 나타나므로 결과의 일반화와 재현 가능성에도 제약이 따른다. 표본 수가 적고 무작위 배정이 이뤄지지 않았으며 제한된 중재 기간 등도 연구 결과의 일반화 가능성을 저해하는 요인이다.

대부분의 연구는 남성 대상자에 초점을 맞추고 있어 여성에 대한 데이터는 충분하지 않다. 또한 고기능 자폐스펙트럼장애 아동을 중심으로 진행된 경우가 많아 더 심한 지적 장애를 동반한 아동은 연구에 포함되지 않았다. 유아기 아동을 대상으로 한 문헌도 거의 없는 실정이다. 연구에 사용된 운동의 종류가 다양하고 강도와 지속 시간에도 차이가 있으며 자폐스펙트럼장애의 증상 양상이 워낙 광범위하기 때문에 특정 행동 문제에 적합한 최적의 운동 처방을 도출하는 데에는 어려움이 있다. 운동이 상동 행동에 미치는 영향을 다룬 연구는 많지만 인지나 실행기능에 대한 효과를 평가한 연구는 매우 드물다.

향후 방향

자폐스펙트럼장애를 가진 사람의 운동 능력 향상과 관련된 초기 연구 결과를 재현하기 위해서는 개인 및 집단 모두에서 추가 연구가 필요하다. 다양한 유형의 신체 활동이 자폐스펙트럼장애의 핵심 증상과 기타 행동에 어떤 영향을 미치는지를 더욱 명확히 규명하려면 대규모 무작위 대조 연구가 요구된다. 또한 동물 모델과 자폐스펙트럼장애를 가진 사람을 대상으로 한 신체 운동의 신경생물학적 기전에 대한 심층 연구도 필요하다. 신체 활동의 긍정적 효과가 장기간 지속되는지를 평가하기 위해서는 종단적 추적 연구가 필수적이다. 최근의 연구는 주로 고기능 자폐스펙트럼장애 환자에게 초점이 맞춰져 있었으며 지적 장애를 동반하거나 중증 수준의 자폐를 지닌 대상자를 포함하는 더욱 포괄적 연구가 앞으로 진행돼야 한다.

자폐스펙트럼장애 아동의 어려움과 요구를 잘 이해하는 숙련된 전문 강사는 운동 유형을 선택하거나 지시에 따를 때 생길 수 있는 불안을 완화하는 데 도움을 줄 수 있다. 특정 아동과 가족에게 적합한 운동을 결정할 때는 작업치료 및 물리치료 평가를 활용할 수 있다. 운동 및 감각 영역에서 개인이 겪는 고유한 어려움을 반영한 맞춤형 활동은 아동의 개별 요구를 더욱 효과적으로 충족시킬 수 있다. 자폐스펙트럼장애를 가진 사람이 겪는 감각 과민 반응을 줄이기 위해 시각·운동 특성에 적합한 감각 활동이 가능하고 소음을 차단할 수 있는 설비를 갖춘 특수 체육관과 같은 환경도 고려해 볼 수 있다. 하지만 제한된 분리 시설을 제공하는 것보다 이들이 더욱 자유롭고 자연스럽게 참여할 수 있는 포용적 놀이 공간, 신체 활동, 게임 등을 확대하는 것이 접근성과 사회적 기회를 증진하는 데 더 효과적이다. 운동을 장려하도록 설계된 애플리케이션이나 게임과 같은 기술적 도구 또한 자폐스펙트럼장애 아동과 성인 모두에게 유용할 수 있다.

결론

광범위한 연구와 임상적 근거에 따르면 자폐스펙트럼장애를 가진 사람의 일상생활에 운동을 통합하면 사회적·인지적·행동적·신체적 웰빙에 긍정적 영향을 줄 수 있다. 운동 기술을 중심으로 한 중재는 의사소통 능력과 학업 성취도를 향상시키는 데에도 효과가 있는 것으로 나타났다. 신체 활동 중재는 다른 중재에 비해 비용과 시간이 적게 들기 때문에 더 많은 인구가 저렴하게 접근할 수 있으며 가정이나 공원, 학교 등 아동의 자연스러운 생활 환경 속에서도 쉽게 실천할 수 있어 부적응 행동을 조절하는 데 가장 실천하기 쉬운 방법 중 하나로 꼽힌다. 대부분의 연구자는 운동 후 감정 폭발이나 기타 부적응 행동의 개선을 단순한 피로 때문으로 설명하기 어렵다고 보며 운동이 뇌 건강과 신경가소성에 직접 미치는 영향이 이러한 개선 효과를 이끈다고 해석한다. 가족과 또래의 지지는 사회적 상호작용을 촉진하고 신체 활동에 지속적으로 참여할 동기를 강화하는 요인으로 작용하는 것으로 나타났다.

토의 질문

1. 당신의 진료 경험에서 신체 활동이 자폐스펙트럼장애 아동의 부적응 행동을 줄이고 감각적 요구에 대처하는 데 장기적 효과를 보인다고 느끼는가?

2. 자폐스펙트럼장애를 가진 사람의 인지, 공격성, 상동 행동, 과잉 행동, 충동성 또는 불안에 가장 큰 효과를 기대할 수 있는 운동 유형은 무엇인가?

3. 자녀를 꾸준히 신체 활동에 참여시키는 과정에서 가족이 초기의 어려움을 극복하는 데 진료실에서 어떤 도움을 줄 수 있을까?

추천 문헌

Elliott RO Jr, Dobbin AR, Rose GD, et al: Vigorous, aerobic exercise versus general motor training activities: effects on maladaptive and stereotypic behaviors of adults with both autism and mental retardation. J Autism Dev Disord 24(5):565–576, 1994

Petrus C, Adamson SR, Block L, et al: Effects of exercise interventions on stereotypic behaviours in children with autism spectrum disorder. Physiother Can 60(2):134–145, 2008

Sorensen C, Zarrett N: Benefits of physical activity for adolescents with autism spectrum disorders: a comprehensive review. Review Journal of Autism and Developmental Disorders 1(4):344–353, 2014

참고 문헌

American Psychiatric Association: Diagnostic and Statistical Manual of Mental Disorders, 4th Edition. Washington, DC, American Psychiatric Association, 1994

American Psychiatric Association: Diagnostic and Statistical Manual of Mental Disorders, 5th Edition. Arlington, VA, American Psychiatric Association, 2013

Bahrami F, Movahedi A, Marandi SM, et al: Kata techniques training consistently decreases stereotypy in children with autism spectrum disorder. Res Dev Disabil 33(4):1183–1193, 2012 22502844

Baio J, Wiggins L, Christensen DL, et al: Prevalence of autism spectrum disorder among children aged 8 Years—Autism and Developmental Disabilities Monitoring Network, 11 sites, United States, 2014. MMWR Surveill 67(6):1–23, 2018 29701730

Brand S, Jossen S, Holsboer-Trachsler E, et al: Impact of aerobic exercise on sleep and motor skills in children with autism spectrum disorders—a pilot study. Neuropsychiatr Dis Treat 11:1911–1920, 2015 26346856

Bremer E, Crozier M, Lloyd M: A systematic review of the behavioural outcomes following exercise interventions for children and youth with autism spectrum disorder. Autism 20(8):899–915, 2016 26823546

Burns BT, Ault R: Exercise and autism symptoms: a case study. Psi Chi Journal of Undergraduate Research 14(2):43–51, 2009

Chan AS, Han YM, Sze SL, et al: Neuroenhancement of memory for children with autism by a mind-body exercise. Front Psychol 6:1893, 2015 26696946

Chu CH, Pan CY: The effect of peer- and sibling-assisted aquatic program on interaction behaviors and aquatic skills of children with autism spectrum disorders and their peers/siblings. Res Autism Spectr Disord 6(3):1211–1223, 2012

Chung PJ, Vanderbilt DL, Soares NS: Social behaviors and active videogame play in children with autism spectrum disorder. Games Health J 4(3):225–234, 2015 26182068

Dawson G, Rogers S, Munson J, et al: Randomized, controlled trial of an intervention for toddlers with autism: the Early Start Denver Model. Pediatrics 125:e17–e23, 2010 19948568

Elliott RO Jr, Dobbin AR, Rose GD, et al: Vigorous, aerobic exercise versus general motor training activities: effects on maladaptive and stereotypic behaviors of adults with both autism and mental retardation. J Autism Dev Disord 24(5):565–576, 1994 7814306

Gabriels RL, Agnew JA, Holt KD, et al: Pilot study measuring the effects of therapeutic horseback riding on school-age children and adolescents with autism spectrum disorders. Res Autism Spectr Disord 6(2):578–588, 2012

Kern L, Koegel RL, Dyer K, et al: The effects of physical exercise on self-stimulation and appropriate responding in autistic children. J Autism Dev Disord 12(4):399–419, 1982 7161239

Koehne S, Behrends A, Fairhurst MT, et al: Fostering social cognition through an imitation- and synchronization-based dance/movement intervention in adults with autism spectrum disorder: a controlled proof-of-concept study. Psychother Psychosom 85(1):27–35, 2016 26609704

LaLonde KB, MacNeill BR, Wolfe Eversole L, et al: Increasing physical activity in young adults with autism spectrum disorders. Res Autism Spectr Disord 8(12):1679–1683, 2014

Lang R, Koegel KL, Ashbaugh K, et al: Physical exercise and individuals with autism spectrum disorders: a systematic review. Res Autism Spectr Disord 4(4):565–576, 2010

Liu T, Fedak AT, Hamilton M: Effect of physical activity on the stereotypic behaviors of children with autism spectrum disorder. International Journal of School Health 3(1):e28674, 2015

Llewellyn A, Hogan K: The use and abuse of models of disability. Disabil Soc 15(1):157–165, 2010

McCoy SM, Jakicic JM, Gibbs BB: Comparison of obesity, physical activity, and sedentary behaviors between adolescents with autism spectrum disorders and without. J Autism Dev Disord 46(7):2317–2326, 2016 26936162

Must A, Phillips SM, Curtin C, et al: Comparison of sedentary behaviors between children with autism spectrum disorders and typically developing children. Autism 18(4):376–384, 2014 24113339

Neely L, Rispoli M, Gerow S, et al: Effects of antecedent exercise on academic engagement and stereotypy during instruction. Behav Modif 39(1):98–116, 2015 25271070

Neumeyer AM, Gates A, Ferrone C, et al: Bone density in peripubertal boys with autism spectrum disorders. J Autism Dev Disord 43(7):1623–1629, 2013 23124396

Oriel KN, George CL, Peckus R, et al: The effects of aerobic exercise on academic engagement in young children with autism spectrum disorder. Pediatr Phys Ther 23(2):187–193, 2011 21552085

Pan CY: Effects of water exercise swimming program on aquatic skills and social behaviors in children with autism spectrum disorders. Autism 14(1):9–28, 2010 20124502

Pan CY: The efficacy of an aquatic program on physical fitness and aquatic skills in children with and without autism spectrum disorders. Res Autism Spectr Disord 5(1):657–665, 2011

Pan CY, Frey GC: Physical activity patterns in youth with autism spectrum disorders. J Autism Dev Disord 36(5):597–606, 2006 16652237

Pan CY, Chu CH, Tsai CL, et al: The impacts of physical activity intervention on physical and cognitive outcomes in children with autism spectrum disorder. Autism 21(2):190–202, 2017 27056845

Petrus C, Adamson SR, Block L, et al: Effects of exercise interventions on stereotypic behaviours in children with autism spectrum disorder. Physiother Can 60(2):134–145, 2008 20145777

Pitetti KH, Rendoff AD, Grover T, et al: The efficacy of a 9-month treadmill walking program on the exercise capacity and weight reduction for adolescents with severe autism. J Autism Dev Disord 37(6):997–1006, 2007 17151799

Rafie F, Ghasemi A, Zamani Jam A, et al: Effect of exercise intervention on the perceptual-motor skills in adolescents with autism. J Sports Med Phys Fitness 57(1–2):53–59, 2017 27028719

Schmitz Olin S, McFadden BA, Golem DL, et al: The effects of exercise dose on stereotypic behavior in children with autism. Med Sci Sports Exerc 49(5):983–990, 2017 28060033

Sowa M, Meulenbroek R: Effects of physical exercise on autism spectrum disorders: a meta-analysis. Res Autism Spectr Disord 6(1):46–57, 2012

Srinivasan SM, Pescatello LS, Bhat AN: Current perspectives on physical activity and exercise recommendations for children and adolescents with autism spectrum disorders. Phys Ther 94(6):875–889, 2014 24525861

Stanish HI, Curtin C, Must A, et al: Physical activity levels, frequency, and type among adolescents with and without autism spectrum disorder. J Autism Dev Disord 47(3):785–794, 2017 28066867

Tan BWZ, Pooley JA, Speelman CP: A meta-analytic review of the efficacy of physical exercise interventions on cognition in individuals with autism spectrum disorder and ADHD. J Autism Dev Disord 46(9):3126–3143, 2016 27412579

Tse CYA, Pang CL, Lee PH: Choosing an appropriate physical exercise to reduce stereotypic behavior in children with autism spectrum disorders: a non-randomized crossover study. J Autism Dev Disord 48(5):1666–1672, 2018 29196864

Tyler K, MacDonald M, Menear K: Physical activity and physical fitness of school-aged children and youth with autism spectrum disorders. Autism Res Treat 2014:312163, 2014 25309753

Watters RG, Watters WE: Decreasing self-stimulatory behavior with physical exercise in a group of autistic boys. J Autism Dev Disord 10(4):379–387, 1980 6927742

Zhao M, Chen S: The effects of structured physical activity program on social interaction and communication for children with autism. BioMed Res Int 2018:1825046, 2018 29568743

3부
건강한 몸, 건강한 마음

제11장

정신질환을 가진 사람을 위한 요가와 태극권

미셸 궈 Michelle Guo, B.A.

마이클 E. 테이스 Michael E. Thase, M.D.

아눕 샤르마 Anup Sharma, M.D., Ph.D.

번역 안은지, 이화영

KEY POINTS

- 미국에서 요가와 태극권을 수행하는 인구 비율이 점점 늘어나고 있다. 일반 인구에서 심신 수련법에 대한 관심이 커지고 정신질환을 가진 사람들에게도 수련법의 접근성이 높아지고 있음을 시사한다.
- 요가와 태극권은 다양한 임상 집단에서 정신과적 증상을 유의미하게 감소시킬 수 있다.
- 심신 중재에 관한 연구에 따르면 요가와 태극권 중재가 대조군에 비해 병리생리학적 과정을 변화시키고 주요 뇌 영역의 구조와 기능에 변화를 일으킬 수 있음이 입증됐다.

약물치료와 정신치료는 주요우울장애(major depressive disorder, MDD), 불안장애, 조현병, 수면장애 등 다양한 정신질환의 효과적인 1차 치료법으로 널리 사용된다. 이러한 치료는 정신질환을 가진 사람의 삶을 크게 향상시킬 수 있지만 치료 반응이 항상 일관되게 나타나지는 않는다. 또한 일부 환자는 내약성, 부작용, 비용, 접근성 등의 이유로 약물이나 정신치료를 기피하기도 한다. 따라서 약물 단독 요법에 반응하지 않는 환자나 근거 기반 라이프스타일 접근법을 선호하는 환자에게는 효과적이고 내약성이 좋은 보조 요법이 필요하다.

  심신 수련은 건강한 사람과 정신질환을 가진 사람 모두의 신경생리학에 상당한 영향을 미칠 수 있는 라이프스타일 수련법 중 큰 비중을 차지한다(Sharma and Newberg 2015). 미국 국가건강면접조사(National Health Interview Survey)에 따르면 요가, 태극권, 기공의 이용률은 2002년 5.8%에서 2007년 6.7%, 2012년 10.1%로 시간에 따라 꾸준히 증가했다(Clarke et al. 2015). 특히 요가의 이용률 증가는 심신 수련 이용률 전체 증가분의 80%를 차지하며 18세 이상 모든 연령대에서 나타난다. 요가와 태극권 같은 심신 수련은 다양한 연령과 경험 수준을 가진 사람들에게 유익한 것으로 보이며 이는 생애 전반에 걸쳐 치료적 효과를 발휘할 가능성을 시사한다. 정신건강 문제를 가진 사람들을 위한 심신 접근법의 활용은 현재 활발히 연구되고 있는 분야 중 하나다.

정신질환에 대한 요가 중재

요가는 호흡법인 프라나야마(pranayama), 자세 수행인 아사나(asana), 명상 수련을 포함한 여러 구성 요소로 이루어진 수련법이다(Balaji et al. 2012). 이 각각의 요소는 신경생물학적 기능에 영향을 미칠 수 있다. 요가는 기분 변화를 유발하는 것으로 알려진 신체 자세 수련(Phillips et al. 2003)과 뇌유래신경영양인자(BDNF)를 증가시키는 명상이 결합된 수련법이다(Xiong and Doraiswamy 2009). 또한 요가의 호흡법은 부교감신경 활성화, 스트레스 반응 감소, 시상 활동 조절과 같은 생리적 변화를 가져온다(Brown and Gerbarg 2005).

    샤르마 등(Sharma et al. 2017)은 항우울제 치료에 대한 반응이 불충분한 주요우울장애 환자를 대상으로 보조 치료로서 수다르샨 크리야 요가(Sudarshan Kriya yoga, SKY)의 가능성, 효능, 내약성을 평가하기 위해 무작위 예비 연구를 수행했다. 수다르샨 크리야 요가는 수련자를 평온하고 명상적인 상태로 이끄는 호흡 기반 명상 기법이다(Sharma et al. 2017). 초기 연구에 따르면 수다르샨 크리야 요가는 알코올 의존으로 인한 우울증 환자(Vedamurthachar et al. 2006)와 주요우울장애 입원 환자(Janakiramaiah et al. 2000)에게 내약성이 우수한 항우울 효과를 보였다. 또한 수다르샨 크리야 요가는 수련자에서 코티솔 수치를 감소시키고 프로락틴을 증가시키며 항산화 상태를 개선시켰다(Janakiramaiah et al. 1998; Sharma et al. 2003).

    이 연구를 바탕으로 샤르마 등(Sharma et al. 2017)은 『정신질환 진단 및 통계 편람 제4판, 개정판(DSM-4-TR)』(American Psychiatric Association 2000) 기준에 따라 주요우울장애로 진단받고 안정된 용량의 항우울제를 복용 중인 외래 환자를 대상으로 수다르샨 크리야 요가의 무작위 예비 연구를 실시했다. 환자들은 선별 및 기준 방문 시점 해밀턴 우울증 평가척도-17(HDRS-17) 총점에 따라 모집됐다. 기준 방문 시점 HDRS-17 평균 총점은 20.4로, 약물치료에도 불구하고 중등도 우울 상태에 해당했다.

    이 연구는 무작위, 평가자 맹검, 대기자 대조 설계로 수행됐으며 수다르샨 크리야 요가 중재군 13명과 대기자 대조군 12명, 총 25명이 참여했다(Sharma et al. 2017). 모든 참가자는 연구 기간 동안 항우울제 복용량을 변경하지 않고 기존 용량을 유지하도록 했다. 요가 중재는 매뉴얼에 기반한 그룹 프로그램으로 두 단계에 걸쳐 진행됐다. 1단계에서는 참가자들이 수다르샨 크리야 요가 호흡법, 요가 자세, 앉아서 하는 명상, 스트레스 교육으로 구성된 6회기의 SKY 프로그램을 하루 3.5시간씩 이수했다. 2단계에서는 참가자들이 매주 수다르샨 크리야 요가 후속 세션(세션당 1.5시간)에 참석하고, 가정에서 하루 20~25분씩 수다르샨 크리야 요가를 연습하도록 했다.

수다르샨 크리야 요가 전처치 분석(intent to treat, ITT) 집단은 대기자 대조군에 비해 HDRS-17 총점에서 기준 시점부터 2개월까지 더 큰 개선을 보였다(평균 차이 −10.27; $P=0.0032$; Sharma et al. 2017). 전처치 분석과 완료자 분석 모두에서 수다르샨 크리야 요가는 벡우울척도(Beck Depression Inventory, BDI; 전처치 분석 평균 차이 −15.48, 완료자 분석 평균 차이 −18.61; $P=0.0043$)와 벡불안척도(Beck Anxiety Inventory, BAI; 전처치 분석 평균 차이 −5.19, 완료자 분석 평균 차이 −6.23; $P=0.0005$)를 포함한 2차 효능 지표에서도 대기자 대조군에 비해 더 큰 개선을 보였다. 이러한 결과는 항우울제에 대한 반응이 불충분한 주요우울장애 외래 환자를 위한 보조 치료로서 수다르샨 크리야 요가의 효능과 내약성을 뒷받침한다. 또한 이 연구는 참가자가 기존 약물치료를 유지하면서 수다르샨 크리야 요가 보조 치료가 추가적으로 나타내는 효과를 확인했다. 비록 이 연구에는 활성 대조군이 포함되지 않았으나 수다르샨 크리야 요가 중재 후 관찰된 개선의 정도와 지속 기간은 중증 우울 증상을 보이는 환자에게 효과적인 보조 치료법으로서 수다르샨 크리야 요가의 잠재력을 시사한다.

수다르샨 크리야 요가는 범불안장애 환자 치료에서도 효과가 있는 것으로 나타났다. 카츠먼 등(Katzman et al. 2012)은 최소 8주 이상의 표준 불안 완화 치료 후에도 관해(remission)에 도달하지 못하고 이전에 인지행동치료(CBT), 마음챙김 기반 인지치료, 스트레스 감소 치료 중 하나 이상을 받은 경험이 있는 범불안장애 외래 환자를 대상으로 수다르샨 크리야 요가의 보조 치료로서의 효능과 내약성을 평가하기 위한 파일럿 연구를 수행했다. 범불안장애에 대한 약물치료는 메스꺼움, 체중 증가 등 부작용을 유발할 수 있으며(Kennedy et al. 2001) 이러한 부작용과 함께 치료 효과의 개인차로 인해 장기적인 증상 관해를 달성하는 데 어려움이 있을 수 있다(Katzman et al. 2008).

이 연구에 참여한 환자들은 범불안장애를 주요 진단으로 받았으며 해밀턴 불안척도(Hamilton Anxiety Rating Scale, HAM-A) 총점 20점 이상이고, 전반적 임상 인상-중등도 척도(Clinical Global Impression – Severity of Illness, CGI-S) 점수 5~7점인 환자들이었다. 수다르샨 크리야 요가 프로그램은 해당 강사 자격을 갖춘 정신건강의학과 의사에 의해 5일 동안 총 22시간에 걸쳐 실시됐으며 환자들은 호흡법, 요가 스트레칭, 안내 명상 등을 배우고 인지적 대처와 스트레스 요인 평가에 대한 토론에도 참여했다.

이 연구에서 ITT 분석 대상이었던 29명의 환자는 수다르샨 크리야 요가 과정 완료 4주 후 HAM-A 총점이 개입 전보다 유의하게 감소했다($t=4.59$; $P<0.01$; Katzman et al. 2012). 응답률은 73%(HAM-A 총점 50% 이상 감소), 관해율은 41%(HAM-A 점수 7점 이하)로 이는 다른 정신치료 및 약물치료 연구와 비교해도 양호한 결과였다(Nimatoudis et al. 2004). 이 연구 결과에 따르면 수다르샨 크리야 요가 수련을 통해 나타난 불안 감소는 불확실성에 대한 내성과 완벽주의 특성의 변화에 기인한 것이 아닐 가능성이 높다. 불확실성에 대한 내성 척도와 자기 지향적, 타인 지향적, 사회적으로 규정된 완벽주의를 측정하는 다차원 완벽주의 척도에서 유의한 변화가 관찰되지 않았기 때문이다. 대신 수다르샨 크리야 요가 수련은 감정 중심 대처(emotion-focused coping) 전략에서 유의한 개선($t=-3.45$; $P<0.02$)이 관찰됐으며 이는 SKY가 불안 완화 효과를 매개하는 주요 기전으로 작용했을 가능성을 시사한다. 카트먼 등(Katzman et al. 2012)의 연구 결과는 수다르샨 크리야 요가가 감정 조절을 개선함으로써 관해되지 않는 범불안장애의 치료에 잠재력을 가질 수 있음을 뒷받침한다.

반 데어 콜크 등(Van der Kolk et al. 2014)은 외상후스트레스장애 증상을 경험하는 여성을 대상으로 요가 요법의 효과를 평가하기 위한 임상시험을 수행했다. 외상후스트레스장애 치료에서 노출 요법의 반응률이 완전하지 않기 때문에(Bradley et al. 2005), 효과적인 보조 치료법을 확인하는 것이 중요하며 저자들은 이러한 환자들을 위한 잠재적 치료 옵션으로 요가 요법을 검토했다. 요가 치료는 호흡 운동과 명상이 각성 조절에 미치는 효과를 결합한 방식이다(Breslau et al. 1995). 또한 요가 치료는 두려움을 회피하기보다 이를 관찰하도록 해 감정 조절을 촉진한다(Hölzel et al. 2011). 또한 하타 요가의 신체 자세는 유연성과 신체 감각에 대한 인식을 향상시키며, 이는 정서 반응을 유발하는 신체적 감각을 인식하는 데 중요한 역할을 한다(Wilamowska et al. 2010).

주 연구자들은 심리학 석사 및 박사 학위를 가진 공인 요가 전문가들과 협력해 트라우마 이해를 기반으로 한 10주간의 주간 요가 프로그램을 개발했다(Van der Kolk et al. 2014). 이 프로그램은 최소 3년 이상 외상후스트레스장애 치료를 받았음에도 증상이 뚜렷하게 호전되지 않은 만성적이고 치료 저항성 외상후스트레스장애를 가진 18~58세 여성을 대상으로 했다. 이 요가 중재에는 호흡법, 자세, 명상이 포함됐으며 프로그램은 참가자가 신체 감각에 대해 자기 탐구와 개방성을 가질 수 있도록 구성됐다. 강사는 참가자의 경험을 존중하고 공감하는 태도를 드러내기 위해 강요하지 않고 선택을 존중하는 방식의 안내형 문구(invitation phrases)를 사용했다. 대조군 중재는 트라우마와 관련된 주제를 다루지 않으며 적극적 참여와 지지를 강조한 10주간의 주간 여성 건강 교육 수업이었다. 총 32명의 여성이 무작위로 두 그룹에 배정됐으며 각 그룹은 주 1회 1시간씩 프로그램에 참여했다.

이 연구 결과는 요가 요법이 감정 조절을 위한 신체 알아차림 교육에 효과적일 수 있음을 시사했다(Van der Kolk et al. 2014). 신체 알아차림은 참가자들이 외부 자극에 대한 자신의 신체 반응을 인식하고 이에 대한 통제감과 인내력을 기를 수 있는 기회를 제공한다. 두 그룹 모두 임상의용 외상후스트레스장애 척도(Clinician-Administered PTSD Scale)에서 유의한 점수 감소를 보였으나, 요가 그룹의 감소 효과 크기가 더 컸다($d=1.07$, 대조군 $d=0.66$; $P<0.05$). 또한 두 그룹 모두 치료 전반부(5주차)에서 데이비드슨 외상척도(Davidson Trauma Scale, DTS) 점수가 유의하게 감소했지만 이러한 개선은 프로그램 종료 시점(10주차)까지 요가 그룹에서만 유지됐고 대조군에서는 유지되지 않았다. 요가 그룹에서 나타난 효과 크기는 표준 심리치료나 약물치료에서 보고되는 효과 크기와 유사한 수준이었다. 두 그룹 모두 사회적 상호작용의 기회를 제공하는 요소를 포함하고 있었지만 신체적 측면과 내수용감각에 초점을 맞춘 것은 요가 그룹이 유일했다. 다시 말해 요가의

신체적 측면이 요가 중재를 통해 외상후스트레스장애 증상 완화를 이끌어 낸 핵심 요소로 보인다. 이러한 연구 결과는 요가 치료적 접근을 통한 외상 후 회복의 가능성을 보여준다.

두라이스와미 등(Duraiswamy et al. 2007)은 중등도 조현병 환자를 대상으로 요가 요법과 적극적인 신체 운동을 비교한 무작위 대조 임상시험을 실시했다. 이 연구에는 조현병으로 진단되고 전반적 임상 인상-중등도 척도(CGI-S) 점수가 4점 이상인 61명의 환자가 참여했다. 요가 요법과 신체 운동 치료 모두를 지도하도록 훈련받은 치료사가 각 그룹의 프로그램을 지도했다. 요가 치료에는 호흡 운동, 이완기법, 신체의 힘과 안정성을 기르기 위한 요가 자세인 아사나가 포함됐으며 구체적으로는 코브라 자세인 부장가사나(Bhujangasana)와 지팡이 자세인 단다사나(Dandasana)를 시행했다. 신체 운동 그룹은 빠른 걷기, 조깅, 이완 운동을 수행했다. 두 그룹의 참가자들은 15일 동안 주 5회, 하루 1시간씩 훈련을 받았으며 조현병 증상은 양성 및 음성 증후군 척도(Positive and Negative Syndrome Scale, PANSS)를 사용해 평가됐다.

연구 시작 4개월 후 요가 치료 그룹에 무작위로 배정된 환자는 활성 대조군과 비교해 PANSS 평균 총점에서 유의한 차이를 보였다(효과 크기 0.74; $P=0.03$; Duraiswamy et al. 2007). PANSS 점수의 변화는 주로 음성 증상, 우울감, 무력증 점수의 감소에서 비롯됐다. 이 단일맹검무작위대조시험 결과는 요가가 조현병 환자에게 보조 치료로서 효과적일 수 있음을 시사한다.

요가는 성인 정신질환 치료에 효과적일 뿐 아니라 6~11세의 주의력결핍과잉행동장애 아동의 치료에서도 이점을 보이는 것으로 나타났다. 최근 인도에서 수행된 한 연구에서는 초기 교사용 밴더빌트 평가(Initial Teacher Vanderbilt Assessment)를 통해 선별된 55명의 주의력결핍과잉행동장애 아동을 대상으로 6주간의 요가 중재 효과를 분석했다(Mehta et al. 2012). 주 2회 실시된 오전 세션은 25분간의 요가 및 명상, 30분간의 놀이치료, 5분간의 토론과 아동 피드백으로 이루어졌다. 교사와 부모는 기준 시점, 6주, 1년 시점에서 밴더빌트 주의력결핍과잉행동장애 설문지를 작성했다.

프로그램에 참여한 아동들의 교사 평가 밴더빌트 점수는 기준 시점에서 6주 및

1년 평가 시점 모두 유의한 감소를 보였다(각 시점별 중간값: 기준 시점 13, 6주 후 4.0, 1년 후 0.5; 기준 시점 대비 각 $P<0.0001$). 부모 평가 점수도 개선을 보여 기준 시점 중간값 9.0에서 6주 후 6.0, 1년 후 5.0으로 감소했다(기준 시점 대비 각 $P<0.001$). 그러나 교사와 부모 평가 모두에서 6주와 1년 점수 간에는 의미 있는 추가 변화가 보이지 않았다. 그럼에도 불구하고 프로그램에 1년간 참여한 후 부모 보고에 따르면 91.9%의 아동에게서 주의력결핍과잉행동장애 증상이 기준 시점에 비해 개선된 것으로 나타났다. 요가가 생애 전반에 걸쳐 정신건강 상태를 치료할 수 있는 요가의 잠재력을 더욱 명확히 규명하기 위해서는 아동과 청소년을 대상으로 한 추가 연구가 필요하다.

사례 1

브라이언은 청소년기부터 시작된 우울증과 불안 병력이 있는 30세의 젊은 직장인이다. 그는 최근 재직 중인 스타트업 회사에서 해고될 예정이라는 소식을 들었고 이로 인해 큰 충격을 받았다. 브라이언은 이 회사에 입사하기 위해 미국 전역을 가로질러 이사해 온 만큼 이 소식은 더욱 큰 상처가 됐다. 실직 소식을 들은 후 브라이언은 수년간 규칙적으로 복용해 오던 항우울제를 잘 복용했음에도 불구하고 주요우울삽화에 준하는 현저한 우울과 불안 증상이 재발했다. 약물 증량을 했지만 추가적 호전은 없었다. 그는 어릴 때부터 여러 종류의 약을 복용해 온 경험이 있었기 때문에 이번에는 새로운 약물을 시도하는 데 거부감을 보였다. 정신건강의학과 주치의는 이전부터 브라이언이 요가와 명상 기법에 큰 관심을 보였기 때문에 그가 거주하는 지역에서 곧 시작될 수다르샨 크리야 요가 프로그램에 대한 정보를 제공했다. 그는 기존 약물치료를 지속하면서 8주간의 수다르샨 크리야 요가 프로그램에 참여하라는 권고를 받았다. 브라이언은 프로그램에 등록해 수다르샨 크리야 요가 수련법을 배우고 8주간 매주 그룹 세션에 참석하며 가정에서도 수다르샨 크리야 요가 수련을 주 5회에 걸쳐 규칙적으로 이어갔다. 프로그램 종료 시점에서 브라이언은 기분, 흥미, 수면, 불안이 크게 호전됐음을 보고했다. 그는 스스로 더 유능하다고 느끼며 새로운 직업을 찾는 과정을 시작하기로 결심했다.

정신과 질환에 대한 태극권 중재

태극권은 중국에서 기원한 심신 운동으로 호흡과 조화를 이루는 느리고 의도적인 동작을 통해 신체와 정신을 이완하고 강화하며 건강을 증진하는 것을 목표로 한다(Wayne and Kaptchuk 2008). 정신질환 치료를 위한 태극권 중재는 유산소 운동, 스트레스 감소, 마음챙김 명상을 결합하는 방식으로 이뤄진다. 태극권은 휴식을 촉진하고 교감신경계의 흥분을 감소시키는 효과가 있는 것으로 알려져 있다(Irwin et al. 2008; Reid-Arndt et al. 2012). 태극권 수련 중인 참가자를 대상으로 한 뇌파(EEG) 연구에서는 전두엽의 알파파, 베타파, 세타파 활동이 증가해 휴식과 주의력이 향상된 것으로 나타났다(Liu et al. 2003; Pan et al. 1994). 또한 태극권은 다른 형태의 유산소 운동에 비해 만성 질환이나 균형 저하로 인해 신체적 제약이 있는 노인에게 더욱 쉽게 적용할 수 있다(Blumenthal et al. 1999).

라브레츠키 등(Lavretsky et al. 2011)은 노인 우울증 환자를 대상으로 태극권 보조 치료의 효과를 건강 교육 대조군과 비교하기 위해 무작위 대조시험을 실시했다. 60세 이상 참가자 112명은 6주 동안 에스시탈로프람을 투여받은 후 관해에 도달하지 못한 경우 무작위로 태극권 그룹 또는 건강 교육 그룹에 배정됐다. 무작위 배정 당시 피험자들의 해밀턴 우울증 평가척도-24(HDRS-24) 평균 점수는 16점 이상이었다. 연구 기간 동안 모든 참가자는 에스시탈로프람 치료를 계속 유지했다. 태극권과 건강 교육 중재는 모두 10주간 주 1회 2시간씩 진행됐다. 태극권 중재는 반복적이고 강도가 낮은 느린 동작을 통해 각성 반응을 조절하는 데 중점을 두었다. 건강 교육 중재는 사회적 지지와 같은 치료의 비특이적 요소를 적극적으로 통제하기 위해 설계됐으며 참가자들은 우울증, 스트레스, 수면, 건강 관련 주제를 다룬 강의를 듣고 그룹 토론에 참여했다.

이 연구 결과는 태극권이 노인 우울증의 보완 치료로서 건강 교육보다 더 효과적일 수 있음을 시사한다. 두 중재 그룹 모두에서 우울증의 심각도는 감소했으나 태극권에 참여한 그룹이 건강 교육 그룹에 비해 심각도 감소 폭이 더 컸다(그룹×시간 상호작용:

$F_{[5,285]}=2.26$; $P<0.05$). 태극권 그룹에서는 94%의 참가자가 HDRS-17 점수 10점 이하로 정의되는 우울증 치료반응(response)에 도달했으며 65%는 HDRS 점수 6점 이하로 정의되는 관해에 도달했다(Lavretsky et al. 2011). 반면 건강 교육 그룹에서는 우울증 반응에 도달한 비율이 77%, 관해에 도달한 비율이 51%에 그쳤다($P<0.06$). 또한 태극권과 에스시탈로프람 병합 치료는 건강 교육과 에스시탈로프람 병합 치료에 비해 신체 기능(그룹×시간 상호작용: $F_{[1,66]}=5.73$; $P=0.02$)과 인지기능(그룹×시간 상호작용: $F_{[1,65]}=5.29$; $P<0.05$)에서 더 큰 개선을 보였으며 염증 표지자인 C-반응성 단백질(CRP) 수치도 유의하게 감소했다($F_{[2,78]}=3.14$; $P<0.05$). 이러한 결과는 주요우울장애를 가진 노인 인구에서 태극권이 우울 증상을 완화할 수 있는 치료로서의 잠재력을 보여준다.

영 등(Yeung et al. 2012)은 중국계 미국인의 우울 증상을 감소시키기 위한 중재로 태극권을 제안했다. 무작위 대조시험에서 주요우울장애를 가진 중년 중국계 이민자들을 대상으로 참가자를 태극권 중재 그룹과 대기자 대조군에 무작위로 배정했다. 태극권 중재 그룹 참가자들은 12주간 주 2회, 회당 1시간씩 그룹 수업에 참여했다. 태극권 그룹은 대기자 대조군에 비해 HDRS-17 점수 50% 이상 감소로 정의되는 반응률(24% 대 0%)과 HDRS-17 점수 7점 이하로 정의되는 관해율(19% 대 0%)에서 더 나은 결과를 보였다. 그러나 이러한 차이는 통계적 유의성에는 도달하지 못했다. 이 파일럿 연구는 태극권이 특히 정신건강 자원에 대한 접근성과 지식이 제한적인 중국계 이민자 집단에서 주요우울장애 치료를 위한 유망한 보완적 중재로 활용될 수 있음을 시사한다.

사례 2

테레사는 자녀와 함께 거주하는 65세 여성이다. 지난 6개월 동안 가족들은 테레사가 점점 더 위축되고 고립되는 모습을 보인다고 느꼈다. 이에 아들은 테레사를 주치의에게 데려갔고 의사는 테레사가 우울증 증상을 보이고 있을 가능성이 있다고 판단했다. 의사는 또한 체중 증가와 자세 불량 등 테레사의 신체 건강이 악화되고 있다는 점에 주목했다. 당시 테레사는 운동을 하지 않았으며 정신건강의학과 약물치료에도 관심이 없었기 때문에 주치의는 지역 보건의료

센터에서 태극권 프로그램에 참여할 것을 권유했다. 주치의는 테레사에게 최소 주 2회 이상 출석할 것을 권장했다. 테레사는 수업이 가볍고 흥미롭다는 점을 느꼈고 이후 몇 주간 정기적으로 수업에 참석했다. 3개월 후 진료에서 테레사는 전반적으로 상태가 호전된 모습을 보였다. 기분이 좋아졌고 더 적극적으로 활동하며 여러 사교 행사에도 참여하기 시작했다. 전반적으로 그녀의 생활 방식이 개선됐다.

요가 및 태극권과 관련된 위험성

의료진은 환자에게 요가와 태극권을 치료 옵션으로 권고할지를 고려할 때 그 이점과 위험성을 함께 평가해야 한다. 건강한 사람에서는 부작용이 비교적 드물게 보고됐다. 보고된 부작용으로는 강한 호흡법이나 물구나무서기와 같은 특정 자세와 관련이 있는 경우가 있다(Cramer et al. 2013). 정신질환을 가진 사람을 위한 요가 중재는 이러한 부작용을 최소화하는 대신 부드러운 호흡과 자세를 포함해 최대한 포용적으로 적용할 수 있도록 맞춤 설계를 해야 한다. 태극권에서는 스쾃 동작이 무릎 통증이나 무릎 부상으로 이어진 사례가 보고됐다(Chen et al. 2011). 따라서 중증의 의학적 질환이 있는 환자들은 의학적 질환이 있는 집단을 대상으로 프로그램을 진행한 적이 있는 치료사와 함께 운동하는 것이 권장된다.

또한 무릎 관절을 보호하기 위해 스쾃 동작의 반복적 사용을 피하도록 프로그램을 설계해야 한다. 요가와 태극권을 지도하는 모든 강사는 환자가 자신의 수준에 맞게 수련하고 부상을 방지하기 위해 강도를 점진적으로 높이도록 지속적으로 안내해야 한다.

연구의 한계

이들 연구는 정신질환 치료에서 요가와 태극권의 기전에 대한 유망한 통찰을 제공하지만 여러 한계로 인해 그 결론의 타당성에는 제약이 있다. 대부분의 연구가 오픈라벨

(open label) 및 비맹검 설계로 수행됐기 때문에 요구 특성(demand characteristics)이 결과 지표에 영향을 미쳤을 가능성을 배제할 수 없다(Katzman et al. 2012). 또한 환자 집단, 기저 질환 상태, 대조군의 유형(적극적 대조군 대 대기자 대조군), 중재의 특성(예: 지도자의 역량, 중재 기간), 연구의 방법론적 엄격성 등 다양한 요인의 차이로 인해 중재 간 효능을 직접적으로 비교하는 데 어려움이 있다.

아울러 이러한 연구에서는 참가자 중도 탈락으로 인해 사용 가능한 데이터가 제한되는 경우가 많았다. 중도 탈락의 주요 원인으로는 흥미 상실, 중재와 무관한 신체적 부상, 직장 일정과의 충돌 등이 보고됐다. 전처치 분석을 적용하더라도 추적 관찰에서 탈락한 참가자에 대한 데이터 부족으로 인해 결과 해석에는 한계가 존재한다.

마지막으로 심신 중재는 사회적 고립을 경험하는 환자에게 사회적 지지를 제공할 수 있다. 일부 연구에서는 사회적 상호작용을 통제한 조건에서도 중재가 대조군보다 유의미한 효과를 보였다고 보고됐지만 조(Cho 2008)는 중국계 노인 우울증 환자 집단에서 태극권 중재의 효과가 사회적 지지 변화 요인을 통제하면 사라진다는 점을 지적했다. 따라서 집단 세션을 기반으로 한 심신 중재 연구에서는 사회적 지지의 영향을 면밀히 분석하고 고려할 필요가 있다.

향후 연구를 위한 제안

정신질환 환자 집단을 대상으로 한 대부분의 임상연구와 마찬가지로 표본 크기가 작아 통계적 검정력에는 한계가 있다. 요가와 태극권이 정신질환 증상을 완화하는 잠재력을 더욱 명확히 이해하려면 더 큰 표본 규모의 연구가 필요하다. 임상적으로 진단받은 환자를 대상으로 한 추가 연구는 이러한 심신 운동이 보다 중증의 정신질환 환자에게 미치는 효과를 규명하는 데 기여할 것이다. 또한 정신질환을 가진 청소년과 청년층을 대상으로 한 연구가 확대되면 질병 초기 단계에서 환자에게 지속 가능한 치료 옵션을 제공할 수 있는 가능성이 더욱 높아질 것이다.

참여 촉진

환자에게 심신 중재를 권고하고자 하는 임상 실무자는 특히 심신 중재 경험이 없는 환자에게 중재의 주요 요소를 명확히 전달할 수 있어야 한다. 중재의 성격에 대한 논의는 환자가 해당 중재를 어떻게 개념화하고 환자의 중재에 대한 관심 수준을 평가하며 환자가 중재를 실행할 수 있을지 그 가능성을 이해하는 데 필수적이다. 임상 실무자가 자신의 개인적 경험을 바탕으로 중재의 구체적 내용을 설명하면 심신 중재를 고려하는 환자에게 큰 도움이 될 수 있다. 또한 실무자는 특정 심신 중재가 정신과적 증상에 어떤 영향을 미칠 수 있는지 기본적 정보를 환자에게 제공할 수 있어야 한다. 실행과 관련해서는 강사, 수업, 워크숍 등에 대한 구체적 정보를 제공하고 적절한 지역사회 자원을 환자에게 안내할 수 있는 실무자가 환자에게 더욱 유익할 것이다. 의사는 환자에게 필요한 중재의 적합성을 판단하기 위해 일정 기간의 시험적 참여를 권유할 수 있다. 시험 기간 이후, 실무자는 임상 증상에 영향을 미친 것으로 보이는 수련의 빈도와 기간에 대해 환자와 구체적으로 소통해야 한다. 아울러 의사는 환자가 심신 중재에 대한 순응도를 점검할 수 있도록 종이 또는 디지털 로그를 작성하도록 권장할 수 있다. 또한 환자가 지속적으로 중재에 참여하는 데 도움이 되는 다양한 심신 관련 모바일 애플리케이션을 활용하도록 안내할 수도 있다.

결론

이 장에서는 정신질환 치료에서 요가 및/또는 태극권을 활용한 연구들의 주요 임상 결과들을 요약했다. 이러한 연구 결과는 의료진에게 이러한 심신 운동을 기존 치료법과 병행해 활용할 때 환자의 치료 반응을 증진하고 궁극적으로 관해에 도달하는 데 어떻게 기여할 수 있는지를 보여준다.

토의 질문

1. 요가와 태극권은 현재의 정신과 치료(약물치료 및 정신치료)와 어떻게 다른가?

2. 정신장애 치료에서 보완적 접근법을 고려할 때 의사는 언제 요가나 태극권을 권장할 수 있는가? 이때 고려해야 할 이점과 위험은 무엇인가?

3. 정신질환 치료에서 요가나 태극권이 적합한 환자는 어떤 사람일까? 그렇지 않은 환자는 어떤 유형일까?

추천 문헌

Sharma A, Newberg AB: Mind-body practices and the adolescent brain: clinical neuroimaging studies. Adolesc Psychiatry (Hilversum) 5(2):116–124, 2015

Sharma A, Barrett MS, Cucchiara AJ, et al: A breathing-based meditation intervention for patients with major depressive disorder following inadequate response to antidepressants: a randomized pilot study. J Clin Psychiatry 78(1):e59–e63, 2017

참고 문헌

American Psychiatric Association: Diagnostic and Statistical Manual of Mental Disorders, 4th Edition, Text Revision. Washington, DC, American Psychiatric Association, 2000

Balaji PA, Varne SR, Ali SS: Physiological effects of yogic practices and transcendental meditation in health and disease. N Am J Med Sci 4(10):442–448, 2012 23112963

Blumenthal JA, Babyak MA, Moore KA, et al: Effects of exercise training on older patients with major depression. Arch Intern Med 159(19):2349–2356, 1999 10547175

Bradley R, Greene J, Russ E, et al: A multidimensional meta-analysis of psychotherapy for PTSD. Am J Psychiatry 162(2):214–227, 2005 15677582

Breslau N, Davis GC, Andreski P: Risk factors for PTSD-related traumatic events: a prospective analysis. Am J Psychiatry 152(4):529–535, 1995 7694900

Brown RP, Gerbarg PL: Sudarshan Kriya yogic breathing in the treatment of stress, anxiety, and depression: part I-neurophysiologic model. J Altern Complement Med 11(1):189–201, 2005 15750381

Chen HL, Liu K, You QS: Attention should be paid to preventing knee injury in tai chi exercise. Inj Prev 17(4):286–287, 2011 21788230

Cho KL: Effect of tai chi on depressive symptoms amongst Chinese older patients with major depression: the role of social support. Med Sport Sci 52:146–154, 2008 18487894

Clarke TC, Black LI, Stussman BJ, et al: Trends in the use of complementary health approaches among adults: United States, 2002–2012. Natl Health Stat Rep (79):1–16, 2015 25671660

Cramer H, Krucoff C, Dobos G: Adverse events associated with yoga: a systematic review of published case reports and case series. PLoS One 8(10):e75515, 2013 24146758

Duraiswamy G, Thirthalli J, Nagendra HR, et al: Yoga therapy as an add-on treatment in the management of patients with schizophrenia—a randomized controlled trial. Acta Psychiatr Scand 116(3):226–232, 2007 17655565

Hölzel BK, Lazar SW, Gard T, et al: How does mindfulness meditation work? Proposing mechanisms of action from a conceptual and neural perspective. Perspect Psychol Sci 6(6):537–559, 2011 26168376

Irwin MR, Olmstead R, Motivala SJ: Improving sleep quality in older adults with moderate sleep complaints: a randomized controlled trial of tai chi chih. Sleep 31(7):1001–1008, 2008 18652095

Janakiramaiah N, Gangadhar B, Murthy PJNV, et al: Therapeutic efficacy of Sudarshan Kriya yoga (SKY) in dysthymic disorder. NIMHANS J 17:21–28, 1998

Janakiramaiah N, Gangadhar BN, Naga Venkatesha Murthy PJ, et al: Antidepressant efficacy of Sudarshan Kriya yoga (SKY) in melancholia: a randomized comparison with electroconvulsive therapy (ECT) and imipramine. J Affect Disord 57(1–3):255–259, 2000 10708840

Katzman MA, Vermani M, Jacobs L, et al: Quetiapine as an adjunctive pharmacotherapy for the treatment of non-remitting generalized anxiety disorder: a flexible-dose, open-label pilot trial. J Anxiety Disord 22(8):1480–1486, 2008 18455360

Katzman MA, Vermani M, Gerbarg PL, et al: A multicomponent yoga-based, breath intervention program as an adjunctive treatment in patients suffering from generalized anxiety disorder with or without comorbidities. Int J Yoga 5(1):57–65, 2012 22346068

Kennedy SH, Eisfeld BS, Cooke RG: Quality of life: an important dimension in assessing the treatment of depression? J Psychiatry Neurosci 26(suppl):S23–S28, 2001 11590966

Lavretsky H, Alstein LL, Olmstead RE, et al: Complementary use of tai chi chih augments escitalopram treatment of geriatric depression: a randomized controlled trial. Am J Geriatr Psychiatry 19(10):839–850, 2011 21358389

Liu Y, Mimura K, Wang L, et al: Physiological benefits of 24-style Taijiquan exercise in middle-aged women. J Physiol Anthropol Appl Human Sci 22(5):219–225, 2003 14519910

Mehta S, Shah D, Shah K, et al: Peer-mediated multimodal intervention program for the treatment of children with ADHD in India: one-year followup. ISRN Pediatr 2012:419168, 2012 23316384

Nimatoudis I, Zissis NP, Kogeorgos J, et al: Remission rates with venlafaxine extended release in Greek outpatients with generalized anxiety disorder: a double-blind, randomized, placebo controlled study. Int Clin Psychopharmacol 19(6):331–336, 2004 15486518

Pan W, Zhang L, Xia Y: The difference in EEG theta waves between concentrative and nonconcentrative qigong states—a power spectrum and topographic mapping study. J Tradit Chin Med 14(3):212–218, 1994 7799657

Phillips WT, Kiernan M, King AC: Physical activity as a nonpharmacological treatment for depression: a review. J Evid Based Integr Med 8(2):139–152, 2003

Reid-Arndt SA, Matsuda S, Cox CR: Tai chi effects on neuropsychological, emotional, and physical functioning following cancer treatment: a pilot study. Complement Ther Clin Pract 18(1):26–30, 2012 22196570

Sharma A, Newberg AB: Mind-body practices and the adolescent brain: clinical neuroimaging studies. Adolesc Psychiatry (Hilversum) 5(2):116–124, 2015 27347478

Sharma A, Barrett MS, Cucchiara AJ, et al: A breathing-based meditation intervention for patients with major depressive disorder following inadequate response to antidepressants: a randomized pilot study. J Clin Psychiatry 78(1):e59–e63, 2017 27898207

Sharma H, Sen S, Singh A, et al: Sudarshan Kriya practitioners exhibit better antioxidant status and lower blood lactate levels. Biol Psychol 63(3):281–291, 2003 12853172

van der Kolk BA, Stone L, West J, et al: Yoga as an adjunctive treatment for posttraumatic stress disorder: a randomized controlled trial. J Clin Psychiatry 75(6):e559–e565, 2014 25004196

Vedamurthachar A, Janakiramaiah N, Hegde JM, et al: Antidepressant efficacy and hormonal effects of Sudarshana Kriya yoga (SKY) in alcohol dependent individuals. J Affect Disord 94(1–3):249–253, 2006 16740317

Wayne PM, Kaptchuk TJ: Challenges inherent to t'ai chi research: part I—t'ai chi as a complex multicomponent intervention. J Altern Complement Med 14(1):95–102, 2008 18199021

Wilamowska ZA, Thompson-Hollands J, Fairholme CP, et al: Conceptual background, development, and preliminary data from the unified protocol for transdiagnostic treatment of emotional disorders. Depress Anxiety 27(10):882–890, 2010 20886609

Xiong GL, Doraiswamy PM: Does meditation enhance cognition and brain plasticity? Ann N Y Acad Sci 1172:63–69, 2009 19743551

Yeung A, Lepoutre V, Wayne P, et al: Tai chi treatment for depression in Chinese Americans: a pilot study. Am J Phys Med Rehabil 91(10):863–870, 2012 22790795

제12장

정신질환 관리를 위한 마음챙김과 명상

린 유도프스키 Lynn Yudofsky, M.D.

데이비드 슈피겔 David Spiegel, M.D.

번역 이화영, 김형찬

KEY POINTS

- 마음챙김 명상은 현대 의학에서 널리 사용되고 있으며 다양한 정신질환 치료에 효과적이라는 연구 결과가 지속적으로 증가하고 있다.
- 여러 연구에서 마음챙김 명상이 뇌의 구조적 및 기능적 변화와 관련이 있음이 밝혀졌다.
- 마음챙김은 이를 실천하는 임상의에게도 도움이 되며 특히 의료 현장에서의 소진(burnout)을 감소시키는 데 기여할 수 있다.

명상(meditation)은 특정 대상에 집중함으로써 평온하고 이완된 상태에 이르기 위한 행위로, 종교적 목적이거나 마음의 안정을 위한 수단으로 정의된다(Cambridge English Dictionary, https://dictionary.cambridge.org/us/dictionary/english/meditation). 명상의 기원은 수천 년 전으로 거슬러 올라가며 주로 종교적 맥락에서 시작됐다. 이 장에서는 명상의 한 형태인 마음챙김(mindfulness)을 중심으로 다룬다. 불교와 힌두교는 명상이 중심적 역할을 하는 대표적인 종교이지만 이 외에도 이슬람교, 유대교, 기독교 등 다양한 종교 전통에서도 명상을 실천해 왔다(Trousselard et al, 2014).

서구 문화권에 마음챙김을 소개한 인물로 널리 알려진 존 카밧-진(Kabat-Zinn, 1994)은 마음챙김을 "특정한 방식, 즉 의도적으로 현재 순간에 비판단적으로 주의를 기울이는 것"으로 정의했다(p. 4). 그는 1997년 매사추세츠대학교에서 마음챙김 명상을 대중화하고 의학적 개념으로 정립하는 데 기여했으며 마음챙김 기반 스트레스 완화기법(MBSR) 기법을 개발하고 스트레스 감소 클리닉(Stress Reduction Clinic) 및 의학·보건·사회 분야 마음챙김 센터(Center for Mindfulness in Medicine, Health Care, and Society)를 설립했다. 그는 마음챙김의 일곱 가지 핵심 요소로 비판단(non-judging), 인내(patience), 초심자의 마음(beginner's mind), 신뢰(trust), 애쓰지 않음(non-striving), 수용(acceptance), 내려놓음(let go)을 제시했다(Kabat-Zinn 1990, p. 33). 그의 선구적 노력으로 인해 종교적 수행으로 여겨졌던 명상은 과학적 방법론으로 탈바꿈됐으며 이는 의료적·정신의학적 질환뿐만 아니라 일상적 스트레스로 고통받는 사람들을 돕는 데 활용되기 시작했다.

MBSR 외에도 시간이 흐르며 다양한 형태의 마음챙김 기반 프로그램들이 개발됐다. 이 장에서는 대표적으로 MBSR을 비롯해 마음챙김 기반 인지치료(Mindfulness-Based Cognitive Therapy, MBCT)와 마음챙김 기반 재발예방 프로그램(Mindfulness-Based Relapse Prevention, MBRP)을 중점적으로 다룬다. MBCT는 마음챙김 기법과 인지행동치료(CBT)를 결합한 형태로, 우울증 치료를 위해 개발됐으며 현재는 다른 정신질환에도 적용되고 있다(Hofmann and Gómez 2017). MBRP는 워싱턴대학교의 중독행동연구센터에서 개발됐으며, 중독 문제를 겪는 사람들에게 마음챙김을 기반으로 한 기술을 활용하도록 돕는다(Bowen et al. 2009).

마음챙김과 명상은 현재 1차 진료 외래진료실에서부터 수술실, 정신과 진료실에 이르기까지 의학 전반에서 빠르게 확산되고 있다. 또한 기업 환경, 각급 학교, 교정시설 등 다양한 사회 분야에서도 활용되고 있다. 현재 수많은 마음챙김 관련 애플리케이션, 유튜브 영상, 그리고 『마인드풀(Mindful)』이라는 잡지까지 등장했다. 명상, 특히 마음챙김 명상이 특정 의학적 및 정신의학적 질환에 미치는 효과를 측정한 연구는 꾸준히 증가하고 있다. 다양한 의학적·정신과적 증상의 완화뿐만 아니라 마음챙김 명상은 불안 및 기분장애, 주의력결핍과잉행동장애, 섭식 및 수면장애, 물질사용장애, 정신병적 장애 등 특정 질환의 증상을 개선하는 데에도 효과가 있음이 밝혀지고 있다. 마음챙김은 광범위한 정신질환에 적용돼 왔으나 이 장에서는 그중에서도 가장 흔히 나타나며 활발히 연구된 질환들인 불안, 우울, 중독 관련 장애에 초점을 맞추고자 한다.

이 장은 크게 세 부분으로 구성돼 있다. 첫 번째 부분에서는 불안장애, 기분장애, 중독장애 등 흔히 관찰되는 정신질환에 대한 마음챙김의 치료 효과에 관한 연구를 검토한다. 두 번째 부분에서는 마음챙김과 관련된 신경생물학적 기전에 대한 연구를 다룬다. 마지막으로 세 번째 부분에서는 임상의를 위한 마음챙김의 유익성과 임상 실천에서의 적용 방안을 논의한다. 정신질환을 대상으로 한 마음챙김 중재 연구가 방대하게 축적되고 있는 현실을 반영해 이 장에서는 메타분석을 중심으로 주요 연구들을 소개한다.

정신질환 치료로서의 마음챙김

다수의 연구에서 마음챙김이 감기에서 뇌전증에 이르기까지 다양한 신체질환을 앓는 사람들에게 도움이 된다는 것을 입증해 왔다. 대표적으로 린다 E. 칼슨(Carlson 2012)은 당뇨병, 만성 통증, 과민대장증후군, 관절염, 섬유근육통, 요통, 심혈관질환, HIV/AIDS 등을 대상으로 한 마음챙김 중재의 효과에 대한 문헌을 종합적으로 검토했다. 칼슨은 이러한 질환들의 증상이 스트레스를 통해 악화될 수 있다는 점에 주목하며 마음챙김이 다양한 신체질환에 걸쳐 일정 수준의 효과를 보인다고 결론지었다. 칼슨 등(Carlson and Garland 2005; Carlson et al. 2004, 2013, 2015)은 암 환자를 대상으로 한 일련의 연구를 통해 마음챙김이 심리적·생리적 혜택을 모두 제공함을 보여주었다. 여기에는 코티솔 수치의 정상화 및 텔로미어 길이 단축 예방 등이 포함된다. 마음챙김은 환자가 자신의 증상과 스트레스를 더욱 수용적이고 자비로우며 이완된 방식으로 대처할 수 있도록 돕는다.

마음챙김은 신체 증상뿐 아니라 인지적·정서적 증상의 완화에도 효과적이다. 골드버그 등(Goldberg et al. 2018)은 142개의 무작위 대조 연구에 대한 체계적 검토와 메타분석에서 마음챙김 기반 치료가 정신질환의 임상 증상 개선에 효과적임을 보고했다. 치료 후 분석 결과, 마음챙김은 무처치군($d=0.55$), 최소 치료군($d=0.37$), 비특이적 활성 대조군($d=0.35$), 특정 활성 대조군($d=0.23$)에 비해 유의미한 효과를 나타냈다. 추적 관찰 결과에서도 무처치군($d=0.50$), 비특이적 대조군($d=0.52$), 특정 대조군($d=0.29$)에 비해 우수한 효과를 보였다. 다만 최소 치료군($d=0.38$) 및 근거 기반 치료군($d=0.09$)과는 유의한 차이를 보이지 않았다. 이 연구에 따르면 마음챙김은 주요우울장애와 담배 및 다른 특정 물질사용장애에서 가장 일관된 효과를 보였다.

많은 연구에서 마음챙김이 흔히 발생하는 특정 정신질환에 효과적 치료법이라는 것이 입증됐지만 마음챙김이 정신적 증상을 개선하는 데 정확히 어떻게 도움이 되는지는 아직 명확하지 않았다. 구 등(Gu et al. 2015)은 20편의 명상 연구를 종합한 체계적 고찰 및 메타분석에서 마음챙김 기반 스트레스 완화기법(MBSR)과 마음챙김 기반 인지치료(MBCT)가 정신건강과 웰빙에 미치는 기전을 분석했다. 이들은 마음챙김, 자기자비, 정서적 반응성, 인지적 반응성, 반복적 부정적 사고(반추, 걱정, 염려), 심리적 유연성, 자서전적 기억 특이성(특정한 개인 기억 회상의 능력) 등을 측정했다. 결과적으로 마음챙김은 현재 순간에 대한 인식과 수용을 높이고 반추와 걱정을 감소시킴으로써 정신건강에 긍정적인 영향을 미친다고 보고했다.

불안과 우울을 가진 사람을 위한 마음챙김 명상

마음챙김은 비판단, 이완, 내려놓음, 수용을 중시하는 특성으로 인해 불안장애 및 주요 우울장애 치료에서 널리 활용되고 있다. 서르파 등(Serpa et al. 2014)은 다양한 정신질환 진단을 받은 재향군인 79명을 대상으로 9주간 마음챙김 기반 스트레스 완화기법(MBSR)을 적용한 전향적 연구를 수행했다. 참여자 중에는 정신병적 장애, 물질사용장애, 성격장애 등 급성 및 활동성 증상을 보이는 사례가 포함돼 있었으며 24%는 자살 사고를 동반하고 있었다. 배제 기준은 고도 치매에 해당하는 경우뿐이었다. 사전 및 사후 설문지를 분석한 결과, MBSR 프로그램 이후 불안, 우울, 자살 사고가 유의미하게 감소한 것으로 나타났다.

쿠리 등(Khoury et al. 2013)은 다양한 정신질환 증상에 대한 마음챙김 기반 치료의 효과를 검토하기 위해 209편의 연구를 메타분석했다. 이 연구는 마음챙김이 우울, 불안, 스트레스 감소에 특히 도움이 되었으며, 심리교육(Hedges' $g=0.61$; 95% CI $0.27-0.96$), 지지치료(Hedges' $g=0.37$; 95% CI $0.17-0.57$; $I^2=64\%$), 이완기법(Hedges' $g=0.19$; 95% CI $0.03-0.35$), 심상요법 또는 억제기법(Hedges' $g=0.26$; 95% CI $0.10-0.53$) 등 여러 다른 유형의 중재보다 더 효과적임을 보여주었다. 효과 크기 추정치는, 마음챙김이 치료 전후 비교($n=72$; Hedges' $g=0.55$), 대기자 명단 대조군과의 비교($n=67$; Hedges' $g=0.53$), 기타 심리치료($n=35$; Hedges' $g=0.22$)를 포함한 적극적 치료군과의 비교($n=68$; Hedges' $g=0.33$)에서 모두 중등도 효과를 지니는 것으로 나타났다. 이 임상 효과성 연구에서 마음챙김은 인지행동치료(CBT), 행동치료, 약물치료와 통계적으로 유의미한 차이를 보이지 않으며 이들과 유사한 수준의 효과를 가짐을 시사했다.

호지 등(Hoge et al. 2013)은 범불안장애 환자 93명을 대상으로 MBSR을 적용한 8주 프로그램과 스트레스 관리 교육을 비교한 무작위 대조 연구를 실시했다. 주요 평가 지표로는 해밀턴 불안 척도(HAM-A), 전반적 임상 인상-중등도 척도 및 전반적 임상 인상-개선 척도(CGI-S, CGI-I), 벡 불안 척도(BAI)를 사용했다. MBSR을 받은 참여자들은 CGI-S, CGI-I, BAI 기준에서 불안 감소 효과가 더 컸으며 자신에 대한 긍정적 진술도 증가했다. 두 개입 모두에서 HAM-A 점수가 유의하게 감소했다. 하지만 두 집단 간 차이는 유의하지 않았다.

또한 마음챙김은 대면 방식뿐 아니라 인터넷 기반으로도 효과가 입증됐다. 이는 정기적 치료 참석이 어려운 사람들, 비용 부담이 큰 경우, 낙인에 대한 우려로 외부 치료를 기피하는 환자들에게 특히 중요하다. 디지털 헬스케어와 편의 중심 의료는 일반 대중 사이에서 점차 확산되는 추세다. 벳허 등(Boettcher et al. 2014)은 범불안장애, 공황장애, 사회불안장애, 기타 불안장애로 진단받은 91명을 대상으로 연구를 실시했다. 참가자들은 무작위로 인터넷 기반 마음챙김 치료 집단과 온라인 토론 포럼을 활용한 대조 집단에 배정됐다. 그 결과, 마음챙김 치료 집단은 대조 집단에 비해 불안, 우울, 불면 증상이 더 크게 감소했으며 삶의 질 또한 중간 정도 향상된 것으로 나타났다.

재발성 주요우울장애의 재발을 예방하기 위한 MBCT의 효과를 살펴본 체계적 문헌고찰 및 메타분석에서 총 6편의 무작위 대조 연구를 분석했다(Piet and Hougaard 2011). 그 결과, MBCT는 재발 또는 재현의 위험을 유의하게 감소시키는 것으로 나타났다. 일반 치료 또는 위약 대조군과 비교했을 때 위험비는 0.66으로, 이는 상대 위험 감소율(relative risk reduction) 34%에 해당한다. 사전 계획된 하위 분석에 따르면 과거 우울 삽화가 세 번 이상 있었던 참가자는 상대 위험이 43% 감소한 반면, 두 번의 삽화만 있었던 참가자는 위험 감소 효과가 나타나지 않았다. 또한 두 연구에서는 MBCT가 항우울제 유지 치료만큼 효과적이라는 결과도 확인됐다. 이 결과는 과거 우울 삽화를 3회 이상 경험한 환자에게 MBCT가 재발 예방에 효과적 치료법이 될 수 있음을 시사한다. 특히 정신과 약물의 부작용으로 어려움을 겪거나 약물 복용을 지속하기 어려운 환자에게는 MBCT가 잠재적 대안 치료로 고려될 수 있다.

사례 1

로즈는 만성 통증과 범불안장애를 앓고 있는 60세 여성이다. 정신건강의학과 평가와 치료를 받기 전, 그녀는 통증과 불안을 조절하기 위해 아편계 진통제와 벤조디아제핀계 약물을 과용하는 경향이 있었다. 정신건강의학과 전문의는 로즈의 정신과적 및 의학적 증상의 양상과 경과에 대한 면밀한 병력 조사를 실시한 후, 마음챙김 치료를 시도해 볼 것을 제안했다. 로즈는 마음챙김이 자신의 증상에 실제로 도움이 될지에 대해 회의적 태도를 보였으나 새로운 기법을 배우는 데에는 열린 태도를 보였다. 정신건강의학과 전문의는 먼저 마음챙김의 역사에 대해 설명하고 관련 연구 결과를 간략히 소개한 뒤, 실제 실천 방법에 대해 안내했다. 그 후 로즈는 마음챙김 호흡(mindful breathing)과 바디 스캔(body scan) 등 기본적 마음챙김 기법을 배웠다. 매주 진료 중 마지막 5~10분가량은 마음챙김 실습을 진행했으며 신체의 감각에 주의를 기울이며 인식 능력을 향상시키고 스트레스 및 긴장을 완화하는 것을 목표로 바디 스캔을 실시했다. 정신건강의학과 전문의는 각 실습 전후에 로즈에게 통증과 불안 수준을 각각 1점(최저)에서 10점(최고)까지의 척도로 평가하게 했다. 초기에는 실습 도중 집중이 자주 흐트러지는 것을 느꼈으나 정신건강의학과 전문의는 생각이 흐트러지는 것은 자연스러운 현상임을 설명하고 주의가 흐트러졌을 때 부드럽게 호흡에 다시 집중하도록 지도했다.

여러 회기의 진료를 거치며 로즈의 정신건강의학과 전문의는 점차 마음챙김 실습 시간을 늘렸다. 그 결과, 로즈는 무리 없이 20분간의 마음챙김 실습을 수행할 수 있게 됐다. 각 회기 이후, 로즈는 자신의 통증과 불안 수준이 감소했다고 일관되게 보고했다. 이후 그녀는 진료 시간 외에도 자발적으로 마음챙김 실습을 시도했으나 처음에는 실천을 잊어버리는 일이 잦았다. 그러나 반복적 시도 끝에 점점 더 꾸준히 실천할 수 있게 됐다. 그녀와 정신건강의학과 전문의는 하루 15~20분 정도의 마음챙김 실습 일정을 정기적으로 설정하기로 합의했으며 로즈는 통증과 불안이 가장 심한 아침 시간을 실습 시간으로 선택했다. 로즈는 "마음챙김을 하면 하루를 긍정적인 분위기로 시작할 수 있어요"라고 느끼게 됐고 약 2개월에 걸친 실천 끝에 불안과 통증 수준이 전반적으로 감소하는 변화를 체감했다. 이와 함께 벤조디아제핀계 약물과 마약성 진통제의 복용량도 줄어들었으며 점차 자신의 증상에 대해 더 큰 통제감을 가지게 됐다. 그녀는 많은 날 약물 없이도 통증과 불안을 조절할 수 있다는 점을 깨닫게 됐다.

중독을 가진 사람을 위한 마음챙김 명상

마음챙김 명상은 물질 중독뿐 아니라 폭식, 도박과 같은, 이른바 행위 중독에서도 효과적인 개입 방법으로 입증되고 있다. 마음챙김은 갈망을 줄이고 재발을 예방하는 데 도움이 된다. 보웬 등(Bowen et al. 2009)은 물질사용장애를 가진 168명을 대상으로 무작위 대조 연구를 실시했으며 마음챙김 기반 재발예방 프로그램(MBRP)과 일반적 치료를 비교했다. 연구 결과, MBRP를 받은 집단은 치료 종료 후 4개월간의 추적 관찰 기간 동안 일반적 치료를 받은 집단보다 재발률이 유의미하게 낮았으며 갈망이 줄고 부정적 경험을 수용하며 주의집중력이 향상된 것으로 나타났다.

보웬 등(Bowen et al. 2014)은 약물 또는 알코올 중독 회복 프로그램을 성공적으로 수료한 286명을 대상으로 MBRP, 전통적 재발예방, 12단계 프로그램(일반적 치료)을 비교해 12개월간 추적 관찰한 연구를 진행했다. MBRP와 전통적 재발예방 치료 모두 약물 복용과 과음에 대한 재발 위험을 유의미하게 감소시켰다. 6개월 추적조사에서는 전통 재발예방군이 첫 물질 사용까지의 시간을 더 길게 지연시킨 것으로 나타났으며 두 집단 모두 일반적 치료를 받은 집단보다 과음일 수가 적었다. 그러나 12개월 추적조사에서 MBRP가 전통 재발예방 및 일반적 치료를 받은 집단보다 과음 빈도와 물질 사용일 수를 유의하게 더 낮췄다. 이는 MBRP가 약물 및 알코올 재발을 장기적으로 줄이는 데 효과적인 접근 방식일 수 있음을 시사한다.

리 등(Li et al. 2017)은 중독과 마음챙김에 관한 42편의 연구를 종합한 메타분석에서 마음챙김 기반 치료가 물질 사용의 빈도 및 강도, 갈망 정도, 스트레스 수준을 모두 유의하게 감소시키는 효과가 있다고 보고했다. 특히 흡연자들을 대상으로 한 연구에서는 대조군보다 치료 후 금연율이 더 높았고 마음챙김 기반 중재를 받은 이들이 금연에 성공할 확률이 76% 더 높은 것으로 나타났다(Li et al. 2017).

흡연자 대상 마음챙김 효과에 대한 연구도 풍부하게 축적돼 있다. 드 소자 등(de Souza et al. 2015)은 흡연 치료를 위한 마음챙김 중재에 관한 문헌 198편을 검토한 결과, 마음챙김이 재발을 방지하고 흡연량과 갈망을 줄이며 스트레스 상황에서의 대처 능력을 향상시킨다고 보고했다. 이는 흡연이 여전히 전 세계적으로 예방 가능한 사망 원인의 주요 요인이라는 점에서 매우 중요하다(Centers for Disease Control and Prevention 2017b). 다만 이들 연구의 설계 및 분석 방법의 차이로 인해 향후 좀 더 엄격한 연구가 필요하다는 점도 함께 제시됐다(de Souza et al. 2015).

여러 연구에서는 폭식장애 및 비만을 겪는 사람들을 대상으로 한 마음챙김 중재의 효과를 평가하고 있다. 오라일리 등(O'Reilly et al. 2014)은 비만을 대상으로 한 마음챙김 기반 중재에 대한 문헌고찰을 실시했으며 총 21편의 연구 중 18편에서 마음챙김이 비만 관련 식이 행동을 개선하는 데 효과적이라는 결과를 보고했다. 특히 폭식, 외적 단서에 반응해 발생하는 섭식(시각, 후각 등의 자극에 의해 유발되는 섭식), 감정적 섭식에 대한 개선 효과가 두드러졌다. 이러한 연구 결과는 비만이 심혈관질환, 제2형 당뇨병, 뇌졸중, 일부 암 등 다양한 만성 질환의 발생 위험을 높인다는 점에서 중요한 의미를 가진다(Centers for Disease Control and Prevention 2017a). 또한 대부분의 비만 환자들은 체중 감량을 위해 여러 가지 치료 방법을 시도하지만 이들 중 상당수는 비용이 많이 들고 장기적 효과가 미미하거나 극단적 식이요법, 다이어트 약물, 수술 등 고위험을 수반하는 경우도 많다. 비록 이 분야에서 추가 연구가 필요하지만 현재까지의 자료는 마음챙김이 좀 더 안전하고 효과적이며 경제적인 방식으로 비만 관련 섭식장애를 치료할 수 있는 가능성을 제시하고 있다.

사례 2

해럴드는 비만과 제2형 당뇨병을 앓고 있는 40세 남성 환자로, 스트레스를 받을 때마다 정크푸드를 폭식하는 경향이 있었다. 정신건강의학과 전문의는 해럴드에게 마음챙김의 기본 개념을 설명하고, 이를 활용해 스트레스를 줄이고 폭식 행동을 조절할 수 있는 방법에 대해 상담했다. 마음챙김 실습을 통해 해럴드는 긴장 풀기, 식사 속도 늦추기, 음식을 더 즐기기, 포만감을 인식하기, 식사 중에는 TV를 보거나 스마트폰으로 웹 서핑을 하지 않기 등의 실천법을 익혔다. 그는 점차 자신의 배고픔과 포만감에 더 민감하게 주의를 기울이게 됐고 전반적 섭취량이 줄어들며 서서히 체중이 감소하기 시작했다. 정신건강의학과 전문의는 해럴드에게 운동량을 늘리는 방법으로 마음챙김 걷기(mindful walking)를 제안했다. 이는 걷는 동안 자신의 감각과 주변 환경에 집중하는 방식이다. 예를 들어 발이 땅에 닿는 느낌, 피부에 닿는 바람, 꽃의 향기, 자연의 소리, 주변 풍경의 세부적 요소들에 주의를 기울이는 것이다. 해럴드는 이러한 걷기를 매일 실천하면서 즐거움과 이완을 느꼈고 스트레스 수준이 점차 줄어드는 것을 체감했다. 수개월에 걸쳐 마음챙김 기반의 식사와 걷기를 지속한 결과, 해럴드의 체중은 계속 감소했고 공복 혈당 수치도 개선됐다. 로즈의 사례처럼 해럴드 역시 자신의 신체적·정신적 증상에 대해 점차 통제감을 회복하게 됐다.

마음챙김과 뇌

최근에는 명상과 마음챙김 수행이 유발하는 신경생물학적 변화에 대한 연구가 활발히 진행되고 있다. 폭스 등(Fox et al. 2014)은 명상과 관련된 뇌 구조의 변화를 확인하기 위해 체계적 문헌고찰 및 메타분석을 수행했다. 이들은 약 300명의 명상 수행자를 대상으로 한 21편의 신경영상 연구에서 보고된 123가지의 뇌 구조 차이를 분석했다. 이 연구는 해부학적 우도 추정(anatomical likelihood estimation) 메타분석 기법을 활용했으며 명상 수행자에게서 일관되게 구조적 변화가 나타난 8개의 뇌 영역을 확인했다. 분석 대상인 뇌 영역은 전두극 피질 또는 브로드만 영역 10번(frontopolar cortex or Brodmann area 10; 메타인지), 해마(hippocampus; 기억의 통합 및 재통합), 전측 및 중측 대상피질(anterior cingulate and midcingulate; 자기 조절), 안와전두피질(orbitofrontal cortex; 감정 조절), 감각피질 및 섬피질(sensory cortices and insula; 외부 및 내부 감각에 대한 신체 자각), 위세로다발(superior longitudinal fasciculus; 반구 내 정보 전달), 뇌량(corpus callosum; 좌우 반구 간 정보 전달) 등이다. 그러나 연구자들은 분석에 포함된 일부 연구들에서 방법론적 제한과 출판 편향이 존재함을 한계점으로 언급했다.

또 다른 메타분석에서 보차 등(Boccia et al. 2015)은 명상과 관련된 자기공명영상(MRI) 연구들을 분석했다. 이 메타분석은 명상 과제 수행 중의 뇌 활성화를 측정한 기능적자기공명영상(fMRI) 연구 37편(참여자 642명), 명상에 기인한 기능적 변화를 다룬 fMRI 연구 63편(명상 수행자 및 대조군 포함 총 1,652명) 그리고 명상에 기인한 구조적 변화를 다룬 구조적 MRI 연구 10편(참여자 581명)을 포함했다. 이 연구는 활성화 우도 추정 분석(activation likelihood estimation analysis)을 활용했으며 명상 수행은 주의 집중, 기억 형성, 집행기능뿐 아니라 자기 인식 및 자기 조절과 같은 자기참조적 처리와 관련된 뇌 영역에서 기능적 및 구조적 변화를 유도한다는 결과가 나타났다. 널리 인용되는 연구 중 하나는 자기 성찰과 관련된 기본모드 네트워크(default mode network)에서의 활동 변화를 보고했으며, 특히 후측대상피질(posterior cingulate cortex)의 활성 감소가 나타났다(Brewer et al. 2011). 연구자들은 이러한 결과가 마음챙김이 노화 관련 인지 저하 예방과 기분장애, 불안장애, 중독장애 치료에 유익할 수 있음을 시사한다고 보았다. 여러 연구들은 마음챙김 명상이 뇌의 백질과 회색질에 변화를 초래함을 보여주고 있다. 휠첼 등(Hölzel et al. 2011)은 마음챙김이 회색질 밀도를 증가시킨다고 보고했고 돌 등(Doll et al. 2015)은 마음챙김이 기본모드 네트워크와 주의망 네트워크(salience network) 간의 고유한 기능적 연결성, 즉 지속적 활동의 동기화와 관련돼 있다고 결론지었다. 탕 등(Tang et al. 2010)은 단 4주 또는 총 11시간 정도의 짧은 명상 훈련만으로도 자기 조절에 관여하는 전측대상피질(anterior cingulate cortex) 부위의 백질 변화가 발생할 수 있음을 밝혔다.

마음챙김은 면역 반응과의 관련성에서도 연구돼 왔다. 탕 등(Tang et al. 2007)은 5일

정도의 단기 명상 훈련만으로도 코티솔 수치가 감소하고 면역 반응성이 증가할 수 있음을 보고했다. 이와 같은 연구들은 짧은 기간의 명상 수행이 주관적인 경험에 영향을 줄 뿐만 아니라 세포 수준, 유전자 수준, 신경 수준에서 객관적 변화를 유도할 수 있음을 시사한다. 블랙과 슬라비치(Black and Slavich 2016)는 무작위 대조 연구들을 체계적으로 고찰해 마음챙김 명상이 면역체계에 미치는 영향을 다섯 가지 주요 지표를 중심으로 분석했다. 각 지표는 순환 중이거나 자극된 염증성 단백질, 세포 전사 인자와 유전자 발현, 면역세포 수, 면역세포 노화, 항체 반응에 해당한다. 이 연구는 마음챙김 명상이 염증 지표, 세포매개 면역, 생물학적 노화와 관련된 특정 표지자에 긍정적 영향을 미칠 가능성을 제시했다. 그러나 연구자들은 연구 설계, 분석 방법, 대상자 구성의 이질성 등으로 인해 해석에 주의가 필요하며 향후 추가 연구가 요구된다고 지적했다.

정신건강서비스 제공자를 위한 마음챙김

임상의를 위한 마음챙김의 이점

마음챙김은 임상의의 기력 소진을 예방하는 데에도 도움이 되는 것으로 나타났다. 의료 종사자 및 교사를 대상으로 한 마음챙김 훈련 관련 8편의 연구를 검토한 결과, 루켄과 새먼스(Luken and Sammons 2016)는 이 중 6편에서 마음챙김 훈련 후 직무 소진이 유의미하게 감소한 것으로 보고했다. 실제로 마음챙김은 응급실과 같은 고강도 의료 환경에서 근무하는 의료진의 스트레스를 줄이는 데도 효과적이다. 응급실 간호사 50명을 대상으로 한 연구에서 마음챙김 훈련이 불안, 우울, 소진 수준을 감소시키는 데 효과가 있음을 확인했다(Westphal et al. 2015).

마음챙김은 임상의가 더욱 높은 수준의 진료를 제공하는 데에도 도움을 줄 수 있다. HIV 환자를 진료하는 임상의 45명을 대상으로 한 관찰 연구에서 자기평가상 마음챙김 수준이 높은 임상의는 환자 중심적 의사소통 양식을 더 많이 보이는 것으로 나타났다(환자 중심적 진료가 이뤄질 확률의 보정된 승산비[adjusted odds ratio]는 4.14이다; 95% CI

1.58–10.86). 이러한 진료에서는 환자와 임상의 간에 라포(rapport) 형성이 활발히 이뤄졌고 심리사회적 문제에 대한 논의도 더 자주 이뤄졌다(Beach et al. 2013). 또한 마음챙김 점수가 높은 임상의는 진료 중 보다 긍정적인 정서적 분위기를 조성하는 경향이 있었다(보정된 β=1.17, 95% CI 0.46–1.9). 환자들은 이러한 임상의들에게서 의사소통 만족도(보정된 유병비[adjusted prevalence ratio; APR]=1.48, 95% CI 1.17–1.86)와 전반적인 진료 만족도(APR=1.45, 95% CI 1.15–1.84)가 더 높다고 평가했다.

임상현장에서 마음챙김 통합하기

마음챙김을 직접 실천하는 임상의는 환자에게 마음챙김을 더욱 효과적으로 가르칠 수 있는 것으로 보인다(자세한 내용은 제18장 "의사의 라이프스타일과 건강증진 행동" 참조). 크리스티안 울프(Christiane Wolf)와 J. 그렉 서르파(J. Greg Serpa)는 저서 『임상의의 마음챙김 지도 안내서(A Clinician's Guide to Teaching Mindfulness)』에서 임상의가 진료에 마음챙김을 통합할 것을 권장하며 이는 환자와 의료진 모두에게 유의미한 혜택을 가져온다고 설명했다(Wolf and Serpa 2015). 임상 진료에 마음챙김을 통합하는 데는 정해진 하나의 방식이 존재하지 않는다. 데마르초 등(Demarzo et al. 2015)은 보건의료 시스템에서의 마음챙김 활용에 대한 서술적 고찰에서 마음챙김 기반 중재는 복합 중재(complex intervention)에 해당하며, 비용 효과적이고 접근성 높은 방식으로 구현되기 위해서는 혁신적이고 창의적인 접근과 전달 모델이 필요하다고 결론지었다. 다시 말해 모든 환자에게 동일하게 적용될 수 있는 단일한 접근법은 존재하지 않는다.

　우선 임상의는 마음챙김 중재에 대한 적절한 교육을 받아야 한다. 이를 위해 경험 있는 멘토의 지도하에 훈련을 받을 수도 있고 지역사회나 학술 기관에서 개설하는 관련 교육 과정을 수강할 수도 있다. 이 외에도 다양한 온라인 교육 프로그램과 도구, 마음챙김에 관한 유익한 서적들을 활용할 수 있다. 다음으로 마음챙김을 치료에 도입할 때는 모든 환자의 문제와 필요가 서로 다르다는 점을 반드시 고려해야 한다. 이에 따라 환자의 의학적 및 신경정신과적 병력을 종합적으로 평가하는 것이 필수적이다. 이는 적절한 마음챙김 중재 방식을 결정하는 데 중요한 근거가 된다. 현재까지의 연구 문헌에는 특정 질환에 대해 특정 마음챙김 기법이 더 효과적이라는 결정적 결과가 부족하므로 환자의 개별적 필요와 성향에 맞춰 표준화된 마음챙김 기법을 신중하고 유연하게 조정해 적용할 수 있는 여지가 있다. 예를 들어 금연 치료를 진행할 때는 환자가 흡연 욕구를 느낄 때 동반되는 불편한 신체 감각에 대처하기 위해 마음챙김 기법을 활용할 수 있다. 이때 사용할 수 있는 기법으로는 앨런 말랫(Alan Marlatt)이 개발한 갈망 파도타기(urge surfing)가 있다(Bowen and Marlatt 2009). 마음챙김 중재를 처음 도입할 경우, 울프와 서르파(Wolf and Serpa 2015)가 제시한 방식처럼 각 진료 회기마다 마음챙김 훈련을 실시하는 것으로 시작할 수 있다. 마음챙김을 임상에 처음 도입하는 경우, 진료 시작이나 종료 시에 5분간의 마음챙김 실습을 실시하는 것부터 시작할 수 있다.

예를 들어 바디 스캔과 같은 짧은 실습을 활용할 수 있다. 이는 현재 순간에 자신의 신체 감각에 주의를 기울이는 이완기법이다. 임상의는 환자에게 동일한 실습을 매일 가정에서도 꾸준히 시행하도록 권장할 수 있다. 환자에게는 운동과 마찬가지로 하루 5~10분의 마음챙김 실습이라도 실행하지 않는 것보다는 훨씬 낫고 심리적·생리적·신경학적으로 다양한 이점을 가져올 수 있다는 점을 상기시켜야 한다. 더욱 심화된 실습이 필요한 경우에는 환자의 특성과 치료 중인 질환에 따라 8주 과정의 마음챙김 기반 스트레스 완화기법(MBSR)에 참여하도록 권유할 수도 있다.

결론

현재 마음챙김 명상이 정신질환 환자에게 효과적이라는 상당한 연구 근거가 축적돼 있다. 마음챙김 명상은 실제로 수련자에게 신경생물학적 변화를 유도한다는 점이 여러 연구를 통해 입증됐다. 중증 정신질환 환자의 경우, 마음챙김은 기존 치료와 병행하는 보완적 접근으로 활용하는 것이 적절할 수 있다. 반면 일부 환자에게는 마음챙김이 약물치료보다 더 나은 이점을 제공할 수도 있다. 예를 들어 마음챙김은 대부분의 약물보다 부작용이 적고 무료 애플리케이션이나 온라인 영상 등 다양한 경로로 접근이 가능하며 지속적 효과를 기대할 수 있고 장소에 구애받지 않고 실천할 수 있다는 장점이 있다. 마지막으로 마음챙김 명상은 이를 실천하는 의료진에게도 유의미한 혜택을 제공하는 것으로 나타났다.

토의 질문

1. 마음챙김이 정신질환 치료에 효과적이라는 근거가 있는 만큼 환자와의 상담에서 이를 어떻게 통합할 수 있을까? 마음챙김을 진료에 통합하고자 하는 임상의를 교육하는 가장 좋은 방법은 무엇일까?

2. 환자가 진료실 밖에서도 스스로 마음챙김을 실천하도록 동기를 부여하고 지속적으로 격려하려면 어떻게 해야 할까?

3. 의료 종사자들이 기력 소진을 예방하고 스트레스를 줄이기 위해 직장 환경에 마음챙김을 효과적으로 통합하려면 어떻게 해야 할까?

추천 문헌

Lake JA, Spiegel D: Complementary and Alternative Treatments in Mental Health Care. Washington, DC, American Psychiatric Publishing, 2007

Wolf C, Serpa JG: A Clinician's Guide to Teaching Mindfulness: The Comprehensive Session-by-Session Program for Mental Health Professionals and Health Care Providers. Oakland, CA, New Harbinger, 2015

Zerbo E, Schlechter A, Desai S, et al: Becoming Mindful: Integrating Mindfulness Into Your Psychiatric Practice. Arlington, VA, American Psychiatric Association Publishing, 2017

참고 문헌

Beach MC, Roter D, Korthuis PT, et al: A multicenter study of physician mindfulness and health care quality. Ann Fam Med 11(5):421–428, 2013 24019273

Black DS, Slavich GM: Mindfulness meditation and the immune system: a systematic review of randomized controlled trials. Ann N Y Acad Sci 1373(1):13–24, 2016 26799456

Boccia M, Piccardi L, Guariglia P: The meditative mind: a comprehensive meta-analysis of MRI studies. BioMed Res Int 2015:419808, 2015 26146618

Boettcher J, Aström V, Påhlsson D, et al: Internet-based mindfulness treatment for anxiety disorders: a randomized controlled trial. Behav Ther 45(2):241–253, 2014 24491199

Bowen S, Marlatt A: Surfing the urge: brief mindfulness-based intervention for college student smokers. Psychol Addict Behav 23(4):666–671, 2009 20025372

Bowen S, Chawla N, Collins SE, et al: Mindfulness-based relapse prevention for substance use disorders: a pilot efficacy trial. Subst Abus 30(4):295–305, 2009 19904665

Bowen S, Witkiewitz K, Clifasefi SL, et al: Relative efficacy of mindfulness-based relapse prevention, standard relapse prevention, and treatment as usual for substance use disorders: a randomized clinical trial. JAMA Psychiatry 71(5):547–556, 2014 24647726

Brewer JA, Worhunsky PD, Gray JR, et al: Meditation experience is associated with differences in default mode network activity and connectivity. Proc Natl Acad Sci USA 108(50):20254–20259, 2011 22114193

Carlson LE: Mindfulness-based interventions for physical conditions: a narrative review evaluating levels of evidence. ISRN Psychiatry 2012:651583, 2012

Carlson LE, Garland SN: Impact of mindfulness-based stress reduction (MBSR) on sleep, mood, stress and fatigue symptoms in cancer outpatients. Int J Behav Med 12(4):278–285, 2005 16262547

Carlson LE, Speca M, Patel KD, et al: Mindfulness-based stress reduction in relation to quality of life, mood, symptoms of stress and levels of cortisol, dehydroepiandrosterone sulfate (DHEAS) and melatonin in breast and prostate cancer outpatients. Psychoneuroendocrinology 29(4):448–474, 2004 14749092

Carlson LE, Doll R, Stephen J, et al: Randomized controlled trial of mindfulness-based cancer recovery versus supportive expressive group therapy for distressed survivors of breast cancer. J Clin Oncol 31(25):3119–3126, 2013 23918953

Carlson LE, Beattie TL, Giese-Davis J, et al: Mindfulness-based cancer recovery and supportive-expressive therapy maintain telomere length relative to controls in distressed breast cancer survivors. Cancer 121(3):476–484, 2015 25367403

Centers for Disease Control and Prevention: Overweight and Obesity: Adult Obesity Facts. Atlanta, GA, Centers for Disease Control and Prevention, 2017a. Available at: www.cdc.gov/obesity/data/adult.html. Accessed January 13, 2018.

Centers for Disease Control and Prevention: Smoking and Tobacco Use, Fast Facts: Diseases and Death. Atlanta, GA, Centers for Disease Control and Prevention, 2017b. Available at: www.cdc.gov/tobacco/data_statistics/fact_sheets/fast_facts/index.htm. Accessed January 7, 2018.

Demarzo MMP, Cebolla A, Garcia-Campayo J: The implementation of mindfulness in healthcare systems: a theoretical analysis. Gen Hosp Psychiatry 37(2):166–171, 2015 25660344

de Souza IC, de Barros VV, Gomide HP, et al: Mindfulness-based interventions for the treatment of smoking: a systematic literature review. J Altern Complement Med 21(3):129–140, 2015 25710798

Doll A, Hölzel BK, Boucard CC, et al: Mindfulness is associated with intrinsic functional connectivity between default mode and salience networks. Front Hum Neurosci 9:461, 2015 26379526

Fox KC, Nijeboer S, Dixon ML, et al: Is meditation associated with altered brain structure? A systematic review and meta-analysis of morphometric neuroimaging in meditation practitioners. Neurosci Biobehav Rev 43:48–73, 2014 24705269

Goldberg SB, Tucker RP, Greene PA, et al: Mindfulness-based interventions for psychiatric disorders: a systematic review and meta-analysis. Clin Psychol Rev 59:52–60, 2018 29126747

Gu J, Strauss C, Bond R, et al: How do mindfulness-based cognitive therapy and mindfulness-based stress reduction improve mental health and wellbeing? A systematic review and meta-analysis of meditation studies. Clin Psychol Rev 37:1–12, 2015 25689576

Hofmann SG, Gómez AF: Mindfulness-based interventions for anxiety and depression. Psychiatr Clin North Am 40(4):739–749, 2017 29080597

Hoge EA, Bui E, Marques L, et al: Randomized controlled trial of mindfulness meditation for generalized anxiety disorder: effects on anxiety and stress reactivity. J Clin Psychiatry 74(8):786–792, 2013 23541163

Hölzel BK, Carmody J, Vangel M, et al: Mindfulness practice leads to increases in regional brain gray matter density. Psychiatry Res 191(1):36–43, 2011 21071182

Kabat-Zinn J: Full Catastrophe Living: Using the Wisdom of Your Body and Mind to Face Stress, Pain, and Illness. New York, Delacourt, 1990

Kabat-Zinn J: Wherever You Go, There You Are: Mindfulness Meditation in Everyday Life. New York, Hyperion, 1994

Khoury B, Lecomte T, Fortin G, et al: Mindfulness-based therapy: a comprehensive meta-analysis. Clin Psychol Rev 33(6):763–771, 2013 23796855

Li W, Howard MO, Garland EL, et al: Mindfulness treatment for substance misuse: a systematic review and meta-analysis. J Subst Abuse Treat 75:62–96, 2017 28153483

Luken M, Sammons A: Systematic review of mindfulness practice for reducing job burnout. Am J Occup Ther 70(2):7002250020p1-7002250020p10, 2016 26943107

O'Reilly GA, Cook L, Spruijt-Metz D, et al: Mindfulness-based interventions for obesity- related eating behaviours: a literature review. Obes Rev 15(6):453–461, 2014 24636206

Piet J, Hougaard E: The effect of mindfulness-based cognitive therapy for prevention of relapse in recurrent major depressive disorder: a systematic review and meta-analysis. Clin Psychol Rev 31(6):1032–1040, 2011 21802618

Serpa GJ, Taylor S, Tillisch K: Mindfulness-based stress reduction (MBSR) reduces anxiety, depression, and suicidal ideation in veterans. Med Care 52(12 suppl 5):S19–S24, 2014 25397818

Tang Y-Y, Ma Y, Wang J, et al: Short-term meditation training improves attention and self-regulation. Proc Natl Acad Sci U S A 104(43):17152–17156, 2007 17940025

Tang Y-Y, Lu Q, Geng X, et al: Short-term meditation induces white matter changes in the anterior cingulate. Proc Natl Acad Sci USA 107(35):15649–15652, 2010 20713717

Trousselard M, Steiler D, Claverie D et al: The history of mindfulness put to the test of current scientific data: unresolved questions [in French]. Enceephale 40(6):474–480, 2014 25194754

Westphal M, Bingisser MB, Feng T, et al: Protective benefits of mindfulness in emergency room personnel. J Affect Disord 175(April):79–85, 2015 25597793

Wolf C, Serpa JG: A Clinician's Guide to Teaching Mindfulness. Oakland, CA, New Harbinger, 2015

제13장

정신질환 예방과 보조 치료를 위한 식단과 영양 관리

영양이 정신장애의 높은 유병률과 발병률에 주요한 요인으로 작용한다는 새로운 설득력 있는 증거는 식단이 심장학, 내분비학, 소화기학에서처럼 정신의학에서도 중요한 의미를 지닌다는 점을 시사한다.

— 사리스 등(Sarris et al. 2015)

조너선 버지스 Jonathan Burgess, M.D.

번역 김예슬, 서영은

KEY POINTS

- 식단과 영양은 다양한 정신질환의 위험과 증상에 영향을 미칠 수 있다.
- 주요 기전에는 식단이 신경 염증과 산화 스트레스에 미치는 영향이 포함된다.
- 특정 영양소의 결핍은 정신질환의 발병과 중증도에 영향을 줄 수 있다.

라이프스타일 정신의학 분야에서는 마음챙김, 수면, 운동과 더불어 식이요법이 신경 및 정신질환의 예방과 치료에서 핵심적 요소임을 보여주는 중요한 근거들이 축적되고 있다. 실제로 호주 및 뉴질랜드 정신과학회의 기분장애 임상진료지침(Malhi et al. 2015)에서는 식단을 기분장애의 표준 치료의 일부로 포함할 것을 권고하고 있다.

식이 정신의학(dietary psychiatry) 연구는 초기의 관찰 연구를 바탕으로, 미생물무리유전체 중재, 특정 영양소 및 보충제 투여, 정신질환 치료에 효과가 입증된 포괄적 식이 중재에 대한 이중맹검무작위대조시험(double-blind RCT)까지 지속적으로 발전해 왔다. 이러한 연구들은 수정 가능한 생활 습관을 통해 건강을 증진하고 정신적 고통을 줄이려는 노력이 앞으로도 수 세대에 걸쳐 의미 있는 결실을 맺을 것임을 시사한다.

식단이 정신건강에 영향을 미치는 주요 기전은 세 가지로 요약할 수 있다. 첫째는 미생물무리유전체, 둘째는 신경염증 및 산화 스트레스, 셋째는 개별 영양소다. 미생물무리유전체에 대해서는 제14장 "정신질환의 장-뇌 축과 장내 미생물무리유전체"에서 상세히 다루며 신경염증과 산화 스트레스는 이 장 전체에서 중점적으로 설명한다.

마지막으로 개별 영양소는 신경전달물질의 합성에 필수적 보조 인자로 작용한다. 예를 들어 세로토닌은 아미노산인 트립토판에서 출발해 철, 칼슘, 마그네슘, 아연, 엽산, 비타민 B_6, 비타민 C 등의 보조 인자가 필요하다. 도파민과 노르에피네프린은 티로신에서부터 합성이 시작되며 이 과정에도 철, 구리, 마그네슘, 엽산, 비타민 B_6, 비타민 C

가 필요하다. 이러한 미네랄과 비타민 중 어느 하나라도 부족할 경우, 기본적인 신경전달물질의 수치가 감소하고 이는 정신질환의 발병 요인으로 작용할 수 있다. 나아가 이들 영양소의 부족이나 결핍은 약물치료에도 반응하지 않는 난치성 정신질환의 한 원인이 될 수 있다.

기분장애

단극성 우울장애

식이와 우울장애 간의 연관성에 대한 관찰 연구

개별 영양소가 아닌 자연식품과 우울증 간의 관련성을 조사한 최초의 전향적 코호트 연구 중 하나에서 아크바랄리 등(Akbaraly et al. 2009)은 흥미로운 결과를 보고했다. 채소, 과일, 생선 등 자연식품 섭취량이 가장 많은 상위 3분위 집단은 가장 적게 섭취한 하위 3분위 집단에 비해 5년간 우울증 발생 위험이 26% 낮았다. 반대로 정제 탄수화물, 가공육, 튀긴 음식 등 가공식품 섭취가 가장 많은 집단은 가장 적게 섭취한 집단에 비해 우울증 발병 위험이 58% 더 높았다. 이러한 결과는 사회인구학적 변수, 흡연, 신체 활동, 기저 질환 등 여러 교란 요인을 통제한 후에도 통계적으로 유의미했다.

현재까지의 연구는 주로 식물성 식품 중심의 지중해 식단에 초점을 맞추고 있다. 지중해 식단은 채소, 콩류, 통곡물, 견과류, 씨앗, 과일, 올리브 오일 등을 중심으로 소량의 생선과 적당량의 육류 및 가금류를 포함하는 식이요법이다. 프살토풀루 등(Psaltopoulou et al. 2013)은 지중해 식단에 대한 순응도와 신경정신의학적 건강 상태 간의 관계를 평가한 9건의 환자-대조군, 단면 연구, 코호트 연구를 종합한 메타분석을 수행했다. 지중해 식단에 대한 용량-반응 관계(dose-dependent response)에서 중간 수준으로 식단을 따른 집단은 우울증 위험이 27% 감소했고 높은 수준으로 식단을 따른 집단은 32%까지 유의미하게 감소했다.

난리 등(Nanri et al. 2013)은 일본 보건소 기반 전향적 코호트 연구(Japanese Public Health

Center-based Prospective Study)를 통해 식생활과 자살 간의 관련성을 분석했다. 이 연구는 1995년부터 1998년 사이 등록된 총 8만 9,037명을 대상으로 약 20년간 추적 관찰을 실시했다. 분석 결과, 채소, 과일, 콩류, 버섯, 해조류, 생선 등의 섭취를 강조하는 건전한 식단을 가장 잘 실천한 4분위 집단은 가장 낮은 집단에 비해 자살 위험이 54% 낮았다. 이러한 결과는 사회인구학적 특성, 건강 행동, 기저 질환 등 여러 혼란 변수를 보정한 이후에도 통계적으로 유의한 차이로 나타났다.

우울장애의 식이, 산화 손상 및 신경염증 기전

식이, 신체 활동 수준, 유전적 요인은 신경 산화 스트레스에 영향을 미치며 이는 다양한 피드백 루프를 통해 면역-염증 경로를 활성화하고 결국 신경세포 손상을 유발한다. 산화는 신경 신호 단백질에 결합하는 면역글로불린 G(IgG) 및 면역글로불린 M(IgM) 자가항체의 생성을 유도하는 에피토프(항원 등에서 면역세포가 직접 인식하고 결합하는 특이적 부위)를 생성하며 이는 세포 생존, 신경가소성, 신경전달에 관여하는 하위 신호 경로를 손상시켜 신경세포 기능에 부정적 영향을 미친다. 더 나아가 신경세포막 자체에 직접적 산화 손상을 일으켜 세포 기능 이상, 세포자멸사, 신경 발생의 감소로 이어질 수 있다.

염증에 대한 유전적 소인이 항우울제에 대한 치료 반응성을 낮추고 우울증 발병 위험성을 증가시키기도 하지만 동시에 여러 가지 수정 가능한 요인들이 산화성 면역-염증 경로에 영향을 미칠 수 있다. 예를 들어 비만 상태에서는 지방세포의 비대와 함께 렙틴 및 종양괴사인자 알파(tumor necrosis factor alpha, TNF-α)와 같은 염증성 물질이 분비돼 만성 저등급 염증 상태를 유발한다.

또한 혈청과 조직 내 활성산소(reactive oxygen species, ROS) 수치는 식습관에 따라 조절된다. 채소, 견과류, 과일, 올리브 오일 등에는 신경세포의 항산화 방어력을 높이는 강력한 항산화제가 풍부하게 함유돼 있어 신경세포 손상과 우울증 증상을 유발하는 염증 상태를 완화하는 데 기여한다. 더불어 식물성 폴리페놀은 신경가소성을 증진시키고 뇌유래신경영양인자(BDNF)와 같은 신경영양인자의 발현을 조절한다. 이처럼 특정 영양소는 정신건강과도 밀접한 관련이 있다.

영양소 연구와 우울장애

오메가-3　필수지방산은 신체 거의 모든 조직에서 작용하는 호르몬 유사 물질인 아이코사노이드(eicosanoid)의 전구체로 작용한다. 흥미롭게도 오메가-3와 오메가-6 지방산은 서로 상반된 생리적 효과를 지닌 아이코사노이드를 생성한다. 예를 들어 오메가-3 지방산은 항염증 작용과 혈소판의 응집 억제 작용을 유도하는 아이코사노이드를 생성하는 반면, 오메가-6 지방산은 염증 반응을 촉진하고 혈소판 응고를 유도하는 아이코사노이드를 생성한다.

또한 이 두 지방산이 모두 생물학적으로 활성화된 형태로 전환되려면 동일한 효소가 필요하며 이 과정에서 상호 간에 경쟁적으로 작용한다. 따라서 체내에서 오메가-3와 오메가-6의 균형이 무너질 경우, 한쪽 지방산의 대사 경로가 다른 쪽에 의해 억제돼 생리적 기능이 심각하게 손상될 수 있다.

정신건강과 관련해 필수지방산은 뇌 건조 중량의 최대 20%를 차지하며 노르에피네프린, 도파민, 세로토닌 같은 주요 신경전달물질뿐 아니라 신경염증, 세포자멸사, 신경 발생, BDNF 수준 조절에도 관여한다. 사리스 등(Sarris et al. 2016)은 우울증 치료에서 오메가-3 지방산을 보조제로 활용한 8건의 이중맹검무작위대조시험을 메타분석한 결과, 정신과적 증상에서 유의미한 개선이 나타났으며 효과 크기는 $0.61(P=0.009)$라고 보고했다.

분석 대상을 에이코사펜타엔산(EPA) 단독 보충으로 제한했을 때, 효과 크기는 $0.69(P=0.007)$로 더 커졌으며, 이는 EPA가 우울증 치료에 있어 더욱 핵심적 작용을 할 수 있음을 시사한다. 특히 EPA가 항염증 작용에 더욱 특화돼 있는 반면, 도코사헥사엔산(DHA)은 뇌 구조를 구성하는 주요 성분이라는 점을 주목할 만하다. DHA에 대해서는 이후 조현병 및 인지장애 관련 부분에서 상세히 다룬다.

아연　아연은 세포 성장, 세포자멸사, 면역, 신경 기능 등 다양한 생물학적 경로에 영향을 미치는 필수 미네랄로 신경 산화 반응에서 환원제로도 작용한다. 우울증 환자에게서는 혈청 아연 수치가 낮은 경향이 있으며 우울증의 중증도는 아연 결핍의 정도와 관련이 있는 것으로 보고된다. 사리스 등(Sarris et al. 2016)은 우울증의 보조 치료제로서 아연의 효과를 평가한 2건의 이중맹검무작위대조시험을 검토했으며 그중 한 연구에서 아연이 우울 증상을 유의하게 개선한 것으로 나타났다. 특히 치료 저항성 우울증 환자에서도 아연 보충이 증상 개선에 긍정적 영향을 미쳤다는 결과가 보고됐다.

L-메틸엽산 L-메틸엽산은 엽산의 환원된 형태로 혈액뇌장벽을 통과할 수 있는 유일한 엽산 형태다. 파파코스타스 등(Papakostas et al. 2012)은 선택적 세로토닌 재흡수 억제제(SSRI)의 보조 치료제로 L-메틸엽산을 사용한 2건의 이중맹검무작위대조시험(n=148; n=75) 결과를 발표했다. 7.5mg 용량의 L-메틸엽산은 우울증 증상을 유의하게 개선하지 못했으나 15mg 용량에서는 해밀턴 우울증 평가척도(HDRS) 점수가 50% 이상 감소하며 SSRI 단독 치료에 비해 반응률이 2배 이상 높아졌다(32.3% 대 14.6%). 이에 따라 L-메틸엽산은 엽산 수치가 낮은 우울증 환자를 대상으로 미국 식품의약국(FDA)의 승인을 받았다. 반면, 다른 형태의 엽산은 이중맹검무작위대조시험에서 결정적 효과를 입증하지 못했다.

기타 영양소 셀레늄, 마그네슘, 비타민 D는 신경세포의 건강, 산화-환원 반응, 신경전달 과정에 광범위하게 관여한다. 이러한 영양소의 결핍은 역학 연구에서 우울증과의 연관성을 보였지만 해당 영양소를 단일 보충제로 사용했을 때 우울증의 임상 증상을 개선하는 효과에 대해서는 아직 결정적 근거가 부족한 상태다.

식이 중재와 단극성 우울장애

브링크워스 등(Brinkworth et al. 2009)은 BMI가 25 이상이지만 임상적 우울증 진단은 받지 않은 성인을 대상으로 한 무작위대조시험(N=106)을 수행했다. 참가자들은 무작위로 고지방·초저탄수화물 식단 또는 고식물성·고탄수화물 식단을 1년간 섭취하도록 배정받았으며 두 집단 모두 섭취 열량과 체중 감소는 동일하게 유지됐다. 52주간 추적 관찰한 결과, 고식물성·고탄수화물 식단을 따른 집단에서 기분 상태 프로파일 척도(Profile of Mood States, POMS)를 기준으로 중간에서 큰 수준의 기분 개선 효과가 관찰됐다. 특히 분노-적대감, 혼란-당황, 우울-낙담, 전반적 기분장애에서 뚜렷한 호전이 보고됐다.

 브링크워스와 동료들은 2016년에 앞선 실험을 반복 수행했으며(N=115) 이 연구에서는 고지방 식단군과 고탄수화물 식단군 간의 기분 개선 효과에 유의미한 차이가 없었다고 보고했다(Brinkworth et al. 2016). 다만 연구자들은 이번 연구에서 기분 개선에 영향을 줄 수 있는 운동 프로그램을 포함하도록 방법론을 수정했으며 식단 내 지방의 종류 또한 포화지방에서 고도불포화지방으로 변경했다. 이러한 요소들 역시 기분 변화에 영향을 미쳤을 가능성이 있다.

키엔 등(Kien et al. 2013)은 포화지방산과 불포화지방산이 기분에 미치는 영향을 평가한 소규모 이중맹검무작위 교차시험에서 참가자 12명에게 사전에 준비된 식사를 제공하고 조리법 내 장쇄 포화지방과 불포화지방의 비율만을 조절하는 방식으로 중재를 실시했다. 3주간의 식이 중재 후, 고도불포화지방산을 더 많이 섭취한 집단은 분노-적대감 수준이 유의하게 낮아졌고 전반적 기분장애와 우울-낙담 점수 또한 통계적으로 유의미하지는 않지만 개선되는 경향을 보였다. 이 연구 결과는 기분과 지방산 구성 간의 관련성에 대한 의미 있는 단서를 제공하며 더 큰 규모의 후속 연구를 통해 검증이 필요하다는 점에서 주목할 만하다.

슈탈 등(Stahl et al. 2014)은 임상적 우울증의 예방과 관련해 아임상적 우울 증상을 보이는 고령자를 대상으로 식이 코칭의 예방 효과를 평가한 흥미로운 연구 결과를 발표했다. 이 연구에서 247명의 참가자는 문제 해결 치료 중재군과 식이 코칭 대조군에 무작위로 배정됐다. 중재를 받지 않은 환자들 중 20~25%는 임상적 우울증으로 진행됐으나 두 연구군에서는 우울증으로 이행한 비율이 10.5%에 불과했다. 이는 기존의 우울증 예방 중재 연구 결과와도 일치하는 경향을 보였다(Stahl et al. 2014).

또한 해당 중재는 벡우울척도(BDI)로 측정한 우울 증상 부담을 평균 40% 감소시키는 효과를 보였다. 특히 총 중재 시간이 2년에 걸쳐 5.5시간에 불과했다는 사실을 주목할 만하다. 이는 고령자의 임상적 우울증 예방에서 식이 코칭이 매우 효율적인 치료적 접근이 될 수 있음을 시사한다.

잭어 등(Jacka et al. 2017)은 중등도에서 중증의 임상적 우울증 환자를 대상으로 식단의 보조 치료 효과를 평가한 획기적 임상시험을 완료했다. 이 연구에서는 총 67명의 환자를 무작위로 배정한 후 표준 치료에 더해 지중해 식단에 대한 교육(총 7시간)을 제공받는 중재군, 동일한 시간 동안 사회적 지지를 받은 대조군으로 나눴다. 참여 기준은 식단 평가 도구를 통해 열악한 식습관을 가진 환자로 설정됐다.

그 결과, 식이 중재군의 우울증 관해율은 32%로 대조군의 8%에 비해 4배 높았으며 우울 증상 역시 유의미하게 개선됐다($P \leq 0.03$). 또한 식이 중재의 효과 크기는 1.16으로 임상적으로 매우 큰 수준으로 나타났다. 이 중재는 향후 더 큰 규모의 임상시험에서 재검증이 필요하다. 하지만 이 결과는 기저 식이 상태가 좋지 않은 우울증 환자에게 정신치료 및 약물치료의 보조 수단으로 식이 개선이 강력한 치료 수단이 될 수 있음을 시사한다.

양극성스펙트럼장애

식이와 양극성스펙트럼장애에 대한 관찰 연구

식습관과 양극성장애 간의 관련성을 다룬 역학 연구는 아직 많지 않다. 노아기울과 히벨른(Noaghiul and Hibbeln 2003)은 국가별 해산물 소비량과 양극성장애 및 조현병 발병률 간의 관계를 비교한 연구를 수행했다. 이 연구에서 어류 섭취와 조현병 발병률 간의 연관성은 유의하지 않았으나 다른 일부 연구에서는 관련성이 관찰된 바 있다.

반면, 해산물 섭취량이 적을수록 양극성장애 발병률이 증가하는 경향은 뚜렷하게 나타났다. 이는 높은 통계적 유의성($P<0.0001$)과 함께 높은 상관관계($r=0.85$)를 보였다(Noaghiul and Hibbeln 2003). 다만 이 연구에서는 해산물의 세부 유형에 대한 구분이 이뤄지지 않았으며 이는 오메가-3 지방산의 이로운 효과와 수은의 신경학적 독성 사이의 균형 문제와 맞물려 점차 더 중요한 이슈로 부각되고 있다. 예를 들어 알바코어 참치(흰살 참치로 통조림에 흔히 사용되는 중형 참치종-역주) 1인분만으로도 일주일 허용 섭취 기준을 초과하는 수은에 노출될 수 있다는 점은 주의가 필요하다.

2011년, 잭어와 동료들(Jacka et al. 2011a)은 여성의 식습관과 양극성장애 간의 연관성을 평가한 정밀한 단면 연구를 수행했다. 총 1,046명의 여성에게 구조화된 임상 면담을 진행한 뒤, 이들의 식단을 기반으로 세 가지 유형으로 분류했다. 첫째는 통곡물, 채소, 과일, 생선, 양고기, 소고기 섭취를 중심으로 한 전통식이고, 둘째는 가공식품 위주의 서양식이며, 셋째는 과일, 샐러드, 생선, 두부, 콩, 견과류, 요거트, 적포도주 등을 포함한 현대식 식단이다.

연구 결과, 서양식과 현대식 식단에서 표준편차 1단위 증가마다 양극성장애 진단 위험이 각각 88%, 72% 상승했다. 반대로 전통식 식단의 표준편차가 1단위 증가할 경우 양극성장애의 위험은 47% 감소했다. 물론 단면적 연구 설계의 한계로 인해 인과관계를 단정할 수는 없다. 그러나 서양식 식단은 기존 연구에서도 단극성 우울증의 위험 증가와 관련이 있는 것으로 보고돼 왔으며 이는 역인과성으로 설명되기 어렵다.

여기서 현대식 식단과 양극성장애와의 연관성에서 예외적 결과를 보인 것이 흥미롭다. 현대식 식단은 일반적으로 영양 밀도가 높고 항염증 효과가 있는 식품으로 구성돼 있어 오히려 증상 완화에 기여할 수 있을 것으로 예상된다. 그러나 이러한 단면적 연관성은 양극성장애 진단 이후에 발생한 식습관 변화로 설명될 가능성도 있다. 향후 연구에서는 이러한 가설을 전향적 연구 설계를 통해 검증할 필요가 있다.

양극성장애와 식습관 간의 단면적 연관성은 실제로는 양극성장애 진단 이후에 발생한 이차적인 식이 변화로 설명될 가능성도 있다. 따라서 향후 연구에서는 이러한 가설을 전향적 연구 설계를 통해 보다 체계적으로 검증할 필요가 있다.

양극성스펙트럼장애에서 산화 손상과 염증 기전

양극성장애는 우울증에서 관찰되는 여러 산화 손상 및 면역 염증 경로의 활성화와 유사한 기전을 공유하지만 몇 가지 구별된 특징을 갖는다. 특히 염증성 지표들의 수치는 조증과 우울 삽화의 주기에 따라 주기적으로 변동한다. 예를 들어 조증 삽화 중에는 TNF-α, 인터루킨(interleukin, IL)-2, IL-6, IL-8, 인터페론-γ 등의 염증 표지자들이 상승하며 조증이 해소되면 대부분의 수치는 기준선으로 회복된다. 그러나 TNF-α는 회복기에도 지속적으로 상승된 상태를 유지한다.

한편 우울 삽화 중에는 IL-6가 상승하고 삽화가 호전되면 기준선 수준으로 돌아가는 경향이 있다. 자살 시도가 있었던 양극성장애 환자의 경우에는 IL-6가 만성적으로 높은 수준을 유지하는 것으로 보고됐다. 또한 양극성장애는 질병 상태와 정상 기분 상태가 반복되는 특성상 각 시기에 따라 영양소 대사에 차이가 발생할 수 있어 식이 연구에 복잡성을 더한다.

양극성장애 삽화에서 반복되는 염증 반응은 알로스타틱 부하(allostatic load)에 기여한다. 이는 염증 및 산화 스트레스 지표가 증가하는 고통스러운 삽화마다 신체가 겪는 '마모와 부담'을 의미한다. 염증성 사이토카인은 글루코코르티코이드 및 인슐린 수용체의 민감도를 저하시켜 결과적으로 고코르티솔혈증과 인슐린 저항성을 유발하게 된다.

양극성장애에서 발생하는 대사 조절의 이상은 혈소판 및 내피세포의 응집 증가, 자율신경계의 기능 장애와 결합돼 양극성장애 환자의 주요 사망 원인인 심혈관질환의 발생에 기여한다. 실제로 정신병적 양상이 동반되는 중증의 양극성장애는 심혈관질환 발병률의 유의한 증가와 연관되는 것으로 보고됐다. 따라서 영양이 양극성장애의 핵심 증상에 직접적 영향을 미치든 아니든 관계없이 심혈관 건강을 고려한 포괄적 식이 개선 전략은 필수적이라 할 수 있다.

영양소 연구와 양극성스펙트럼장애

오메가-3 사리스 등(Sarris et al. 2012)은 양극성장애 환자를 대상으로 오메가-3 지방산 보충 효과를 평가한 이중맹검무작위대조시험에 대해 체계적 문헌고찰 및 메타분석을 수행했다. 분석 결과, EPA/DHA 보충은 효과 크기 0.34로 양극성 우울에서 증상을 유의미하게 개선하는 것으로 나타났다. 가장 효과적이었던 연구는 총 44명을 대상으로 한 이중맹검무작위대조시험으로 고용량의 EPA 6.2g과 DHA 3.4g을 투여했다. 이 연구에서는 중재군의 증상이 뚜렷이 개선돼 대조군에게도 동일한 임상적 혜택을 제공하기 위해 조기 종료될 정도였다. 한편 양극성 조증에 대한 6건의 임상시험에서는 임상적으로 유의미한 결과가 보고되지 않았다. 그러나 메타분석 결과, 경향 수준의 개선($P \leq 0.15$)이 확인돼 조증에 대해서도 잠재적 이점이 있을 가능성을 시사했다.

N-아세틸시스테인과 글루타싸이온(글루타치온) N-아세틸시스테인(N-acetylcysteine, NAC)은 의약품이자 처방전 없이 구입 가능한 보충제로 생체이용률이 높은 아미노산 시스테인의 형태다. 시스테인은 중추신경계의 주요 항산화제인 글루타싸이온 합성에

필요한 속도 제한 요소로 작용한다. 정신의학적 관점에서 글루타싸이온 결핍은 우울증, 양극성장애, 조현병과의 관련성이 제기돼 왔다. 양극성장애와 관련해 버크 등(Berk et al. 2008a)은 양극성 우울증 환자에게 NAC 2g/일을 투여했을 때의 효과를 평가했다. 이 연구는 최근 6개월 내 조증 또는 우울 삽화를 경험한 양극성 I형 또는 II형 장애 환자 75명을 대상으로 NAC 또는 위약을 무작위로 배정해 시행됐다.

그 결과, 24주 시점에서 NAC 투여군은 중등도에서 큰 수준의 효과 크기로 우울 증상이 유의미하게 개선됐다. 특히 일부 증상 영역에서는 효과가 나타나기까지 시간이 더 소요됐으나 시간이 지날수록 치료 효과가 점진적으로 강화되는 양상을 보였다. 연구 종료 후, 중재군에서 NAC를 4주간 중단하자 우울 증상이 기준선으로 되돌아가는 결과가 나타났다. 이는 NAC가 증상 개선에 핵심적 역할을 했을 가능성을 시사한다. 다만 버크 등(Berk et al. 2012)의 후속 연구에서는 양극성장애의 유지 치료에서 NAC의 효과가 유의미하지 않게 나타났으며 이와 관련해 후속 임상시험이 진행 중이다(Ellengaard et al. 2018).

여러 영양소와 식품이 글루타싸이온 수치 유지에 기여할 수 있다는 점은 주목할 만하다. 예를 들어 시스테인은 십자화과 채소(cruciferous vegetables), 요거트, 귀리 등에 함유돼 있으며 항산화 비타민 C와 E는 산화된 글루타싸이온을 활성화된 항산화 형태로 복원하는 데 도움을 준다. 또한 셀레늄은 글루타싸이온 생성에 필수적 보조 인자로 작용한다. 실제로 NAC 관련 임상시험에서는 보통 하루 비타민 E 500 IU 이상 또는 셀레늄 200μg 이상을 보충하는 사람은 제외 대상이 된다.

흥미롭게도 브라질너트 2~4개만으로도 하루 셀레늄 권장량인 200μg을 충족할 수 있다. 물론 브라질너트를 정신질환의 식이 치료제로 권장하기에는 아직 근거가 부족하지만 향후 정신건강을 위한 식이 무작위대조시험을 설계할 때, 건강한 항염증 식단의 일부로 이를 의도적으로 포함하는 방식은 고려해 볼 수 있다. 다만 셀레늄은 리튬과 마찬가지로 치료 범위를 초과할 경우, 독성을 유발할 수 있는 무기질이므로 향후 식이 기반 무작위대조시험이 실제로 시행된다면 치료 수준에서의 셀레늄 용량 조절에 각별한 주의가 필요하다.

가지사슬아미노산 가지사슬아미노산(Branched chain amino acids, BCAAs), 예를 들어 발린, 이소류신, 류신은 혈액-뇌 장벽을 통과하는 티로신의 이동을 경쟁적으로 억제함으로써 중추신경계 내에서 도파민 및 카테콜아민의 생합성을 감소시킨다. 스카르나 등(Scarna et al. 2003)은 급성 조증의 보조 치료로서 BCAA의 가능성을 평가하기 위한 임상시험을 진행했다. 이 연구는 BCAA가 건강한 지원자에서 메스암페타민의 효과를 둔화시키는 효과가 있다는 기존 임상시험 결과를 기반으로 설계됐다.

스카르나 등(Scarna et al. 2003)의 이중맹검무작위대조시험에서는 급성 조증 증상을 보이는 25명의 환자를 대상으로 표준 치료에 더해 BCAA 60g이 함유된 음료를 7일간 투여했다. 그 결과, 투여 후 6시간 이내에 조증 증상이 유의하게 감소했으며 효과 크기도 매우 컸다. 7일간의 중재 후에는 7일간의 추가 추적 관찰이 이루어졌으며 이 기간 동안에도 대조군 대비 조증 증상이 유의하게 낮은 수준으로 유지됐다. 다만 고용량의 BCAA는 간 독성을 유발할 수 있다는 점에서 주의가 필요하다. 실제로 이 시험에서는 간 독성 위험이 있는 발프로에이트 복용 환자는 연구에서 제외됐다.

광범위 미량 영양소 제제 양극성장애 증상 개선과 관련해 광범위 미량 영양소 제제(Empower Plus, Daily Essential Nutrients로 시판)에 관련된 사례 보고가 존재하지만 신중한 해석이 필요한 사안이다. 이 제제는 총 16가지 무기질, 14가지 비타민, 3가지 항산화제, 3가지 아미노산으로 구성돼 있다. 카플란 등(Kaplan et al. 2001)이 이와 관련된 초기 보고를 제시했으며 11명의 양극성장애 환자를 대상으로 한 공개 라벨 임상시험에서 증상의 55% 감소, 약물 필요량도 50% 감소한 결과가 발표됐다. 그러나 이후 진행된 미발표 이중맹검무작위대조시험(N=40)에서는 위약군과 비교해 유의한 증상 개선이 관찰되지 않았다는 결과가 보고됐다(Kaplan 2012). 이 미량 영양소 제제에 대한 좀 더 자세한 내용은 주의력결핍과잉행동장애 관련 부분에서 별도로 다룬다.

케톤식이요법과 양극성스펙트럼장애

양극성장애에 케톤식이요법을 적용하려는 시도는 이론적으로 타당한 근거를 갖고 있으나 현재로서는 가설 단계에 머물러 있다. 항경련제가 양극성장애 치료에 효과를 보여

왔고 케톤식이요법 역시 뇌전증에 효과적으로 사용돼 온 점을 고려할 때, 케톤식이가 양극성장애에도 긍정적 영향을 미칠 수 있을 가능성이 제기된다. 실제로 케톤식이요법을 적용해 양극성장애 및 조현정동장애 환자의 증상이 호전된 사례 보고도 존재한다(Palmer 2017). 그러나 이러한 접근이 더 넓은 양극성장애 환자 집단에 일반화될 수 있는지, 케톤식이요법이 효과를 발휘하는 특정 환자를 예측할 수 있는 방법이 존재하는지를 확인하려면 무작위 임상시험이 반드시 필요하다.

조현병스펙트럼장애

식이와 조현병스펙트럼장애에 대한 관찰 연구

2004년, 정신건강의학과 전문의 맬컴 피트(Malcolm Peet)는 조현병 환자의 식단과 2년 예후를 평가한 생태학적 연구를 발표했다(Peet 2004a, 2004b). 피트는 식이가 조현병에 영향을 미칠 수 있다는 가설을 다음과 같은 선행 관찰 연구 결과에 기반해 제시했다. 첫째, 일부 개발도상국(예: 나이지리아, 인도)에서는 영국, 미국 등 선진국에 비해 조현병스펙트럼장애 환자의 임상 경과가 더 양호하다. 둘째, 이러한 경과 차이는 개발도상국에서 심혈관대사질환의 유병률이 낮은 점과 관련이 있을 수 있다. 셋째, 조현병 환자는 항정신병약물의 부작용과 무관하게 심혈관대사 장애의 위험이 증가하고 넷째, 심혈관대사질환 관련 생물학적 표지자가 항정신병약물 복용 경험이 없는 정신증 환자에게서도 질병 발병 시점부터 존재한다는 사실이 확인됐다. 실제로 약물치료를 받지 않은 초발 정신증 환자에게서 당뇨 전단계의 생물학적 표지자가 발견된 사실은 최근 체계적 문헌고찰 및 메타분석을 통해 재확인됐다. 이에 따르면 이들은 대조군에 비해 내당능장애가 나타날 확률이 5.44배 더 높은 것으로 보고 됐다(Perry et al. 2016).

이러한 관찰 연구를 바탕으로 피트는 정신질환과 심혈관대사질환이 공통된 병인을 가질 수 있으며 심혈관대사 건강에 이로운 식단이 정신질환에도 긍정적 영향을 줄 수 있다는 가설을 제시했다. 그의 생태학적 연구에 따르면 붉은 육류, 유제품, 정제당의 섭취는 조현병 환자의 2년 후 예후를 유의하게 악화시키는 반면, 콩류 및 생선의 섭취는 예후를 유의하게 개선시키는 경향을 보였다(Peet 2004a, 2004b). 피트의 연구는 영양 정신의학 분야를 정립하는 데 기여한 최초의 역학 연구 중 하나로 평가된다.

식이, 뇌 부피 및 조현병스펙트럼장애의 기전

조현병스펙트럼장애의 병태생리적 기전은 산화 스트레스에 의해 유발된 염증-면역 반응이 신경세포의 연결성과 가지돌기가시 구조를 변화시키고 신경교세포를 감소시킨다는 점에서 주요우울장애 및 양극성장애와 유사한 경로를 공유한다.

그러나 기분장애에 비해 조현병에서는 신경세포 손상이 더 광범위하게 나타난다. 특히 전전두엽 피질과 해마 및 해마주변 영역과 같이 집행기능, 기억력, 인지기능에 중요한 역할을 하는 뇌 부위에서 현저한 부피 감소가 관찰된다. 이러한 뇌 영역의 손실을 완화하거나 일부 재생시키는 데에는 뇌유래신경영양인자(BDNF)와 같은 신경영양인자가 부분적으로 관여하며 실제로 BDNF 수치는 조현병의 증상 심각도와 반비례 관계를 보이는 것으로 보고됐다.

이전 연구에서는 고지방·고당분 식단이 중추신경계에서 BDNF 수치를 감소시킨다는 사실이 밝혀졌다(Peet 2004a). 이후 산체스-빌레가스 등(Sánchez-Villegas et al. 2011)은 지중해식 식단 예방 연구(Prevención con Dieta Mediterránea, PREDIMED)를 통해 이 결과를 확장했다. 이 연구는 5년에 걸쳐 7,447명을 추적한 대규모 무작위대조시험으로 호두를 포함한 지중해 식단이 BDNF 수치 저하 위험을 줄일 수 있음을 입증했다.

지중해 식단과 미국심장협회(AHA)가 권장하는 저지방 식단을 비교한 해당 연구(표 13-1)에서는 총 234명의 환자를 대상으로 BDNF 수치 변화를 평가했다. 그 결과, 저지방 식단을 섭취한 대조군에 비해 견과류가 포함된 지중해 식단군은 3년간 BDNF 수치가 낮을 확률이 78% 감소한 것으로 나타났다($P<0.05$). 흥미롭게도 올리브 오일이 포함된 지중해식단군에서는 BDNF 수치에 유의한 변화가 관찰되지 않았다(Sánchez-Villegas et al. 2011). 이러한 결과는 건강한 식단의 특정 구성 요소가 뇌 기능 및 정신건강에 중요한 영향을 미칠 수 있음을 강력하게 시사한다.

표 13-1. 식이 섭취 설문지

	PREDIMED 임상시험에 사용된 지중해 식단 평가 설문지	0점	1점
1.	엑스트라 버진 올리브 오일을 **주** 요리용 지방으로 사용하십니까?	아니요	예
2.	하루에 엑스트라 버진 올리브 오일을 얼마나 섭취하십니까? (튀김, 샐러드, 외식, 기타에 사용하는 양 포함)	< 4큰술	≥ 4큰술
3.	하루에 **채소** 섭취량은 얼마나 됩니까? (샐러드 한 접시, 반찬은 반 접시로 간주)	< 2회	≥ 2회
4.	하루에 **과일**(생과일 주스 포함)은 몇 개나 섭취하십니까?	< 3개	≥ 3개
5.	하루에 **붉은 육류, 햄버거, 육가공품**(예: 햄, 소시지) 섭취 횟수는 얼마입니까? (1회 제공량=100~140g[3.5-5 oz])	≥ 1회	< 1회
6.	하루에 **버터, 마가린, 크림류**를 몇 회 섭취하십니까? (1회 제공량=1큰술)	≥ 1회	< 1회
7.	하루에 **단 음료나 탄산음료**를 얼마나 자주 마십니까?	≥ 1회	< 1회
8.	일주일에 **와인**을 얼마나 마십니까?	< 7잔	≥ 7잔
9.	일주일에 **콩류**(예: 강낭콩, 렌틸콩 등)를 몇 회 섭취하십니까? (1회 제공량=생선 85~140g 또는 조개류 200g[5 oz])	< 3회	≥ 3회
10.	**생선 또는 해산물**은 일주일에 얼마나 섭취하십니까?	< 3회	≥ 3개
11.	일주일에 케이크, 쿠키, 비스킷, 커스터드 등 **상업용 단 음식이나 페이스트리**를 몇 번 섭취하십니까? (직접 만든 것이 아닌 경우에 한함)	≥ 3회	< 2회
12.	**견과류**(땅콩 포함)를 몇 회 섭취하십니까? (1회 제공량=30g)	< 3회	≥ 3회
13.	송아지고기, 돼지고기, 햄버거, 소시지 대신 닭고기, 칠면조, 토끼고기를 우선적으로 섭취하십니까?	아니요	예, 혹은 채식주의자
14.	일주일에 올리브오일에 토마토와 양파, 대파 또는 마늘을 넣고 볶아 만든 소프리또(sofrito)로 양념한 채소, 파스타, 밥 또는 기타 요리를 몇 번 섭취합니까??	< 2회	≥ 2회
식이 정신의학에 대한 추가 질문(PREDIMED에 포함되지 않음)			
15.	곡물 제품의 몇 %가 100% 통곡물로 이루어져 있습니까?	< 75%	≥ 75%

PREDIMED 임상시험에 사용된 지중해 식단 평가 설문지		0점	1점
16.	매일 십자화과 채소(브로콜리, 케일, 양배추, 콜리플라워, 방울양배추, 청경채)를 섭취하십니까?	아니요	예
17.	매일 플라바놀(flavanol)이 풍부한 음식(생 카카오, 다크초콜릿, 베리류, 갓 우려낸 녹차)을 섭취하십니까?	아니요	예
18.	매일 프로바이오틱스 또는 발효 식품(프로바이오틱스 보충제, 무첨가 플레인 요거트, 김치, 사우어크라우트, 콤부차)을 섭취하십니까?	아니요	예
19.	인공 색소, 향료 또는 방부제를 섭취하십니까?	예	아니요
20.	매일 햇빛에 많이 노출되거나 ≥ 2,000 IU 콜레칼시페롤을 섭취하십니까?	아니요	예

정신의학적 식이 설문지에 대한 수정 제안
질문 1 및 2: PREDIMED 연구의 방법론을 반영해 '올리브 오일'이라는 표현은 '엑스트라 버진 올리브 오일'로 수정한다.

[참고] 이 식이 설문지는 무료로 검증된 도구로 총 14개의 항목으로 구성되어 있다. 정량 기준을 포함한 항목 2개를 제외한 나머지 항목은 이분형(예/아니요) 또는 빈도 기반 질문으로 구성돼 있으며 채점 기준은 영양 섭취의 질이 높을수록 1점, 낮을수록 0점이다. 이 설문지는 스페인어로 개발됐으나 다양한 언어로 번역돼 연구 및 임상 현장에서 활용되고 있다.

[약어] oz=온스, PREDIMED=지중해 식단 예방 연구(Prevención con Dieta Mediterránea)

[출처] www.predimed.es; Martínez-González et al. 2012; Schröder et al. 2011.

영양소 연구와 조현병스펙트럼장애

미량 무기질

여러 무기질의 결핍이나 과잉은 조현병을 포함한 다양한 신경 및 정신질환과 관련이 있다. 리우 등(Liu et al. 2015)은 조현병 환자 124명과 정신질환 병력이 없는 대조군 124명의 혈청 무기질 수치를 비교한 환자대조군 연구를 수행했다. 다변량 분석 결과, 조현병 환자에게서 셀레늄과 구리 수치가 유의하게 낮은 것으로 나타났다.

구리 수치의 증가와 감소 모두 조현병과 관련이 있다는 보고가 있다. 구리는 여러 항산화 효소의 작용에 필수적인 무기질로, 결핍 시에는 신경계의 산화 손상을 증가시킬 수 있다. 한편 구리 함유 효소는 도파민과 노르에피네프린의 생성에도 관여하기 때문에 과잉일 경우 이들 신경전달물질의 합성에 변화를 일으킬 가능성도 있다.

　　셀레늄은 중추신경계의 주요 항산화 효소인 글루타싸이온 생성에 필요한 보조 인자다. 도 등(Do et al. 2000)은 조현병 환자의 뇌척수액에서 글루타싸이온 수치가 대조군에 비해 27%, 내측전두피질에서는 52% 낮다는 사실을 발견했다. 혈청 셀레늄 수치가 낮으면 글루타싸이온 생성이 감소해 신경계 산화 스트레스가 증가한다. 반대로 셀레늄 혈중 농도가 높을수록 조현병을 포함한 여러 정신질환의 위험이 감소하는 경향이 보고됐다(Liu et al. 2015). 다만 셀레늄은 과잉 섭취 시 독성이 나타날 수 있으며 하루 허용 상한 섭취량은 400μg이다. 참고로 브라질너트 1개에는 약 68~91μg의 셀레늄이 함유돼 있다.

N-아세틸시스테인과 글루타싸이온

버크 등(Berk et al. 2008b)은 조현병 환자 140명을 대상으로 28주간 이중맹검무작대조시험을 실시했다. 그 결과, 위약군에 비해 N-아세틸시스테인(NAC)을 투여한 집단은 전반적 임상 인상(Clinical Global Impression, CGI)과 양성 및 음성 증후군 척도(PANSS)의 총점, 일반 증상, 음성 증상에서 유의한 개선을 보였다($P \leq 0.05$). 효과 크기는 중간 정도였다. 그러나 NAC 투여를 중단한 지 4주 후에는 중재군의 증상이 다시 기능 장애 기준 수준으로 돌아갔다. 이러한 결과는 몇 년 후 진행된 두 번째 이중맹검무작위대조시험에서도 재현됐다(Farokhnia et al. 2013).

콜레칼시페롤(비타민 D₃)

비타민 D라는 명칭은 엄밀히 말하면 부정확하다. 일반적으로 비타민 D라고 불리는 콜레칼시페롤은 수백 개의 유전자 발현에 영향을 미치는 스테로이드 호르몬이다. 콜레칼시페롤은 신경호르몬으로서 신경세포의 분화와 연결성, 도파민 시스템의 발달에 관여한다.

　　키니 등(Kinney et al. 2009)은 조현병 발병률과 그 원인 요인을 조사한 49편의 연구에 대한 체계적 문헌고찰과 메타분석을 수행했다. 이들은 위도와 추운 기후가 조현병 발병률과 가장 강한 상관을 보인다는 증거를 바탕으로 콜레칼시페롤 가설을 제시했다.

실제로 고위도 지역은 북부 지역일수록 더 부유하고 보건의료 인프라가 잘 갖춰져 있음에도 적도 인근보다 조현병 발병률이 10배 가까이 높았다.

또한 고위도 지역 내에서도 피부색이 어두워 콜레칼시페롤 합성이 억제되는 인구나 콜레칼시페롤 및 DHA/EPA를 공급하는 생선 섭취량이 적은 지역에서 조현병 발병률이 가장 높았다. 반면, 같은 고위도 지역이라도 1인당 연간 생선 섭취량이 23kg 이상인 경우 조현병 발병률이 적도 지역과 동일한 수준으로 나타났다. 이는 식단이 조현병스펙트럼장애의 예방에 강력한 역할을 할 수 있음을 시사한다(McGrath et al. 2009).

오메가-3

아밍거 등(Amminger et al. 2010, 2015)은 정신증 발병 위험이 매우 높은 81명의 청년을 대상으로 이중맹검무작위대조시험을 실시했다. 중재군에는 3개월간 DHA-EPA 보충제를 투여했고 대조군에는 위약을 투여했다. 1년 추적 조사 결과, 오메가-3 집단에서는 2명만이 정신병으로 진행된 반면, 위약 집단에서는 11명에게서 정신병이 발현됐다($P<0.05$). 이후 6.7년간의 장기 추적에서도 오메가-3 집단은 4명, 위약 집단은 16명에서 정신병이 발현됐다($P<0.05$).

그러나 유사한 방법론을 사용하되 더 큰 규모로 진행된 이중맹검무작위대조시험($N=304$)에서는 두 집단 모두에 CBT를 병행했음에도 오메가-3가 위약보다 유의미한 효과를 보이지는 않았다(McGorry et al. 2017). 이러한 결과의 불일치는 이 신경발달장애가 다요인적 특성을 지닌다는 점을 반영하는 것으로 보인다. 초고위험군에서 임상적 정신증으로의 이행을 줄이기 위해서는 단일 영양소 보충만으로는 충분하지 않으며 더욱 포괄적이고 개인화된 중재가 필요하다는 점을 시사한다.

초고위험군 청소년의 정신병 발병을 예방하기 위한 오메가-3 섭취의 효과는 아직 명확하지 않지만 진단이 확정된 조현병 환자의 증상에 대해서는 DHA-EPA 보충제가 어느 정도 효과를 보이는 것으로 여겨진다. 보자텔로 등(Bozzatello et al. 2016)은 조현병에 대한 오메가-3 보충제의 효과를 다룬 체계적 문헌고찰을 수행했다. 검토된 11건의 이중맹검무작위대조시험 중 8건은 비급성 조현병스펙트럼장애 환자에게서 정신증 증상을 유의하게 개선하는 결과를 보였다. 그러나 급성 정신증 상태의 환자를 대상으로 한 단일 연구에서는 오히려 증상이 악화된 것으로 나타났다.

우울증 연구에서는 EPA가 항염증 기전에 기반해 가장 활성이 높은 성분으로 여겨지지만 조현병 연구에서는 DHA가 더욱 중요한 성분일 가능성이 제기된다(Hallahan et al. 2016; Pawełczyk et al. 2016). 이러한 차이는 조현병스펙트럼장애 환자가 뇌의 부피를 유지해야 할 필요성과 관련이 있을 수 있다. 필수 지방산은 뇌 건조 질량의 최대 20%를 구성하며 DHA는 이 중 대표적인 오메가-3 구성 성분이다. 만약 환자가 EPA와 DHA를 비롯한 유익한 성분을 제공하면서도 수은 함량이 낮은 생선을 꾸준히 비용 문제로 섭취하기 어려운 경우, 오메가-3 보충제 섭취가 필요할 수 있다.

엽산과 L-메틸엽산

엽산 또는 비타민 B_{12} 수치가 낮을 경우, 심혈관질환과 정신질환에 관련된 염증성 대사물인 호모시스테인 수치가 상승하면서 만성 염증을 유발할 수 있다. 예를 들어 호모시스테인 수치가 높으면 일반 인구에서의 심근경색 위험뿐만 아니라 조현병 위험 역시 증가하는 것으로 알려져 있다.

조현병 환자에게서 관찰되는 엽산 결핍은 단순한 섭취 부족 때문일 수도 있고 엽산 대사 과정에 영향을 주는 유전적 다형성으로 인해 기능적 결핍이 나타나는 경우일 수도 있다. 미국 농무부(U.S. Department of Agriculture, USDA)가 권장하는 식이 엽산 섭취량을 충족하더라도 기능적으로 결핍 상태가 될 수 있으며 이 경우 보충제가 필요할 수 있다.

러빈 등(Levine et al. 2006)은 호모시스테인 수치가 높은 조현병 환자 42명을 대상으로 엽산, 비타민 B_{12}, 비타민 B_6를 6개월간 투여한 이중맹검무작위교차시험을 진행했다. 그 결과, 위약군과 비교했을 때 중재군은 양성 및 음성 증후군 척도(PANSS) 총점뿐 아니라 양성, 음성, 일반 증상에서도 유의한 개선을 보였다($P=0.02~0.08$).

로프만 등(Roffman et al. 2018)은 완전히 환원된 생리 활성형 엽산인 L-메틸엽산을 활용한 12주간의 이중맹검무작위대조시험($N=55$)을 발표했다. L-메틸엽산은 위약에 비해 PANSS 음성 증상을 유의하게 개선했으며 유전자 표현형을 고려했을 때는 PANSS 총점,

음성 증상, 일반 증상 전반에서 개선 효과를 보였다. 또한 자기공명영상 평가에서는 대뇌피질의 두께가 증가하는 효과도 확인됐다(Roffman et al. 2018). 참고로 L-메틸엽산은 조현병 환자의 고호모시스테인혈증 치료제로 미국 식품의약국(FDA)의 승인을 받았다.

식이 중재와 조현병스펙트럼장애

조현병에서 장-뇌 축에 대한 연구는 장 상피를 통과해 자가면역 반응을 유발하고 나아가 조현병 병리에 관여할 수 있는 음식 항원에 주목하고 있다. 이 중에서도 가장 많은 관심을 받는 항원은 밀 글루텐이다.

조현병 환자는 일반인에 비해 복강병(셀리악병)에 걸릴 확률이 3~4배 높고 항글리아딘(antigliadin) 항체 수치 또한 더 높게 나타난다. 특히 조현병 환자에게서 나타나는 항글리아딘 항체는 전형적 복강병에서 나타나는 항체와는 다른 특이성을 지닐 수 있으며 이러한 자가면역 반응이 중추신경계로 향할 가능성이 제기되고 있다. 글루텐프리(gluten-free) 식단을 통해 정신증 증상이 개선되거나 완화됐다는 사례 보고도 있다(Deliceathios et al. 2016).

1960~1970년대에 도한과 그라스버거(Dohan and Grasberger 1973)는 조현병스펙트럼장애로 입원한 환자를 대상으로 표준 치료 단독군과 글루텐 및 우유를 제외한 식단을 병행한 치료군을 비교하는 2건의 이중맹검무작위대조임상시험(N=103, N=105)을 시행했다. 그 결과, 중재군은 증상이 뚜렷하게 개선됐으며 폐쇄병동에서 개방병동으로 더 빨리 전환되고 조기 퇴원하는 경향을 보였다.

이후에도 여러 이중맹검무작위대조시험이 이어졌고 일부 연구에서는 조현병 환자에게 글루텐 프리 식단이 유의미한 이점을 제공한다고 보고했다(Singh and Kay 1976). 반면, 다른 연구에서는 효과가 없다고 판단되기도 했다(Potkin et al. 1981).

최근에는 조현병 환자 중 글루텐 프리 식단의 혜택을 받을 수 있는 유전적 아형 또는 특정 생물학적 표지자가 존재할 가능성을 시사하는 초기 연구 결과도 제시되고 있다. 이러한 요인을 고려한 임상시험이 현재 진행 중이다(Kelly 2017; 2018).

레인 등(Raine et al. 2003)은 식이 변화를 포함한 다요인적 접근이 분열형 인격장애의 발병을 예방할 수 있는지를 확인하기 위해 아동기 개입 연구를 수행했다. 연구 대상은 소외 지역에 거주하는 3세 아동 83명으로 이들에게 매일 건강한 식사, 신체 활동 증가, 사회 인지 교육을 포함한 중재를 제공했다. 이 중재군은 같은 지역에서 표준 교육만 받은 대조군 355명과 비교됐다.

중재는 아이들이 3세부터 5세까지 2년간 진행됐으며 이후 17세와 23세에 이뤄진 후속 평가에서 중재군은 정신분열형 및 와해 증상 점수가 유의하게 낮았다. 특히 3세 당시 영양실조의 징후를 보였던 아동들이 이러한 개선 효과의 상당 부분을 차지했다는 점을 주목할 만하다.

발달 및 소아 정신질환

관찰 연구와 소아 정신질환의 시작

잭어 등(Jacka et al. 2013)은 산모의 임신 및 산후 식이 패턴이 자녀의 정신질환 발병에 영향을 미치는지를 평가한 최초의 전향적 코호트 연구를 수행했다. 연구는 자녀를 둔 산모 2만 3,020명을 대상으로 진행됐으며 검증된 정신질환 예측인자인 내면화 및 외현화 행동 발달과 식이 요인의 관련성을 분석했다.

임신기와 출산 후의 식이 패턴은 채소, 과일, 통곡물, 식물성 기름, 달걀, 생선을 많이 섭취하는 건강식과 가공식품 위주의 건강하지 않은 음식으로 구분됐다. 잭어와 연구팀은 임신 중 식이와 출생 후 식이가 자녀의 내재화 및 외현화 행동에 각각 독립적으로 영향을 미친다는 사실을 확인했다.

유아기 초기에 건강하지 않은 음식 섭취가 증가하고 건강한 음식 섭취가 줄어들 경우, 생후 18개월부터 5세까지의 내재화 및 외현화 행동 문제가 더 자주 나타나는 경향이 있었다. 이러한 연관성은 부모의 연령, 임신 주수, 산모의 정신건강, 임신 중 식이 등 사회경제적·정신의학적 변수를 보정한 이후에도 유의미하게 유지됐다.

또한 임신 중 건강에 해로운 식품 섭취 증가는 출산 후 자녀의 식습관과 무관하게 외현화 행동 문제를 예측하는 요인으로 작용했다. 또한 모성 식단과 아동기의 식단이 아동기 정신질환을 예측하는 강력한 요인으로 작용했으며 이는 자녀의 정신질환 발생의 잘 알려진 위험 요인인 모성 우울증과 맞먹는 수준이었다(Jacka et al. 2013).

관찰 연구와 청소년기 정신건강

잭어 등(Jacka et al. 2011b)은 정신질환의 약 75%가 청소년기와 청년기에 처음 나타난다는 점에 주목해 식이 패턴과 정신건강 사이의 관계를 밝히기 위한 2년간 전향적 단면 연구(N=3,040)를 수행했다. 이 연구에서는 하버드 공중보건대학의 대체 건강 식단 지수(Alternative Healthy Eating Index) 및 지중해식 식단 지수(Mediterranean Index)를 바탕으로 건강한 식단 점수를 산출했으며 건강하지 않은 식단 점수는 초가공식품의 섭취량을 정량화해 측정했다.

그 결과, 성인을 대상으로 한 이전 연구들과 마찬가지로 건강한 식습관은 정신건강의 개선과, 건강하지 않은 식습관은 정신건강의 악화와 선형적 용량-반응 관계를 보였다($P<0.001$). 초기 식습관은 이후 2년간의 정신건강 상태를 예측하는 지표로 작용했다. 여기서 2년간의 식습관의 변화가 정신건강 상태의 변화와 유사하게 따라가는 것으로 나타났다는 점을 주목할 만하다.

사회인구학적 요인, 초기 정신건강 점수, 초기 식습관 점수를 통제한 상태에서도 건강한 음식 섭취가 증가하면 정신건강이 향상됐고 건강에 해로운 음식 섭취가 증가하면 정신건강이 악화됐다. 흥미로운 점은 초기 정신건강 상태가 좋지 않더라도 이후 2년간의 식습관 선택을 예측하지는 않았다는 것이다. 이는 역인과성의 가능성이 낮다는 점을 시사한다.

이러한 결과는 다음과 같은 중요한 이론적 함의를 제공한다. 즉, 식단은 정신질환 발병 시점에서 관련 요인일 뿐 아니라 시간 경과에 따라 예방 또는 부분적 치료 효과를 기대할 수 있는 수정 가능한 요인일 수 있다는 것이다(Jacka et al. 2011b). 물론 이러한 연관성이 인과관계인지, 아니면 다른 요인들과의 상관관계에 불과한지는 아직 명확히 밝혀지지 않았다.

주의력결핍과잉행동장애

식이와 주의력결핍과잉행동장애에 대한 관찰 연구

식단의 질과 주의력결핍과잉행동장애 발병 사이에는 세계적으로 일관된 상관관계가 보고돼 있다. 하워드 등(Howard et al. 2011)은 주의력결핍과잉행동장애 발병 위험 요인을 밝히기 위해 임신기부터 14세까지 추적한 전향적 연구(N=2,868)를 수행했다. 그 결과, 가공식품 위주의 서양식 식습관은 사회인구학적 요인, 임신 중 주요 스트레스 사건, 아동의 신체 활동 및 화면 노출 시간 등을 고려한 이후에도 14세까지 주의력결핍과잉행동장애 진단 확률을 2배 높이는 것으로 나타났다.

우 등(Woo et al. 2014)은 한국에서 진행한 환자대조군 연구(N=192)에서 채소, 김치, 통곡물, 지방이 많은 생선을 포함한 전통적 건강식을 주로 섭취하고 가공식품, 유제품, 육류는 적게 먹는 식단을 따를수록 주의력결핍과잉행동장애 위험이 유의미하게 낮아지는 경향이 있음을 보고했다. 전통식 식단 점수가 상위 3분위군에 해당하는 아동은 하위 3분위군에 비해 사회인구학적 요인을 통제한 후에도 주의력결핍과잉행동장애 진단 가능성이 3배 낮았다.

리오스-에르난데스 등(Ríos-Hernández et al. 2017)은 환자대조군 연구(N=120)를 통해 지중해 식단과 주의력결핍과잉행동장애 사이에 유의미한 음의 상관관계를 발견했다. 지중해 식단에 가장 충실한 집단은 가장 순응도가 낮은 집단에 비해 사회인구학적 요인, 가족의 흡연 여부, 아동의 신체 활동 등을 보정한 이후에도 주의력결핍과잉행동장애 발병 확률이 7배 낮은 것으로 나타났다.

식이 관련 기전과 주의력결핍과잉행동장애의 메커니즘: 인공 식품첨가제

주의력결핍과잉행동장애에는 영양 결핍, 산화 스트레스, 염증 반응 등 여러 생물학적 요인 외에도 다양한 환경적 위험 요인이 관여하는 것으로 알려져 있다. 특히 중금속, 유기인산염, 염소, 프탈레이트 등은 주의력결핍과잉행동장애 발병과의 연관성이 지속적으로 제기돼 왔다. 그중에서도 아동의 과잉행동과 가장 강하게 연관된 환경 요인 중 하나는 인공 식품첨가제다. 이는 과학적으로 가장 명확하게 입증된 화학물질 노출 중 하나로 주의력결핍과잉행동장애 증상과의 관련성이 반복적으로 확인되고 있다.

맥캔 등(McCann et al. 2007)은 인공 식품첨가제가 건강한 아동의 주의력과 과잉행동에 미치는 영향을 확인하기 위해 3세 아동 153명과 8~9세 아동 144명을 대상으로 6주간 이중맹검무작위교차시험을 실시했다. 기존 연구를 바탕으로 아동이 일상적으로 섭취하는 인공 색소의 종류와 양을 모방해 인공 색소와 방부제인 벤조산나트륨의 조합이 설계됐다.

그 결과, 거의 모든 통계적 분석 모델에서 인공 색소와 벤조산나트륨은 위약에 비해 아동의 과잉행동을 유의하게 혹은 경향 수준에서 증가시키는 것으로 나타났다. 비임상 집단에서의 평균 효과 크기는 0.18이었다. 이는 주의력결핍과잉행동장애 임상군에서 일반적으로 관찰되는 과잉행동의 약 10%에 해당하는 효과 크기(0.2)에 근접하는 수준이다(McCann et al. 2007).

소누가-바크 등(Sonuga-Barke et al. 2013)은 주의력결핍과잉행동장애 진단 기준을 충족하는 아동에 대해 인공 첨가제가 미치는 영향을 분석한 연구로 8건의 무작위대조시험을 분석한 메타분석을 발표했다. 연구진은 평가의 객관성을 확보하기 위해 맹검이 불충분한 것으로 간주되는 부모 및 교사의 평가척도와 맹검이 가능할 것으로 간주되는 의료진의 평가척도를 구분해 분석했다.

그 결과, 주의력결핍과잉행동장애 아동의 식단에서 인공 색소를 제거했을 때, 평가자 집단, 즉 부모, 교사, 의료진에서 증상이 유의하게 개선된 것으로 나타났다. 효과 크기는 부모 및 교사의 평가 기준에서는 0.32($P=0.02$), 의료진의 평가 기준에서는 0.42($P=0.004$)로 보고됐다. 즉, 의료진의 평가에서는 부모나 교사보다 더 크고 유의미한 효과가 확인됐다.

광범위 미량 영양소 연구와 주의력결핍과잉행동장애

2014년, 러클리지 등(Rucklidge et al. 2014)은 주의력결핍과잉행동장애를 대상으로 한 최초의 광범위 미량 영양소 이중맹검무작위대조시험 결과를 발표했다. 연구는 주의력결핍과잉행동장애 진단을 받은 성인 80명을 대상으로 진행됐으며 이들에게 36가지 무기질, 비타민, 항산화제, 아미노산이 포함된 복합 미량 영양소 제제를 투여했다. 그 결과, 기초 시점부터 8주까지 자가보고 및 관찰자용 코너스 성인 주의력결핍과잉행동장애 평가척도(Conners' Adult ADHD Rating Scales), 임상의가 평가한 전반적 임상 인상-개선 척도(CGI-I) 등에서 중간 수준의 효과 크기(0.46~0.67)를 보이며 유의미한 개선이 나타났다.

또한 중등도에서 중증의 우울 증상을 보인 하위 집단($n=22$)에서는 기분의 유의한 개선이 관찰됐으며 미량 영양소를 섭취한 전체 집단에서도 경향 수준의 기분 개선 효과가 확인됐다. 연구 종료 시점에서 미량 영양소 섭취군은 위약군에 비해 2배 이상 많은 참여자가 CGI-I 척도에서 '많이 개선' 또는 '매우 많이 개선'된 것으로 평가됐다($P<0.013$; Rucklidge et al. 2014).

러클리지 등(Rucklidge et al. 2018)은 주의력결핍과잉행동장애로 진단받은 7~12세 아동을 대상으로, 광범위 미량 영양소를 활용한 10주간의 이중맹검무작위대조시험($N=93$)을 실시했다. 배정기준분석(intent-to-treat analysis) 결과, 미량 영양소 투여군은 위약군에 비해 주의력결핍과잉행동장애 관련 16개 척도 및 하위 척도 중 6개 항목에서 유의미한 개선을 보였으며 효과 크기는 중간 수준(0.46~0.66)이었다. 이 외 6개 척도 및 하위 척도에서는 경향 수준($P\leq0.10$)의 개선이 관찰됐고, 효과 크기는 작은 편에서 중간 수준(0.35~0.47)에 해당했다.

특히 광범위 미량 영양소는 주의력 결핍, 공격성, 기분조절장애와 관련된 증상에는 개선 효과를 보였지만 과잉행동 및 충동성과 관련된 증상에는 유의한 변화가 나타나지 않았다. 이 임상시험에서 주의력결핍과잉행동장애에 대한 약물치료를 받고 있는 아동이 제외됐으며 광범위 미량 영양소 제제가 단독 영양 기반 보완요법으로 사용됐다는 점을 주목할 만하다(Rucklidge et al. 2018).

식이 중재와 주의력결핍과잉행동장애

펠서 등(Pelsser et al. 2011)은 현재까지 가장 큰 규모의 임상연구($N=100$)를 통해 제한적 제거 식단이 주의력결핍과잉행동장애 및 반항성 장애 증상에 미치는 영향을 평가해 발표했다. 제한적 제거 식단은 몇 가지 기본 재료로 단순화한 것으로, 증상 반응에 따라 특정 식품을 단계적으로 추가하거나 제거하는 방식이다. 이때 증상을 악화시키는 것으로 나타난 식품은 식단에서 제외됐다.

연구 초기에는 쌀, 칠면조, 양고기, 특정 채소(예: 양상추, 당근, 콜리플라워, 양배추, 비트), 배, 물로 구성된 기본 식단이 제공됐다. 이후 감자, 과일, 옥수수, 밀 등은 사전에 정해진 일정에 따라 정해진 양으로 추가됐으며 각 식품이 증상에 미치는 영향을 관찰했다. 이 식단은 아동의 일일 영양소 섭취량을 충분히 충족하도록 설계됐다.

주의력결핍과잉행동장애 증상은 맹검 조건의 의사가 주의력결핍과잉행동장애 평가척도(ADHD Rating Scale, ARS)를 통해, 맹검 조건이 아닌 부모와 교사는 단축형 코너스 평가척도(Abbreviated Conners' Scale, ACS)를 통해 각각 평가했다. ARS의 총점은 54점이며 제거 식이요법 집단은 대조군보다 평균 23.7점 더 향상됐다($P<0.0001$). ACS의 총점은 30점으로 이 평가에서도 제거 식이요법 집단은 대조군에 비해 평균 11.8점 더 향상됐다 ($P<0.0001$).

제거 식이요법 집단에 속한 50명의 아동 중 32명(64%)은 주의력결핍과잉행동장애 증상이 40% 이상 감소한 임상적 반응자로 정의됐다. 적대적 반항장애의 증상 또한 유사한 수준으로 감소했다. 전체 중재의 효과 크기는 1.6으로 매우 큰 효과에 해당한다. 다만 이러한 효과가 장기적으로 지속될 수 있는지는 향후 연구를 통해 추가적으로 확인할 필요가 있다(Pelsser et al. 2011).

2013년, 소누가-바크 등(Sonuga-Barke et al. 2013)은 주의력결핍과잉행동장애 증상에 대해 제한적 제거 식이요법의 효과를 평가한 8건의 무작위대조시험을 메타분석한 결과를 발표했다. 포괄적 식이 중재는 부모나 교사가 맹검 조건이 되기 어렵다는 한계가 있어 이들의 평가가 편향될 가능성이 있다. 실제로 연구진은 맹검 조건이 아닌 평가자는 효과 크기 1.48($P=0.01$)로 매우 유의한 주의력결핍과잉행동장애 증상 감소를 보고한 반면, 맹검 평가자들의 경우 효과 크기는 0.51($P=0.06$)로, 증상 감소는 경향 수준에서 관찰됐다고 밝혔다.

자폐스펙트럼장애

식이와 자폐증 및 주의력결핍과잉행동장애에 대한 관찰 연구

2018년, 산체스와 동료들은 8개국에서 수행된 36개의 코호트 및 환자대조군 연구를 기반으로 총 68만 4,775명의 아동을 대상으로 한 32편의 논문에 대한 체계적 문헌고찰과 메타분석을 발표했다. 이 연구는 임신 전 체중이 정상 범위인 산모에게서 태어난 아동과 임신 전 과체중 및 비만인 산모에게서 태어난 아동을 비교해 신경발달장애 발병률을 용량-반응 방식으로 분석했다.

그 결과, 임신 전 과체중은 모든 신경발달장애의 발병 위험을 1.17배, 비만은 1.51배 증가시키는 것으로 나타났다($P<0.001$). 구체적으로는 다음과 같은 질환에서 발병 위험 증가가 확인됐다. 주의력결핍과잉행동장애는 1.30배(과체중), 1.62배(비만) 증가($P≤0.01$), 자폐스펙트럼장애는 1.10배(과체중), 1.36배(비만) 증가($P≤0.026$), 지적 발달 지연은 1.19배(과체중), 1.58배(비만) 증가($P≤0.003$), 정서 및 행동 문제는 1.14배(과체중, $P=0.16$), 1.42배(비만, $P≤0.001$) 증가 등이다(Sanchez et al. 2018).

이러한 과체중과 비만에 특이적 기전은 임신 중 체내 염증 환경이 사이토카인 변화 및 미세아교세포 기능 이상을 포함해 뇌 발달에 영향을 미치는 일련의 과정을 유도하는 것으로 해석된다. 그러나 체중은 단일 생체지표에 불과하며, 이는 종종 영양소 결핍이 있는 건강하지 못한 식단, 초가공식품, 고혈당지수 식품, 식품 첨가물, 중금속, 살충제, 신경 건강에 해로운 내분비계 교란물질 등을 간접적으로 나타내는 지표 역할을 할 수 있다(Sanchez et al. 2018).

콜레칼시페롤과 자폐스펙트럼장애

콜레칼시페롤은 뇌의 형태, 신경세포 생존 관련 유전자, 언어 및 말하기 발달, 도파민 합성에 영향을 미치는 신경스테로이드다. 또한 항염증 및 항자가면역 작용을 하며 미토콘드리아를 보호하고 글루타싸이온 수치를 상향 조절하며 산화 부산물을 제거하고 중금속을 킬레이트(chelate, 결합해 배출)하는 기능도 수행한다.

빈쿠이젠 등(Vinkhuyzen et al. 2018)은 전향적 코호트 연구(N=4,229)를 통해 임신 중 콜레칼시페롤 결핍과 자폐증 특성 간의 유의미한 연관성을 입증했다. 연구진은 사회적 반응성 척도(Social Responsiveness Scale, SRS)를 활용해 자폐증 특성을 측정했으며 임신 21주에 채취한 산모의 혈청과 출생 시 제대혈에서 콜레칼시페롤 수치를 분석했다. 그 결과, 임신 기간 동안 콜레칼시페롤 결핍 상태가 지속된 경우, 자녀가 6세가 됐을 때 자폐적 특성이 유의하게 더 높게 나타났다($P<0.001$).

또한 SRS 점수를 기준으로 자폐 위험 여부를 이분화하고 사회인구학적 변수와 임신 및 출산 관련 합병증을 조정한 후 분석한 결과, 임신 중 콜레칼시페롤 결핍이 있었던 산모에게서 태어난 아동은 그렇지 않은 경우보다 자폐 양성 판정을 받을 가능성이 3.8배 더 높은 것으로 확인됐다(Vinkhuyzen et al. 2018).

우 등(Wu et al. 2018)은 자폐스펙트럼장애 발병에 대한 출생 전 콜레칼시페롤의 영향을 평가한 환자대조군 연구(N=1,550)를 발표했다. 연구는 신생아의 혈액에서 콜레칼시페롤 수치를 측정하고 이후 3세까지의 자폐스펙트럼장애 진단 여부와 비교 분석했다. 사회인구학적 요인, 임신 및 출산 합병증, 자폐스펙트럼장애 가족력을 보정한 후, 콜레칼시페롤 수치를 4분위수로 나누어 분석한 결과, 최고 4분위수를 기준으로 했을 때 하위 세 4분위수는 각각 1.9배($P=0.082$), 2.5배($P=0.024$), 3.6배($P<0.001$)의 자폐스펙트럼장애 발병 위험 증가와 연관이 있었다.

또한 콜레칼시페롤 수치를 5분위수로 나눠 분석했을 때, 위험도는 선형 상관관계보다 J자형 곡선으로 더 잘 설명됐다($P=0.032$). 자폐스펙트럼장애 위험이 가장 낮았던 콜레칼시페롤 수치는 49.1 nmol/L였으며, 이는 해당 코호트의 76번째 백분위수에 해당했다(Wu et al. 2018). 흥미롭게도 신생아 콜레칼시페롤 수치와 조현병 위험 간에도 거의 동일한 J자형 곡선이 보고된 바 있다(McGrath et al. 2010).

자폐증에서 관찰되는 콜레칼시페롤 결핍은 아동기까지 지속되는 것으로 보인다. 왕 등(Wang et al. 2016)은 자폐증 환자($n=870$)와 건강한 대조군($n=782$)의 콜레칼시페롤 수치를 비교한 11편의 연구를 대상으로 메타분석을 수행했다. 그 결과, 자폐증 환자군의 콜레칼시페롤 수치가 유의하게 낮았으며(P=0.0002), 출판 편향의 증거는 발견되지 않았다.

콜레칼시페롤 보충제는 해당 영양소가 결핍된 개인에게는 적절한 중재일 수 있으나 자폐스펙트럼장애의 핵심 증상 개선을 위한 이중맹검무작위대조시험에서는 일관된 결과가 보고되지 않고 있다. 이러한 결과의 불일치는 투여 용량, 보충제 시작 연령 또는 유전적 요인과 같은 변수에 의해 영향을 받을 수 있으며 이를 명확히 규명하기 위해서는 추가 연구가 필요하다.

설포라판, 브로콜리, 브로콜리 새싹과 자폐스펙트럼장애

싱 등(Singh et al. 2014)은 자폐스펙트럼장애 아동을 대상으로 브로콜리에서 추출한 설포라판(Sulforaphane)의 효과를 평가한 18주간의 이중맹검무작위대조시험(N=44)을 발표했다. 이 연구의 배경에는 자폐스펙트럼장애 환자의 약 35%가 발열성 질환 중에 핵심 증상이 개선된다는 임상적 관찰이 있었다.

또한 자폐스펙트럼장애 환자들은 일반인에 비해 항산화 능력이 현저히 낮은 것으로 보고돼 왔다. 설포라판은 발열성 질환에서 활성화되는 것과 동일한 열충격 단백질을 유도하며 전신적으로 항산화 물질 생성을 촉진하는 주요 항산화 반응 유전자들의 전사를 자극한다.

설포라판을 투여받은 집단은 위약군에 비해 문제행동 체크리스트(Aberrant Behavior Checklist, ABC) 총점에서 유의미한 증상 감소를 보였으며($P<0.001$) ABC의 모든 하위 척도($P\leq0.05$)와 사회적 반응성 척도(SRS, $P=0.017$)에서도 뚜렷한 개선이 나타났다. 특히 인지, 의사소통, 동기, 상동 행동 등의 SRS 하위 척도에서도 유의한 개선이 보고됐다.

ABC에서는 설포라판군의 60%가 임상 반응군(clinical responder)으로 분류된 반면, 위약군은 20%에 그쳤다. SRS에서는 설포라판군의 35%가 임상 반응군에 해당했으나 위약군은 0%였다($P=0.036$). 또한 설포라판 집단은 사회적 상호작용(46.2% 대 0%, $P=0.007$), 이상행동(53.8% 대 9%, $P=0.014$), 언어적 의사소통(42.3% 대 0%, $P=0.015$) 측면에서, 임상적 전반 인상-개선 척도(CGI-I)의 하위 항목에서 '많이' 혹은 '매우 많이' 개선된 것으로 평가됐다. 설포라판 복용 중단 후 4주가 지나자 이러한 긍정적 효과들이 반전됐다는 점을 주목할 만하다(Singh et al. 2014).

그러나 이 중재는 현재 실용성 측면에서 몇 가지 한계가 있다. 임상시험에 사용된 설포라판 화합물은 의약품 등급의 정제된 성분이지만 시중에 판매되는 설포라판 보충제는 규제를 받지 않는다. 이전 연구에서는 일반 보충제를 섭취한 사람들의 혈청에서 측정 가능한 설포라판 수치가 검출되지 않은 바 있다. 임상연구에서 사용된 설포라판의 용량은 50~150μmol로, 이는 브로콜리 새싹(broccoli sprouts) 1큰술 또는 브로콜리 1컵에 함유된 설포라판 함량인 약 50μmol을 기준으로 한 것이다.

또한 설포라판 집단에 포함된 참가자 중 2명은 중재 기간 중 발작을 경험했다. 두 환자 모두 과거에 발작 병력이 있었으며 시험 기간 중 발작 당시 항경련제를 복용하지 않은 상태였다. 그럼에도 불구하고 설포라판이 열충격 단백질을 활성화한다는 점과 열에 의해 발작이 유발될 수 있다는 점을 고려할 때, 이는 주의 깊게 관찰돼야 할 잠재적 부작용이자 작용기전으로 간주된다(Singh et al. 2014).

식이 중재와 자폐스펙트럼장애

글루텐과 카제인 프리 식단이 자폐스펙트럼장애를 가진 사람에게 도움이 된다는 단일맹검 연구 결과가 발표되면서 많은 관심을 끌었다(Knivsberg et al. 2002; Whiteley et al. 2010). 그러나 이에 상반되는 1건의 이중맹검무작위대조시험(N=14)에서는 해당 식단이 증상 개선에 유의미한 효과를 보이지 않았다(Hyman et al. 2016).

향후 더 큰 규모의 이중맹검무작위대조시험을 진행할 필요는 있지만 현재까지는 글루텐 및 카제인을 제외한 식단이 자폐스펙트럼장애 증상을 개선한다는 확실한 근거는 부족한 상태. 오히려 이러한 식단을 장기적으로 따르는 일부 아동의 경우, 골밀도가 낮아질 수 있다는 보고도 존재한다. 따라서 해당 식단을 선택하는 부모는 반드시 충분한 칼슘 섭취원을 확보해야 한다(Sathe et al. 2017).

인지기능 및 인지장애

식이와 인지기능 및 인지장애에 대한 관찰 연구

2013년, 프살토풀루와 동료들은 지중해 식단 순응도와 인지장애 위험 간의 관계를 평가한 9개의 환자대조군 연구, 단면 연구, 코호트 연구를 대상으로 메타분석을 발표했다. 분석 결과, 지중해 식단을 중간 또는 높게 준수할수록 경도인지장애는 물론 치매 및 알츠하이머병의 위험이 각각 21%, 40% 유의미하게 감소하는 것으로 나타났으며 출판 편향의 근거는 발견되지 않았다(Psaltopoulou et al. 2013).

맥에보이 등(McEvoy et al. 2017)은 지중해 식단과 고혈압 예방 식이요법(DASH)을 결합한 MIND식이요법(Mediterranean DASH intervention for Neurodegenerative Delay, MIND)의 순응도와 전반적 인지기능 간의 관련성을 평가한 대규모 단면 연구(N=5,907, 평균 연령 67.8세)를 발표했다. 사회인구학적 요인, 건강 습관, 동반질환을 보정한 결과, 지중해 식단을 중간 또는 높게 준수할수록 인지장애 발생률이 각각 15%(P=0.08)와 35%(P<0.001) 감소한 것으로 나타났다. 마찬가지로 MIND식이요법을 중간 또는 높게 준수하는 경우에도 인지장애 발생률이 각각 15%(P=0.10) 및 30%(P=0.001) 감소한 것으로 보고됐다.

아나스타시우 등(Anastasiou et al. 2017)은 인지기능과 치매 발병률, 지중해 식단 순응도 간의 관계를 분석한 단면 연구(N=1,865, 평균 연령 73세)를 발표했다. 연구에는 신경과 전문의가 실시한 일련의 인지기능 및 치매 관련 평가가 포함됐다. 분석 시 사회인구학적 요인, 총열량 섭취량, 동반된 신경 질환, 아포지단백 E(APOE) 유전자형을 보정한 뒤, 식이 섭취 기록을 바탕으로 참가자별 식단 점수(0~55점)를 산출했다.

그 결과, 지중해 식단 순응도 점수가 1점 높아질 때마다 치매 발병 위험이 10%씩 감소하는 것으로 나타났다(P≤0.05). 또한 가장 높은 4분위수 집단과 가장 낮은 4분위수 집단 간의 비교에서는 치매 발생 확률이 65% 낮은 것으로 나타났다(P≤0.05). 또한 식단 점수가 2점, 4점 감소할 경우, 이는 각각 치매 진단 및 인지기능 저하에 있어 노화 1년에 해당하는 위험 증가와 동일한 수준으로 평가됐다(P≤0.05).

식이, 뇌 부피 및 인지기능에 관한 영상 연구

뇌영상에서 관찰되는 뇌 부피 감소와 신경세포 간 연결성의 감소는 인지장애와 치매의 대표적 특징이다. 최근에는 식이요법, 체중, 노화 과정에서의 뇌 부피 유지 간의 관계를 평가한 고품질의 뇌영상 연구들이 다수 발표되고 있다.

야노비츠 등(Janowitz et al. 2015)은 허리둘레와 회색질 간의 관계를 평가한 2건의 단면 뇌 부피 영상 연구를 발표했다(N=758, 평균 연령 50세 및 N=1,586, 평균 연령 46세). 그 결과, 허리둘레가 클수록 전두엽, 측두엽, 변연계, 해마 등 행동 조절, 보상, 인지기능에 핵심적 역할을 하는 뇌 영역의 회색질 부피가 유의하게 감소하는 경향이 나타났다. 다시 말해, 허리둘레는 이러한 뇌 부위의 회색질 부피와 유의미한 역상관관계를 보였다.

구 등(Gu et al. 2015)은 치매 증상이 없는 674명의 노인을 대상으로 식이와 뇌 부피 간의 관계를 평가한 단면 연구를 수행했다. 그 결과, 지중해 식단 순응도가 높은 참가자들은 그렇지 않은 참가자들보다 뇌 연령이 약 5년 더 젊은 것으로 나타났으며 회색질, 백질, 전체 뇌 부피가 유의하게 더 컸다. 특히 전두엽과 측두엽 영역에서 이러한 차이가 더욱 두드러졌다. 식단 구성 요소 중에서는 생선 섭취 비율이 높고 붉은 육류 섭취 비율이 낮을수록 뇌 부피 증가와 가장 강한 상관관계를 보였다.

루치아노 등(Luciano et al. 2017)은 식단과 뇌 부피 변화 간의 관계를 평가하기 위해 전향적 종단 연구(N=401)를 수행했다. 성별, 심혈관대사 위험 요인, 인지기능을 보정한 후 분석한 결과, 지중해 식단 순응도가 높은 집단은 3년 동안 총 뇌 부피가 유의하게 유지됐다. 이 연구는 식단이 시간에 따라 뇌 부피에 영향을 미칠 수 있음을 처음으로 입증한 연구로 평가된다.

인지기능 및 인지장애에 대한 영양소와 플라바놀 연구

오메가-3

모유 수유는 아동의 인지 발달과 수행 능력을 향상시키는 것으로 이미 잘 알려져 있다. 이는 부분적으로 모유가 DHA의 천연 공급원이기 때문이다. 실제로 임신 중이거나 수유 중인 산모가 DHA가 풍부한 식품이나 보충제를 섭취하면 아이의 인지 능력과 지능지수(Intelligence Quotient, IQ)가 향상되는 것으로 나타났다.

드로버 등(Drover et al. 2009)은 총 3건의 이중맹검무작위대조시험($N=29$)을 통해 생후 6주 이전부터 DHA와 아라키돈산을 보충제로 투여받은 분유 수유 영아가 9개월 시점에서 유의미한 인지 능력 향상을 보인다는 사실을 입증했다.

생애 후반 인지기능 저하와 치매는 뇌 부피의 유지가 병리 감소의 핵심 과제라는 점에서 조현병과 공통된 특징을 가진다. DHA는 구조적 뇌 부피를 형성하는 데 관여하는 오메가-3 지방산이다. 반면 EPA는 관여하지 않기 때문에 인지기능에 관한 오메가-3 연구는 대부분 DHA를 중심으로 이뤄져 왔다. 유르코-마우로 등(Yurko-Mauro et al. 2015)은 DHA와 삽화성 기억력 간의 관계를 평가한 15건의 이중맹검무작위대조시험에 대한 메타분석을 수행했다. 그 결과, 경도인지장애를 가진 환자에게 DHA를 투여했을 때 삽화성 기억력이 유의하게 향상됐다($P=0.004$). 그러나 인지 저하가 없는 사람들에게는 DHA의 유의한 효과가 나타나지 않았다.

하위 집단 분석 결과, 유의미한 인지 개선을 위해서는 하루 1g 이상의 DHA-EPA 복합제($P=0.04$) 또는 500mg 이상의 DHA 단독 복용($P \leq 0.038$)이 필요한 것으로 나타났다. 다만 오메가-3가 삽화성 기억력에 미치는 전체적 효과 크기는 작았으며 평균 효과 크기는 0.114에 불과했다.

야신 등(Yassine et al. 2017)은 인지 저하, 치매, 알츠하이머병에 대한 DHA 보충제 연구의 역사를 포괄적으로 검토했다. 요약하자면 이미 임상적으로 진단된 알츠하이머병에 대해 DHA 보충제를 투여했을 때는 유의한 효과가 없는 것으로 나타났다. 그러나 하루 1g 이상의 고용량 DHA 보충제를 섭취할 경우, *APOE4* 보인자의 알츠하이머병 발병을 예방하는 데 효과적이라는 임상적 증거가 존재한다. 이 가설을 뒷받침하는 기전적 근거 또한 충분히 제시돼 있다. *APOE4* 보인자는 간에서 DHA의 이화 작용을 증가시키고 혈액뇌장벽을 통한 DHA 수송을 감소시키며 신경세포 내 DHA 통합률을 저하시킬 뿐 아니라 DHA의 산화를 증가시키는 등 DHA 이상 대사를 보인다. 이에 따라 *APOE4* 보인자에게 DHA 보충제를 투여하는 것은 이러한 대사적 이상을 안정화시키고 뇌 부피 유지를 위해 필요한 DHA의 이용 가능성을 높이는 데 도움이 될 수 있다.

엽산

두르가 등(Durga et al. 2007)은 엽산 보충제가 연령 관련 인지 저하에 미치는 영향을 평가한 3년간의 대규모 이중맹검무작위대조시험(N=819, 연령 50~70세)을 완료했다. 인지 개선을 위한 엽산 중재는 이전의 여러 무작위대조시험에서는 뚜렷한 효과를 보이지 못했지만 이 연구에서는 호모시스테인 수치가 높은 동시에 비타민 B_{12} 수치가 정상 범위 내에 있는 환자만을 대상으로 포함했다. 엽산과 비타민 B_{12} 모두 부족할 경우 호모시스테인 수치가 상승할 수 있기 때문에 이 연구 설계는 호모시스테인 수치 상승이 엽산 부족에 의해 발생했음을 보장하는 데에 중점을 두었다.

위약과 비교했을 때, 엽산을 섭취한 집단은 전반적 인지기능, 기억력, 감각운동 속도, 정보 처리 속도에서 유의미한 개선을 보였으며 복합 속도와 언어 유창성에서는 유의한 차이가 나타나지 않았다. 각 인지 영역에서의 개선 효과는 노화 진행을 늦춘 기간으로 환산했을 때, 전반적 인지기능은 1.5년, 기억력은 4.7년, 지연 기억력은 6.9년, 감각운동 속도는 1.7년, 정보 처리 속도는 2.1년 정도의 효과 크기로 나타났다.

이러한 결과는 엽산 보충의 잠재적 유익성을 시사하지만 이 연구의 효과는 엽산 관련 호모시스테인 수치 상승이 확인되고 비타민 B_{12} 수치가 정상인 하위 집단에만 해당된다. 또한 연구에 포함된 참가자 중 간이정신상태검사(Mini-Mental State Examination, MMSE) 점수가 24점 미만인 사람은 단 7명에 불과했기 때문에, 이미 명확한 임상적 인지장애가 있는 환자에게는 본 연구 결과를 직접적으로 적용하기 어렵다.

베리 및 베리 추출물

플라보노이드(Flavonoid)는 항산화 및 항염증 작용을 포함한 다양한 신경보호 기전을 가지고 있다. 특히 베리에 함유된 청자색 계열의 화합물인 안토시아니딘(Anthocyanidin)은 혈액뇌장벽을 통과해 학습과 기억에 관여하는 특정 뇌 부위에 집중적으로 분포하는 특징이 있다.

드보어 등(Devore et al. 2012)은 블루베리와 딸기를 포함한 플라보노이드 섭취가 70세 이상 여성의 인지 저하에 미치는 영향을 분석한 전향적 코호트 연구(N=16,010)를 발표했다. 사회인구학적 요인, 알코올 섭취량, BMI, 신체 활동 수준을 보정한 결과, 베리 섭취량이 많은 집단, 예를 들어 블루베리를 주 1회 이상 섭취하거나 딸기를 주 2회 이상 섭취하는 경우는 각각 월 1회 미만 또는 주 1회 미만 섭취한 집단에 비해 인지기능 유지와 유의한 관련이 있는 것으로 나타났다. 이러한 효과는 인지 노화를 약 2.5년 늦춘 것과 동일한 수준으로 해석됐다.

블루베리, 체리, 딸기의 동결 건조 추출물 또는 주스를 활용한 무작위대조시험은 비임상 및 임상 대상자를 대상으로 여러 차례 수행됐다(Miller et al. 2018). 그러나 이들 연구는 모두 소규모로 단기간에 걸쳐 진행됐으며 각 시험에서는 특정 인지 영역에서 일부 개선 효과가 관찰됐지만, 나머지 인지기능에서는 위약군과의 유의한 차이가 나타나지 않았다. 이러한 결과는 보다 규모가 크고 장기간의 연구가 필요함을 시사한다.

카카오, 초콜릿과 초콜릿 플라바놀

플라보노이드 베리 추출물에 대한 임상연구는 아직 예비 단계에 머물러 있지만 초콜릿 플라바놀(flavanol)에 대한 연구는 좀 더 확고한 근거를 갖추고 있다. 초콜릿에는 섭취량에 따라 내피 산화질소 생성을 증가시켜 혈관 확장을 유도하는 화합물이 포함돼 있으며 이로 인해 심박출량이 증가하고 관상동맥이 확장된다. 인지 활동이 증가할 경우, 초콜릿을 섭취하지 않았을 때보다 해당 뇌 부위의 혈관이 더 확장되기도 한다.

마스트로이아코보 등(Mastroiacovo et al. 2015)과 데시데리 등(Desideri et al. 2012)은 카카오 플라바놀이 인지 및 심혈관대사 지표에 미치는 영향을 평가하기 위해 유사한 이중맹검 무작위대조시험을 실시했다. 단, 마스트로이아코보 등은 인지 저하가 없는 노인을, 데시데리 등은 경도인지장애 환자를 대상으로 연구했다는 차이가 있다.

두 연구 모두 90명의 참가자를 대상으로 고플라바놀(993mg), 중간 플라바놀(520mg), 저플라바놀(48mg) 집단으로 무작위 배정해 8주간 매일 섭취하도록 했다. 그 결과, 중재군에서는 플라바놀 함량에 비례하는 용량 의존적 반응이 관찰됐다. 경도인지장애 환자에서는 플라바놀 섭취 후 간이정신상태검사(MMSE)에서 개선 경향($P=0.13$)이 나타났으며 트레일 메이킹 테스트 A·B(Trail Making Test A·B, 길잇기 검사)와 언어유창성 검사에서 유의미한 향상($P≤0.018$)이 관찰됐다. 인지 저하가 없는 노인 역시 동일한 인지기능 검사에서 유의한 향상을 보였다($P≤0.0001$). 또한 중재군은 혈압, 인슐린 저항성, 지질 수치 역시 유의미하게 호전됐다.

브릭먼 등(Brickman et al. 2014)은 해마의 치아이랑의 퇴화가 노화에 따른 인지기능 저하와 가장 일관된 연관성을 보이는 뇌 영역임을 밝혔고 코코아 플라바놀이 해당 부위의 혈류와 활성화를 증가시켜 인지기능을 향상시킬 수 있음을 고해상도 기능적 자기공명영상(fMRI)을 통해 입증했다. 연구는 플라바놀 섭취량에 따라 고플라바놀군과 저플라바놀군으로 나누어 3개월간 이중맹검무작위대조시험($N=37$)을 진행했으며, 고플라바놀군은 저플라바놀군에 비해 치아이랑 관련 인지 능력이 유의하게 향상됐고($P=0.038$) 효과 크기 또한 0.816으로 매우 컸다. 아울러 치아이랑으로 향하는 뇌혈류량도 유의하게 증가한 것으로 나타났다.

한편 초콜릿의 플라바놀 함량은 가공 방식에 따라 달라질 수 있다. 예를 들어 코코아를 알칼리 처리하면 플라바놀 성분이 효과적으로 제거된다. 가공된 코코아는 저플라바놀 초콜릿 대조군에 사용된다. 상업용 제품 중에서는 전통 방식으로 가공된 다크 초콜릿과 생 카카오가 플라바놀 함량이 가장 높다.

식이 무작위대조시험과 인지기능

마르티네스-라피스시나 등(Martínez-Lapiscina et al. 2013)은 평균 6.5년에 걸쳐 지중해식 식단 예방 연구-나바라 코호트 임상시험(PREDIMED-NAVARRA trial, $N=522$)을 통해 지중해 식단이 인지기능에 미치는 영향을 평가한 최초의 장기 무작위대조임상시험 결과를 발표했다. 이 연구는 심혈관질환 위험 요인을 지닌 개인을 대상으로 진행됐으며 식생활에 관한 최대 규모의 임상시험인 지중해식 식단 예방 연구(PREDIMED, $N=7,447$)의 하위 집단을 분석한 것이다. 참가자들은 세 집단으로 무작위 배정됐다. 지중해 식단에 엑스트라 버진 올리브 오일을 보충한 집단(MedDiet+올리브 오일), 지중해 식단에 하루 30g의 견과류(호두, 아몬드, 헤이즐넛)를 보충한 집단(MedDiet+견과류), 저지방 식단을 섭취한 대조군이다.

연구 종료 시 간이정신상태검사(MMSE)와 시계 그리기 검사(Clock Drawing Test)를 활용해 인지기능을 평가했다. 그 결과, MedDiet+올리브 오일 집단과 MedDiet+견과류 집단은 저지방 대조군보다 두 가지 검사에서 모두 유의하게 높은 점수를 보였으며($P \leq 0.045$), 혼란 변수들을 통제한 이후에도 그 차이는 유지됐다. 우울 증상을 선별한 하위 집단($n=268$)을 별도로 분석했을 때에도 이 같은 결과는 일관되게 유지됐다($P \leq 0.045$).

발스-페드렛 등(Valls-Pedret et al. 2015)은 평균 연령 66.8세의 환자 334명을 대상으로 초기 및 추적 인지 검사를 포함한 평균 4.1년의 추적 기간을 갖는 지중해식 식단 예방 연구-나바라 코호트 임상시험을 보완해 발표했다. 이 연구는 지중해식 식단 예방 연구의 하위 연구라는 점에서 앞선 임상시험과 설계가 거의 동일했다.

완전 조정된 모형 분석 결과, 지중해 식단에 엑스트라 버진 올리브 오일을 보충한 집단(MedDiet+올리브 오일)과 견과류를 보충한 집단(MedDiet+견과류)은 저지방 대조군에 비해 기억력, 집행기능, 전반적 인지기능에 대한 총점에서 유의하거나 통계적으로 유의미한 경향을 보이는 개선 효과를 나타냈다. 다만 집행기능의 경우 MedDiet+견과류 집단은 개선 효과를 보였지만 통계적 유의성에는 도달하지 못해($P=0.221$) 대조군과의 명확한 차이는 입증되지 않았다.

결론

신선하게 조리하고 최소한으로 가공한 천연 식품을 기반으로 한 식단은 풍부한 영양소와 항산화 성분을 제공하며 누구에게나 더 나은 건강을 향한 여정에 도움이 된다(식이 권장 지침은 표 13-2 참조). 이러한 권고는 특히 심혈관대사질환으로 인한 사망률이 유독 높은 양극성스펙트럼장애 및 조현병스펙트럼장애 환자에게 더욱 중요하다. 일부 개인의 경우, 식단의 질, 영양 상태, 장내 미생물군의 다양성이 개선되고 식이와 연관된 신경 산화 손상 및 신경 염증 연쇄 반응이 완화되면 정신질환의 발병을 예방하거나 보조 치료제로 작용할 수 있다.

보충 영양소에 대한 이중맹검무작위대조시험에서는 주요 정신 증상의 치료 효과와 관련해 고무적 결과와 일관되지 않은 결과가 모두 보고돼 왔다. 이는 개별 영양소가 필수적일 수는 있지만 나머지 식단이나 생활 습관이 비만을 유발하고 산화 및 염증을 촉진하는 환경을 조성한다면 그 자체만으로는 충분하지 않을 수 있음을 시사한다. 반대로 특정 영양소의 대사에 영향을 주는 유전적 요인이 있는 경우에는 아무리 우수한 식단을 따르더라도 보충제가 필요한 상황이 생길 수 있다.

표 13-2. 정신의학적 건강을 위한 식이 권장지침

전반적 권장 사항

역학 연구에 따르면 통곡물, 콩류, 채소, 버섯, 견과류, 씨앗, 과일, 올리브 오일, 생선 등을 중심으로 하고 가공식품과 인공 첨가물을 최소화한 자연식 식단(whole food diet)은 우울증, 양극성장애, 조현병, 발달장애 및 소아정신장애, 인지장애 등의 예방에 도움이 될 수 있다.

우울장애 관련 식이 권장 사항

EPA 기반 오메가-6 지방산 보충제는 우울증 증상 개선에 효과가 있을 수 있다.

아연 보충제 역시 일부 환자의 우울 증상을 완화하는 데 도움이 된다.

L-메틸엽산(15mg)은 엽산 수치가 낮은 우울증 환자를 위해 미국 식품의약국(FDA)에서 승인된 치료제로, 선택적세로토닌재흡수억제제(SSRI)와 병용 시 증상 개선 효과가 보고됐다.

지중해 식단은 전반적 식이 상태가 좋지 않은 환자에게 표준 치료와 병행 시 우울 증상 개선 및 관해율 향상에 기여할 수 있다.

양극성스펙트럼장애 권장 사항

오메가-3 지방산 보충제는 양극성장애의 우울 증상 완화에 도움이 될 수 있다.

가지사슬아미노산(BCAA)을 표준 치료와 병행해 1주일간 매일 60g 섭취하면 급성 조증 증상을 완화하는 데 효과적일 수 있다. 단, 발프로에이트(valproate)와의 병용은 간 손상 위험이 있어 금기다.

케톤식이요법(ketogenic diet)이 양극성 증상 개선에 효과가 있다는 사례 보고가 있다.

조현병스펙트럼장애 권장 사항

N-아세틸시스테인 보충제는 조현병의 음성 증상 치료에 효과적일 수 있다.

엽산과 L-메틸엽산 보충제는, 특히 엽산 대사 이상이 있는 환자에서 조현병의 핵심 증상 완화에 도움이 될 수 있다. L-메틸엽산은 고호모시스테인혈증을 동반한 조현병 환자를 위한 치료제로 미국 식품의약국(FDA)의 승인을 받았다.

DHA-EPA 오메가-3 지방산은 급성기가 아닌 조현병 환자의 주요 증상을 완화하는 데 도움이 될 수 있다. 다만 급성 정신증 상태에서는 오메가-3 보충제의 섭취를 피해야 한다.

임신 중 및 주산기 콜레칼시페롤(vitamin D_3) 결핍은 조현병 발병 위험 증가와 관련이 있는 것으로 나타났다.

주의력결핍과잉행동장애 권장 사항

인공 색소 및 방부제는 아동의 과잉행동을 증가시킬 수 있는 요인으로 보고되어 주의가 필요하다.

광범위 미량 영양소 보충은 아동뿐 아니라 성인에서 부주의 및 기분 조절 문제를 개선하는 데 도움이 될 수 있다.

제한적 제거 식이요법(elimination diet)은 주의력결핍과잉행동장애의 핵심 증상 완화에 도움이 될 수 있다.

자폐스펙트럼장애 권장 사항

임신 전 과체중과 임신 중 콜레칼시페롤의 불충분한 수치는 자폐스펙트럼장애 발병 위험과 연관성이 있는 것으로 보고됐다.

콜레칼시페롤 결핍은 아동기에도 지속될 수 있다. 보충제 투여가 자폐스펙트럼장애의 핵심 증상에 미치는 효과는 아직 명확하지 않지만 복용 용량에 따라 반응이 달라질 수 있음이 시사되고 있다.

인지기능 및 인지장애 권장 사항

성장기 DHA 섭취는 어린이의 인지기능 향상에 기여할 수 있다.

DHA 오메가-3 지방산은 성인의 경도인지장애에 일정 부분 도움이 될 수 있으나 그 효과 크기는 제한적이다.

DHA 오메가-3 지방산은 *APOE4* 보인자에게 도움이 될 수 있다.

엽산을 장기간 보충하면 엽산 결핍으로 인한 고호모시스테인혈증 환자에서 인지기능이 개선될 수 있다.

플라바놀 함량이 높은 초콜릿은 뇌혈류를 증가시켜 인지기능을 개선한다.

지중해식단은 심혈관 건강을 증진시키며, 이를 통해 인지 저하를 억제할 수 있다.

[약어]　　*APOE4*=아포지질단백질 E4; DHA=도코사헥사에노산; EPA=에코사펜타에노산.

토의 질문

1. 치료 저항성이 있는 환자에게 영양 중재를 고려해야 하는 시점은 언제일까?

2. 영양 중재를 정밀하게 하기 위해 참고할 수 있는 임상검사는 무엇이 있을까?

3. 정신과 치료를 뒷받침하기 위해 지속 가능한 식이 변화에 환자를 어떻게 참여시킬 수 있을까?

추천 문헌

Jacka FN, O'Neil A, Opie R, et al: A randomised controlled trial of dietary improvement for adults with major depression (the "SMILES" trial). BMC Medicine 15(1):23, 2017

Malhi GS, Bassett D, Boyce P, et al: Royal Australian and New Zealand College of Psychiatrists

Clinical Practice Guidelines for Mood Disorders. Aust N Z J Psychiatry 49(12):1087–1206, 2015

Sarris J, Logan AC, Akbaraly TN, et al: Nutritional medicine as mainstream in psychiatry. Lancet Psychiatry 2(3):271–274, 2015

참고 문헌

Akbaraly TN, Brunner EJ, Ferrie JE, et al: Dietary pattern and depressive symptoms in middle age. Br J Psychiatry 195(5):408–413, 2009 19880930

Amminger GP, Schäfer MR, Papageoriou K, et al.: Long-chain omega-3 fatty acids for indicated prevention of psychotic disorders: a randomized, placebo-controlled trial. Arch Gen Psychiatry 67(2):146–154, 2010 20124114

Amminger GP, Schäfer MR, Schlögelhofer M, et al: Longer-term outcome in the prevention of psychotic disorders by the Vienna omega-3 study. Nat Commun 6:7934, 2015 26263244

Anastasiou CA, Yannakoulia M, Kosmidis MH, et al: Mediterranean diet and cognitive health: initial results from the Hellenic Longitudinal Investigation of Ageing and Diet. PLoS One 12(8):e0182048, 2017 28763509

Berk M, Copolov DL, Dean O, et al: N-acetyl cysteine for depressive symptoms in bipolar disorder: a double-blind randomized placebo-controlled trial. Biol Psychiatry 64(6):468–475, 2008a 18534556

Berk M, Copolov D, Dean O, et al: N-acetyl cysteine as a glutathione precursor for schizophrenia: a double-blind, randomized, placebo-controlled trial. Biol Psychiatry 64(5):361–368, 2008b 18436195

Berk M, Dean OM, Cotton SM, et al: Maintenance N-acetyl cysteine treatment for bipolar disorder: a double-blind randomized placebo controlled trial. BMC Med 10:91, 2012 22891797

Bozzatello P, Brignolo E, De Grandi E, et al: Supplementation with omega-3 fatty acids in psychiatric disorders: a review of literature data. J Clin Med 5(8):67, 2016 27472373

Brickman AM, Khan UA, Provenzano FA, et al: Enhancing dentate gyrus function with dietary flavanols improves cognition in older adults. Nat Neurosci 17(12):1798–1803, 2014 25344629

Brinkworth GD, Buckley JD, Noakes M, et al: Long-term effects of a very low-carbohydrate diet and a low-fat diet on mood and cognitive function. Arch Intern Med 169(20):1873–1880, 2009 19901139

Brinkworth GD, Luscombe-Marsh ND, Thompson CH, et al: Long-term effects of very low-carbohydrate and high-carbohydrate weight-loss diets on psychological health in obese adults with type 2 diabetes: randomized controlled trial. J Intern Med 280(4):388–397, 2016 27010424

Delichatsios HK, Leonard MM, Fasano A, et al: Case records of the Massachusetts General Hospital. case 14-2016: a 37-year-old woman with adult-onset psychosis. N Engl J Med 374(19):1875–1883, 2016 27168437

Desideri G, Kwite-Uribe C, Grassi D, et al: Benefits in cognitive function, blood pressure, and insulin resistance through cocoa flavanol consumption in elderly subjects with mild cognitive impairment: the Cocoa, Cognition, and Aging (CoCoA) study. Hypertension 60(3):794–801, 2012 22892813

Devore EE, Kang JH, Breteler MMB, et al: Dietary intakes of berries and flavonoids in relation to cognitive decline. Ann Neurol 72(1):135–143, 2012 22535616

Do KQ, Trabensinger MK, Lauer CJ, et al.: Schizophrenia: glutathione deficit in cerebrospinal fluid and prefrontal cortex in vivo. Eur J Neurosci 12(1):3721–3728, 2000 1102964

Dohan FC, Grasberger JC: Relapsed schizophrenics: earlier discharge from the hospital after cereal-free, milk-free diet. Am J Psychiatry 130(6):685–688, 1973 4739849

Drover J, Hoffman DR, Castañeda YS, et al: Three randomized controlled trials of early long-chain polyunsaturated fatty acid supplementation on means-end problem solving in 9-month-olds. Child Dev 80(5):1376–1384, 2009 19765006

Durga J, van Boxtel MP, Schouten EG, et al: Effect of 3-year folic acid supplementation on cognitive function in older adults in the FACIT trial: a randomised, double blind, controlled trial. Lancet 369(9557):208–216, 2007 17240287

Ellengaard PK, Licht RW, Poulsen HE, et al: Add-on treatment with N-acetylcysteine for bipolar depression: a 24-week randomized double-blind parallel group placebo- controlled multicentre trial (NACOS-study protocol). J Bipolar Disord 6(1):11, 2018 29619634

Farokhnia M, Azarkolah A, Adinehfar F, et al: N-acetylcysteine as an adjunct to risperidone for treatment of negative symptoms in patients with chronic schizophrenia: a randomized, double-blind, placebo-controlled study. Clin Neuropharmacol 36(6):185– 192, 2013 24201233

Gu Y, Brickman AM, Stern Y, et al: Mediterranean diet and brain structure in a multiethnic elderly cohort Neurology 85(20):1744–1751, 2015 26491085

Hallahan B, Ryan T, Hibbeln JR, et al: Efficacy of omega-3 highly unsaturated fatty acids in the treatment of depression. Br J Psychiatry 209(3):192–201, 2016 27103682

Howard AL, Robinson M, Smith GJ, et al: ADHD is associated with a "Western" dietary pattern in adolescents. J Atten Disord 15(5):403–411, 2011 20631199

Hyman SL, Stewart PA, Foley J, et al: The gluten-free/casein-free diet: a double-blind challenge trial in children with autism. J Autism Dev Disord 46(1):205–220, 2016 26343026

Jacka FN, Pasco JA, Mykletun A, et al: Diet quality in bipolar disorder in a population-based sample of women. J Affect Disord 129(1–3):332–337, 2011a 20888648

Jacka FN, Kremer PJ, Berk M, et al: A prospective study of diet quality and mental health in adolescents. PLoS One 6(9):e24805, 2011b 21957462

Jacka FN, Ystrom E, Brantsaeter AL, et al: Maternal and early postnatal nutrition and mental health of offspring by age 5 years: a prospective cohort study. J Am Acad Child Adolesc Psychiatry 52(10):1038–1047, 2013 24074470

Jacka FN, O'Neil A, Opie R, et al: A randomised controlled trial of dietary improvement for adults with major depression (the "SMILES" trial). BMC Med 15(1):23, 2017 28137247

Janowitz D, Wittfeld K, Terock J, et al: Association between waist circumference and gray matter volume in 2344 individuals from two adult community-based samples. Neuroimage 122:149–157, 2015 26256530

Kaplan BJ: Clinical trial of a nutritional supplement in adults with bipolar disorder (NCT00109577). Calgary, Alberta, Canada, University of Calgary, 2012. Available at: https://clinicaltrials.gov/ct2/show/NCT00109577. Accessed October 20, 2017.

Kaplan BJ, Simpson JSA, Ferre RC, et al: Effective mood stabilization with a chelated mineral supplement: an open-label trial in bipolar disorder. J Clin Psychiatry 62(12):936–944, 2001 11780873

Kelly D: Randomized controlled trial of a gluten free diet in patients with schizophrenia who are gliadin-positive (NCT01927276). Catonsville, MD, University of Maryland, 2017. Available at: https://clinicaltrials.gov/ct2/show/NCT01927276. Accessed December 14, 2018.

Kelly D: Confirmatory efficacy trial of a gluten-free diet in a subgroup of persons with schizophrenia who have high levels of IgG anti-gliadin antibodies (AGA IG) (NCT03183609). Catonsville, MD, University of Maryland, 2018. Available at: https://clinicaltrials.gov/ct2/show/NCT03183609. Accessed December 14, 2018.

Kien CL, Bunn JY, Tompkins CL, et al: Substituting dietary monounsaturated fat for saturated fat is associated with increased daily physical activity and resting energy expenditure and with changes in mood. Am J Clin Nutr 97(4):689–697, 2013 23446891

Kinney DK, Teixeira P, Hsu D, et al: Relation of schizophrenia prevalence to latitude, climate, fish consumption, infant mortality, and skin color: a role for prenatal vitamin d deficiency and infections? Schizophr Bull 35(3):582–595, 2009 19357239

Knivsberg AM, Reichelt KL, Høien T, Nødland M: A randomised, controlled study of dietary intervention in autistic syndromes. Nutr Neurosci 5(4):251–261, 2002 12168688

Levine J, Stahl Z, Sela BA, et al: Homocysteine-reducing strategies improve symptoms in chronic schizophrenic patients with hyperhomocysteinemia. Biol Psychiatry 60(3):265–269, 2006 16412989

Liu T, Lu Q-B, Yan L, et al: Comparative study on serum levels of 10 trace elements in schizophrenia. PLoS One 10(7):e0133622, 2015 26186003

lno M, Corley J, Cox SR, et al: Mediterranean-type diet and brain structural change from 73 to 76 years in a Scottish cohort. Neurology 88(5):449–455, 2017 28053008

Malhi GS, Bassett D, Boyce P, et al: Royal Australian and New Zealand College of Psychiatrists Clinical Practice Guidelines for Mood Disorders. Aust N Z J Psychiatry 49(12):1087–1206, 2015

Martínez-González MA, Garcia-Arellano A, Toledo E: A 14-item Mediterranean diet assessment tool and obesity indexes among high-risk subjects: the PREDIMED trial. PLoS One 7(8):e43134 2012 22905215

Martínez-Lapiscina EH, Clavero P, Toledo E, et al: Mediterranean diet improves cognition: the PREDIMED-NAVARRA randomised trial. J Neurol Neurosurg Psychiatry 84(12):1318–1325, 2013 23670794

Mastroiacovo D, Kwik-Uribe C, Grassi D, et al: Cocoa flavanol consumption improves cognitive function, blood pressure control, and metabolic profile in elderly subjects: the Cocoa, Cognition, and Aging (CoCoA) Study—a randomized controlled trial. Am J Clin Nutr 101(3):538–548, 2015 25733639

McCann D, Barrett A, Cooper A, et al: Food additives and hyperactive behaviour in 3-year-old and 8/9-year-old children in the community: a randomised, double-blinded, placebo-controlled trial. Lancet 370(9598):1560–1567, 2007 17825405

McEvoy CT, Guyer H, Langa KM, et al: Neuroprotective diets are associated with better cognitive function: the Health and Retirement Study. J Am Geriatr Soc 65(8):1857–1862, 2017 28440854

McGorry PD, Nelson B, Markulev C, et al: Effect of omega-3 polyunsaturated fatty acids in young people at ultrahigh risk for psychotic disorders: the NEURAPRO randomized clinical trial. JAMA Psychiatry 74(1):19–27, 2017 27893018

McGrath JJ, Eyles DW, Pedersen CB, et al: Neonatal vitamin D status and risk of schizophrenia: a population-based case-control study. Arch Gen Psychiatry 67(9):889–894, 2010 20819982

Miller MG, Hamilton DA, Joseph JA, Shukitt-Hale B: Dietary blueberry improves cognition among older adults in a randomized, double-blind, placebo-controlled trial Eur J Nutr 57(3):1169–1180, 2018 28283823

Nanri A, Mizoue T, Poudel-Tandukar K, et al: Dietary patterns and suicide in Japanese adults:

the Japan Public Health Center-based Prospective Study. Br J Psychiatry 203(6):422–427, 2013 24115342

Noaghiul S, Hibbeln JR: Cross-national comparisons of seafood consumption and rates of bipolar disorders. Am J Psychiatry 160(12):2222–2227, 2003 14638594

Palmer CM: Ketogenic diet in the treatment of schizoaffective disorder: two case studies. Schizophr Res 189:208–209, 2017 28162810

Papakostas GI, Shelton RC, Zajecka JM, et al: l-Methylfolate as adjunctive therapy for SSRI-resistant major depression: results of two randomized, double-blind, parallel- sequential trials. Am J Psychiatry 169(12):1267–1274, 2012 23212058

Pawełczyk T, Grancow-Grabka M, Kotlicka-Antczak M, et al: A randomized controlled study of the efficacy of six-month supplementation with concentrated fish oil rich in omega-3 polyunsaturated fatty acids in first episode schizophrenia. J Psychiatr Res 73:34–44, 2016 26679763

Peet M: Diet, diabetes and schizophrenia: review and hypothesis. Br J Psychiatry Suppl 47:S102–S105, 2004a 15056602

Peet M: International variations in the outcome of schizophrenia and the prevalence of depression in relation to national dietary practices: an ecological analysis. Br J Psychiatry 184:404–408, 2004b 15123503

Pelsser LM, Frankena K, Toorman J, et al: Effects of a restricted elimination diet on the behaviour of children with attention-deficit hyperactivity disorder (INCA study): a randomised controlled trial. Lancet 377(9764):494–503, 2011 21296237

Perry BI, McIntosh G, Weich S, et al: The association between first-episode psychosis and abnormal glycaemic control: systematic review and meta-analysis. Lancet Psychiatry 3(11):1049–1058, 2016 27720402

Potkin SG, Weinberger D, Kleinman J, et al: Wheat gluten challenge in schizophrenic patients. Am J Psychiatry 138(9):1208-1211, 1981 7270725

Psaltopoulou T, Sergentanis TN, Panagiotakos DB, et al: Mediterranean diet, stroke, cognitive impairment, and depression: a meta-analysis. Ann Neurol 74(4):580–591, 2013 23720230

Raine A, Mellingen K, Liu J, et al: Effects of environmental enrichment at ages 3–5 years on schizotypal personality and antisocial behavior at ages 17 and 23 years. Am J Psychiatry 160(9):1627–1635, 2003 12944338

Ríos-Hernández A, Alda JA, Farran-Codina A, et al: The Mediterranean diet and ADHD in children and adolescents. Pediatrics 139(2):e20162027, 2017 28138007

Roffman JL, Petruzzi LJ, Tanner AS, et al: Biochemical, physiological and clinical effects of L-methylfolate in schizophrenia: a randomized controlled trial. Mol Psychiatry

23(2):316–322, 2018 28289280

Rucklidge JJ, Frampton CM, Gorman B, et al: Vitamin-mineral treatment of attention-deficit hyperactivity disorder in adults: double-blind randomised placebo-controlled trial. Br J Psychiatry 204:306–315, 2014 24482441

Rucklidge JJ, Eggleston MJF, Johnstone JM, et al: Vitamin-mineral treatment improves aggression and emotional regulation in children with ADHD: a fully blinded, randomized, placebo-controlled trial. J Child Psychol Psychiatry 59(3):232–246, 2018 28967099

Sanchez CE, Barry C, Sabhlok A, et al: Maternal pre-pregnancy obesity and child neurodevelopmental outcomes: a meta-analysis. Obes Rev 19(4):464–484, 2018 29164765

Sánchez-Villegas A, Galbete C, Martinez-González MÁ, et al: The effect of the Mediterranean diet on plasma brain-derived neurotrophic factor (BDNF) levels: the PREDIMED-NAVARRA randomized trial. Nutr Neurosci 14(5):195–201, 2011 22005283

Sarris J, Mischoulon D, Schweitzer I: Omega-3 for bipolar disorder: meta-analyses of use in mania and bipolar depression. J Clin Psychiatry 73(1):81–86, 2012 21903025

Sarris J, Logan AC, Akbaraly TN, et al: Nutritional medicine as mainstream in psychiatry. Lancet Psychiatry 2(3):271–274, 2015 26359904

Sarris J, Murphy J, Mischoulon D, et al: Adjunctive nutraceuticals for depression: a systematic review and meta-analyses. Am J Psychiatry 173(6):575–587, 2016 27113121

Sathe N, Andrews JC, McPheeters ML, et al: Nutritional and dietary interventions for autism spectrum disorder: a systematic review. Pediatrics 139(6):e20170346, 2017 28562286
Scarna A, Gijsman HJ, McTavish SFB, et al: Effects of a branched-chain amino acid drink in mania. Br J Psychiatry 182:210–213, 2003 12611783

Schröder H, Fitó M, Estruch R, et al: A short screener is valid for assessing Mediterranean diet adherence among older Spanish men and women. J Nutr 141(6):1140–1145, 2011 21508208

Singh K, Connors SL, Macklin EA, et al: Sulforaphane treatment of autism spectrum disorder (ASD). Proc Natl Acad Sci USA 111(43):15,550–15,555, 2014 25313065

Singh MM, Kay SR: Wheat gluten as a pathogenic factor in schizophrenia. Science 19(4225):401–402, 1976 1246624

Sonuga-Barke EJ, Brandeis D, Cortese S, et al: Nonpharmacological interventions for ADHD: systematic review and meta-analyses of randomized controlled trials of dietary and psychological treatments. Am J Psychiatry 170(3):275–289, 2013 23360949

Stahl ST, Albert SM, Dew MA, et al: Coaching in healthy dietary practices in at-risk older adults: a case of indicated depression prevention. Am J Psychiatry 171(5):499–505, 2014 24788282

Valls-Pedret C, Sala-Vila A, Serra-Mir M, et al: Mediterranean diet and age-related cognitive decline: a randomized clinical trial. JAMA Intern Med 175(7):1094–1103, 2015 25961184

Vinkhuyzen AAE, Eyles DW, Burne THJ, et al: Gestational vitamin D deficiency and autism-related traits: the Generation R Study. Mol Psychiatry 23(2):240–246, 2018 27895322

Wang T, Shan L, Du L, et al: Serum concentration of 25-hydroxyvitamin D in autism spectrum disorder: a systematic review and meta-analysis. Eur Child Adolesc Psychiatry 25(4):341–350, 2016 26514973

Whiteley P, Haracopos D, Knivsberg AM, et al: The ScanBrit randomised, controlled, single-blind study of a gluten- and casein-free dietary intervention for children with autism spectrum disorders. Nutr Neurosci 13(2):87–100, 2010 20406576

Woo HD, Kim DW, Hong YS, et al: Dietary patterns in children with attention deficit/hyperactivity disorder (ADHD). Nutrients 6(4):1539–1553, 2014 24736898

Wu D-M, Wen X, Han X-R, et al: Relationship between neonatal vitamin D at birth and risk of autism spectrum disorders: the NBSIB study. J Bone Miner Res 33(3):458–466, 2018 29178513

Yassine HN, Braskie MN, Mack WJ, et al: Association of docosahexaenoic acid supplementation with Alzheimer disease stage in apolipoprotein E e4 carriers: a review. JAMA Neurol 74(3):339–347, 2017 28114437

Yurko-Mauro K, Alexander DD, Van Elswyk ME: Docosahexaenoic acid and adult memory: a systematic review and meta-analysis. PLoS One 10(3):e0120391, 2015 25786262

제14장

정신질환의 장-뇌 축과 장내 미생물무리유전체

에머런 A. 메이어 Emeran A. Mayer, M.D.

류효진 Hyo Jin Ryu, B.S.

번역 임선진, 이선구

KEY POINTS

- 뇌-장-미생물무리유전체 축에서는 다양한 메커니즘을 통해 양방향 소통이 이루어진다.
- 전임상연구들은 장내 미생물이 감정과 행동에 영향을 미친다는 사실을 뒷받침하고 있다.
- 최근의 임상시험 결과에 따르면 정신질환에서 장내 미생물무리유전체로부터 뇌로 전달되는 신호에 변화가 생기는 것이 관찰됐다.
- 이러한 뇌-장 미생물무리유전체 상호작용의 변화를 바탕으로 한 치료 권고안도 점차 제시되고 있다.

지난 10년간 동물실험 연구를 중심으로 신경계와 위장관 그리고 장내 미생물무리유전체(gut microbiome) 간의 양방향 상호작용에 대한 이해가 크게 진전됐다. 동물 모델을 활용한 연구에서는 장내 미생물무리유전체가 정서, 사회성, 통증 지각, 섭식 행동 등에 영향을 미친다는 사실이 확인됐지만 이러한 결과가 건강한 인간이나 정신질환을 가진 환자에게도 동일하게 적용될 수 있는지는 아직 명확하지 않다. 또한 특정 장내 미생물무리유전체를 표적으로 한 치료법의 효과 역시 검증되지 않았다. 그럼에도 불구하고 새롭게 부상한 뇌-장-미생물무리(BGM) 과학을 바탕으로 자폐스펙트럼장애, 불안, 우울증, 알츠하이머병, 파킨슨병, 조현병, 뇌전증 등 다양한 질환을 대상으로 프리바이오틱(prebiotic), 프로바이오틱(probiotic), 포스트바이오틱(postbiotic) 중재가 1차 또는 보조 치료로서 유익할 수 있는지를 밝히기 위한 학계와 산업계의 연구가 활발히 진행되고 있다. 이러한 치료법은 특정 식이요법이나 프리바이오틱스 및 프로바이오틱스 형태의 건강보조식품, 새로운 프로바이오틱스 균주, 장내 미생물의 신호 전달 분자를 표적으로 한 새로운 분자인 포스트바이오틱스 또는 정신건강에 긍정적 영향을 미치는 생물학적 제제인 사이코바이오틱스(psychobiotics) 등의 형태로 제공될 수 있다.

이 장에서는 먼저 동물과 인간을 대상으로 한 주요 연구들을 통해 뇌와 장내 미생물무리(gut microbiota) 사이에 양방향 신호 전달이 존재한다는 사실을 입증한 핵심 결과들을 간략히 살펴본다. 이어서 정신질환에서 BGM 통신 경로가 수행하는 역할에 대한 과학적 증거를 검토하고 마지막으로 BGM 축 내 이러한 상호작용이 지닐 수 있는 치료적 함의에 대해 논의한다.

뇌에서 장내 미생물무리로의 신호 전달

스트레스가 장내 미생물무리유전체의 군집 구조에 영향을 미친다는 점을 보여주는 연구는 40년이 넘는 문헌을 통해 입증돼 있으며 이와 관련된 내용은 이전에 종합적으로 검토된 바 있다(Cryan and Dinan 2012; Rhee et al. 2009). 다양한 동물 모델에서 일관되게 관찰된 대표적인 효과 중 하나는 스트레스에 의해 대변 내 락토바실러스(*Lactobacillus*) 속의 풍부도가 일시적으로 감소한다는 것이다. 이 내용은 표 14-1에 요약돼 있으며 그림 14-1에서도 확인할 수 있다. 이러한 현상은 주로 자율신경계를 통해 매개되는 여러 메커니즘

표 14-1. 스트레스가 장내 미생물무리유전체에 미치는 영향을 매개하는 메커니즘

영역	메커니즘
미생물 환경	위장관 운동성(장 이동의 국소적 변화)
	장 투과성
	파네스 세포(Paneth cell) 분비(항균)
	장액 및 점액 분비
	위산/담즙산 분비
	장내 pH
	상피 및 혈액-뇌 장벽 투과성
미생물무리유전체	노르에피네프린의 장관 내 분비에 의한 미생물 유전자 발현 및 독성의 직접적 조절
	세로토닌 및 오피오이드와 같은 스트레스 유발 신호 분자의 장관 내 분비

[참고]   이러한 메커니즘은 메이어(Mayer 2011)와 리 등(Rhee et al. 2009)에서 광범위하게 검토되고 있다.

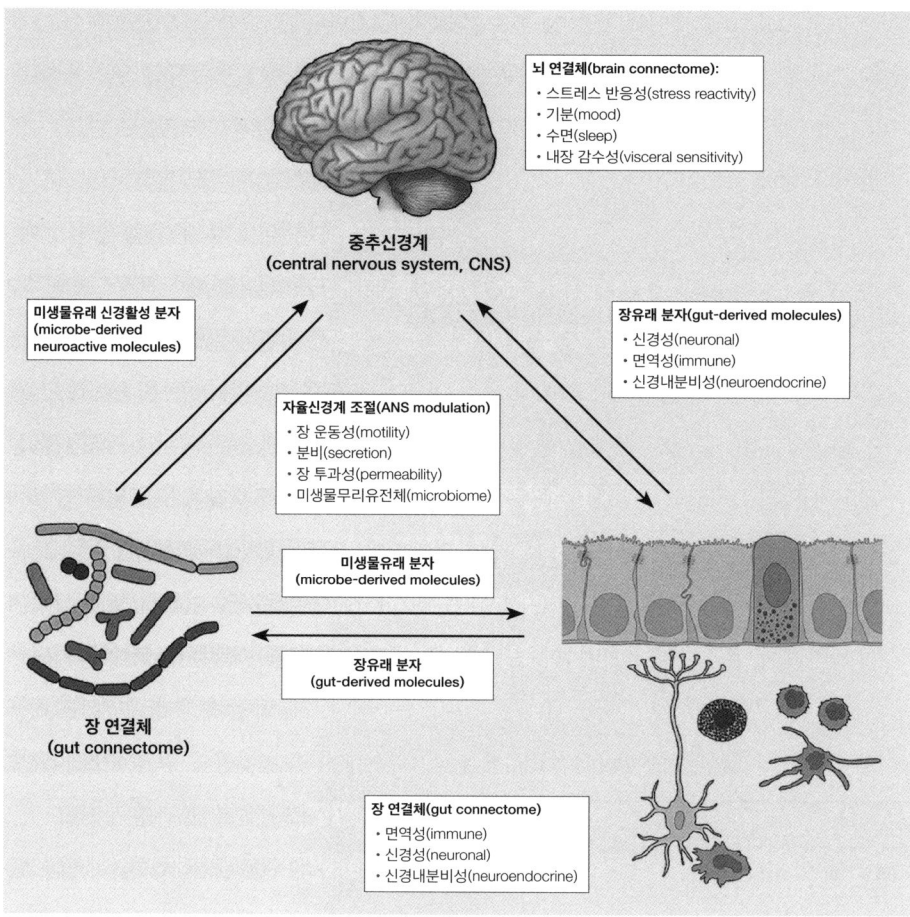

그림 14-1. 뇌-장-미생물무리 상호작용의 시스템생물학 모델.

[그림설명] 장내 미생물은 다양한 미생물 대사산물을 통해 장과 소통하며 장 기능의 변화는 다시 미생물의 생리적 행동과 활성을 조절할 수 있다. 뇌는 자율신경계(autonomic nervous system, ANS)를 통해 장내 환경에 영향을 미치며 이를 통해 장내 미생물무리의 구성과 기능을 간접적으로 조절할 수 있다. 나아가 교감신경계(sympathetic nervous system)는 장내 미생물의 유전자 발현 프로파일을 조절함으로써 미생물의 기능에 직접적 변화를 일으킬 수 있다. 반대로 장내 미생물은 장에서 유래한 숙주 분자를 통해 간접적으로 또는 자체적으로 생성한 신경 활성 신호, 예를 들어 단쇄지방산(SCFA), 트립토판 대사산물, GABA 등을 통해 직접적으로 뇌와 소통할 수 있다. 이러한 뇌-장-미생물 간의 양방향 상호작용은 본래 항상성 유지를 돕지만 심리사회적 스트레스나 식이, 약물, 감염 등 장 기능을 교란하는 자극에 의해 이 균형이 무너지면 시스템 전체의 행동이 변화해 우울증, 불안, 과민대장증후군 등 뇌-장 관련 질환으로 나타날 수 있다.

[출처] Fung TC, Olson CA, Hsiao EY: "Microbiota, Immune System, and the Nervous System Interactions in Health and Disease." Nature Neuroscience 20(2):145-155, 2017.
스프링거 네이처(Springer Nature)의 허가를 받아 수정함. © 2017, Copyright.

을 통해 미생물의 환경뿐 아니라 미생물 유전자 발현 및 행동을 조절함으로써 나타난다. 스트레스에 의해 유도되는 장 생리의 변화는 장내 미생물의 서식 환경을 바꾸고 그 결과 미생물무리의 구성이나 활성이 변화하게 된다. 예를 들어 만성 가변성 스트레스 생쥐 모델(chronic variable stress mouse model)을 이용한 최근 연구에서는 대변 내 락토바실러스가 감소하고 트립토판 대사가 세로토닌 경로에서 키누레닌 경로로 전환되는 양상이 관찰됐다(Marin et al. 2017). 이러한 전임상연구들은 인간에서도 만성 스트레스로 인한 장내 미생물 불균형이 미생물 대사산물을 통해 뇌기능에 영향을 줄 수 있음을 시사한다(자세한 내용은 다음 섹션 "장내 미생물무리에서 뇌로의 신호 전달" 참조).

이러한 스트레스 상황에서 나타나는 뇌의 간접적 영향 외에도 장 내강에서 분비되는 노르에피네프린이 미생물의 독성 유전자 발현을 직접 조절할 수 있다는 사실이 스트레스 동물 모델에서 입증된 바 있다(Hughes and Sperandio 2008). 자율신경계가 장 기능에 미치는 영향은 주로 스트레스 상황을 중심으로 연구돼 왔으나 인간을 대상으로 한 과거의 관찰 연구들에서도 두려움, 분노, 슬픔과 같은 특정한 감정 상태에 따라 유사한 생리적 반응이 나타나는 것으로 보고됐다. 예를 들어 공포나 불안은 장의 연동 운동을 촉진하는 경향이 있는 반면, 슬픔은 장운동을 감소시키는 반응과 관련된 것으로 관찰됐다(Mayer 2011).

장내 미생물무리에서 뇌로의 신호 전달

전임상연구

현재까지의 증거에 따르면 장내 미생물무리유전체는 신경면역 및 신경내분비 메커니즘을 통해 중추신경계를 상향식으로 조절한다. 이 과정에는 미주신경과 척수신경이 자주 관여한다. 장내 미생물이 뇌와 행동에 미치는 영향을 입증하는 데 사용된 실험 모델과 중재 방법들은 표 14-2에 정리돼 있다. 신경계와의 의사소통은 장내 내분비 세포에 직접 작용하거나 장 투과성이 증가한 상황에서는 단쇄지방산(short chain fatty acids,

SCFAs), 이차 담즙산, 트립토판 대사산물 등 다양한 미생물 유래 분자들이 전신 순환계로 유입됨으로써 매개될 수 있다.

표 14-2. 장내 미생물이 뇌와 행동에 미치는 영향을 연구하기 위한 전임상 모델의 실험 전략

전략	중요성
무균	무균(germ-free) 표현형은 특정 병원체가 없는 인체 유래 또는 합성 미생물무리(synthetic microbiota)로 장을 재집락화(recolonization)함으로써 되돌릴 수 있다.
항생제	항생제는 분변 미생물무리의 구성과 다양성에 일시적인 변화를 유도했으며, 해마에서 탐색 행동과 BDNF 발현을 증가시켰다. 성체 쥐에 장기간 항생제를 투여한 결과, 순환 단핵구에 의존하는 메커니즘을 통해 해마의 신경 발생이 감소하고 새로운 물체 인식 과제에서 인지 결함이 나타났다. 그러나 Ly6C^{hi} 단핵구를 수동이식하거나 자발적 운동 및 프로바이오틱스 치료를 시행한 경우 이러한 병리적 표현형이 회복됐다.
프로바이오틱스	프로바이오틱스는 장내 미생물무리가 정상인 동물 모델에서도 기저 또는 스트레스 유발 불안 행동을 감소시키는 효과를 보였다. 프로바이오틱스 보충제는 당뇨병 모델 쥐에서 기억력과 학습 능력을 개선하는 효과를 보였다.

[참고] 이러한 결과는 베르칙 등(Bercik et al. 2012)과 메이어 등(Mayer et al. 2015)에 의해 종합적으로 요약돼 있다.
[약어] Ly6C^{hi}=Lymphocyte antigen 6 complex locus C, in high levels
(림프구 항원 6 복합체 유전자좌 C, 고발현 하위군)

이러한 대사산물 외에도 장내 미생물무리는 γ-아미노부티르산(GABA), 세로토닌, 노르에피네프린, 도파민 등 다양한 신경활성 분자를 생성할 수 있다(Cryan and Dinan 2012; Mayer et al. 2015). 장내 미생물 대사산물과 장내 내분비 세포 간의 상호작용은 포만감과 배고픔의 조절뿐 아니라 다양한 생리 기능에 중요한 역할을 하는 것으로 알려져 있다. 전임상 및 임상연구에 따르면 숙주의 식이 섬유 중 저항성 전분과 비전분 다당류로부터 생성된 미생물 유래 단쇄지방산은 회장 말단부에 위치한 L-세포를 자극해 펩타이드 YY, 글루카곤 유사 펩타이드-1(GLP-1), 펩타이드-2(GLP-2)를 분비하게 하며 이는 포만감 유도 및 행동 변화와 연관돼 있음이 입증됐다(Holzer and Farzi 2014). 음식 섭취와 소화 조절에 관여하는 장내 내분비 세포에 G-단백질 결합 단쇄지방산 수용체가 광범위

하게 분포하고 있다는 사실은 음식 섭취 조절 및 비만에서 장내 미생물무리가 중요한 역할을 한다는 점을 뒷받침한다.

미생물과 숙주 간 상호작용을 가장 잘 보여주는 대표적 사례 중 하나는 미생물, 엔테로크로마핀 세포(enterochromaffin cell) 그리고 뇌 사이의 상호작용이다. 트립토판은 신경전달물질인 세로토닌(5-하이드록시트립토판)의 전구체이자 뇌-장-미생물무리(BGM) 축 내에서 신경내분비 신호 전달에 기여하는 다양한 대사산물의 전구체로 작용하기 때문에 BGM 축에서 매우 중요한 분자로 간주된다(Ruddick et al. 2006). 세로토닌은 위장관에 존재하는 엔테로크로마핀 세포에서 주로 생성되며 체내 세로토닌의 약 95%는 이들 장내 세포와 장 신경계에 존재하고 나머지 5%만이 중추신경계에 저장돼 있다(Kim and Camilleri 2000). 장내 미생물무리는 뇌에서의 세로토닌 합성에 필수적인 트립토판의 말초 이용 가능성에 결정적인 영향을 미치며 이로써 뇌-장 축의 기능에 깊이 관여한다.

말초 트립토판 대사의 조절 메커니즘은 아직 명확히 밝혀지지 않았지만 일부 연구에서는 장내 미생물무리가 키누레닌 경로를 통해 식이 트립토판의 분해를 조절할 수 있음을 시사하고 있다(Schwarcz et al. 2012). 예를 들어 만성 가변 스트레스 생쥐 모델에서 락토바실러스 루테리를 프로바이오틱스로 투여한 결과, 스트레스로 유도된 행동 변화가 정상화되었으며 이는 미생물 유래 과산화수소(H_2O_2)에 의해 인돌아민 2,3-디옥시게나제 1(IDO1) mRNA의 발현을 억제해 혈중 키누레닌 수치가 감소한 것과 관련이 있었다(Marin et al. 2017). 이러한 결과는 키누레닌이 뇌 기능과 행동 조절에 있어 중요한 역할을 할 수 있음을 시사한다.

공생균은 숙주의 면역체계를 형성하는 데 중요한 역할을 하며 말초 면역세포의 중추신경계 신호 전달에도 영향을 미친다(Fung et al. 2017). 최근 연구에 따르면 장내 미생물무리가 중추신경계에 상주하는 면역세포, 특히 미세아교세포의 발달과 기능에도 영향을 미친다는 사실이 밝혀졌다(Erny et al. 2015). 무균 생쥐에서는 미세아교세포의 성숙과 형태가 손상돼 있으며 병원체에 대한 초기 면역 반응도 저하돼 있다. 이러한 표현형은 출생 후 단쇄지방산을 보충하거나 복잡한 미생물무리를 식민화함으로써 회복시킬 수 있었다. 이러한 결과는 초기 생애 동안 BGM 축의 기능을 프로그래밍하는 데 미생물

신호가 결정적 역할을 할 뿐 아니라 성인기 내내 미세아교세포의 성숙과 기능 유지를 위해서도 장내 미생물무리의 지속적 신호가 필요하다는 점을 시사한다(Erny et al. 2015).

BGM 축에는 장 장벽과 혈액-뇌장벽이라는 두 가지 주요 생리적 장벽이 존재한다. 이 두 구조는 뇌와 장 사이의 신호 전달을 조절하는 자연적 장벽 역할을 한다. 그러나 이들 장벽의 투과성은 고정돼 있는 것이 아니라 스트레스, 염증 그리고 장내 미생물무리 자체에 의해 조절될 수 있다. 즉, 외부 및 내부 환경 변화에 따라 이들 장벽의 투과성이 달라질 수 있다. 따라서 장에서 뇌로 전달되는 정보의 양은 숙주의 생리적·면역학적 상태에 따라 크게 달라질 수 있으며 이는 BGM 축의 기능적 역동성과 밀접하게 연결된다.

임상시험

소수의 임상시험에서는 장내 미생물무리의 군집 구조가 뇌의 생리적 지표 및 프로바이오틱스와 프리바이오틱스 중재에 따른 주관적 결과와 유의미한 연관성을 지닌다는 점이 성공적으로 입증됐다. 인간 대상 연구에서는 프로바이오틱스 보충제가 장내 미생물의 구성 자체를 뚜렷하게 변화시키지는 않지만 장내 미생물무리유전체의 전사 상태(transcriptional state)를 수정함으로써 뇌에 영향을 미칠 수 있는 것으로 보인다. 따라서 장내 미생물무리의 기능적 역학과 대사체학을 면밀히 분석함으로써 이러한 효과의 기저 메커니즘을 밝히고 치료적 중재를 위한 유망한 표적을 식별하는 데 중요한 단서를 제공할 수 있다. 한편 인간을 대상으로 한 고품질의 대조 연구에서는 항생제나 분변 미생물 이식과 같은 다른 미생물무리유전체 기반 중재가 뇌 기능이나 행동에 미치는 영향을 입증한 바는 아직 없다.

뇌-장 미생물무리유전체 상호작용의 발달적 측면

그림 14-2에서 볼 수 있듯이 뇌-장-미생물무리(BGM) 축의 프로그래밍에 영향을 미치는 요인은 임신기를 포함한 생후 첫 3년 동안 집중적으로 작용한다. 이 시기는 장내 미생물무리의 군집 구조가 형성되고 동시에 진화하는 미생물무리와 발달 중인 중추신경

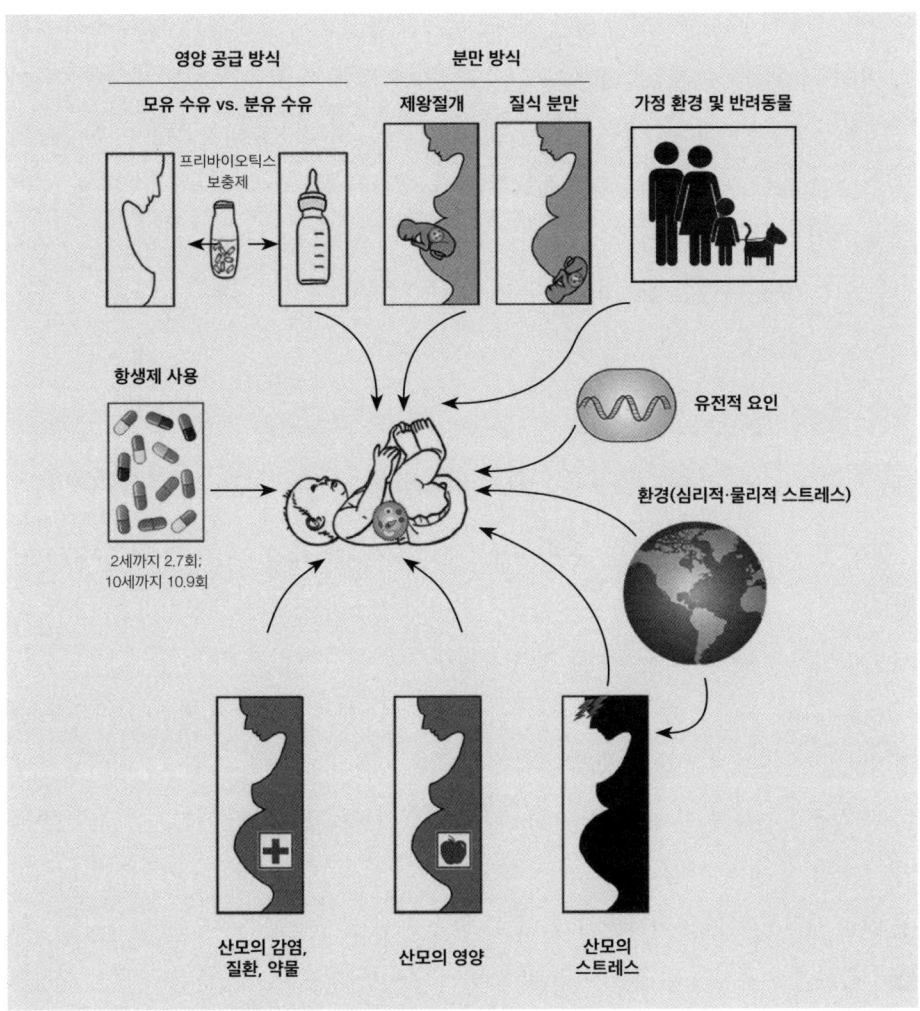

그림 14-2. 초기 생애 경험과 영아 장내 미생물무리유전체의 발달.

[그림설명] 유아기는 장내 미생물무리유전체가 다양한 외부 요인에 매우 민감하게 반응하는 시기로 생애주기 중에서도 특히 취약한 시기로 간주된다. 유전적 요인 외에도 산전 환경, 예를 들어 산모의 영양 상태, 스트레스 수준, 전반적인 건강은 태아의 초기 미생물 환경 형성에 중대한 영향을 미친다. 또한 분만 방식(질식 분만 대 제왕절개), 초기 영양 방식(모유 수유 대 분유 수유), 물리적·심리적 환경 그리고 항생제 사용 여부는 모두 신생아 및 영아기의 장내 미생물무리 구성과 기능에 변화를 일으킬 수 있는 중요한 요인들이다. 이 시기에 형성되는 장내 미생물무리의 구조와 안정성은 이후 면역 발달, 대사 조절, 신경계 형성 및 정신건강에 장기적으로 영향을 미칠 수 있기 때문에 초기 생애의 환경과 관리가 결정적인 역할을 한다.

[출처] Borre YE, O'Keeffe GW, Clarke G, et al: "Microbiota and the Neurodevelopmental Window: Implications for Brain Disorders." Trends in Molecular Medicine 20(9):509-518, 2014. 엘스비어(Elsevier)의 허가를 받아 재인용됨.

계 간의 상호작용이 구축되는 결정적 시기다. 이러한 초기 상호작용은 BGM 축의 장기적 기능을 형성하는 프로그래밍 과정을 구성한다. 일단 이 프로그래밍 기간이 지나면 장내 미생물무리와 BGM 축은 비교적 안정된 상태를 유지하게 되며 성인 이후에는 외부 자극에 대한 민감도 역시 현저히 감소한다. 이러한 시간적 특성을 고려할 때, 모체 감염, 식이 요인, 특히 항생제와 같은 외부 요인이 정상적 BGM 프로그래밍을 방해할 경우, 이는 향후 다양한 신경발달장애에 부정적 영향을 미칠 수 있다는 가설은 충분한 타당성을 가진다.

정신질환 및 신경질환에서의 뇌-장 미생물무리유전체 상호작용 변화

조현병 및 양극성장애 환자의 장내 미생물무리유전체에 대한 임상시험을 체계적으로 검토한 결과, 이러한 정신질환은 미생물 다양성의 감소와 관련돼 있으며 비정신과적 대조군과 비교할 때 전 세계적으로 지역사회 구조에서도 차이를 보이는 것으로 나타났다(Dickerson et al. 2017). 일부 보고서에서는 특정 미생물 분류군이 신체건강 상태, 우울 및 정신병 증상, 수면과 같은 임상적 특성과 연관돼 있음이 보고됐다. 그러나 이러한 미생물무리 구성 변화가 실제로 어떤 기능적 영향을 미치는지에 대한 정보는 아직 제한적이다. 한편 장내 미생물의 이상증식이 뇌 기능뿐 아니라 전신 생리 기능에 영향을 미칠 수 있는 개연성 있는 메커니즘 중 하나로, 장 투과성 증가에 따른 저등급(low grade) 전신 면역 활성화가 제시되고 있다. 이와 같은 면역 반응은 염증 매개체를 통해 중추신경계에도 영향을 미칠 수 있다.

우울증과 불안

전임상연구에서는 장내 미생물무리가 감정 행동을 조절할 수 있는 능력을 지닌다는 사실이 입증됐으며(표 14-3 참조) 이는 우울증의 발병과 중증도에 중요한 매개변수인 신경전달물질과 신경조절물질, 예를 들어 세로토닌, 뇌유래신경영양인자(BDNF), 시냅스 형성 및 성숙 등에 영향을 미치는 것으로 나타났다(Diaz Heijtz et al. 2011). 또한 주요우울장애와 관련된 장내 미생물무리의 불균형은 환자 집단의 비정상적인 혈청 면역 매개변수와 연관되어 있음이 확인됐다(Maes et al. 2008). 예를 들어 톨-유사 수용체 4(toll-like receptor 4 expression: TLR4)의 발현 증가 및 특정 공생 박테리아의 지질다당류(LPS)에 대한 면역글로불린 매개 면역 반응의 증가는 장 투과성 증가, 일명 '장 누수'와 함께 병원성 세균의 이동에 대한 조절장애를 시사한다(Kelly et al. 2016a). 주요우울장애 환자와 건강한 대조군의 장내 미생물무리유전체를 특성화한 연구들 간에는 다소 상이한 상관관계가 보고됐지만, 다음 세 가지 연구에서는 인과관계를 시사하는 결과가 도출됐다.

1. 우울증 환자의 분변을 설치류에게 이식한 결과, 수여 동물에서 우울증 유사 행동이 유도됐다(Kelly et al. 2016b; Zheng et al. 2016).
2. 건강한 대조군에 프리바이오틱스 및 프로바이오틱스를 투여한 결과, 불안과 기분 관련 지표가 개선됐다(Steenbergen et al. 2015).
3. 캐나다와 독일에서 대장균(Escherichia coli)의 특정 아형 감염 발생 후, 감염된 인구 집단에서 우울 및 불안 관련 증상이 유의하게 증가했다(Kelly et al. 2016a).

또한 영국에서 대규모 인구 기반 데이터베이스를 활용한 내재적 대조군 연구에 따르면 항생제 치료 이후 우울증 및 불안의 위험이 유의미하게 증가한 것으로 나타났다(Lurie et al. 2015). 이러한 연구들은 장내 미생물무리가 정서 및 행동에 영향을 미칠 수 있는 잠재적 인과 메커니즘을 뒷받침하며 우울증의 병태생리에 있어 미생물무리유전체가 중요한 요소임을 시사한다.

표 14-3. 뇌와 행동에서 장내 미생물무리유전체의 역할

뇌 및 행동의 변화	결과
스트레스 반응성	스트레스로 유도된 코르티코스테론(corticosterone) 수치는 **락토바실러스 람노서스(*Lactobacillus rhamnosus*)** 투여에 의해 감소됐다. **비피도박테리움 인판티스(*Bifidobacterium infantis*)** 투여는 모체 분리(maternal separation)로 유도된 다음과 같은 생리·행동적 변화를 역전시켰다. • 수영 행동 및 활동성 감소 • 뇌 내 노르아드레날린(noradrenaline) 감소 • 말초 IL-6(인터루킨-6) 증가 • 편도체 내 코르티코트로핀 방출 인자(CRF) mRNA 발현 증가
우울증 및 불안 유사 행동	**락토바실러스 람노너스** 치료는 특정 조건에서 불안 및 우울 유사 행동을 감소시키는 효과를 보였다. **비피도박테리움 브레베(*B. breve*)**와 **비피도박테리움 롱검(*B. longum*)**은 불안 감소 효과를 보였으며 특히 **비피도박테리움 롱검**은 항우울제와 유사한 행동 반응을 유도하는 것으로 나타났다. 무균 상태이거나 항생제 처리로 장내 미생물무리가 고갈된 생쥐에서는 일반적인 정서 행동이 감소했고, 이러한 행동 변화는 장내 미생물무리를 복원함으로써 되돌릴 수 있었다. 무균 상태의 모체 분리 생쥐에게 모체 분리 경험이 없는 생쥐의 장내 미생물무리를 이식한 경우, 모체 분리에 의해 손상된 대장 환경이 회복됐고 이로 인해 정상적 행동 반응이 유도됐다. 우울증 환자의 분변 미생물무리를 장내 미생물무리가 고갈된 생쥐에게 이식한 결과, 수혜 생쥐는 불안 및 우울증 유사 행동을 나타냈으며, 이는 장내 미생물무리가 정서 및 행동 조절에 인과적으로 관여할 수 있음을 시사한다.
통각 반응	항생제로 인한 장내 미생물무리 교란 동안 특정 물질을 섭취한 경우, 이는 성인기의 내장 민감도 증가와 관련되어 있는 것으로 나타났다. 통각 과민 반응의 감소는 자극 시 항염증성 사이토카인인 IL-10의 증가와 밀접하게 연관되어 있으며, 항 IL-10 항체를 투여하면 이러한 효과가 가역적으로 소실되는 것으로 보고됐다. 특정 **락토바실러스** 균주는 장 상피세포에서 μ-오피오이드 수용체 및 카나비노이드 수용체의 발현을 증가시켜 위장 진통 기능(visceral analgesia)을 조절하는 능력을 보였다. **락토바실러스파시미니스(*L. farciminis*)**는 스트레스 유발 내장 과민증 예방, 대장 상피 세포 투과성 증가 억제, 대장 미오신 경쇄 인산화 억제를 통한 장 기능 보호 등 항통각 효과(anti-nociceptive effect)를 나타냈다. **락토바실러스 루테리(*L. reuteri*)**는 유해 자극에 대한 대장 등근 신경절 신경세포의 과흥분성을 억제하고, 후과분극 신경세포(afterhyperpolarizing neuron)의 흥분성은 증가시켜 장 신경계의 흥분 균형을 조절하는 효과를 보였다.
수유 행동, 맛 선호도 및 신진대사 결과	장내 미생물무리가 고갈된 생쥐에서는 칼로리 섭취 증가, 지방 선호도 상승 그리고 포만감 신호의 감소가 관찰됐다. 톨유사수용체 5(Toll-like receptor 5, TLR5) 결핍은 과식(hyperphagia)과 대사증후군의 전형적인 증상들과 연관되어 있었다. **락토바실러스 존소니아이 La1(*Lactobacillus johnsonii La1*)**은 중추 히스타민 신경계와 부교감신경핵(parasympathetic nuclei)을 통한 자율신경 전달을 조절함으로써, 혈압 강하와 관련된 효과를 나타낸 것으로 보고됐다.

뇌 신경화학	대뇌피질과 해마에서 BDNF 수치의 변화가 관찰됐으며 이는 신경가소성 및 인지기능 조절과 밀접한 관련이 있다. 해마 내 세로토닌 1A형 수용체(5-HT₁ₐ) 발현의 감소가 확인되었으며, 이는 정서 조절 및 스트레스 반응에 대한 민감도 증가와 연관될 수 있다. 선조체(striatum)에서의 모노아민 회전율 증가와 함께, 시냅스가소성과 관련된 유전자들의 발현이 감소된 양상이 관찰됐다.

[참고] 이러한 연구 결과는 베르칙 등(Bercik et al. 2012), 크라이언과 디넌(Cryan and Dinan 2012), 메이어 등(Mayer et al. 2014, 2015) 그리고 부옹과 샤오(Vuong and Hsiao 2017)에 의해 종합적으로 요약돼 있다.
[약어] 5-HT₁ₐ=Serotonin 1A receptor (세로토닌 1A형 수용체); IL=Interleukin (인터루킨)

자폐스펙트럼장애

자폐스펙트럼장애의 핵심 증상은 매우 광범위하고 다양한 양상을 보인다. 대표적으로 사회적 상호작용 및 의사소통의 어려움, 반복적 행동, 제한된 관심사 등이 포함된다(10장. "자폐스펙트럼장애 관리를 위한 신체 운동" 참조). 이와 함께 자주 동반되는 질환으로는 지적장애, 수면장애, 섭식장애, 불안 그리고 위장 증상이 있다. 위장 증상의 유병률은 연구에 따라 9%에서 90%까지 다양하게 보고되며(Vuong and Hsiao 2017), 자폐스펙트럼장애가 있는 아동은 일반 아동보다 하나 이상의 위장 증상을 가질 가능성이 8배 더 높은 것으로 나타났다(Chaidez et al. 2014). 또한 위장 증상의 중증도는 자폐스펙트럼장애의 행동적 증상의 심각도와 밀접하게 연관돼 있다. 전임상 모델에서는 위장 증상이 장내 미생물무리에 의해 조절되는 불안 및 감각 과민성과 높은 상관관계를 보이는 것으로 보고됐다(Vuong and Hsiao 2017). 실제로 자폐스펙트럼장애 환자에게서 장내 미생물무리의 불균형(dysbiosis)이 점점 더 많이 보고되고 있다. 하지만 연구 결과는 연구 간 이질성이 크고 일관성이 부족해 다른 임상적 상태들과 마찬가지로 인과관계에 대한 가설은 아직 검증되지 않은 상태에 머물러 있다. 그럼에도 불구하고 강 등(Kang et al. 2017)의 최근 연구는 유망한 가능성을 보여주었다. 이 연구에서는 비통제 연구 설계임에도 불구하고 표준화된 인간 장내 미생물무리를 자폐를 가지고 있는 아동에게 이식한 결과, 장내 유익균이 정착한 상태가 유지됐고 위장 증상과 행동 증상 모두에서 개선이 나타났다. 이러한 효과는 대변 미생물 이식 후 8주가 지난 시점에도 지속됐다. 자폐스펙트럼장애에 수반되는 증상을 조절하는 데 있어 장내 미생물무리가 인과적 역할을 수행할 수 있는지를 명확히 확인하려면 무작위 이중맹검 임상시험과 같은 고수준의 연구 설계가 필수적이다.

비만과 식품중독

식습관 조절의 어려움은 현재 전 세계적으로 유행하고 있는 비만 문제에서 핵심적 요인 중 하나로 지목되고 있다(Pedram et al. 2013). 장내 미생물무리는 포만감 신호(장내에서 뇌로 전달되는 신경 신호, 앞서 언급됨)와 식습관 자체를 조절하는 데 중요한 역할을 수행한다(Arora et al. 2012). 전임상연구에서는 과식 성향이 있는 비만 생쥐의 대변을 무균 생쥐에 이식했을 때, 수혜 생쥐에서 과식 행동과 체중 증가가 유도된 것으로 나타났다(Turnbaugh et al. 2006; Vijay-Kumar et al. 2010). 이와 같은 결과는 장내 미생물무리가 식욕 조절 및 에너지 대사에 직접적 영향을 미칠 수 있음을 시사한다. 또한 장내 미생물무리유전체는 비만 상태에서 뇌의 미세구조 변화와도 연관돼 있으며 특정한 미생물-뇌 연계 지표를 통해 비만인과 정상 체중인을 구분할 수 있었다(Fernandez-Real et al. 2015). 장내 미생물무리는 다양한 인돌 유도 대사산물(indole-containing metabolites)과 세로토닌을 포함한 여러 신경활성 화합물을 생성할 수 있으며 프로바이오틱스 투여는 뇌기능을 변화시키고(Tillisch et al. 2013) GABA 및 글루타메이트와 같은 주요 뇌 대사산물에도 영향을 미치는 것으로 보고됐다(Janik et al. 2016). 또한 소수의 연구에서는 비만 대사 수술 후 장내 미생물무리의 구성이 극적으로 변화한다는 사실이 확인됐다(Damms-Machado et al. 2015; Furet et al. 2010; Graessler et al. 2013; Li et al. 2011; Zhang et al. 2009). 흥미롭게도 비만 대사 수술을 받은 대상자의 대변을 무균 생쥐에게 이식한 결과, 이식받은 생쥐에서도 체중 감소와 식욕 억제와 같은 효과가 유도됐으며 이는 대변 이식을 통해 수술의 대사적 이점이 부분적으로 전달될 수 있음을 시사한다(Tremaroli et al. 2015).

파킨슨병

파킨슨병은 주로 운동기능 결손을 특징으로 하지만 환자의 삶의 질을 심각하게 저하시키는 다양한 비운동 증상 또한 흔히 동반된다. 이러한 비운동 증상에는 자율신경계 및 장신경계 기능 장애(예: 서행성 변비), 감각 이상, 정신과적 증상 등이 포함된다. 연구에 따르면 배변 횟수가 적고 변비 증상이 심할수록 파킨슨병 발병 위험이 증가하며 파킨슨병 환자에게서는 과민대장증후군과 유사한 장 증상도 자주 관찰된다(Mertsalmi et al. 2017). 특히 변비는 파킨슨병의 가장 초기 비운동 증상 중 하나로 운동기능 저하가 나타나기 최대 20년 전부터 나타날 수 있으며 다양한 동반질환의 유의한 증가와도 연관돼 있다 (Fasano et al. 2015). 이러한 점에서 볼 때, 파킨슨병 발병 초기에 나타나는 위장관 증상은 단순한 동반 증상이 아니라 질환의 전구 증상일 수 있으며 장내 미생물무리는 진단, 예후 평가 그리고 잠재적 병인 규명에 있어 중요한 정보를 제공할 수 있는 유망한 표적으로 간주된다. 현재까지 파킨슨병 환자를 대상으로 한 임상연구들은 대부분 건강한 대조군과의 장내 미생물무리 구성 차이를 기술하는 데 그치고 있으나 이러한 차이 중 일부는 파킨슨병 환자에게 흔한 대장 통과 장애의 결과일 가능성도 제기되고 있다. 인과관계를 제시한 최초의 전임상연구 중 하나는 샘슨 등(Sampson et al. 2016)의 설치류 실험이다. 이 연구에서는 파킨슨병 환자의 장내 미생물무리를 이식받은 생쥐에서 신체적 장애가 유의하게 악화됐으며, 건강한 대조군의 미생물무리를 이식받은 경우에는 관찰되지 않았다. 이 연구는 장내 미생물무리가 파킨슨병의 신경학적 증상 악화에 기여할 수 있음을 시사한 중요한 근거로 평가된다.

뇌전증

현재까지 뇌전증에 대한 장내 미생물무리의 인과적 역할을 뒷받침하는 과학적 근거는 제한적이다. 그러나 일부 연구에서는 가능성을 시사하는 초기 결과들이 보고되고 있다. 예를 들어 자이 등(Xie et al. 2017)의 연구에서는 뇌전증을 가진 영아의 장내 미생물무리 구조가 건강한 대조군과 비교해 유의미하게 다르다는 점이 확인됐다. 또한 치료 저항성 뇌전증 환자에게 시행된 케톤식이요법의 효과를 분석한 결과, 해당 식단이 장내 미생물 기능에 변화를 유도하고 이러한 변화가 치료 효과에 일부 기여할 수 있다는 가능성이 제기됐다. 실제로 케톤식이요법을 일주일 동안 적용한 뇌전증이 있는 영아 중 64%에서 발작 빈도가 50% 이상 감소하는 뚜렷한 임상적 개선이 관찰됐다(Xie et al. 2017).

이러한 결과는 장내 미생물무리가 뇌전증의 병태생리와 치료 반응에 일정한 영향을 미칠 수 있다는 가설을 뒷받침하지만, 더욱 명확한 인과관계를 규명하기 위해서는 향후 정교한 연구 설계와 추가적인 임상 데이터가 필요하다.

조현병

조현병 및 관련 정신질환 환자의 장내 미생물무리유전체를 조사한 연구는 현재까지 단 1건만이 보고됐다(Schwarz et al. 2018). 이 연구에서 저자들은 첫 삽화 정신증(first-episode psychosis) 환자를 대상으로 분석한 결과, 비정신과적 대조군과 비교했을 때 장내 미생물무리 시그니처(microbial signature)에 뚜렷한 변화가 나타났음을 확인했다. 특히 장내 미생물의 구성은 입원 당시 환자의 정신증 증상의 중증도 및 전반적 기능 수준과 유의한 관련성을 보였다. 또한 입원 시점에 장내 미생물무리의 구성이 가장 크게 변화된 환자일수록 1년 후 추적 관찰 시 질병 관해율이 낮은 경향을 보여 장내 미생물무리가 정신질환의 임상 경과와 예후에 영향을 미칠 수 있음을 시사한다. 이러한 초기 결과는 장내 미생물무리유전체가 조현병 및 관련 정신장애의 병태생리뿐 아니라 진단과 예후 예측에서도 잠재적 생체표지자로 활용될 가능성을 보여준다. 다만 결과의 일반화를 위해서는 더 많은 환자군과 장기적 데이터를 포함한 후속 연구가 필요하다.

치료적 중재

미생물무리유전체를 표적으로 한 치료 전략에는 프리바이오틱스, 프로바이오틱스, 포스트바이오틱스 중재와 식이 조절이 포함된다. 이는 정신질환에서 교란될 수 있는 다양한 생리적 시스템, 특히 장내 미생물무리유전체, 대사, 면역, 호르몬 체계를 직접적으로 조절할 수 있다(그림 14-3 참조). 현재까지 가장 강력한 근거는 지중해식 식단이 우울증의 예방과 치료 반응을 향상시키는 데 긍정적 역할을 한다는 점을 뒷받침하고 있다(Jacka et al. 2017). 지중해식 식단은 장내 미생물무리의 다양성과 기능을 증진시키는 방향으로 작용하며 전신 염증을 줄이고 대사 및 호르몬 경로를 개선하는 것으로 알려져 있다. 한편 프로바이오틱스 중재의 효과에 대한 임상적 증거는 아직 제한적이며 고품질의 무작위 통제 임상시험(RCT)에서는 일관된 유의미한 효과가 보고되지 않고 있다(Wallace and Milev 2017). 또한 장내 미생물의 대사산물을 모방한 식이 보충제 형태의 포스트바이오틱스 중재가 정신건강에 유의미한 이점을 줄 수 있다는 가능성은 제기되고 있으나, 이에 대한 임상적 근거 역시 아직 초기 단계이며 추가 연구가 필요하다.

우울증

건강한 식이 패턴은 우울증과 불안증의 유병률 및 발병 위험을 낮추는 데 긍정적 영향을 미친다는 사실이 여러 무작위 대조 시험을 통해 보고됐다(Opie et al. 2015). 특히 대규모 유럽 기반의 지중해식 식단 예방 연구(European Prevención con Dieta Mediterránea: PREDIMED)에서는 식물성 식품이 풍부하고 폴리페놀 및 오메가-3 지방산이 많은 지중해식 식단에 무작위로 배정된 참가자들에게서 우울증 발병 위험이 유의미하게 감소하는 경향이 확인됐다(Sánchez-Villegas et al. 2013). 이와 유사하게 생선 기름을 포함한 지중해식 식단을 3개월간 실천한 결과, 자각적 우울 증상을 가진 사람들의 우울 점수가 감소하고 정신건강 관련 삶의 질이 향상된 것으로 나타났다(Parletta et al. 2017). 또한 이탈리아 남부 지역의 성인 1만 812명을 대상으로 한 연구에서는 채소 중심 식단이나 지중해식 식단에 대한 높은 순응도가 심리적 회복력 수준과 유의한 양의 상관관계를 보였다(Bonaccio et al. 2018). 아울러 잭어 등(Jacka et al. 2017)의 연구에서는 주요우울 삽화를 경험한 사람들에게 식이 상담을 제공한 결과, 식이 점수가 현저히 향상됐고 동시에 우울 증상 역시 유의하게 감소했다. 이러한 일련의 연구들은 건강한 식습관, 특히 지중해식 식단이 정신건강증진 및 우울증 예방·치료에 있어 유망한 생활 습관 중재임을 시사한다.

스트레스로 인해 장내 연결체(gut connectome)가 변화하면 미생물 대사산물이나 기타 신호 분자들이 생성돼 뇌로 신호를 보내 특정 뇌 네트워크를 조절할 수 있다. 이러한 스트레스 유발 뇌-장-미생물무리(BGM) 축을 통한 조절은 여러 정신질환의 병태생리에 관여할 가능성이 크다. BGM 축의 다양한 수준에서 치료적 개입이 가능한 표적은 아래 항목에 나열돼 있다.

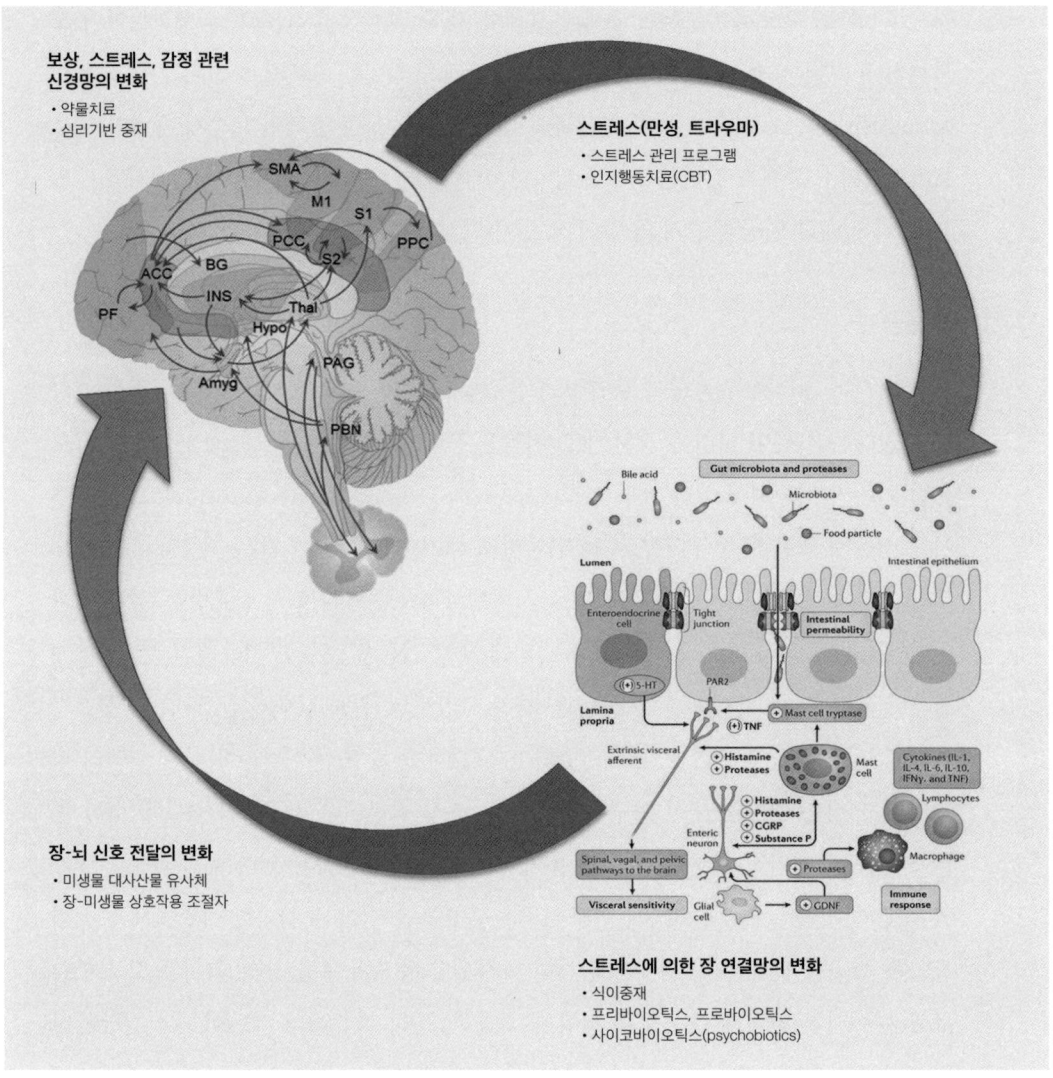

그림 14-3. 장-뇌 축과 장내 미생물무리유전체(BGM) 축 내 치료 표적.

[약어] ACC=대상회; Amyg=편도체; BG=기저핵; CDNF=대뇌 도파민 신경 영양 인자; Hypo=시상 하부; IfNy=인터페론 감마; 인터루킨; INS=섬엽; PAG=시상 하부 회색; PBN=시상 하부 핵; PF=전전두엽 피질; PPC=후두정엽 피질; M1=1차 운동 피질; S1=1차 체성 감각 피질; S2=2차 체성 감각 피질; SMA=보조 운동 영역; Thal=시상; TNF=종양 괴사 인자.

[출처] Enck P, Aziz Q, Barbara G, et al: "Irritable Bowel Syndrome." Nature Reviews Disease Primers 2:16,014, 2016 and Mayer EA, Labus JS, Tillisch K, et al: "Towards a Systems View of IBS." Nature Reviews Gastroenterology and Hepatology 12(10):592-605, 2015. Springer Nature의 허가를 받아 수정됨. Copyright ©2016, 2015.

조현병, 뇌전증 및 알츠하이머병

일부 연구자들은 조현병 환자에게 흔히 관찰되는 건강에 해로운 식습관, 특히 고지방·저섬유질 식이가 장내 미생물무리의 불균형과 장 투과성 증가 그리고 전신적 저등급 면역계 활성을 유발할 수 있다고 추정하고 있다(Henderson et al. 2006). 이러한 생리적 변화는 뇌 기능과 행동에도 영향을 미칠 수 있는 것으로 여겨진다. 그러나 식이 조절 자체가 조현병 환자의 임상적 개선을 직접적으로 유도한다는 명확한 증거는 아직 확보되지 않았다. 한편 치료 저항성 뇌전증에서는 케톤식이요법의 유익한 효과를 시사하는 일부 연구 결과가 있다(Nei et al. 2014). 올슨 등(Olson et al. 2018)의 동물 실험에서는 이러한 효과가 장내 미생물무리유전체를 매개로 나타날 수 있음을 보여주었다. 또한 지중해식 식단과 고혈압 예방 식이요법(DASH)의 요소를 결합한 MIND 식이요법에 높은 순응도를 보인 사람들은 인지기능 저하 위험이 낮은 것으로 나타났다(Morris et al. 2015). 이는 건강한 식이 패턴이 신경퇴행성 질환뿐 아니라 정신질환 전반에서 예방 및 보조 치료 전략으로 활용될 수 있는 가능성을 보여준다.

산모의 영양 상태와 초기 생애 동안의 영양은 아동의 향후 정신건강에 영향을 미치는 중요한 결정 요인으로 점점 더 주목받고 있다. 특히 생애 초기의 결정적 발달 시기에 발생하는 심각한 다량영양소 결핍은 우울증을 비롯한 다양한 정신질환의 발병과 장기간 관련돼 있는 것으로 알려져 있다. 그러나 이러한 식이요법의 정신건강에 대한 유익한 효과가 장내 미생물무리유전체를 통해 매개되는지는 아직 과학적으로 명확히 규명되지 않았다. 장내 미생물무리가 초기 생애 영양과 뇌 발달 사이의 연결 고리로 작용할 가능성은 제기되고 있으나, 이를 입증하기 위한 추가 연구가 필요하다.

사례

레티시아는 40세 여성으로, 경미한 변비와 반복적 하복부 통증의 병력을 가지고 있다. 어머니의 진술에 따르면 그녀는 제왕절개로 출생했고 분유로 양육됐다. 또한 반복적 호흡기 감염으로 인해 생후 3세까지 최소 네 차례의 항생제 치료를 받은 이력이 있다.

　지난 2년 동안 레티시아는 만성적으로 재발하는 부비동염을 앓으며 반복적으로 광범위 항생제 치료를 받아왔다. 항생제 치료 중에는 배변 빈도가 증가하고 변이 묽어지는 증상이 동반됐다. 이와 함께 그녀는 공황장애 진단을 받았고 최근에는 전반적 불안 수준이 더욱 높아졌다고 호소하고 있다. 그러나 10일간 프로바이오틱스를 복용한 결과, 위장 증상은 완전히 해소됐으며 불안 증상 또한 뚜렷하게 개선됐다.

　레티시아의 정신건강의학과 주치의는 그녀에게 식물성 식품이 풍부한 전통적인 지중해식 식단으로 전환을 권장했다. 또한 사우어크라우트, 김치, 요거트 등 다양한 자연 발효 식품을 정기적으로 섭취하고 프로바이오틱스를 최소 1년 이상 지속적으로 복용할 것을 조언했다. 이러한 식이요법의 주요 목표는 어린 시절 제왕절개 분만, 분유 수유, 반복적인 항생제 투여 등으로 인해 손상됐을 가능성이 있는 레티시아의 장내 미생물무리의 다양성과 기능을 회복하는 데 있었다. 아울러 복식 호흡과 마음챙김을 활용한 스트레스 관리 교육도 함께 제공됐다. 이와 같은 복합적 치료 접근을 통해 레티시아의 위장 증상과 불안 증상은 60% 이상 감소했으며 이전에는 자주 복용하던 클로나제팜 역시 거의 필요하지 않게 됐다.

결론

이용 가능한 데이터를 종합해 볼 때, 최근 급부상하고 있는 미생물 과학은 여러 정신질환에 대한 기존 치료법을 보완하거나 향상시킬 수 있는 잠재력을 지니고 있다. 동물 실험 연구에서는 특정 프로바이오틱스, 즉 사이코바이오틱스가 치료적 효과를 가질 수 있음을 시사하고 있으나 현재 이용 가능한 장내 미생물무리유전체 표적 치료제의 임상적 유효성을 확인하려면 인간을 대상으로 한 잘 설계된 무작위 통제 임상시험이 필요하다. 현재 진행 중인 다수의 임상연구들은 우울증과 신경퇴행성 질환에서 식이요법의 역할을 평가하고 있으며 이러한 식이 기반 중재는 기존 약물치료에 대한 예방적 또는 보조적 치료 전략으로 활용될 수 있는 가능성을 보여주고 있다.

토의 질문

1. 장내 미생물무리와 뇌 사이의 주요 의사소통 채널은 무엇일까?

2. 정신과 질환에서 뇌와 장, 장내 미생물무리유전체 상호작용은 어떤 역할을 할까?

3. 임상의로서, 정신질환에서 장-뇌 축의 장애가 갖는 중요성에 대한 지식을 어떻게 도입하고 통합할 수 있을까?

추천 문헌

Cryan JF, Dinan TG: Mind-altering microorganisms: the impact of the gut microbiota on brain and behaviour. Nat Rev Neurosci 13(10):701–712, 2012

Fung TC, Olson CA, Hsiao EY: Interactions between the microbiota, immune and nervous systems in health and disease. Nat Neurosci 20(2):145–155, 2017

Martin CR, Osadchiy V, Kalani A, et al: The brain-gut-microbiome axis. Cell Mol Gastroenterol Hepatol 6(2):133–146, 2018

Mayer EA: Gut feelings: the emerging biology of gut-brain communication. Nat Rev Neurosci 12(8):453–466, 2011

Mayer EA, Knight R, Mazmanian SK, et al: Gut microbes and the brain: paradigm shift in neuroscience. J Neurosci 34(46):15490– 15496, 2014

참고 문헌

Arora T, Loo RL, Anastasovska J, et al: Differential effects of two fermentable carbohydrates on central appetite regulation and body composition. PLoS One 7(8):e43263, 2012 22952656

Bercik P, Collins SM, Verdu EF: Microbes and the gut-brain axis. Neurogastroenterol Motil 24(5):405–413, 2012 22404222

Bonaccio M, Di Castelnuovo A, Costanzo S, et al: Mediterranean-type diet is associated with higher psychological resilience in a general adult population: findings from the Moli- sani study. Eur J Clin Nutr 72(1):154–160, 2018 28952609

Chaidez V, Hansen RL, Hertz-Picciotto I: Gastrointestinal problems in children with autism, developmental delays or typical development. J Autism Dev Disord 44(5):1117-1127, 2014 24193577

Cryan JF, Dinan TG: Mind-altering microorganisms: the impact of the gut microbiota on brain and behaviour. Nat Rev Neurosci 13(10):701–712, 2012 22968153

Damms-Machado A, Mitra S, Schollenberger AE, et al: Effects of surgical and dietary weight loss therapy for obesity on gut microbiota composition and nutrient absorption. BioMed Res Int 2015:806248, 2015 25710027

Diaz Heijtz R, Wang S, Anuar F, et al: Normal gut microbiota modulates brain development and behavior. Proc Natl Acad Sci USA 108(7):3047–3052, 2011 21282636

Dickerson F, Severance E, Yolken R: The microbiome, immunity, and schizophrenia and bipolar disorder. Brain Behav Immun 62:46–52, 2017 28003152

Erny D, Hrabe de Angelis AL, Jaitin D, et al: Host microbiota constantly control maturation and function of microglia in the CNS. Nat Neurosci 18(7):965–977, 2015 26030851

Fasano A, Visanji NP, Liu LWC, et al: Gastrointestinal dysfunction in Parkinson's disease. Lancet Neurol 14(6):625–639, 2015 25987282

Fernandez-Real JM, Serino M, Blasco G, et al: Gut microbiota interacts with brain microstructure and function. J Clin Endocrinol Metab 100(12):4505–4513, 2015 26445114

Fung TC, Olson CA, Hsiao EY: Interactions between the microbiota, immune and nervous systems in health and disease. Nat Neurosci 20(2):145–155, 2017 28092661

Furet JP, Kong LC, Tap J, et al: Differential adaptation of human gut microbiota to bariatric surgery-induced weight loss: links with metabolic and low-grade inflammation markers. Diabetes 59(12):3049–3057, 2010 20876719

Graessler J, Qin Y, Zhong H, et al: Metagenomic sequencing of the human gut microbiome before and after bariatric surgery in obese patients with type 2 diabetes: correlation with inflammatory and metabolic parameters. Pharmacogenomics J 13(6):514–522, 2013 23032991

Henderson DC, Borba CP, Daley TB, et al: Dietary intake profile of patients with schizophrenia. Ann Clin Psychiatry 18(2):99–105, 2006 16754415

Holzer P, Farzi A: Neuropeptides and the microbiota-gut-brain axis. Adv Exp Med Biol

817:195–219, 2014 24997035

Hughes DT, Sperandio V: Inter-kingdom signalling: communication between bacteria and their hosts. Nat Rev Microbiol 6(2):111–120, 2008 18197168

Jacka FN, O'Neil A, Opie R, et al: A randomised controlled trial of dietary improvement for adults with major depression (the "SMILES" trial). BMC Med 15(1):23, 2017 28137247

Janik R, Thomason LAM, Stanisz AM, et al: Magnetic resonance spectroscopy reveals oral Lactobacillus promotion of increases in brain GABA, N-acetyl aspartate and glutamate. Neuroimage 125:988–995, 2016 26577887

Kang DW, Adams JB, Gregory AC, et al: Microbiota transfer therapy alters gut ecosystem and improves gastrointestinal and autism symptoms: an open-label study. Microbiome 5(1):10, 2017 28122648

Kelly JR, Clarke G, Cryan JF, Dinan TG: Brain-gut-microbiota axis: challenges for translation in psychiatry. Ann Epidemiol 26(5):366–372, 2016a 27005587

Kelly JR, Borre Y, O' Brien C, et al: Transferring the blues: depression-associated gut microbiota induces neurobehavioural changes in the rat. J Psychiatr Res 82:109–118, 2016b 27491067

Kim DY, Camilleri M: Serotonin: a mediator of the brain-gut connection. Am J Gastroenterol 95(10):2698–2709, 2000 11051338

Li JV, Ashrafian H, Bueter M, et al: Metabolic surgery profoundly influences gut microbial-host metabolic cross-talk. Gut 60(9):1214–1223, 2011 21572120

Lurie I, Yang YX, Haynes K, et al: Antibiotic exposure and the risk for depression, anxiety, or psychosis: a nested case-control study. J Clin Psychiatry 76(11):1522–1528, 2015 26580313

Maes M, Kubera M, Leunis JC: The gut-brain barrier in major depression: intestinal mucosal dysfunction with an increased translocation of LPS from gram negative enterobacteria (leaky gut) plays a role in the inflammatory pathophysiology of depression. Neuroendocrinol Lett 29(1):117–124, 2008 18283240

Marin IA, Goertz JE, Ren T, et al: Microbiota alteration is associated with the development of stress-induced despair behavior. Sci Rep 7:43859, 2017 28266612

Mayer EA: Gut feelings: the emerging biology of gut-brain communication. Nat Rev Neurosci 12(8):453–466, 2011 21750565

Mayer EA, Knight R, Mazmanian SK, et al: Gut microbes and the brain: paradigm shift in neuroscience. J Neurosci 34(46):15490–15496, 2014 25392516

Mayer EA, Tillisch K, Gupta A: Gut/brain axis and the microbiota. J Clin Invest 125(3):926 938, 2015 25689247

Mertsalmi TH, Aho VTE, Pereira PAB, et al: More than constipation—bowel symptoms in

Parkinson's disease and their connection to gut microbiota. Eur J Neurol 24(11):1375–1383, 2017 28891262

Morris MC, Tangney CC, Wang Y, et al: MIND diet associated with reduced incidence of Alzheimer's disease. Alzheimers Dement 11(9):1007–1014, 2015 25681666

Nei M, Ngo L, Sirven JI, Sperling MR: Ketogenic diet in adolescents and adults with epilepsy. Seizure 23(6):439–442, 2014 24675110

Olson CA, Vuong HE, Yano JM, et al: The gut microbiota mediates the anti-seizure effects of the ketogenic diet. Cell 174(2):497, 2018 30007420

Opie RS, O'Neil A, Itsiopoulos C, et al: The impact of whole-of-diet interventions on depression and anxiety: a systematic review of randomised controlled trials. Public Health Nutr 18(11):2074–2093, 2015 25465596

Parletta N, Zarnowiecki D, Cho J, et al: A Mediterranean-style dietary intervention supplemented with fish oil improves diet quality and mental health in people with depression: a randomized controlled trial (HELFIMED). Nutr Neurosci (Dec 7):1–14, 2017 29215971

Pedram P, Wadden D, Amini P, et al: Food addiction: its prevalence and significant association with obesity in the general population. PLoS One 8(9):e74832, 2013 24023964

Rhee SH, Pothoulakis C, Mayer EA: Principles and clinical implications of the brain-gut- enteric microbiota axis. Nat Rev Gastroenterol Hepatol 6(5):306–314, 2009 19404271

Ruddick JP, Evans AK, Nutt DJ, et al: Tryptophan metabolism in the central nervous system: medical implications. Expert Rev Mol Med 8(20):1–27, 2006 16942634

Sampson TR, Debelius JW, Thron T, et al: Gut microbiota regulate motor deficits and neuroinflammation in a model of Parkinson's disease. Cell 167(6):1469–1480, 2016 27912057

Sánchez-Villegas A, Martínez-González MA, Estruch R, et al: Mediterranean dietary pattern and depression: the PREDIMED randomized trial. BMC Med 11:208, 2013 24229349

Schwarcz R, Bruno JP, Muchowski PJ, et al: Kynurenines in the mammalian brain: when physiology meets pathology. Nat Rev Neurosci 13(7):465–477, 2012 22678511

Schwarz E, Maukonen J, Hyytiäinen T, et al: Analysis of microbiota in first episode psychosis identifies preliminary associations with symptom severity and treatment response. Schizophr Res 192:398–403, 2018 28442250

Steenbergen L, Sellaro R, van Hemert S, et al: A randomized controlled trial to test the effect of multispecies probiotics on cognitive reactivity to sad mood. Brain Behav Immun 48:258–264, 2015 25862297

Tillisch K, Labus J, Kilpatrick L, et al: Consumption of fermented milk product with probiotic modulates brain activity. Gastroenterology 144(7):1394–1401, 2013 23474283

Tremaroli V, Karlsson F, Werling M, et al: Roux-en-y gastric bypass and vertical banded gastroplasty induce long-term changes on the human gut microbiome contributing to fat mass regulation. Cell Metab 22(2):228–238, 2015 26244932

Turnbaugh PJ, Ley RE, Mahowald MA, et al: An obesity-associated gut microbiome with increased capacity for energy harvest. Nature 444(7122):1027–1031, 2006 17183312

Vijay-Kumar M, Aitken JD, Carvalho FA, et al: Metabolic syndrome and altered gut microbiota in mice lacking Toll-like receptor 5. Science 328(5975):228–231, 2010 20203013

Vuong HE, Hsiao EY: Emerging roles for the gut microbiome in autism spectrum disorder. Biol Psychiatry 81(5):411–423, 2017 27773355

Wallace CJK, Milev R: The effects of probiotics on depressive symptoms in humans: a systematic review. Ann Gen Psychiatry 16:14, 2017 28239408

Xie G, Zhou Q, Qiu CZ, et al: Ketogenic diet poses a significant effect on imbalanced gut microbiota in infants with refractory epilepsy. World J Gastroenterol 23(33):6164–6171, 2017 28970732

Zhang H, DiBaise JK, Zuccolo A, et al: Human gut microbiota in obesity and after gastric bypass. Proc Natl Acad Sci USA 106(7):2365–2370, 2009 19164560

Zheng P, Zeng B, Zhou C, et al: Gut microbiome remodeling induces depressive-like behaviors through a pathway mediated by the host's metabolism. Mol Psychiatry 21(6):786–796, 2016 27067014

E.A. 메이어는 국립 당뇨병 및 소화기 및 신장 질환 연구소(DK048351, DK064539, DK096606)의 보조금을 지원받았다.

제15장

최적의 수행 능력, 두뇌 기능 및 정신건강을 위한 수면 관리하기

스콧 쿠처 Scott Kutscher, M.D.

피오나 바윅 Fiona Barwick, Ph.D.

번역 김하경, 안은지

KEY POINTS

- 항상성 수면 욕구 혹은 수면 항상성 과정(process S)은 깨어 있는 시간이 길고 낮 동안의 활동량이 많을수록 점차 축적된다. 이 수면 욕구가 높아지면 더 쉽게 잠들고 더 깊은 수면을 유지하는 데 도움이 된다.

- 하루주기 리듬 혹은 일주기 각성 과정(process C)은 약 24시간 주기로 변하며 낮에는 깨어 있도록 해 수면 욕구를 증가시키고, 밤에는 잠들어 있도록 해 수면 욕구를 감소시킨다. 이 리듬은 음식, 신체 활동, 특히 빛과 같은 생체리듬 조절 자극인 자이트게버(zeitgeber)의 영향을 받는다.

- 건강한 성인의 수면은 밤새 얕은 수면과 깊은 수면 단계를 여러 차례 오가는 형태를 띠며 전반부에는 비급속안구운동(non-rapid eye movement, NREM) 수면이, 후반부에는 급속안구운동(rapid eye movement, REM) 수면이 더 길게 지속되는 것이 특징이다.

- 정신질환에서 가장 흔한 수면 문제는 불면증과 수면 위생 불량이지만 과다수면증, 하루주기 리듬 이상, 폐쇄성 수면무호흡증, 하지불안증후군도 나타날 수 있다. 불면증과 수면 위생 불량에는 인지행동치료(CBT)가 가장 효과적인 치료법으로 권장된다.

- 불면증을 개선하는 데 가장 효과적인 CBT 기법으로는 실제 수면 시간만큼만 침대에 머무르도록 하는 침대 체류 시간 제한법과 침대는 오직 수면에만 사용하는 침대-수면 재연합 훈련이 있다.

- 마음을 진정시키고 몸을 이완하는 방법을 연습하는 것이 무리하게 잠들고자 애쓰는 것보다 훨씬 더 편안하게 잠들 수 있게 한다. 억지로 잠들려고 노력하는 것은 몸과 마음을 각성시켜 잠들기 어렵게 하므로 비효율적이고 역효과를 초래한다.

역주: '하루주기'와 '일주기'는 'circadian'을 번역한 동일한 용어이며, 기존 번역에서 경우에 따라 혼용되어 왔기에 이 책에서도 혼용한다.

수면은 건강한 생물학적 기능을 유지하고 최적의 수행 능력을 발휘하는 데 필수적이다. 수면은 불면증이나 수면무호흡증 같은 수면장애(disrupted sleep), 만성 통증이나 당뇨병 같은 의학적 질환, 우울증이나 양극성장애 같은 정신과적 문제 등의 다양한 이유로 방해받을 수 있다. 실제로 수면장애는 거의 모든 정신질환과 그에 대한 약물치료와 밀접한 관련이 있다. 수면에 이상이 생기면 인지기능 저하, 운동 수행 능력 감소, 기분 조절 이상은 물론, 심혈관질환 위험 증가, 신진대사 변화, 면역 기능 저하, 암 발생률 증가 등 다양한 건강 문제로 이어질 수 있다. 건강한 수면을 증진하려면 정상 수면을 조절하는 생리적 과정에 대해 이해하고 수면장애를 식별하는 방법과 비정상적 수면을 유발하는 생리적·심리적 요인을 교정하는 기법을 알아야 한다. 일부 수면장애는 약물이나 의료기기로 해결할 수 있지만 효과적 수면 개선 전략들은 대개 인지행동치료(CBT) 기법에 기반한다. 이러한 기법은 정신질환에서 흔히 동반되는 약물 의존을 줄이는 데 기여할 뿐 아니라 에너지 증가, 기분 증진, 대처 능력 향상 및 수면 개선을 하는 데 시너지 효과를 주는 건강한 행동을 촉진한다.

정상적 성인 수면

정상적 성인의 수면은 전체적 수면 구조와 수면을 유도, 다시 말해 조절하고 유지하는 생리적 과정으로 설명할 수 있다. 이들 과정의 상호작용은 우리가 자연스럽게 졸리거나 깨어 있을 때를 결정하며 각성 수준, 신진대사, 수행 능력의 일중 변동에도 영향을 미친다. 이러한 과정들은 비정상적 수면 상태에서 흐트러지거나 저하될 수 있어 수면을 개선하기 위한 치료에서는 주로 이 과정들을 주요 목표로 삼는다.

수면 항상성 과정(process S)

수면 항상성 과정, 즉 항상성 수면 욕구의 원리는 단순하다. 우리가 깨어 있는 동안 수면 욕구, 다시 말해 수면부채가 점점 쌓이는 것이다. 깨어 있는 시간이 길어질수록 수면 욕구가 축적돼 결국은 각성 시스템을 압도하면서 수면에 빠지는 지점에 도달하게 된다. 수면 항상성 과정은 마치 롤러코스터와도 같다. 상승 구간에서는 잠재된 에너지가 축적되고 하강 구간에서는 그 에너지가 한꺼번에 소모된다. 이 과정은 다양한 대사 물질, 특히 아데노신의 축적과 깊은 관련이 있다. 아데노신 농도가 일정 임계점에 도달하면 시상하부의 주요 수면 중추인 복측 전시각교차앞핵(ventrolateral preoptic nucleus, VLPO)을 활성화해 수면을 유도한다. 한편 세계에서 가장 널리 소비되는 외인성 물질인 카페인은 아데노신 수용체를 차단함으로써 수면 항상성 과정을 억제한다.

일주기 각성과정(process C)

대부분의 사람들은 낮 동안 수면 욕구가 점차 축적되더라도 그에 비례해 졸림이 증가하지는 않는다. 졸림의 강도는 수면과 각성을 조절하는 일주기 각성과정의 작용에 따라 달라진다. 이 과정은 시상하부의 시신경 교차부 바로 위에 위치한 시교차상핵(suprachiasmatic nucleus, SCN)이라는 한 쌍의 핵에 의해 조절된다. 이는 멜라토닌의 변화를 통해 일어나는데, 멜라토닌은 송과선에서 분비되며 빛과 중심체온에 의해 조절된다. 멜라토닌 수치와 체온은 반비례 관계에 있어 멜라토닌 수치가 낮고 중심체온이 높을 때 각성 수준은 높고, 반대로 멜라토닌 수치가 높고 중심체온이 낮을 때는 졸림이 증가한다. 멜라토닌은 늦은 오후와 이른 저녁에 가장 낮은 수치를 보이며 이때 체온은 가장 높아진다. 이로 인해 수면 항상성 과정이 억제되고 우리는 여전히 깨어 있는 상태를 유지하며 황금시간대의 TV 프로그램을 시청할 수 있다. 그러나 어둠이 찾아오면 빛이 멜라토닌 분비를 더 이상 억제하지 않게 되면서 멜라토닌 수치는 상승하고 체온은 서서히 떨어지기 시작한다. 이 변화는 수면 항상성 과정과 함께 작용해 수면을 개시할 수 있게 만든다. 멜라토닌 수치는 밤 동안 계속 상승하며 일반적으로 기상 2~3시간 전에 최고점에 도달한다. 이는 수면 항상성의 압력이 비교적 낮은 새벽 시간에도 수면을 유지하는 데 도움을 준다. 일주기 각성과정은 하루 동안 계속 변동하고 음식, 운동, 특히 빛과 같은 다양한 요인, 즉 자이트게버의 영향을 받거나 그에 의해 조율된다.

수면 구조

정상적 졸음이 여러 생리적 과정의 산물인 것처럼 건강한 성인의 수면 또한 다양한 신경전달물질과 뇌 영역이 관여하는 역동적 시스템에 의해 조절된다. 수면은 급속안구운동수면(rapid eye movement, REM 수면)과 비급속안구운동수면(non-rapid eye movement, NREM 수면)으로 구분되며 이 중 NREM 수면은 다시 N1, N2, N3의 세 단계로 나뉜다.

NREM 수면은 'REM이 아닌 수면'이라는 이름과 달리 전체 수면의 대부분을 차지한다. 특히 N2 단계는 전체 수면의 약 50%를 구성한다. NREM 수면 시기에는 γ-아미노부티르산(γ-aminobutyric acid, GABA)이 주요 신경전달물질로 작용하며 GABA의 증가는 N1 단계의 세타파에서 N3 단계의 델타파로 점차 뇌 활동이 느려지게 한다. 또한 부교감신경계의 활성 증가와 더불어 신진대사, 혈압, 심박수가 현저히 감소하는 디핑(dipping) 현상과도 연관되어 있다.

REM 수면은 흔히 꿈 수면이라 불리며 망상활성계의 아세틸콜린에 의해 조절된다. 이 시기의 뇌파는 세타 또는 알파 주파수 범위를 보이며 NREM 수면과 달리 교감신경계 활동이 증가하고 신진대사율도 높아진다. 이에 따라 심박수와 혈압의 변동성도 커진다. REM 수면 동안에는 그 이름처럼 빠른 측방 안구 운동과 같은 간헐적 근육 활동을 제외하면 대부분의 골격근에서 근긴장도가 사라지는 전신 마비 상태가 나타난다. 이는 꿈 속 행동을 실제로 옮기는 것을 방지하는 기능으로 이해된다.

건강한 성인의 수면은 가벼운 N1 단계에서 시작해 중간 단계인 N2와 깊은 수면 단계인 N3를 거쳐 약 90분 후에 처음으로 REM 수면에 진입한다. 이후 이러한 수면 주기는 밤새 평균 4~5회 반복된다. 깊은 N3 수면(서파수면)은 주로 밤의 전반부에 집중되고 REM 수면은 새벽에 가까워질수록 점차 그 비중이 커진다. 전반적 수면 구조는 성인기 동안 비교적 일정하게 유지되며 나이가 들수록 N3 수면이 현저히 감소하는 경향이 있다.

성인의 비정상적인 수면

흔한 수면 문제 해결하기

수면 행동과 증상은 진단을 위한 중요한 단서가 되는 경우가 많기 때문에 모든 정신건강 평가에는 포괄적 수면 병력이 반드시 포함돼야 한다. 예를 들어 하루 4시간만 자면서 과도한 피로감이나 졸음을 호소하는 사람과 10시간을 자고도 같은 증상을 보이는 사람은 서로 다른 방식으로 평가돼야 한다. 수면장애는 매우 흔하며 그 증상이 다양한 정신질환과 겹칠 수 있다. 예컨대 기억력 저하나 집중력 문제를 호소하는 사람이 주의력결핍과잉행동장애의 진단 기준을 충족하더라도 수면 중 심한 코골이나 무호흡을 같이 자는 사람이 목격했다면 수면무호흡증 가능성도 고려해야 한다.

포괄적 수면 병력에는 수면의 총 시간, 수면 및 기상 시각의 추정, 수면 중 나타나는 행동이나 활동에 대한 설명, 스스로 자각한 수면이 주간 활동이나 기능에 미치는 영향 등의 항목이 포함돼야 한다. 환자 본인이 수면 중인 시간대의 정보를 충분히 알기 어렵기 때문에 같이 자는 사람이나 동거인의 관찰 정보가 유용할 수 있다. 에프워스 졸림 척도(Epworth Sleepiness Scale, Johns 1991), STOP-BANG 설문지(Chung et al. 2008), 아침형-저녁형 성향 질문지(Morningness-Eveningness Questionnaire, Horne and Östberg 1976) 등 검증된 설문도구는 수면장애의 선별에 도움이 된다. 특정 수면장애를 보다 정확하게 진단하기 위해서는 수면다원검사가 표준검사 방법이며 그 외에도 외래 수면 모니터링, 액티그래피, 수면 일지 등의 도구를 보조적으로 사용할 수 있다.

수면에 영향을 줄 수 있는 동반질환 또한 확인해 적절히 치료해야 한다. 수면을 방해할 수 있는 대표적 질환으로는 섬유근육통과 만성 피로증후군과 같은 만성 통증, 야간 호흡곤란을 유발하는 비만, 알레르기, 만성 폐쇄성폐질환, 위식도역류나 과민성대장증후군 등의 위장관 장애 그리고 말기 당뇨병이나 만성 신장질환 등이 있다.

수면 부족

성인의 비정상적 수면에 대한 대부분의 연구는 전면적이든 부분적이든 수면 부족에 초점을 맞추고 있다. 미국 수면의학회는 건강한 성인에게 최적의 건강과 안전을 위해 매일 7시간 이상의 수면을 권장하지만 실제로 미국 성인의 약 40%가 권고 수준에 도달하지 못하고 있다(Watson et al. 2015). 수면이 부족해질수록 수면 항상성 과정에 따른 수면 부담도 함께 증가한다. 수면 부담이 커지면 주관적·객관적 졸음, 반응 시간 지연, 주의력 감소, 실행기능 저하, 부정적 정서의 증가, 심한 경우에는 3~4일간의 전면적인 수면 박탈 후 환각까지 나타날 수 있다(Durmer and Dinges 2005). 만성적 부분 수면 결핍도 이와 비슷한 장애를 초래하며 이를 본인이 인식하지 못하기도 한다. 수면 부족의 영향은 신경인지기능 저하에만 국한되지 않고 심혈관 및 대사 기능 저하 등 신체 전반에도 부정적인 영향을 미친다(Knutson et al. 2007). 이처럼 정신적·신체적 건강에 미치는 부정적 영향을 고려할 때, 가능한 한 수면을 우선시해 필수적 수면 요구가 충족되도록 하는 것이 무척 중요하다.

불면증

불면증에서는 수면 부족으로 인한 과도한 졸음보다는 과각성이 특징적으로 나타난다. 불면증은 가장 흔한 수면장애 중 하나로 미국 인구 기준 연간 발생률은 급성 불면증이 약 30%, 만성 불면증은 약 10%로 추정된다(Ohayon 2002). 불면증의 가장 흔한 증상은 수면을 시작하거나 유지하는 데 어려움을 겪는 것이다. 피로감과 그로 인한 주간 기능 저하에도 불구하고 과도한 졸음이 일반적으로 나타나지 않으며 불면증을 가진 사람들은 잠을 잘 수 있을 때에도 잠들지 못하는 특징을 보인다. 불면증은 단독으로 나타날 수도 있지만 종종 정신질환이나 내과적 질환과 함께 나타나는 경우가 흔하다. 이에 대한 이론적 모델 중 하나인 스필만의 3P 행동 모델(Spielman's model)은 불면증의 발생과 유지 과정을 다음의 세 가지 요소로 설명한다(Spielman et al. 1987a).

1. 소인 요인(predisposing factors): 개인의 생물학적 또는 심리적 취약성
2. 유발 요인(precipitating factors): 스트레스 등 급성 불면증을 촉발하는 사건
3. 지속 요인(perpetuating factors): 만성화에 기여하는 행동 및 인지적 패턴

인지행동치료(CBT)를 불면증 치료로 권장한다. 이는 불면증의 지속 요인을 해결하도록 돕는 치료법으로 약 70~80%에서 임상적으로 유의미한 수면 개선 효과를 지속적으로 보이는 것으로 알려져 있다(Qaseem et al. 2016). 또한 CBT는 우울증, 불안장애, 외상후스트레스장애 등 정신질환에 동반된 불면증에서도 효과적이며 단순한 수면 개선을 넘어 정신과적 치료 효과를 전반적으로 증진할 수 있다는 연구 결과가 보고되고 있다(Edinger et al. 2009; Manber et al. 2008; Talbot et al. 2014).

수면 관련 호흡장애

폐쇄성 수면무호흡증(Obstructive Sleep Apnea, OSA)은 수면 중 반복적으로 발생하는 기도의 부분적(저호흡, hypopnea) 또는 완전한(무호흡, apnea) 폐쇄로 인해 나타나는 호흡장애다. 진단은 수면다원검사(polysomnography) 또는 외래 수면 모니터링을 통해 이뤄지며 무호흡-저호흡 지수(apnea-hypopnea index, AHI)가 시간당 5회 이상이면 OSA로 진단된다. OSA는 일반 인구에서 매우 흔하게 나타나는 수면장애로 유병률은 남성의 경우 최대 25%, 여성의 경우 최대 10%에 이른다(Young et al. 1993). OSA가 흔히 비만과 연관돼 있지만 상기도의 해부학적 구조에 따라 비만하지 않더라도 약 50%의 환자에서 유전적 소인에 의해 발생할 수 있다. 반복적인 기도 허탈(虛脫, collapse)은 수면을 방해해 만성적 수면 부족을 유발하고 혈중 산소 농도를 떨어뜨린다. 이는 다양한 방식으로 심혈관, 대사, 신경인지 및 호르몬 시스템 등 거의 모든 장기계통의 기능을 방해할 수 있다. 만성 수면 부족으로 인해 기분 증상들도 흔히 동반된다. OSA의 권장 치료법인 양압기 치료(positive airway pressure, PAP)는 처방에 따라 올바르게 사용할 경우, 전체 환자의 약 95%에서 효과를 보인다.

하루주기 리듬장애

하루주기 리듬장애(Circadian Rhythm Disorder)가 다양한 양상으로 나타나는 이유는 일주기 각성과정이 일정하지 않기 때문이다. 자연적 하루주기 리듬은 24시간보다 약간 더 길기 때문에 자이트게버라고 불리는 외부 신호들에 의해 24시간 시계에 맞추어 조율돼야 한다. 가장 강력한 자이트게버는 빛이다. 빛의 자극은 망막에 존재하는 멜라놉신 수용체를 통해 전달되며 이 수용체는 청록색 계열의 단파장 빛에 가장 민감하다. 이 신호는 시교차상핵(SCN)으로 전달돼 생체시계에 영향을 미친다. 내부의 하루주기 리듬이 외부 환경과 일치하지 않으면 내인성 수면-각성 리듬과 실제로 요구되는 수면-각성 스케줄 사이에 불일치가 생기게 된다. 이러한 불일치는 학교생활이나 업무 일정은 물론, 사회적 활동과도 충돌을 일으킨다. 예를 들어 교대근무 수면장애는 근무 일정이 개인의 자연스러운 수면 시간과 겹치거나 이를 방해할 때 발생한다. 시차 증후군은 3개 이상의 시간대를 넘나드는 여행 중에 내부 리듬과 외부 환경 신호 간의 일시적인 불일치로 인해 발생한다.

일주기 각성과정의 위상이 지연되거나 앞서가는 지연성 수면위상장애(Delayed Sleep Phase Disorder)와 전진성 수면위상장애(Advanced Sleep Phase Disorder)는 동전의 앞뒤 면이라고 볼 수 있다. 청소년에게 흔히 나타나는 지연성 수면위상장애에서는 일주기 각성과정이 뒤로 밀리면서 수면 시작이 새벽까지 늦춰지고 기상 시간 역시 오후까지 이어질 수 있다. 반면 노인에게 흔히 나타나는 전진성 수면위상장애에서는 일주기 각성과정이 앞당겨지면서 수면이 이른 저녁부터 시작돼 새벽 무렵에 끝나게 된다. 만약 하루주기 리듬이 자이트게버에 의해 제대로 동기화되지 않으면 일주기 각성과정은 외부 자극과 무관하게 자체 리듬대로 진행돼 취침 시간이 점점 늦어지다가 결국 수면-각성 주기가 24시간 이상으로 길어지는 비 24시간 수면-각성 장애가 발생할 수 있다. 이 장애는 주로 시각장애가 있거나 멜라놉신 경로가 손상 또는 파괴된 개인에게서 나타난다. 또한 치매와 같은 신경퇴행성 질환에서처럼 일주기 각성과정이 전반적으로 손상되거나 파괴되면 불규칙한 수면-각성 장애가 발생한다. 이 경우 수면은 밤낮에 관계없이 짧고 단편적으로 반복되며 나타난다. 드물긴 하지만 조현병 같은 정신병에서도 이러한 불규칙한 수면-각성 장애가 관찰되기도 한다.

하지불안증후군

하지불안증후군(Restless Legs Syndrome, RLS)은 가장 흔한 운동성 수면장애로 다음의 네 가지 핵심 임상 특징을 기준으로 진단된다.

1. 다리를 움직이고 싶은 불편한 충동이 있다.
2. 증상이 휴식 중에 악화된다.
3. 저녁이나 밤 시간에 더 심해진다.
4. 움직이면 증상이 완화된다.

RLS 환자들은 종종 불면증을 호소하지만 면밀히 질문해 보면 수면장애가 다리의 불편감과 직접적으로 연관돼 있다. RLS는 대개 혈청 페리틴 수치의 저하와 관련이 있으므로 모든 환자에게서 이를 확인해야 한다. 이 질환은 종종 수면 중 주기적 사지운동(Periodic Limb Movements in Sleep, PLMS)과 동반되며 수면다원검사를 통해 반리듬성(semirhythmic) 사지 활동을 관찰할 수 있다. RLS와 PLMS는 증상이 일부 겹치기는 하지만 PLMS는 임상적으로 별개의 진단으로 간주되며 성인 RLS 진단 기준에는 포함되지 않는다.

RLS는 신경병증, 만성 신부전, 임신 등 특정 상태에서 유병률이 높다. 또한 주의력결핍과잉행동장애와 같은 일부 정신질환과도 연관돼 있다. 이는 철분이 도파민 합성의 핵심 효소인 티로신 하이드록실라제의 보조 인자이기 때문으로 페리틴 수치가 낮으면 도파민 경로 조절이 불안정해질 수 있다는 가설에 기반한다(Cortese et al. 2005). RLS는 정신질환, 특히 우울증의 치료를 복잡하게 만드는 요인이 되기도 한다. 우울증 치료제로 사용되는 선택적 세로토닌 재흡수 억제제(SSRIs), 세로토닌-노르에피네프린 재흡수 억제제(SNRIs), 삼환계 항우울제(TCAs), 모노아민 산화효소 억제제(MAOIs) 등이 RLS 증상을 악화시킬 수 있으며 RLS 치료에 사용되는 도파민 작용제나 저용량 오피오이드는 정신 증상을 악화시킬 위험이 있기 때문이다.

사례

22세 대학 졸업생인 브랜든은 잠들기 어렵고 아침에 일어나도 개운하지 않다고 호소한다. 대학 시절 그는 밤늦게까지 공부하며 오후에 수업을 들었고 자연스럽게 늦게 자고 늦게 일어나는 생활 패턴을 유지했다. 하지만 졸업 후 직장에 다니게 되면서 아침 6시에 기상해야 하는 생활로 바뀌었고 충분한 수면을 확보하기 위해 밤 9시에 잠자리에 들려고 노력하고 있다. 그럼에도 불구하고 실제로 잠이 드는 시간은 새벽 2~3시경으로 수면 부족이 누적되면서 업무 성과에 대한 불안감도 커지고 있다. 그는 점점 잠을 자기 위해 술에 의존하기 시작했다. 최근 가족과 함께한 휴가 중에는 다시 새벽 4시에 잠들고 정오 무렵에 일어나는 대학 시절의 수면 패턴으로 돌아갔고 그때는 오히려 완전히 편안하고 상쾌하다고 느꼈다.

지연성 수면위상장애는 젊은 성인에게 흔히 나타나며 정상적 수면-각성 주기보다 현저히 늦어진 수면 일정이 특징이다. 이들은 흔히 잠들기 어려운 불면증으로 보이지만 본인의 생체 리듬에 맞는 자연스러운 시간대에 잠자리에 들 수 있을 때에는 수면 문제가 거의 나타나지 않는다. 불안이나 물질 사용이 동반되는 경우가 많지만 이는 수면 문제에 이차적으로 따라오는 것일 수 있다.

정신질환에서 나타나는 성인의 수면 이상

주요 수면 문제 개요

수면의 필요량, 수면 응집력, 총 수면 시간, 수면 구조 등의 변화는 거의 모든 정신질환 및 그에 대한 약물치료와 밀접하게 연관돼 있다. 그러므로 정신질환을 가진 사람에게 발생한 수면 문제를 선별적으로 평가해야 한다. 특히 정신질환은 여러 가지가 공존하는 경우가 흔하기 때문에 더욱 수면 문제를 꼼꼼하게 평가해야 한다. 수면과 정신질환 사이의 인과관계는 양방향적이고 복잡한 특성을 가지므로 정신질환이 이상 수면을 유발하거나 악화시킬 수 있으며 반대로 불충분하거나 수면의 연속성이 깨지는 파편화된 수면 역시 정신질환의 위험을 높이고 증상을 악화시킬 수 있다. 흥미롭게도 정상 수면과 이상 수면에 대한 연구들이 기분과 불안 조절에 관여하는 신경계와 스트레스 반응 체계가 수면-각성 조절에도 관여한다는 사실을 보여준다. 이는 수면장애와 정신질환 사이에 공통된 발병 경로가 존재할 가능성을 시사한다. 정신질환을 효과적으로 관리하기 위해서는 환자가 호소하는 수면 문제에 대해 실증적 근거 기반 치료 방법을 쓸 필요가 있다. 정상 수면에 대한 교육, 건강한 수면 습관을 형성하기 위한 행동 기법, 수면에 대한 왜곡된 행동이나 믿음을 교정하는 인지 기법은 수면의 질을 향상시키고 정신과적 증상 관리에도 도움이 될 수 있다.

주요우울장애

불면증, 과다수면증, 폐쇄성 수면무호흡증(OSA)을 포함한 수면장애는 우울증에서 매우 흔히 나타나며 실제로 우울증 진단 기준의 하나다. 주관적 및 객관적 수면장애가 산후 우울증을 포함한 우울 삽화의 발병에 선행해 나타나거나 삽화의 발생을 예측하기도 한다. 우울증 환자는 침대에서 보내는 시간이 많아지는 경향이 있는데 이로 인해 수면 욕구가 감소하고 수면의 질은 떨어져 수면 문제가 더욱 악화될 수 있다. 실제로 N3(서파수면)의 감소, REM 수면의 잠복기 단축, REM 수면 시간의 증가 등의 수면 구조 변화도 관찰 및 확인됐다. 이러한 수면 구조의 변화는 대부분의 항우울제가 REM 수면을 억제하고 REM 수면의 시작을 지연시키는 작용과도 일치한다. 이러한 수면 이상은 생물학적 표지자로 볼 만큼 특이도가 높지는 않으나 우울 증상이 호전된 이후에도 지속되는 경우가 많아 수면장애가 우울증에 대한 생물학적 취약성을 나타내는 지표일 수도 있다(Minkel et al. 2017).

항우울제의 효과는 우울증에서 나타나는 수면장애를 더욱 복잡하게 만들 수 있다. 예를 들어 삼환계 항우울제(TCA), 트라조돈, 미르타자핀과 같은 일부 비정형 항우울제는 진정 작용이 강하지만 선택적세로토닌재흡수억제제(SSRIs), 세로토닌노르에피네프린재흡수억제제(SNRIs) 그리고 비정형 항우울제인 부프로피온은 일반적으로 각성 작용을 보인다. 또한 TCA와 SSRI는 RLS를 유발하거나 악화시킬 수 있다는 점에서도 주의가 필요하다. 따라서 진정 성향이 있는 약물은 취침 전에, 각성 효과가 있는 약물은 아침에 복용하는 것이 바람직하다.

우울증에서 우울 증상이 호전된 이후에도 수면 문제는 지속되는 경우가 있다. 이를 통해 우울증의 중증도 및 재발 가능성을 예측할 수 있다. CBT는 경증부터 중등도 우울증에 대해 효과가 입증된 치료법이며 불면증에 대한 CBT와 병행하면 서로 시너지 효과를 얻을 수 있다(Asarnow et al. 2014). 이와 유사하게 고강도 광치료는 계절성 우울증과 과다수면증에 효과적인 것으로 나타났고 OSA를 적절히 치료하면 우울 증상이 호전될 수 있다는 보고도 있다. 예를 들어 하루 10시간을 침대에서 보내지만 실제로는 6시간만 수면을 취한다고 보고하는 우울증 환자에게는 침대에 머무는 시간을 점차적으로 7시간으로 줄이고 수면 욕구를 회복하도록 하면 도움이 될 수 있다. 아울러 낮 동안의 활동 수준, 특히 사회적 활동과 신체 활동을 늘리는 것도 기분 개선에 효과적이다("수면 능력과 수면 기회 일치시키기" 섹션 참조). 기상 직후 아침에 45분간 광치료를 시행하는 것도 기분 개선과 주의력 향상에 도움이 될 수 있다. 흥미롭게도 주요 우울증을 앓는 환자의 약 절반 정도에서 전체 또는 부분 수면 박탈로 빠른 증상 개선을 보일 수 있다. 하지만 이 기법은 부작용이 있으며 회복 수면 이후 증상이 다시 악화되는 경우가 많아 신중하게 접근해야 한다.

양극성장애

양극성 우울증을 보이는 사람은 단극성 우울증만큼이나 흔하게 수면 문제를 겪는다. 단순한 불면증이나 과다수면증을 넘어 불규칙한 수면 패턴, 지연된 수면위상, 수면 필요량 감소 등 더욱 복합적 양상으로 나타나는 경우가 많다(Harvey et al. 2017). 특히 지연된 수면위상과 하루주기 리듬장애는 종종 빛 노출, 신체 활동, 식사 주기 조절 및 사회적 일정 조절 등과 같이 하루주기 리듬을 조율하는 자이트게버들이 불규칙하거나 부적절하거나 혹은 충분하지 않을 때 발생하기 쉽다. 양극성장애에서의 수면장애는 단순히 현재 증상을 악화시키는 데 그치지 않고 향후 에피소드의 발병 및 재발 위험을 높이며 기분 상태가 안정된 삽화 사이의 안정기에도 지속되는 경향이 있다. 이러한 수면 문제는 양극성장애의 핵심 병리인 기분 조절, 보상 민감성, 주의력 조절과 관련된 신경 회로의 기능 저하에 관여할 가능성이 높다. 예를 들어 단극성 우울증에서는 수면 박탈이 일시적인 증상 개선을 가져올 수 있는 반면, 양극성장애에서는 오히려 조증이나 경조증 에피소드를 유발할 수 있다. 양극성장애에서 나타나는 수면 구조의 변화는 주요 우울장애에서 관찰되는 변화와 유사한 양상을 보이기도 하나 그 연구 결과는 덜 일관된 경향을 보인다.

양극성장애 치료에 사용되는 약물은 복용 시점이 중요하다. 단극성 우울장애에 사용되는 항우울제는 양극성 우울 상태에도 종종 사용되며 유사한 활성화 효과를 보일 수 있는데("주요우울장애" 하위 섹션 참조), 특히 TCA나 SSRI는 조증 삽화를 유발할 위험이 더 높은 것으로 알려져 있다. 반면 퀘티아핀이나 올란자핀처럼 진정 효과가 강한 비정형 항정신병약물은 취침 전에 복용하는 것이 바람직하다. 반대로 수면 시작을 지연시키고 하루주기 리듬에 영향을 줄 수 있는 라모트리진과 같은 기분조절제는 아침에 복용해야 한다. 단극성 우울장애와 마찬가지로 CBT는 양극성 증상과 수면 문제를 동시에 개선하는 데 효과적일 수 있다. 실제로 양극성장애와 불면증, 하루주기 리듬장애를 함께 조절하기 위해 고안된 수정된 CBT 프로토콜이 최근 시범적으로 시행됐으며 유의미한 성과를 거둔 것으로 보고됐다(Kaplan and Harvey 2013).

불안장애

다른 정신질환과 마찬가지로 범불안장애에서도 주관적 수면장애는 매우 흔하게 나타나며 진단 기준에도 포함돼 있다(Krystal et al. 2017). 불안증상을 보이는 사람의 최대 80%는 불면증과 일치하는 증상을 보인다(Taylor et al. 2005). 일반적으로 불안이 시작되면서 수면 문제가 나타나지만 불안은 야간 공황발작처럼 직접 수면을 방해하기도 한다. 불안장애와 불면증은 각성을 촉진하는 신경전달물질 시스템이 과활성화된다는 공통된 병태생리적 기전을 보일 수 있다. 그러나 지금까지의 연구에서는 불안이 있는 경우에도 수면 구조 자체의 뚜렷한 이상은 발견되지 않았다.

CBT는 불면증뿐만 아니라 공황장애, 범불안장애를 포함한 대부분의 불안장애에 대해 1차 치료법으로 권장되고 있다. 실제로 두 가지 문제를 동시에 해결하기 위한 CBT 접근법이 연구되고 있다(Stanley et al. 2004). 특히 정상 수면 및 건강한 수면 습관에 대한 교육과 부적응적 수면 관련 행동이나 신념을 교정하는 과정은 불안 증상을 완화하고 수면을 향상시키는 데 도움을 준다. 따라서 불안 진단을 받은 사람에게는 정상 수면에 대한 교육, 이완 요법 훈련, 취침 중 시간을 확인하는 행동 제한이나 수면에 대한 부정확하고 도움이 되지 않는 믿음 깨기 및 재구성 등의 인지 기법들 그리고 밤중 각성 시 마음챙김 기반 수용 전략("신체 이완하기" 및 "마음을 진정시키기" 섹션 참조) 등이 유용할 수 있다.

한편 벤조디아제핀계 약물은 수면 잠복기를 감소시켜 불안장애 치료에 자주 사용되지만 동시에 REM 수면과 N3 수면을 억제하는 단점이 있어 신중하게 사용되어야 한다.

외상후스트레스장애

주관적인 수면장애는 외상후스트레스장애를 가진 사람들에게 흔하게 나타나며 진단 기준 중 하나이기도 하다(Krystal et al. 2017). 수면 문제는 주로 수면 시작 및 유지의 어려움(약 90%)과 악몽(약 70%) 등으로 나타나며 트라우마와 관련된 재경험 증상과 과각성 상태를 반영하는 것으로 보인다. 특히 악몽은 외상후스트레스장애 환자에서 높은 빈도로 나타나는 OSA에 의해 악화될 수 있다. 외상후스트레스장애는 REM 수면 행동장애(REM behavior disorder, RBD)와 구별돼야 한다. RBD는 REM 수면 중 정상적으로 나타나는 근육 무긴장증(atonia)이 소실돼 종종 폭력적 내용의 꿈을 실제로 행동으로 표현하게 되는 이상수면증(parasomnia)이다. 외상후스트레스장애에서 수면장애에 대한 주관적 호소가 많음에도 불구하고 수면 구조에서 일관되게 나타나는 이상은 REM 밀도 증가와 REM 수면으로부터 다른 수면단계로의 빈번한 전이 등 REM 수면 영역에 국한된다.

따라서 외상후스트레스장애를 가진 사람들에게는 불면증, 악몽, 수면무호흡증, RBD 등의 수면장애 여부를 철저히 평가해야 한다. 외상후스트레스장애 치료가 성공적으로 이루어진 이후에도 수면에 대한 불편감 호소가 지속될 수 있으므로 확인된 수면 문제에 대해서는 별도의 치료적 접근이 필요하다. 앞서 "불면증" 섹션에서 언급했듯이 CBT는 불면증에 대한 가장 효과적인 치료법이다. 한편 외상후스트레스장애와 관련된 악몽에 대해서는 이미지 리허설 치료(Imagery Rehearsal Therapy, IRT)와 같은 검증된 치료법이 훨씬 효과적이다(Nadorff et al. 2014). IRT는 환자가 반복적으로 꾸는 불쾌한 꿈의 내용을 더욱 긍정적이고 통제 가능한 시나리오로 재구성해 매일 연습하는 방식이며 약물 없이도 악몽의 빈도나 강도를 유의미하게 감소시킬 수 있다고 입증됐다(Morgenthaler et al. 2018). 약물치료로는 프라조신이나 클로니딘이 외상후스트레스장애 관련 악몽의 빈도와 심각도를 줄이는 데 효과적이나 SSRI 등 흔히 처방되는 항우울제는 오히려 각성을 증가시키거나 RBD 증상을 유발 혹은 악화시킬 수 있으므로 주의가 필요하다.

조현병스펙트럼장애

조현병은 불면증, 과다수면증, 악몽, 불규칙한 수면-각성 패턴 그리고 모든 유형의 하루주기 리듬 이상 등 다양한 수면장애와 밀접하게 관련되어 있다(Benson and Feinberg 2017; Wulff et al. 2012). 이러한 하루주기 리듬장애는 부적응적인 수면-각성 행동, 효과적인 자이트게버(zeitgeber)에 대한 노출 감소, 그리고/또는 멜라토닌 분비의 변화를 반영하는 것으로 보인다. 수면 상태의 악화는 정신병적 증상의 악화 또는 재발뿐만 아니라 스트레스에 대한 대처 능력 저하로 이어질 수 있다. 객관적인 수면 측정 지표에서도 조현병 환자는 수면 시작과 유지의 어려움, 총 수면 시간의 감소, REM 수면의 감소와 같은 양상을 보이는데 이러한 수면 문제는 하루주기 조절장애와 깊은 관련이 있다. 그러므로 규칙적인 수면-각성 일정을 세우고, 규칙적인 식사나 신체 및 사회 활동을 장려하는 등의 추가적인 하루주기 단서를 통해 이러한 일정을 유지하는 노력이 치료에 도움이 된다("좋은 수면 위생 확립 및 유지" 섹션 참조).

조현병 치료에서 적절한 약물 요법은 핵심적인 치료 전략이다. 1세대 및 2세대 항정신병약물은 잠드는 데 걸리는 시간을 줄이고, 야간 각성 시간을 낮추며, 총 수면 시간을 늘려 수면을 개선할 수 있다. 그러나 클로자핀과 올란자핀은 세로토닌, 도파민, 노르에피네프린, GABA 등 여러 신경전달물질에 영향을 미쳐 야간 수면 시간을 과도하게 연장(12~14시간)시킬 수도 있다. 또한 항정신병약물은 도파민 수치를 낮추기 때문에 몽유병과 같은 이상수면증뿐만 아니라 하지불안증후군(RLS), 주기성 사지운동(PLMS)도 유발할 수 있다. 인지행동치료(CBT)는 수면에 대한 비합리적 믿음과 부적응적인 수면 행동을 교정함으로써 조현병 환자에게 효과적인 보조 치료법이 된다. 실제로 조현병 환자에게 흔히 나타나는 다양한 수면 문제를 다루기 위한 수정된 CBT-I(CBT for Insomnia) 프로토콜이 개발된 바 있다(Freeman et al. 2015).

주의력결핍과잉행동장애

주의력결핍과잉행동장애는 일반적으로 아동기에 진단되며 환자의 약 3분의 2는 성인이 되어서도 증상이 지속된다(Cortese and Lecendreux 2017). 과거에는 수면장애가 주의력결핍과잉행동장애의 진단 기준 중 하나로 간주됐지만 최근에는 수면무호흡증이나 수면위상 지연증후군과 주의력결핍과잉행동장애를 감별 진단하기 위한 항목으로 다시 주목받고 있다. 주의력결핍과잉행동장애를 가진 아동의 최대 70%는 부적응적 수면 습관, 불면증, 수면위상 지연, 수면무호흡증, PLMS, RLS 등과 같은 다양한 수면 문제를 경험하는 것으로 보고된다. 반면 성인 주의력결핍과잉행동장애 환자에서의 수면 문제 유병률은 아직 명확하게 규명되지 않았다. 주의력결핍과잉행동장애 치료에 흔히 사용되는 중추신경계 자극제는 수면 관련 증상의 임상 양상을 더욱 복잡하게 만든다. 따라서 수면장애에 대한 철저한 평가가 필요하며 OSA, RLS, 불면증 등의 동반질환에 대해서는 경험적으로 입증된 치료법을 적절히 적용해야 한다. 수면위상 지연에 대한 치료의 근거는 아직 제한적이지만 광치료(Rybak et al. 2006)와 멜라토닌 보충요법(Auger et al. 2015)이 도움이 될 수 있다.

자폐스펙트럼장애

수면장애는 자폐스펙트럼장애를 가진 아동에게 매우 흔하게 나타나고 최대 80%가 수면 문제를 경험하며 이 중에서도 특히 수면 시작 시 불면증이 두드러진다(Veatch et al. 2015). 이러한 불면증은 성인기까지 지속되는 경우가 많지만 지속성과 경과에 대한 명확한 연구는 아직 부족하다(Goldman et al. 2017). 수면 문제는 자폐스펙트럼장애의 주요 증상을 악화시키고 일상 기능을 방해하며 가족 내 관계에까지 부정적 영향을 미친다. 수면장애의 원인은 단일 요인보다 신경학적 요인(멜라토닌 합성 경로의 이상), 의학적 및 정신과적 동반질환 요인(발작, 주의력결핍과잉행동장애에 대한 취약성) 그리고 행동적 요인(감각 자극에 대한 과민성, 건강하지 못한 수면 습관) 등 다양한 기전이 복합적으로 작용한 결과로 이해된다.

또한 사회적 단서에 대한 둔감성이나 전자기기에 대한 과도한 집착 등의 행동 특성은 하루주기 리듬 이상의 위험을 높일 수 있다. 자폐스펙트럼장애를 가진 사람들에게서 이상수면증 또한 더 높은 빈도로 나타나는 반면, OSA나 RLS과 같은 다른 유형의 수면장애에 대한 취약성은 명확히 밝혀지지 않았다. 자폐스펙트럼장애를 가진 사람들에게 발견되는 수면 문제에 대한 1차 선택 치료법은 수면 교육 및 수면 위생 관리이며 수면에 영향을 미치는 내과적·정신과적 질환에 대해 적절히 치료하는 것 또한 중요하다. 의료진이나 보호자는 수면에 영향을 미칠 수 있는 약물에 대해서도 잘 알고 있어야 한다.

물질사용 및 중독

남용 가능성이 높은 대부분의 물질은 수면 패턴과 수면 구조에 변화를 유발한다. 구체적인 영향은 해당 물질이 진정 작용을 하는지 각성 작용을 하는지에 따라 달라진다. 물질 사용의 맥락을 파악하기 위해서는 면밀한 문진이 필요하다. 사용 이유가 단순한 사회적 이유 때문인지, 수면-각성 장애를 스스로 조절하려는 시도인지 구별해야 한다. 후자의 경우에는 수면장애 혹은 내과적·정신과적 장애에 대한 적절한 평가와 치료가 권장되어야 하며, 필요 시 물질남용 ○○분야의 전문의에게 의뢰하는 것을 권장한다 (Roehrs and Roth 2017).

알코올, 벤조디아제핀, 아편계 약물 등 진정제는 수면의 전반부에서는 수면 시작 시간을 단축시키는 효과를 보이지만 후반부에서는 반동 효과로 인해 수면을 방해할 수 있다. 또한 이들은 호흡 억제 작용을 통해 OSA와 PLMS의 위험을 증가시킨다. 각성제는 신경화학물질들을 변화시켜 각성을 촉진한다. 카페인은 아데노신을 차단함으로써 수면 욕구의 축적을 방해하고 암페타민은 도파민 분비를 증가시켜 각성 상태를 유지한다. 각성제의 활성화 효과는 밤에는 불면증, 낮에는 과도한 졸림을 유발함으로써 물질 사용의 악순환을 초래할 수 있다. 니코틴처럼 반감기가 짧은 물질은 금단에 따른 갈망이 빈번하고 강력하게 나타나 수면을 방해하는 경향이 특히 크다. 대마초(cannabis)를 포함해 언급된 모든 물질은 공통적으로 REM 수면을 억제하며 사용을 중단할 경우 REM 수면 반동 현상, 즉 REM 수면의 급격한 증가를 유발할 수 있다. 대마초의 경우, REM 수면 억제 외에도 수면에 미치는 전반적 영향은 아직 명확히 밝혀지지 않았다. 특히 최근 재배되고 있는 고효능 품종들의 효과에 대해서는 더욱 정밀한 연구가 필요한 상황이다.

치매 및 신경퇴행성장애

신경퇴행성장애에서 나타나는 전형적 병리생리학적 특징인 신경세포의 파괴는 일반적으로 중추신경계 단백질의 비정상적 축적에 따른 신경독성으로 인해 발생한다. 주요한 단백질로는 β-아밀로이드(알츠하이머병), 타우 단백질(전두측두치매 및 만성 외상성 뇌증), α-시누클레인(파킨슨병 및 루이소체병) 등이 있다. 최근 연구에 따르면 수면 중에서도 특히 서파 수면은 이들 단백질의 효율적 제거에 중요한 역할을 하며, 손상된 수면은 이러한 신경퇴행성 질환이 발병하는 하나의 기전일 수 있다는 가능성이 제기되고 있다(Xie et al. 2013).

  신경퇴행성장애에서는 수면 시스템과 수면 양상이 흔히 손상되고 그에 따라 다양한 수면장애가 흔히 동반된다. 예를 들어 RLS, PLMS, RBD 등은 모두 α-시누클레인 병증과 밀접하게 연관돼 있다. 실제로 이들 수면장애는 신경퇴행성 질환의 명확한 병증이 나타나기 수년 전부터 선행 증상으로 발생할 수 있다(Kutscher et al. 2014). 또한 하루주기 리듬의 조절 기능도 손상될 수 있다. 환자들은 질환 초기 단계에는 일찍 잠들어 일찍 깨는 전진성 수면위상 변화를 보이는 경우가 많으나 질환이 진행됨에 따라 하루 24시간 동안 간헐적으로 자고 깨는 불규칙한 수면-각성 패턴이 나타난다. 사회적·신체적 고립, 움직임과 활동의 제한, 햇빛에 노출 감소 등 하루주기 리듬을 조절하는 환경 자극들이 줄면서 불규칙한 수면-각성 패턴은 더욱 악화된다. 치매를 동반한 인지장애 환자에게 수면 문제를 다룰 때 인지 전략보다 행동 전략에 초점을 맞추는 것이 좀 더 현실적이다. 예를 들어 불면증이나 하루주기 리듬장애에는 수면 위생, 환경 조절, 규칙적인 일과 수립 등의 비약물적 행동치료가 우선 권장되며 약물치료나 기기 사용은 보호자와 협력해 안전하게 시행돼야만 한다.

수면 개선을 위한 인지행동 전략

인지행동치료 원리 개요

인지행동치료(CBT)의 원리는 불안 감소, 기분 개선, 체중 감량, 만성 질환 관리 등 다양한 목적을 위한 비약물적 치료의 핵심 원리로 널리 활용되며 수면 문제 치료에서도 예외가 아니다. 앞서 언급한 바와 같이 CBT는 불면증의 해소에 있어 단기 효과는 물론 장기적 치료 효과의 지속 측면에서도 진정수면제보다 더 효과적인 치료법으로 입증됐다(Morin et al. 2006).

CBT의 핵심 원리는 생각, 감정, 행동, 신체 반응 간의 상호 연결성에 있다. 이 네 가지 요소는 서로 영향을 주고받기 때문에 그중 하나를 변화시키면 나머지에도 변화를 유도할 수 있다. 예를 들어 취침 전 습관이나 행동을 바꾸는 것만으로도 신체적 긴장을 줄이고 이완을 유도하는 데 도움이 될 수 있으며 밤에 자주 깨는 것에 대한 생각을 재구성하면 이에 대한 부정적 감정 반응도 완화될 수 있다. CBT 기법은 비효율적이고 해로운 수면 습관을 교정하는 동시에 수면 욕구와 하루주기 생물학을 활용한다는 점에서 수면장애 치료의 매우 강력한 치료법이 될 수 있다. 이후 이어지는 하위 섹션에서는 수면 개선에 가장 효과적인 주요 CBT 기법들을 소개할 예정이다.

수면 능력과 수면 기회 일치시키기

잠들기 어렵거나 잠을 유지하기 어렵거나 또는 두 가지 문제를 모두 겪는 사람들은 대개 밤에 깨어 있는 시간이 30분 이상으로 긴 경우가 많다. 이때 밤 시간 동안의 각성 시간을 줄이는 가장 빠르고 효과적인 방법은 수면 기회(매일 침대에서 보내는 시간)와 수면 능력(매일 실제로 자는 평균 수면시간)을 일치시키는 것이다. 수면 능력은 2주간의 수면 일지를 통해 추정할 수 있다. 그 예시를 미국수면의학회에서 제공하는 수면 일지(http://yoursleep.aasmnet.org/pdf/sleepdiary.pdf)에서 확인할 수 있다. 이러한 행동 기법의 핵심은 침대에서 보내는 시간 중 깨어 있는 시간을 제거함으로써 수면을 응집하고 수면의 질을 향상시키는 데 있다. 밤에 깨어 있는 시간이 줄어들고 수면의 질이 개선되면 이후에는 매주 침대 체류 시간을 점진적으로 늘려 최적의 수면 시간을 찾는 방식으로 조정한다.

이 기법은 수면 제한(sleep restriction) 또는 침대 체류 시간 제한(time-in-bed restriction)이라고 한다(Spielman et al. 1987b). 많은 사람이 흔히 믿는 "침대에 오래 누워 있을수록 잘 자고 오래 잔다"라는 인식과는 정반대의 접근이다. 실제로 불면증이 있는 사람은 침대에 오래 머무를수록 수면 욕구를 감소시키고 야간 각성을 증가시키며 수면 능력에 대한 걱정을 악화시키고 수면에 대한 과도한 노력을 하면서 오히려 자연스러운 수면을 방해받는다. 실제로 침대에서 보내는 시간을 줄이면 수면을 개선하는 데 가장 효과적이라는 점을 많은 연구에서 일관되게 보여준다. 이 기법은 수면 욕구를 강화시키고 각성과 걱정, 수면에 대한 집착을 줄여 더 자연스럽고 깊은 수면을 유도한다.

단, 불면증 환자들은 자신의 수면 시간을 과소평가하고 깨어 있는 시간을 과대평가하는 경향이 있다. 따라서 침대 체류 시간 제한 기법이 가벼운 수면 부족 상태를 유도할 수 있어 신중하게 적용해야 한다. 과도한 주간 졸림을 방지하려면 침대에 있는 시간은 최소 5시간이어야 한다. OSA, RLS, 수면위상 지연증후군으로 수면이 부족한 경우나 조증, 편두통 혹은 발작 등의 위험이 있는 경우에는 더 긴 시간이 필요할 수 있다. 또한 우울증, 정신병적 장애, 낮은 동기 수준 등으로 인해 침대에서 나오기 어려운 사람들에게는 좀 더 점진적인 수면 제한 방식이 더 적합할 수 있다. 마지막으로 의료진은 정신질환과 정신작용제 약물이 주간 에너지 수준과 피로에 영향을 미친다는 점을 인지하고 주간 기능을 최적화하기 위해 수면 문제 해결과 더불어 비수면 요인들도 함께 평가하고 개입해야 함을 명심해야 한다(자세한 내용은 이 책의 다른 장 참조).

침대와 침실을 수면 및 졸림과 다시 연관시키기

밤중에 아무 생각 없이 누워 깨어 있는 상황이면 잠에 대한 걱정이나 다른 스트레스 요인들에 대한 생각으로 뒤척이게 된다. 이러한 걱정에 잠긴 각성 상태는 무의식적으로 침대, 침실, 취침 시간 자체에 대한 부정적 연상을 만들고 이들을 잠이나 졸음을 유도하는 신호가 아니라 불안과 각성 상태를 유발하는 조건화된 자극으로 바꾸게 된다. 이러한 경우 사람들은 밤중에 소파에서는 졸다가도 막상 침대에 눕는 순간 깨어버린다고 한다.

무의식적 조건화를 소거하기 위한 가장 효과적인 방법은 자극 통제 기법(stimulus control) 또는 침대 연합 훈련(bed association training)이라 불리는 행동 기법이다(Bootzin et al. 1991). 이 기법은 침대와 수면 간의 건강한 연합을 다시 형성하는 것을 목표로 하며 다음과 같은 다섯 가지 핵심 지침으로 구성된다.

1. 졸릴 때만 잠자리에 든다.
2. 20분 이상 깨어 있으면 침대에서 나와서 졸음이 느껴질 때 다시 침대에 눕는다.
3. 침대에서만 잔다.
4. 잠을 깨우는 활동들(독서, TV 시청, 스마트폰이나 노트북 사용 등)은 침대나 침실이 아닌 곳에서만 한다.
5. 전날 수면 시간과 관계없이 매일 같은 시각에 기상한다.

이러한 지침을 일관되고 철저하게 지키면 침대와 수면 간의 연합이 점차 강화돼 침대와 취침 시간이 다시 수면 유도 신호로 작용하게 된다.

단, 이 행동 기법은 엄격하게 지킬 때 가장 효과적이므로 동기 수준이 낮거나 만성 통증, 인지장애, 낙상 위험이 있는 환자에게는 개별적으로 수정해 적용할 수 있다. 예를 들어 깨어 있는 동안에는 불을 켠 채 이불 위에 앉아 있도록 하고, 졸릴 때는 불을 끄고 이불 아래로 누워 잠들도록 유도함으로써 각성과 수면에 대한 뚜렷한 신호를 구분해 줄 수 있다. 또한 많은 사람이 졸림과 피로를 혼동하므로 치료 과정에서는 둘을 명확히 구분하도록 도와야 한다. 졸림은 눈꺼풀이 무겁고 호흡이 느려지고 머리가 떨구어지는 등 잠이 들 준비가 된 상태의 생리적 증상으로 나타나는 반면, 피로는 이러한 졸음의 징후 없이 느끼는 단순한 신체적·정신적 탈진감에 가깝다. 특히 정신질환을 동반하거나 정신작용제 약물을 복용 중인 환자는 둘의 구분이 더욱 어렵기 때문에 이에 대한 교육과 안내가 필요할 수 있다. 이 기법이 효과를 발휘하기 위해서는 단순한 피로감이 아니라 실제로 졸릴 때만 침대에 눕도록 도와야 한다.

좋은 수면 위생 확립 및 유지

수면 위생은 수면을 촉진하거나 방해할 수 있는 환경적 요인과 건강 및 생활 습관 전반을 의미한다(Hauri 1991). 환경적 요인에는 안전하고 편안한 수면 환경의 조성이 포함되며 건강 습관에는 알코올과 카페인 및 식사와 운동의 적절한 사용과 조절 등이 해당된다. 좋은 수면 위생은 더 나은 수면을 돕는 데 유익하지만 단독으로 수면장애를 교정하는 데는 한계가 있다. 따라서 수면 위생은 수면 치료의 기초로서 다른 치료 전략과 함께 활용될 때 가장 효과적이다.

- 수면 환경은 개인의 취향에 따라 다를 수 있지만 일반적으로 침실은 어둡고 시원하며 조용하고 편안한 공간이어야 한다. 매트리스와 베개는 개인의 선호에 따라 적절한 탄성을 가진 것이 좋으며 실내 온도는 약 16~20°C (62-68°F)가 가장 적합하다. 필요에 따라 안대, 암막 커튼, 귀마개, 백색소음기, 에어컨, 전기담요 등의 도구를 활용해 수면 환경을 최적화할 수 있다. 전자기기나 스크린 사용은 수면을 방해하므로 침실에 두지 않는 것이 바람직하다.

- 카페인 섭취는 수면을 방해할 수 있으므로 하루 총량을 세 잔 이하로 제한하고 취침 최소 12시간 전까지는 섭취를 피해야 한다. 알코올은 잠들기 쉽게 만들 수는 있지만 수면의 질을 떨어뜨릴 수 있으므로 수면 유도 목적으로 사용해서는 안 된다. 음주 시에는 최소한으로 절제하되 취침 3~4시간 전에는 마치는 것이 좋다. 흡연 역시 수면에 부정적 영향을 미치므로 건강과 수면 모두를 위해 금연을 권장한다.

- 규칙적 식사와 신체 활동 역시 수면에 영향을 미친다. 낮 시간 동안의 신체 활동은 수면 욕구를 높여주지만 심부 체온을 상승시켜 각성을 유도할 수 있으므로 취침 3~4시간 전에 마치는 것이 이상적이다. 하루주기 리듬 유지를 위해 하루 세 끼를 규칙적으로 섭취하고 기상 후 1시간 이내에 식사를 시작하며 취침 3~4시간 전에 식사를 마쳐 그 이후에는 음식 섭취를 피하는 것이 바람직하다.

낮잠 자제 또는 제한하기

대체로 낮잠을 피하면 수면 욕구가 증가하고 하루주기 수면-각성 리듬이 더욱 강화되며 침대와 수면 사이의 연관성을 더욱 높이는 데 도움이 된다. 그러나 일부 사람들에게는 낮잠이 오히려 도움이 될 수 있다. 특히 진정 작용이 있는 정신작용제 약물을 복용하는 경우가 그렇다. 만약 낮잠을 완전히 피하거나 침대 체류 시간 제한 원칙을 철저히 따르는 것이 어렵다면 취침 7~9시간 전에 45분 미만의 짧은 낮잠을 자면 그날 밤 수면에 큰 영향을 주지 않는다. 한편 낮 동안 졸림이나 약물 유발 진정 작용을 줄이는 방법은 추가적인 수면뿐만 아니라 밝은 빛에 의한 노출, 적절한 신체 활동, 사회적 활동 역시 낮 동안의 각성을 유지하고 수면 욕구를 높이는 데 도움이 된다. 이러한 활동들은 수면의 질은 물론, 전반적 기분 개선에도 긍정적 효과를 준다.

활동 수준 증가

수면 욕구는 깨어 있는 시간이 길수록 점차 누적되지만 단순히 시간뿐 아니라 낮 동안의 활동 수준에 따라서도 증가한다. 즉, 낮에 신체적, 사회적, 정신적으로 더 활발하게 활동할수록 취침 시점에 느끼는 수면 욕구는 더 강해진다. 수면 욕구가 높아지면 잠드는 시간이 단축되고 밤중 각성 가능성도 줄어들어 수면의 질이 전반적으로 향상된다. 하루 중 짧은 시간이라도 신체 활동을 늘릴 수 있는 방법을 찾는다면 밤 수면의 질을 향상시키는 데 도움이 된다. 이와 관련해 제2부 "정신질환의 예방 및 관리를 위한 운동"에서는 활동 수준 증가가 수면을 개선할 뿐 아니라 불안을 줄이고 기분을 향상시키며 다양한 정신질환의 관리에도 긍정적 영향을 준다는 점을 분명히 강조하고 있다.

신체 이완하기

스트레스를 받은 마음과 긴장된 신체는 수면을 방해하지만 평온한 마음과 이완된 신체는 수면을 원활하게 만든다. 교감신경계가 활성화되면 근육이 긴장하고 심박수가 증가하며 호흡은 빠르고 얕아지고 걱정과 부정적 감정이 생기기 쉽다. 이러한 **싸움도피반**

응(fight or flight response)은 수면 상태와는 정반대의 생리적 상태다. 반면 부교감신경계가 활성화되면 근육이 이완되고 심박수는 느려지며 호흡은 깊고 안정적으로 바뀌고 마음은 차분해진다. 이러한 휴식소화반응(rest and digest response)은 수면을 촉진하는 데 도움이 된다. 결국 교감신경의 활동이 낮고 부교감신경의 활동이 높을수록 더 쉽게 잠들고 깊은 숙면을 취할 수 있다.

하루 동안 쌓인 긴장을 풀고 몸과 마음을 이완시키기에 가장 적절한 시간은 잠자리에 들기 약 1시간 전이다. 이 잠들기 전 **이완 시간**(wind-down period)에는 업무나 청구서 처리, 스트레스가 유발되는 대화처럼 목표 지향적이거나 생산적 활동보다는 편안하고 즐거운 활동만 하는 것이 좋다. 앞서 제3부 "건강한 몸, 건강한 마음"에서 언급했듯이 의도적 신체 이완은 하루의 긴장을 해소하고 스트레스를 줄이며 교감과 부교감신경계의 균형을 수면에 유리한 방향으로 전환하는 데 가장 효과적인 방법 중 하나다. 이러한 이완기법은 웹, 애플리케이션, 대면 프로그램 등을 통해 학습할 수 있으며 대표적인 방법으로는 복식 호흡, 바디 스캔, 점진적 근육 이완, 시각적 심상 훈련, 명상, 마음챙김, 회복 요가(restorative yoga), 바이오피드백 등이 있다. 이러한 기법들은 잠들기 전 이완 시간에 시행해 볼 수 있는데 인내심과 꾸준한 연습이 중요하다. 한 가지 방법을 선택해 최소 2~4주간 매일 연습한 후 효과를 평가하고 필요한 경우 다른 방법을 시도하는 것이 바람직하다.

마음을 진정시키기

취침 2~3시간 전에 20~30분 동안 건설적인 걱정 시간을 가지면 하루 동안 쌓인 스트레스를 줄이는 데 도움이 된다. 이 기법은 보통 밤에 반복적으로 떠오르는 근심 걱정들의 목록을 만들어 각 항목 옆에 다음 날 실천할 수 있는 구체적이고 간단한 해결 방안을 함께 기록하는 방식이다. 또는 목록을 적은 종이를 파쇄하거나 버리는 행위를 통해 걱정을 내려놓는 심리적 효과를 얻을 수도 있다. 이 시간은 수면에 대한 부정확하고 비효율적인 신념을 점검하고 재구성해 보는 데 활용될 수 있으며 도움이 되지 않는 사고, 부정적 감정, 부적응적 행동이 수면 문제를 악화시키고 지속시키는 불면의 악순환을 차단하는 데 효과적이다. 수면에 대한 잘못된 신념에는 '잠은 반드시 빨리 들어야 한다', '밤에 깨는 것은 비정상이다', '낮 동안 피로하거나 집중이 안 되는 건 모두 수면 부족 때문이다', '수면 부족이 모든 정신적·신체적 문제의 원인이다', '잠을 잘 자기 위해서 밤낮으로 신경 써서 노력해야 한다' 등이 있다.

잠드는 것이나 밤중에 깨는 것에 대한 부정적이고 고통스러운 감정을 더욱 긍정적이고 수용적인 태도로 전환하는 것 또한 수면을 돕는 데 중요하다. 그중 한 가지 방법은 밤에 깼을 때 시계를 보지 않는 것이다. 많은 사람이 무의식적으로 시계를 확인하는 습관을 가지고 있다. 하지만 시계를 확인하면 '얼마나 잤는지', '얼마나 남았는지'를 계산하려는 생각이 자동으로 떠올라 불안과 긴장을 높여 수면을 더욱 방해한다. 따라서 잠들기 전 원하는 기상 시각에 알람을 설정한 뒤 시계를 침대에서 보이지 않게 돌려놓거나 방 건너편에 두거나 아예 방 밖으로 치워두는 것이 훨씬 바람직하다.

밤에 깨어 있는 경험에서 오는 불편함을 줄이기 위한 또 다른 방법은 잠에 대한 마음챙김 접근을 시도하는 것이다. 마음챙김은 '이건 끔찍해', '지금 당장 다시 잠들어야 해'와 같은 판단이나 그러한 경험을 바꾸려는 시도를 내려놓고 현재의 경험을 있는 그대로 받아들이는 태도를 기르는 것이다. 즉, 억지로 잠을 자려 하기보다 내 몸과 마음이 필요한 만큼의 회복을 스스로 조절할 수 있다는 믿음을 바탕으로 편안한 정서 상태를 유지하는 것이 핵심이다. 마음챙김은 밤 시간의 불안, 좌절, 절박함을 줄여준다. 이완된 정서 상태는 다시 잠드는 데 도움을 줄 수도 있지만 마음챙김의 핵심은 수면이라는 목표 자체가 아니라 지금 이 순간의 경험에 온전히 집중하는 데 있다. 마음챙김은 다른 방법들과 마찬가지로 즉각적 효과를 기대하기보다 꾸준한 연습과 인내가 필요하다. 다른 장에서도 언급했듯이 마음챙김은 수면 개선뿐만 아니라 기분, 에너지, 스트레스 대처 능력, 회복탄력성 전반에 걸쳐 도움을 줄 수 있어 여러 방면에서 긍정적 시너지 효과를 낼 수 있다.

결론

수면 부족, 불면증, 폐쇄성 수면무호흡증(OSA), 하루주기 리듬장애, 하지불안증후군(RLS) 등 다양한 수면 문제는 거의 모든 정신질환과 관련이 있다. 수면은 신체적·정신적·정서적 회복력과 웰빙을 유지하는 데 반드시 필요한 기본 생물학적 과정이기 때문에 건강한 수면을 지원하고 지속하는 방법을 배워야만 정신과적 증상을 조절하고 일상 기능을 최적화할 수 있다.

정신과 약물은 증상 조절에 필수적이지만 수면에 부정적 영향을 미칠 수도 있다. 따라서 효과적 수면 관리 전략은 정신질환에서 흔히 나타나는 약물 의존도를 줄이는 데 도움이 된다. 최근 연구에 따르면 다른 라이프스타일 중재와 시너지 효과를 발휘해 에너지를 높이고 기능과 수행 능력을 향상시키며 기분과 인지를 개선하고 스트레스 대처 능력을 강화하는 데도 기여한다.

토의 질문

1. 수면을 유도하는 두 가지 생물학적 과정은 무엇인가? 두 가지의 상호작용은 24시간 주기 동안 졸음과 각성 그리고 수행 능력의 변동을 어떻게 결정할까?

2. 임상 현장에서 만나는 사람들의 정신과적 상태와 관련돼 흔히 나타나는 수면장애는 무엇인가? 이러한 장애를 특징 짓는 수면 문제는 무엇인가?

3. 당신이 진료하는 환자의 수면을 개선하기 위해 사용할 수 있는 행동 또는 인지 기법 세 가지는 무엇인가? 이러한 기법을 모든 환자에게 엄격하게 적용할 것인가, 아니면 특정 집단에 맞게 수정할 것인가?

추천 문헌

Asarnow LD, Soehner AM, Harvey AG: Basic sleep and circadian science as building blocks for behavioral interventions: a translational approach for mood disorders. Behav Neurosci 128(3):360–370, 2014

Manber R, Carney C: Quiet Your Mind and Get to Sleep: Solutions to Insomnia for Those With Depression, Anxiety, or Chronic Pain. Oakland, CA, New Harbinger, 2009

Walker MP: The role of sleep in cognition and emotion. Ann NY Acad Sci 1156(1):168–197, 2009

참고 문헌

Asarnow LD, Soehner AM, Harvey AG: Basic sleep and circadian science as building blocks for behavioral interventions: a translational approach for mood disorders. Behav Neurosci 128(3):360–370, 2014 24773429

Auger RR, Burgess HJ, Emens JS, et al: Clinical practice guideline for the treatment of intrinsic circadian rhythm sleep-wake disorders: advanced sleep-wake phase disorder (ASWPD), delayed sleep-wake phase disorder (DSWPD), non-24-hour sleep-wake rhythm disorder (N24SWD), and irregular sleep-wake rhythm disorder (ISWRD): an update for 2015—an American Academy of Sleep Medicine clinical practice guideline. J Clin Sleep Med 11(10):1199–1236, 2015 26414986

Benson KL, Feinberg I: Schizophrenia, in Principles and Practice of Sleep Medicine, 6th Edition. Philadelphia, PA, Elsevier, 2017, pp 1370–1379

Bootzin RR, Epstein DR, Wood JM: Stimulus control instructions, in Case Studies in Insomnia. New York, Springer, 1991, pp 19–28

Chung F, Yegneswaran B, Liao P, et al: STOP Questionnaire: A tool to screen patients for obstructive sleep apnea. Anesthesiology 108(5):812–821, 2008 18431116

Cortese S, Lecendreux M: Sleep disturbances in attention-deficit/hyperactivity disorder, in Principles and Practice of Sleep Medicine, 6th Edition. Philadelphia, PA, Elsevier, 2017, pp 1390–1397

Cortese S, Konofal E, Lecendreux M, et al: Restless legs syndrome and attention- deficit/hyperactivity disorder: a review of the literature. Sleep 28(8):1007–1013, 2005 16218085

Durmer JS, Dinges DF: Neurocognitive consequences of sleep deprivation. Semin Neurol 25(1):117–129, 2005 15798944

Edinger JD, Olsen MK, Stechuchak KM, et al: Cognitive behavioral therapy for patients with primary insomnia or insomnia associated predominantly with mixed psychiatric disorders: a randomized clinical trial. Sleep 32(4):499–510, 2009 19413144

Freeman D, Waite F, Startup H, et al: Efficacy of cognitive behavioural therapy for sleep improvement in patients with persistent delusions and hallucinations (BEST): a prospective, assessor-blind, randomised controlled pilot trial. Lancet Psychiatry 2(11):975–983, 2015 26363701

Goldman SE, Alder ML, Burgess HJ, et al: Characterizing sleep in adolescents and adults with autism spectrum disorders. J Autism Dev Disord 47(6):1682–1695, 2017 28286917

Harvey AG, Soehner AM, Buysse DJ: Bipolar disorder, in Principles and Practice of Sleep Medicine, 6th Edition. Philadelphia, PA, Elsevier, 2017, pp 1363–1369

Hauri PJ: Sleep hygiene, relaxation therapy, and cognitive interventions, in Case Studies in Insomnia. New York, Springer, 1991, pp 65–84

Horne JA, Östberg O: A self-assessment questionnaire to determine morningness-eveningness in human circadian rhythms. Int J Chronobiol 4(2):97–110, 1976 1027738

Johns MW: A new method for measuring daytime sleepiness: the Epworth Sleepiness Scale. Sleep 14(6):540–545, 1991 1798888

Kaplan KA, Harvey AG: Behavioral treatment of insomnia in bipolar disorder. Am J Psychiatry 170(7):716–720, 2013 23820830

Knutson KL, Spiegel K, Penev P, et al: The metabolic consequences of sleep deprivation. Sleep Med Rev 11(3):163–178, 2007 17442599

Krystal AD, Stein MB, Szabo ST: Anxiety disorders and posttraumatic stress disorder, in Principles and Practice of Sleep Medicine, 6th Edition. Philadelphia, PA, Elsevier, 2017, pp 1341–1351

Kutscher SJ, Farshidpanah S, Claassen DO: Sleep dysfunction and its management in Parkinson's disease. Curr Treat Options Neurol 16(8):304, 2014 24930678

Manber R, Edinger JD, Gress JL, et al: Cognitive behavioral therapy for insomnia enhances depression outcome in patients with comorbid major depressive disorder and insomnia. Sleep 31(4):489–495, 2008 18457236

Minkel JD, Krystal AD, Benca RM: Unipolar major depression, in Principles and Practice of Sleep Medicine, 6th Edition. Philadelphia, PA, Elsevier, 2017, pp 1352–1362

Morganthaler TI, Auerbach S, Casey KR, et al: Position paper for the treatment of nightmare disorder in adults: an American Academy of Sleep Medicine Position Paper. J Clin Sleep Med 14(6):1041–1055, 2018 29852917

Morin CM, Bootzin RR, Buysse DJ, et al: Psychological and behavioral treatment of insomnia: update of the recent evidence (1998–2004). Sleep 29(11):1398–1414, 2006 17162986

Nadorff MR, Lambdin KK, Germain A: Pharmacological and non-pharmacological treatments for nightmare disorder. Int Rev Psychiatry 26(2):225–236, 2014 24892897

Ohayon M: Epidemiology of insomnia: what we know and what we still need to learn. Sleep Med Rev 6(2):97–111, 2002 12531146

Qaseem A, Kansagara D, Forciea MA, et al: Management of chronic insomnia disorder in adults: a clinical practice guideline from the American College of Physicians. Ann Intern Med 165(2):125–133, 2016 27136449

Roehrs T, Roth T: Medication and substance abuse, in Principles and Practice of Sleep Medicine, 6th Edition. Philadelphia, PA, Elsevier, 2017, pp 1380–1389

Rybak YE, McNeely HE, Mackenzie BE, et al: An open trial of light therapy in adult attention-deficit/hyperactivity disorder. J Clin Psychiatry 67(10): 1527–1535, 2006 17107243

Spielman AJ, Caruso LS, Glovinsky PB: A behavioral perspective on insomnia treatment. Psychiatr Clin North Am 10(4):541–553, 1987a 3332317

Spielman AJ, Saskin P, Thorpy MJ: Treatment of chronic insomnia by restriction of time in bed. Sleep 10(1):45–56, 1987b 3563247

Stanley MA, Diefenbach GJ, Hopko DR: Cognitive behavioral treatment for older adults with generalized anxiety disorder: a therapist manual for primary care settings. Behav Modif 28(1):73–117, 2004 14710708

Talbot LS, Maguen S, Metzler TJ, et al: Cognitive behavioral therapy for insomnia in posttraumatic stress disorder: a randomized controlled trial. Sleep 37(2):327–341, 2014 24497661

Taylor DJ, Lichstein KL, Durrence HH, et al: Epidemiology of insomnia, depression, and anxiety. Sleep 28(11):1457–1464, 2005 16335332

Veatch OJ, Maxwell-Horn AC, Malow BA: Sleep in autism spectrum disorders. Curr Sleep Med Rep 1(2):131–140, 2015 26046012

Watson NF, Badr MS, Belenky G, et al: Recommended amount of sleep for a healthy adult: a joint consensus statement of the American Academy of Sleep Medicine and Sleep Research Society. J Clin Sleep Med 11(6):591–592, 2015 25979105

Wulff K, Dijk DJ, Middleton B, et al: Sleep and circadian rhythm disruption in schizophrenia. Br J Psychiatry 200(4):308–316, 2012 22194182

Xie L, Kang H, Xu Q, et al: Sleep drives metabolite clearance from the adult brain. Science 342(6156):373–377, 2013 24136970

Young T, Palta M, Dempsey J, et al: The occurrence of sleep-disordered breathing among middle-aged adults. N Engl J Med 328(17):1230–1235, 1993 8464434

제16장

정신질환을 가진 사람의 심혈관대사 건강을 위한 라이프스타일 중재

마사 C. 워드 Martha C. Ward, M.D.

로버트 O. 코츠 Robert O. Cotes, M.D.

스티븐 J. 바텔스 Stephen J. Bartels, M.D., M.S.

번역 서영은, 김형찬

KEY POINTS

- 정신질환이 있는 사람은 기대수명이 단축되는데, 이는 부분적으로 건강에 해로운 동반질환 때문이다.
- 라이프스타일 중재는 심혈관대사 건강 지표를 개선하는 데 중간 정도의 효과를 보이지만 일부 잘 설계된 개별 무작위 대조시험에서는 임상적으로 유의미한 체중 감소도 확인됐다.
- 최소 3개월 이상 매뉴얼화된 중재에 교육과 신체 활동을 함께 시행하면 라이프스타일 중재 효과를 유의미하게 높일 수 있다.
- 중증 정신질환자는 빈곤, 의료 접근성 문제, 정신 증상 등으로 인해 라이프스타일 중재에 참여하는 데 고유한 어려움을 겪는다.
- 처방자는 정신과 약물이 초래할 수 있는 심혈관대사 부작용을 주의 깊게 모니터링하고, 필요 시 라이프스타일 중재를 포함한 적절한 치료 권고나 의뢰를 시행할 책임이 있다.

조현병, 양극성장애, 중증 우울증, 외상후스트레스장애를 포함한 중증 정신질환을 가진 사람은 일반 인구보다 기대수명이 현저히 짧다. 중증 정신질환을 가진 사람의 기대수명은 평균적으로 일반 인구보다 10~25년 짧으며, 이는 미국에서 가장 큰 건강 불평등 지표 중 하나로 간주된다(Bartels and DiMilia 2017). 이러한 사망률 격차는 자살, 폭력, 사고, 빈곤 등 여러 요인이 복합적으로 작용한 결과지만 이 고위험군의 조기 사망의 가장 큰 원인은 심혈관질환과 이와 관련된 만성 질환이다(Osborn et al. 2007). 이 집단에 속한 사람들은 일반 인구에 비해 비만과 흡연처럼 조절 가능한 행동 위험요인이 현저히 높다. 중증 정신질환자에게 처방되는 많은 정신과 약물은 체중 증가, 당뇨병, 고혈압, 고지혈증 등 심혈관대사 부작용과 관련된다(Bak et al. 2014). 300만 명 이상의 중증 정신질환 집단과 1억 1,300만 명의 동일 지역 대조군을 대상으로 한 최근 메타분석에 따르면 중증 정신질환자는 대조군에 비해 심혈관질환으로 인한 사망 위험이 85% 더 높았다(Correll et al. 2017). 더불어 중증 정신질환을 가진 사람은 보건의료 접근성이 낮고 일반적으로 더 낮은 수준의 서비스를 받기 때문에 조기 사망 위험이 더욱 커진다(Ward et al. 2015).

건강과 웰니스 증진은 중증 정신질환을 가진 사람의 회복 과정에서 매우 중요한 요소다(Silverstein and Bellack 2008). 비만한 경우 체중을 5% 이상 감량하면 여러 장기의 대사 기능이 개선되고(Magkos et al. 2016) 체력이 향상되면 심혈관질환 위험도 낮아질 수 있다(Klein et al. 2004). 최근에는 라이프스타일 중재가 심혈관질환 위험을 낮추는 데 효과적일 수 있음을 시사하는 증거가 점점 늘고 있다. 이러한 중재에는 식단관리, 운동, 행동 수정이 포함된다. 따라서 라이프스타일 중재는 중증 정신질환자의 심혈관질환 위험을 줄이기 위한 우선적 접근법으로 고려돼야 한다.

정신질환을 가진 사람을 위한 라이프스타일 중재의 효과

중증 정신질환을 가진 사람의 심혈관 위험 개선을 목표로 한 여러 임상시험이 진행됐지만 연구 설계와 결과는 매우 이질적이다. 교육과 신체 활동을 모두 포함한 중재 방식은 유의미한 체중 감소를 달성할 가능성을 높인다(Bartels and Desilets 2012). 이러한 두 요소는 일반 인구를 대상으로 한 라이프스타일 중재에서도 성공과 밀접하게 관련돼 있다(Ward et al. 2015). 일반 인구에서 라이프스타일 중재의 효과를 높이는 추가 요인으로는 프로그램의 개인화, 참가자와의 더 빈번한 접촉, 훈련된 치료 제공자의 활용 등이 거론된다(Ward et al. 2015).

전체적으로 볼 때, 중증 정신질환을 가진 사람들에게 적용된 라이프스타일 중재의 효과는 대체로 크지 않다. 일부 제한된 증거에 따르면 중증 정신질환자를 대상으로 한 라이프스타일 중재는 일반 인구를 대상으로 한 중재보다 효과가 낮을 수 있다. 카바사 등(Cabassa et al. 2010)은 중증 정신질환을 가진 사람들을 대상으로 한 9개의 무작위 대조시험을 검토한 결과, 평균 체중 감소량은 1.6kg(95% CI 0.3~2.9kg)으로, 일반 인구의 감소량(3.6~5kg)보다 적었다.

일반적으로 심혈관대사 위험을 줄이는 데 약 5~10% 체중 감소가 필요하지만 중증 정신질환자를 대상으로 한 중재는 이 기준에 미치지 못해 임상적 의미가 제한적일 수 있다. 예를 들어 알바레즈-히메네즈 등(Alvarez-Jimeénez et al. 2008)은 비정형 항정신병약물을 복용하는 사람들을 대상으로 라이프스타일 중재를 검토한 결과, 프로그램 참여자의 체중이 일반 치료군에 비해 평균 2.56kg(95% CI −3.20~−1.92kg) 감소했다고 보고했다. 다만 개별 연구에서는 체중 감소율이 전체 체중의 2.5~4%에 그쳤다. 해당 연구들은 연구 방법이 서로 다르고 추적 기간도 짧아(평균 18.2주), 임상적 의미가 제한적이다.

베르하허 등(Verhaeghe et al. 2011)도 중증 정신질환자를 대상으로 한 라이프스타일 중재의 평균 체중 변화(연구별 결과를 반영한 가중치 포함)가 −1.96kg(95% CI −0.12~−3.80kg)임을 확인했다. 14개 연구 중 11개 연구에서 체중 감소가 통계적으로 유의미했으나 5% 이상의 체중 감소를 달성한 연구는 없었다. 바텔스와 데질레츠(Bartels and Desilets, 2012)는 중증 정신질환자를 대상으로 한 22개 연구 중 20개에서 통계적으로 유의미한 체중 감소를 보고했지만 감소율의 중앙값은 2.6%에 그쳤다. 본피올리 등(Bonfioli et al. 2012)은 정신증 환자를 대상으로 한 라이프스타일 중재 후 평균 체중 감소율이 3.1%라고 보고했으나 추적 기간이 짧고(평균 18주) 약물 복용의 영향을 감안할 때, 체중 감소만으로 심혈관 위험이 낮아진다고 보기는 어렵다고 언급했다.

그럼에도 불구하고 최근에는 라이프스타일 중재를 충분한 강도와 기간으로 시행하면 중증 정신질환자의 주요 심혈관 위험요인을 유의미하게 개선할 수 있다는 증거가 점점 늘고 있다. 가브리엘 등(Gabriele et al. 2009)은 체중 감소와 중재 기간의 상관관계를 분석한 결과, 12~16주 중재에서는 평균 2.63kg, 6개월 중재에서는 4.24kg, 12~18개월 중재에서는 3.05kg의 체중 감소를 확인했다. 다만 12~18개월 범주에는 2개의 연구만 포함됐다. 저자들은 당화혈색소와 인슐린 조절이 개선된 점을 들어, 체중 감소 외에도 대사 및 심혈관 위험을 줄이는 등 추가적 효과도 중요하다고 강조했다.

나슬룬드 등(Naslund et al. 2017)은 최근 메타분석을 통해 중증 정신질환자를 대상으로 체중 감량을 목표로 한 17건의 무작위 대조시험 결과를 평가했다. 그 결과, 라이프스타일 중재가 과체중 및 비만 치료에 효과적임이 확인됐으며 12개월 이상 중재는 6개월 이하의 중재에 비해 효과 크기는 비슷했지만 결과는 더 일관적이었다.

종합하면, 현재의 체계적 문헌고찰은 연구 수가 적고 표본 크기가 작으며 연구 기간이 짧고 설계가 다양하다는 점에서 한계가 있다. 따라서 중증 정신질환자를 대상으로 한 주요 무작위 대조시험을 직접 검토해 보는 것이 특히 유익하다. 이러한 연구들은 체중과 주요 지표에서 임상적으로 의미 있는 변화를 달성할 수 있음을 시사한다.

장-바티스트 등(Jean-Baptiste et al. 2007)은 조현병 또는 분열정동장애를 가진 18명을 대상으로 운동 계획, 행동 수정, 식비 보조금을 포함한 16주간의 중재를 평가했다. 행동수정 프로그램은 건강한 식습관(간식·외식 선택, 식사량 조절, 요리 기술, 라벨 읽기 등)을 중심으로 주 1회 1시간씩 총 16주간 진행됐으며 목표설정, 기록유지, 변화를 위한 동기부여, 단서제거 등 문제해결기술을 강조했다. 그 결과, 중재군은 대조군보다 평균 5.6kg 더 감량했다.

우 등(Wu et al. 2007)은 대만에서 클로자핀을 복용 중인 조현병 및 비만 환자 53명을 대상으로 저칼로리 식사와 신체 활동 증진을 포함한 무작위 대조시험을 시행했다. 그 결과, 중재군의 평균 체중 감소는 5.2kg이었고, BMI는 평균 5.4% 감소했다.

맥키빈 등(McKibbin et al. 2006)은 조현병과 당뇨병을 동시에 가진 57명을 무작위로 라이프스타일 중재군과 일반 치료군(일상적 케어와 정보 제공)으로 배정했다. 24주간의 당뇨병 인식 및 재활 훈련(diabetes awareness and rehabilitation training, DART)은 운동과 영양 교육에 중점을 두었고 중재군은 대조군보다 평균 5.4kg 더 감량했다.

일부 핵심 임상시험에서는 기준 체중의 5% 이상 감량한 참여자도 있어 임상적으로 유의미한 성과를 입증했다. ACHIEVE 무작위 시험(The Randomized Trial of Achieving Healthy Lifestyles in Psychiatric Rehabilitation)에서는 중증 정신질환을 가진 과체중 또는 비만 성인 291명을 라이프스타일 중재군과 정보제공 대조군으로 무작위 배정했다. 18개월 후, 중재군의 37.8%가 기준 체중의 5% 이상 감량한 반면 대조군은 22.7%에 그쳤다(Daumit et al. 2013).

STRIDE 연구는 PREMIER 라이프스타일 중재(PREMIER Lifestyle Intervention)와 고혈압 예방 식이요법(DASH)을 기반으로 설계됐으며 항정신병약물을 복용 중인 비만인 200명을 대상으로 칼로리 제한과 신체 활동을 장려하는 라이프스타일 중재군과 일반 치료군을 비교했다. 6개월 후, 중재군의 40%가 기준 체중의 5% 이상 감량했으나 대조군은

17%에 그쳤다. 12개월 후에는 중재군의 47%가 5% 이상 감량했지만 대조군은 36%였다(Green et al. 2015).

마지막으로 InSHAPE 중재는 초기 무작위 시험(Bartels et al. 2013)과 후속 재현시험(Bartels et al. 2015)에서 심혈관 위험 감소 효과가 명확히 입증됐고 다양한 인구 집단과 환경에서 그 효과가 확인됐다. 이 프로그램은 12개월간 주 1회 코치와 함께 피트니스 훈련과 식이 교육을 받도록 구성된다. 첫 번째 무작위 시험은 뉴햄프셔주 콩코드에서 비교적 인종적으로 동질적인 표본을 대상으로 실시됐으며 중증 정신질환을 가진 과체중 또는 비만 성인 133명을 InSHAPE 프로그램군(라이프스타일 중재군)과 피트니스 클럽 회원권 제공군으로 무작위 배정했다. 그 결과, 중재군의 49%가 기준 체중의 5% 이상 감량했고, 체력 향상 비율 또한 대조군보다 2배 높았다(40% 대 20%).

이후 인종적으로 다양한 도시 환경(비백인 46%)에서 과체중 또는 비만이고 중증 정신질환을 가진 성인 210명을 대상으로 실시한 InSHAPE 재현시험(replication trial)에서도 중재군의 51%가 임상적으로 유의미한 심혈관 위험 감소를 경험했으며 18개월 추적 관찰에서도 이러한 효과가 유지됐다(Bartels et al. 2015). 바텔스 등(Bartels et al. 2018)은 이를 바탕으로 InSHAPE 프로그램을 근거 기반 진료(evidence-based practice)로 확립한 뒤, 4개 지역사회 정신건강센터에서 후속 실행 연구를 수행했다. 이를 통해 공공정신보건센터의 일상케어 제공자들이 직접 라이프스타일 중재를 시행할 때도 임상적으로 유의미하며 일관된 효과를 재현할 수 있음을 확인했다.

정신질환의 라이프스타일 중재 시 고려해야 할 주요 요인들

정신질환을 가진 사람들은 웰니스 목표를 달성하는 과정에서 많은 장애물에 직면하기 때문에 해당 집단에 적합한 맞춤형 중재가 필요하다(Ward et al. 2015). 일반 인구를 대상으로 한 연구에서는 개인화된 영양 중재가 성인의 식습관을 개선하는 데 효과적이라는 사실이 입증됐다(Eyles and Mhurchu, 2009). 또한 중재는 참여자의 문화적·언어적 특성에 적합하게 설계돼야 한다(Kreuter et al. 2003). 여기서는 정신질환자에게 특히 중요한 몇 가지

구체적 장애 요인과 이를 해결할 수 있는 전략을 살펴본다.

환자 요인

정신과적 증상이 지속되면 환자는 운동 및 영양 목표를 달성하는 데 어려움을 겪을 수 있다. 예를 들어 정신병 및 우울장애에서 흔히 나타나는 동기상실 상태(amotivation)는 행동을 시작하려는 동기나 능력이 부족한 상태로 라이프스타일 프로그램에 적극적으로 참여하는 데 어려움을 초래할 수 있다. 이러한 어려움을 극복하기 위해 집단 프로그램은 참여자 간의 응집력과 책임감을 높이는 데 도움이 될 수 있다. 또한 기프트 카드와 같은 보상을 사용하면 참가자에게 실질적 인센티브로 작용한다(Erickson et al. 2016). 참가자에게 식단과 운동을 스스로 모니터링하도록 교육하거나(Baker and Kirschenbaum 1993) 지지적인 인맥을 프로그램에 포함시키는 방법도 도움이 될 수 있다(Wing and Jeffery 1999). 조현병의 음성 증상에 대한 중재는 효과가 제한적이지만 이 질환에서 우울 증상이 흔하기 때문에 이를 적절히 치료하면 환자가 건강한 행동 변화를 시도하는 능력을 높이는 데 도움이 될 수 있다(Conley et al. 2007).

중증 정신질환을 가진 사람들은 기억력, 집행기능, 주의력, 처리 속도 등에서 인지적 장애도 보이는 경우가 많다(Reichenberg et al. 2009). 특히 조현병 환자의 경우, 인지 결함의 정도가 기능적 결과를 가장 잘 예측하는 지표로 알려져 있다(Bowie and Harvey 2006). 이러한 문제를 극복하기 위해 여러 프로그램에서는 정보를 단순화하고 글자 크기를 키우며 기억술(mnemonics)을 활용하거나 교육용 게임을 제작하고 자료를 낭독하는 등 정보 이해를 돕기 위한 다양한 전략이 활용돼 왔다(Cabassa et al. 2010). 처방자는 또한 약물 요법을 주기적으로 검토해 인지기능을 저해할 수 있는 불필요한 약물을 줄이는 것을 고려해야 한다(Eum et al. 2017). 신체 운동은 중증 정신질환을 가진 사람들의 음성 증상, 인지 증상, 기분 증상을 개선하는 것으로 나타났으며(제3장. "주요우울장애 관리를 위한 신체 운동" 및 제6장. "조현병스펙트럼장애 관리를 위한 신체 운동" 참조), 이는 시간이 지남에 따라 목표 순응도를 높이는 데 도움이 될 수 있다.

기분조절제 및 항정신병약물을 포함한 여러 정신과 약물은 부작용으로 인해 라이프스타일 중재 프로그램에 방해가 될 수 있다. 예를 들어 진정 효과는 참여 동기를 떨어뜨리고 교육 세션 동안 집중력을 저하시킬 수 있다. 이를 해결하기 위해 피로감을 덜 느끼는 시간대에 그룹 모임을 계획하면 도움이 된다. 또한 많은 정신과 약물은 항콜린성 부작용으로 인해 구강 건조증을 유발할 수 있다. 의료진은 이 문제를 환자가 단 음료로 해결하려 하기보다 딱딱한 무가당 사탕이나 물을 활용하도록 권장할 수 있다. 마지막으로 항정신병약물은 급격한 체중 증가, 당뇨병, 고지혈증과 연관될 수 있다. 체중 증가 가능성이 높은 약물을 낮은 약물로 전환하거나 고지혈증의 경우 적절한 지질 저하제로 치료하며 메트포르민을 병용해 라이프스타일 중재를 보완하면 중증 정신질환자의 체중 감소 및 대사 지표 개선에 도움이 되는 것으로 보고됐다(Wu et al. 2008).

또한 건강의 주요 사회적 결정 요인으로 인해 중증 정신질환자는 건강에 불리한 결과를 겪을 가능성이 높다. 예를 들어 이들은 빈곤의 영향이 각자 처한 상황에 따라 다르기 때문에(Saraceno et al. 2005) 운동에 적합한 의류나 신발을 구하기 어려울 수 있고 피트니스 시설 접근성에도 제약을 받을 수 있다. 빈곤은 영양 불균형과도 관련이 있으며(Leung et al. 2012) 정신질환을 가진 사람들은 일반 인구에 비해 과일, 채소, 통곡물 섭취는 적고 포화지방 섭취는 더 많은 경향이 있다(Brown et al. 1999; Strassnig et al. 2003). 실용적 방안으로는 참가자와 함께 식료품점이나 식당에 가서 건강한 음식 선택을 돕는 방법이 있다(Bradshaw et al. 2005).

환경적 요인

앞서 "정신질환을 가진 사람을 위한 라이프스타일 중재의 효과" 섹션에서 논의한 바와 같이 장기간(최소 3개월 이상)의 연구는 정신질환을 가진 사람과 일반인 모두에서 라이프스타일 중재의 성공률을 높이는 것과 관련이 있다. 또한 치료 기간과 관계없이 환자와 접촉 빈도가 높을수록 라이프스타일 중재(일반 인구 기준)의 효과가 더 큰 것으로 나타났다(Ali et al. 2012). 궁극적으로 심혈관대사 위험을 가장 효과적으로 줄이기 위해서는 중재 기간 이후에도 일상과 가정에서 지속 가능한 행동 변화를 유지해야 한다.

또한 일반 인구를 대상으로 한 연구에서도 대면 상호작용이 가상 회의보다 더 큰 효과를 발휘한다는 결과가 일관되게 보고되고 있다(Venditti and Kramer 2012). 그러나 정신질환을 가진 사람들은 교통비 부담으로 라이프스타일 중재에 참여하기 어려울 수 있어(McCabe and Leas 2008) 프로그램의 실행 가능성을 높이기 위해서는 환자 중심적 시각으로 교통 문제를 해결할 필요가 있다(Galletly and Murray 2009). 가급적 라이프스타일 개선 프로그램은 대중교통 이용권, 카풀 또는 기타 저비용 교통수단을 제공할 수 있어야 한다. 프로그램 지도자는 참가자들이 교통비 할인 혜택을 받을 수 있도록 신청을 도와줄 수도 있다. 또는 의료 시설보다 더 편리한 장소에서 세션을 제공할 수도 있다. 다른 소외계층을 대상으로 한 라이프스타일 개선 프로그램들은 지역사회 센터, 지역 학교, 교회 등에서 세션을 성공적으로 운영한 바 있다(Johnson et al. 2011).

라이프스타일 중재의 활용도와 지속 가능성을 높이기 위한 노력의 일환으로 동료 전문가(peer specialist)가 라이프스타일 중재를 제공하는 역할에 대한 연구도 진행돼 왔다. 동료 전문가는 정신질환을 잘 극복하고 정식 교육을 받은 뒤, 행동 건강 상담을 제공하는 당사자 경험 기반 상담자다. 이들은 자신의 삶의 경험을 활용해 환자와의 공감 형성과 동기 유발에 강점을 지닌다(Bartels and Desilets 2012). 건강 및 회복 프로그램(Health and Recovery Program, HARP) 연구에서 드러스 등(Druss et al. 2010)은 중증 정신질환을 가진 80명을 선정해 일반 치료군과 동료 전문가가 제공하는 만성 질환 자기관리 프로그램에 기반한 6회기 중재군으로 무작위 배정했다. 6개월 후, 중재군은 일반 치료군보다 환자 활성도가 더 큰 것으로 확인됐으며(7.7% 상대적 개선 대 5.7% 감소) 신체 활동, 약물 순응도, 신체건강 관련 삶의 질에서도 더 긍정적 경향을 보였다. 또한 오하라 등(O'Hara et al. 2017)은 주거 복지 서비스를 받는 중증 정신질환자 14명을 대상으로 12주간의 동료 기반 그룹 라이프스타일 균형 커리큘럼에 참여시켰다. 연구자들은 설문조사를 통해 해당 중재는 실현 가능하며 참가자들로부터 수용 가능한 것으로 평가됐다. 마지막으로 최근 일련의 파일럿 연구에 따르면 동료 지원과 기술의 결합은 정신질환자를 위한 라이프스타일 중재의 실제 적용, 효과성, 지속 가능성 측면에서 높은 가능성을 시사하고 있다(Aschbrenner et al. 2016; Naslund et al. 2016). 웨어러블 기기와 모바일 기술 외에도 페이스북과 문자 메시지를 포함한 소셜 미디어 중재는 지속적 라이프스타일 변화를 지원하는 데 중요한 역할을 할 수 있다(Naslund et al. 2018).

의료제공자 요인

고위험군 약물을 복용하는 개인의 경우, 처방자는 약물을 신중하게 선택하고 가능한 한 다약제 처방을 피해야 한다. 처방자는 항정신병약물을 선택할 때 복잡한 원칙을 따르는 경우가 많으며(Hamann et al. 2005) 설문조사 결과에 따르면 대부분의 처방자는 항정신병약물의 심혈관대사 부작용을 우려하고 대사 부작용이 나타날 경우 약물을 변경할 의향이 있다고 보고했다(Newcomer et al. 2004). 그러나 실제 임상에서는 처방자와 환자가 약물의 효능과 대사 부작용 간의 타협점을 상호 논의하며 결정해야 하는 상황이 흔하다(Hermes et al. 2013). 항정신병약물 복용 환자에 대해서는 미국당뇨병학회, 미국정신의학회, 미국임상내분비학회, 북미비만학회가 공동으로 제작한 심혈관대사 모니터링 지침(American Diabetes Association et al. 2004)을 체계적으로 따를 것을 강력히 권고한다. 그러나 심혈관대사 검사는 아직 권고된 만큼 충분히 자주 시행되지 않고 있다(Morrato et al. 2008).

중증 정신질환자의 전반적 건강증진을 위해서는 반드시 차세대 처방자를 교육하고 역량을 강화해야 한다. 정신건강의학과 진료가 환자가 유일하게 의료 서비스를 받는 의료 접점인 경우도 적지 않다. 따라서 정신건강의학과 전공의는 환자의 전반적 건강에 대해 주인의식을 가지고, 당뇨병이나 고혈압과 같은 비교적 단순한 의학적 상태를 초기에 평가하고 치료하는 방법을 습득해야 한다. 또 필요시 1차 진료 의사 및 전문의에게 적절히 의뢰하고, 가능한 한 통합 정신건강 및 1차 진료 환경에서 근무하는 경험을 쌓아야 한다. 이러한 의학적 문제를 관리하기 위해 내과와 정신의학을 모두 전공할 필요는 없다. 최근에는 일반 정신의학 레지던트 프로그램에서도 수련생들에게 흔한 의학적 문제 관리 교육을 점점 더 많이 제공하고 있다(Druss and Walker 2011).

결론

광범위한 문헌고찰에 따르면 정신질환자 사이에서도 사망률 격차가 크며 대부분은 심혈관질환을 포함한 자연사로 인한 것이다. 이러한 문제를 해결하기 위해 이 집단의 심혈관 위험 감소를 위한 다양한 전략을 함께 적용할 것을 권장한다.

심혈관 위험 증가의 상당 부분은 건강에 해로운 생활 습관에서 비롯되므로 라이프스타일 중재가 첫 번째 선택지일 수밖에 없다. 중재 설계를 고려할 때는 중증 정신질환자에서 더 효과적 요인이 포함되도록 권장한다. 즉, 3개월 이상의 충분한 기간, 매뉴얼화된 접근법, 영양과 신체 활동 모두에 초점을 맞춘 다요인 설계가 효과적이다(Bartels and Desilets 2012). 또한 동료 전문가를 고용해 중재에 참여시킬 경우 실현 및 수용 가능하다는 점도 여러 연구 결과로 뒷받침되고 있다(Druss et al. 2010). 여기에 개인화, 더 빈번한 접촉, 훈련된 치료 제공자를 포함하는 것도 도움이 된다. 특히 정신질환자가 직면하는 고유한 문제들을 반드시 고려해야 한다. 라이프스타일 중재를 맞춤화할 때는 사회경제적 상태, 서비스 접근성(교통수단과 장소의 편의성 포함), 정신과적 증상, 인지장애, 약물 부작용 등을 함께 고려할 것을 권장한다(Ward et al. 2015).

건강에 해로운 행동 패턴을 해결하는 것 못지않게 신중한 약물 처방도 필수적이다. 대사 이상에 대한 적절한 모니터링과 인지가 중요하며 가능한 한 대사 부작용이 적은 정신과 약물을 선택할 것을 권장한다. 사전 동의 과정에서는 체중 증가 가능성을 충분히 설명하고 대사 부작용을 완화하기 위한 계획을 포함해야 한다. 일부 항정신병 약물은 최소 유효 용량으로 시작하고 필요한 경우 점진적인 용량 감량 전략을 병행하는 것이 바람직하다. 다약제 처방은 가능하면 피하고 불가피한 경우에는 반드시 모니터링해야 한다. 치료 전보다 체중이 7% 이상 증가했거나 고혈당, 고지혈증, 고혈압이 발생한 환자라면 약물 교체로 인한 신체적 이점을 환자와 함께 논의하고 정신과 증상 악화와 의학적 부작용의 위험을 함께 고려해야 한다(De Hert et al. 2012). 이러한 경우, 항정신병 약물로 인한 대사 이상을 상쇄하기 위해 라이프스타일 중재를 함께 사용하는 것을 권장한다.

정신건강 클리닉은 중증 정신질환자에게 보건의료 시스템과의 주요 연결 창구 역할을 한다. 대부분의 환자에게 정신건강의학과 의사는 사실상 유일한 의사일 수 있다. 미국정신의학회(American Psychiatric Association 2015)는 정신건강의학과 의사의 진료 범위를 일반 건강관리까지 확장할 것을 공식적으로 지지하고 있다. 이러한 권고에 따라 정신건강의학과 의사는 중증 정신질환자의 의학적 요구를 충족시키기 위해 연속적 개입 수준 안에서 다양한 통합 진료 모델을 적용할 수 있다. 연속선의 한쪽 끝에서는 정신건강의학과 의사가 직접 의학적 상태를 관리할 수 있고 다른 쪽 끝에서는 임상 현장에서 1차 진료 제공자와의 긴밀한 연계를 주선할 수 있다.

중증 정신질환자의 의료적 요구를 직접 관리하기 어려운 경우에는 즉시 1차 진료 의사나 적절한 전문과 의사에게 의뢰할 것을 권장한다. 이러한 의뢰는 케어 매니저나 다른 보건의료 전문가가 중재할 때 더 성공적으로 이뤄지는 경우가 많다. 이를 통해 환자가 복잡한 보건의료 시스템을 원활하게 탐색할 수 있도록 하고 정신건강서비스 제공자와 의학 전문가 간의 명확한 의사소통과 협력 관계 형성에도 도움이 된다.

사례

릭은 조현병 진단을 받은 28세 남성으로, 심한 편집증과 관련된 환청, 사고의 혼란, 공격적 행동을 치료하기 위해 올란자핀 복용을 시작했다. 과거 입원 치료에서 릭의 조현병은 아리피프라졸과 리스페리돈에 반응하지 않는 것으로 판명됐다. 현재 릭은 올란자핀 20mg으로 정신과적 증상이 잘 조절되어 외래 진료를 받고 있지만 약물 복용을 시작한 이후 지난 1년간 약 40파운드(약 18kg)가 증가했다. 현재 그의 BMI는 40.8이며 당화혈색소 수치가 6.9%로 당뇨병 진단을 받았다.

릭은 지역사회 정신건강센터의 건강한 생활 그룹 프로그램에 참여하기로 동의했다. 이 프로그램은 미국 물질남용정신건강서비스국(Substance Abuse and Mental Health Services Administration, SAMHSA)에서 전체 건강 행동 관리 교육을 이수한 심리학자와 공인 동료 전문가가 공동으로 운영한다. 중재는 8주 동안 진행되며 릭은 10주 후 클리닉 재방문이 예정돼 있다.

다음 외래 진료에서 릭은 프로그램에 성실히 참여했으며 식사량 조절, 식품 라벨 읽기, 식사 시 마음챙김 실천(예: 식사 중 TV 시청 자제) 등 여러 건강한 식습관 요령을 배웠다고 보고했다. 처음에는 약 4파운드(약 1.8kg)를 감량했지만 이후 다시 체중이 증가했다고 말했다. 이전에는 격일로 30분씩 걷기 운동을 했으나 현재는 운동을 중단한 상태였다. 임상의는 릭과 함께 이전에 배운 기술들을 어떻게 활용할지 논의했으며 릭은 격일로 30분씩 걷는 것은 너무 힘들다고 말했다. 대신 일주일에 두 번 45분씩 걷는 것은 자신 있다고 밝혔다. 또한 그는 앞으로 일주일간 음식 일지와 운동 기록지를 작성하기로 동의했다.

일주일 후 릭은 음식 일지와 운동 일지를 가지고 다시 클리닉을 방문했다. 그 주에 두 차례 45분씩 걷는 데 성공했으며, 앞으로는 친구와 함께 YMCA에도 주 1회 가보겠다고 말했다. 그의 음식 일지에는 이전보다 외식 횟수가 늘어난 것이 나타났다. 이에 릭과 임상의는 온라인 메뉴를 통해 자주 가는 식당의 건강식을 함께 검토했고 릭은 외식 시 식사량을 조절할 수 있도록 터퍼웨어의 밀폐용기를 가져가기로 했다. 두 사람은 건강한 생활 그룹 수업에서 배운 균형 잡힌 식사 정보도 다시 복습했다. 임상의는 릭이 향후 4주간 식습관과 운동 목표를 추가로 설정할 수 있도록 공인 동료 전문가와 1:1로 만남을 주선하고, 6주 후 클리닉 재방문을 약속했다.

다음 클리닉 방문에서 릭은 상태가 좋았고 총 약 8파운드(약 3.6kg)를 감량했다. 그는 임상의와 그룹 중재, 동료 전문가로부터 배운 다양한 기술을 실생활에 잘 적용하고 있었다. 임상의는 체중 감량을 돕기 위해 메트포르민 복용을 제안했지만 릭은 이를 거절하며 라이프스타일 변화만으로 체중을 감량할 수 있다고 자신감을 보였다.

토의 질문

1. 정신건강의학과 의사는 환자의 의학적 동반질환을 해결하는 데 어떤 역할을 해야 할까?

2. 정신질환을 가진 사람을 위한 라이프스타일 중재에 관한 대규모 임상시험에서 얻은 교훈을 실제 임상 환경에 어떻게 적용할 수 있을까?

3. 의료진은 치료와 건강 최적화를 위한 심혈관대사 위험에 대해 환자가 진정한 공유의사결정(shared decision making) 과정에 참여하도록 어떻게 가장 효과적으로 도울 수 있을까?

추천 문헌

Bartels S, Desilets R: Health promotion programs for people with serious mental illness (prepared by the Dartmouth Health Promotion Research Team). Washington, DC, SAMHSA-HRSA Center for Integrated Health Solutions, 2012

Bartels SJ, Pratt SI, Aschbrenner KA, et al: Clinically significant improved fitness and weight loss among overweight persons with serious mental illness. Psychiatr Serv 64:729–736, 2013

Green CA, Yarborough BJ, Leo MC, et al: The STRIDE weight loss and lifestyle intervention for individuals taking antipsychotic medications: a randomized trial. Am J Psychiatry 172:71–81, 2015

Ward MC, White DT, Druss BG: A meta-review of lifestyle interventions for cardiovascular risk factors in the general medical population: lessons for individuals with serious mental illness. J Clin Psychiatry 76(4):e477–e486, 2015

참고 문헌

Ali MK, Echouffo-Tcheugui J, Williamson DF: How effective were lifestyle interventions in real-world settings that were modeled on the Diabetes Prevention Program? Health Aff (Millwood) 31(1):67–75, 2012 22232096

Alvarez-Jiménez M, Hetrick SE, González-Blanch C, et al: Non-pharmacological management of antipsychotic-induced weight gain: systematic review and meta-analysis of randomised controlled trials. Br J Psychiatry 193(2):101–107, 2008 18669990

American Diabetes Association, American Psychiatric Association, American Association of Clinical Endocrinologists, North American Association for the Study of Obesity: Consensus development conference on antipsychotic drugs and obesity and diabetes. J Clin Psychiatry 65(2):267–272, 2004 15003083

American Psychiatric Association: Position Statement on the Role of Psychiatrists in Reducing Physical Health Disparities in Patients with Mental Illness. Arlington, VA, American Psychiatric Association, 2015. Available at: www.psychiatry.org/File%20Library/About-APA/Organization-Documents- Policies/Policies/Position-2015-Role-of-Psychiatrists-in-Reducing-Physical-Health- Disparities-in-Patients-with-Mental-Illness.pdf. Accessed February 13, 2018.

Aschbrenner KA, Naslund JA, Bartels SJ: Technology-supported peer-to-peer intervention for people with serious mental illness. Psychiatr Serv 67(8):928–929, 2016 27476896

Bak M, Fransen A, Janssen J, et al: Almost all antipsychotics result in weight gain: a meta-analysis. PLoS One 9(4):e94112, 2014 24763306

Baker RC, Kirschenbaum DS: Self-monitoring may be necessary for successful weight control. Behav Ther 24(3):377–394, 1993

Bartels S, Desilets R: Health Promotion Programs for People With Serious Mental Illness (Prepared by the Dartmouth Health Promotion Research Team). Washington, DC, SAMHSA-HRSA Center for Integrated Health Solutions, 2012

Bartels SJ, DiMilia P: Why serious mental illness should be designated a health disparity and the paradox of ethnicity. Lancet Psychiatry 4(5):351–352, 2017 28330588

Bartels SJ, Pratt SI, Aschbrenner KA, et al: Clinically significant improved fitness and weight loss among overweight persons with serious mental illness. Psychiatr Serv 64(8):729–736, 2013 23677386

Bartels SJ, Pratt SI, Aschbrenner KA, et al: Pragmatic replication trial of health promotion coaching for obesity in serious mental illness and maintenance of outcomes. Am J Psychiatry 172(4):344–352, 2015 25827032

Bartels SJ, Aschbrenner KA, Pratt SI, et al: Implementation of a lifestyle intervention for people with serious mental illness in state-funded mental health centers. Psychiatr Serv 69(6):664–670, 2018 29606077

Bonfioli E, Berti L, Goss C, et al: Health promotion lifestyle interventions for weight management in psychosis: a systematic review and meta-analysis of randomised controlled trials. BMC Psychiatry 12:78, 2012 22789023

Bowie CR, Harvey PD: Cognitive deficits and functional outcome in schizophrenia. Neuropsychiatr Dis Treat 2(4):531–536, 2006 19412501

Bradshaw T, Lovell K, Harris N: Healthy living interventions and schizophrenia: a systematic review. J Adv Nurs 49(6):634–654, 2005 15737224

Brown S, Birtwistle J, Roe L, et al: The unhealthy lifestyle of people with schizophrenia. Psychol Med 29(3):697–701, 1999 10405091

Cabassa LJ, Ezell JM, Lewis-Fernández R: Lifestyle interventions for adults with serious mental illness: a systematic literature review. Psychiatr Serv 61(8):774–782, 2010 20675835

Conley RR, Ascher-Svanum H, Zhu B, et al: The burden of depressive symptoms in the long-term treatment of patients with schizophrenia. Schizophr Res 90(1–3):186–197, 2007 17110087

Correll CU, Solmi M, Veronese N, et al: Prevalence, incidence and mortality from cardiovascular disease in patients with pooled and specific severe mental illness: a large-scale meta-analysis of 3,211,768 patients and 113,383,368 controls. World Psychiatry 16(2):163–180, 2017 28498599

Daumit GL, Dickerson FB, Wang N-Y, et al: A behavioral weight-loss intervention in persons with serious mental illness. N Engl J Med 368(17):1594–1602, 2013 23517118

De Hert M, Yu W, Detraux J, et al: Body weight and metabolic adverse effects of asenapine, iloperidone, lurasidone and paliperidone in the treatment of schizophrenia and bipolar disorder: a systematic review and exploratory meta-analysis. CNS Drugs 26(9):733–759, 2012 22900950

Druss BG, Walker ER: The Synthesis Project: Mental Disorders and Medical Comorbidity. Research Synthesis Report No 21, Princeton, NJ, Robert Wood Johnson Foundation, 2011. Available at: www.integration.samhsa.gov/workforce/mental_disorders_and_medical_comorbidity.pdf. Accessed February 13, 2018.

Druss BG, Zhao L, von Esenwein SA, et al: The Health and Recovery Peer (HARP) program: a peer-led intervention to improve medical self-management for persons with serious mental illness. Schizophr Res 118(1–3):264–270, 2010 20185272

Erickson ZD, Mena SJ, Pierre JM, et al: Behavioral interventions for antipsychotic medication-associated obesity: a randomized, controlled clinical trial. J Clin Psychiatry 77(2):e183–e189, 2016 26930534

Eum S, Hill SK, Rubin LH, et al: Cognitive burden of anticholinergic medications in psychotic disorders. Schizophr Res 190:129–135, 2017 28390849

Eyles HC, Mhurchu CN: Does tailoring make a difference? A systematic review of the long-term effectiveness of tailored nutrition education for adults. Nutr Rev 67(8):464–480, 2009 19674343

Gabriele JM, Dubbert PM, Reeves RR: Efficacy of behavioural interventions in managing atypical antipsychotic weight gain. Obes Rev 10(4):442–455, 2009 19389059

Galletly CL, Murray LE: Managing weight in persons living with severe mental illness in community settings: a review of strategies used in community interventions. Issues Ment

Health Nurs 30(11):660–668, 2009 19874094

Green CA, Yarborough BJ, Leo MC, et al: The STRIDE weight loss and lifestyle intervention for individuals taking antipsychotic medications: a randomized trial. Am J Psychiatry 172(1):71–81, 2015 25219423

Hamann J, Kolbe G, Cohen R, et al: How do psychiatrists choose among different antipsychotics? Eur J Clin Pharmacol 61(11):851–854, 2005 16235042

Hermes ED, Sernyak MJ, Rosenheck RA: Prescription of second-generation antipsychotics: responding to treatment risk in real-world practice. Psychiatr Serv 64(3):238–244, 2013 23241613

Jean-Baptiste M, Tek C, Liskov E, et al: A pilot study of a weight management program with food provision in schizophrenia. Schizophr Res 96(1–3):198–205, 2007 17628437

Johnson M, Everson-Hock E, Jones R, et al: What are the barriers to primary prevention of type 2 diabetes in black and minority ethnic groups in the UK? A qualitative evidence synthesis. Diabetes Res Clin Pract 93(2):150–158, 2011 21752486

Klein S, Burke LE, Bray GA, et al: Clinical implications of obesity with specific focus on cardiovascular disease: a statement for professionals from the American Heart Association Council on Nutrition, Physical Activity, and Metabolism: endorsed by the American College of Cardiology Foundation. Circulation 110(18):2952–2967, 2004 15509809

Kreuter MW, Lukwago SN, Bucholtz RD, et al: Achieving cultural appropriateness in health promotion programs: targeted and tailored approaches. Health Educ Behav 30(2):133–146, 2003 12693519

Leung CW, Ding EL, Catalano PJ, et al: Dietary intake and dietary quality of low-income adults in the Supplemental Nutrition Assistance Program. Am J Clin Nutr 96(5):977–988, 2012 23034960

Magkos F, Fraterrigo G, Yoshino J, et al: Effects of moderate and subsequent progressive weight loss on metabolic function and adipose tissue biology in humans with obesity. Cell Metab 23(4):591–601, 2016 26916363

McCabe MP, Leas L: A qualitative study of primary health care access, barriers and satisfaction among people with mental illness. Psychol Health Med 13(3):303–312, 2008 18569898

McKibbin CL, Patterson TL, Norman G, et al: A lifestyle intervention for older schizophrenia patients with diabetes mellitus: a randomized controlled trial. Schizophr Res 86(1–3):36–44, 2006 16842977

Morrato EH, Newcomer JW, Allen RR, et al: Prevalence of baseline serum glucose and lipid testing in users of second-generation antipsychotic drugs: a retrospective, population-based study of Medicaid claims data. J Clin Psychiatry 69(2):316–322, 2008 18251625

Naslund JA, Aschbrenner KA, Scherer EA, et al: Wearable devices and mobile technologies for supporting behavioral weight loss among people with serious mental illness. Psychiatry Res 244:139–144, 2016 27479104

Naslund JA, Whiteman KL, McHugo GJ, et al: Lifestyle interventions for weight loss among overweight and obese adults with serious mental illness: A systematic review and meta-analysis. Gen Hosp Psychiatry 47:83–102, 2017 28807143

Naslund JA, Aschbrenner KA, Marsch LA, et al: Facebook for supporting a lifestyle intervention for people with major depressive disorder, bipolar disorder, and schizophrenia: an exploratory study. Psychiatr Q 89(1):81–94, 2018 28470468

Newcomer JW, Nasrallah HA, Loebel AD: The Atypical Antipsychotic Therapy and Metabolic Issues National Survey: practice patterns and knowledge of psychiatrists. J Clin Psychopharmacol 24(5 suppl 1):S1–S6, 2004 15356414

O'Hara K, Stefancic A, Cabassa LJ: Developing a peer-based healthy lifestyle program for people with serious mental illness in supportive housing. Transl Behav Med 7(4):793–803, 2017 28155109

Osborn DPJ, Nazareth I, King MB: Physical activity, dietary habits and coronary heart disease risk factor knowledge amongst people with severe mental illness: a cross sectional comparative study in primary care. Soc Psychiatry Psychiatr Epidemiol 42(10):787–793, 2007 17721669

Reichenberg A, Harvey PD, Bowie CR, et al: Neuropsychological function and dysfunction in schizophrenia and psychotic affective disorders. Schizophr Bull 35(5):1022–1029, 2009 18495643

Saraceno B, Levav I, Kohn R: The public mental health significance of research on socio-economic factors in schizophrenia and major depression. World Psychiatry 4(3):181–185, 2005 16633546

Silverstein SM, Bellack AS: A scientific agenda for the concept of recovery as it applies to schizophrenia. Clin Psychol Rev 28(7):1108–1124, 2008 18420322

Strassnig M, Brar JS, Ganguli R: Nutritional assessment of patients with schizophrenia: a preliminary study. Schizophr Bull 29(2):393–397, 2003 14552512

Venditti EM, Kramer MK: Necessary components for lifestyle modification interventions to reduce diabetes risk. Curr Diab Rep 12(2):138–146, 2012 22350807

Verhaeghe N, De Maeseneer J, Maes L, et al: Effectiveness and cost-effectiveness of lifestyle interventions on physical activity and eating habits in persons with severe mental disorders: a systematic review. Int J Behav Nutr Phys Act 8:28, 2011 21481247

Ward MC, White DT, Druss BG: A meta-review of lifestyle interventions for cardiovascular risk factors in the general medical population: lessons for individuals with serious mental illness. J Clin Psychiatry 76(4):e477–e486, 2015 25919840

Wing RR, Jeffery RW: Benefits of recruiting participants with friends and increasing social support for weight loss and maintenance. J Consult Clin Psychol 67(1):132–138, 1999 10028217

Wu MK, Wang CK, Bai YM, et al: Outcomes of obese, clozapine-treated inpatients with schizophrenia placed on a six-month diet and physical activity program. Psychiatr Serv 58(4):544–550, 2007 17412858

Wu RR, Zhao JP, Jin H, et al: Lifestyle intervention and metformin for treatment of antipsychotic-induced weight gain: a randomized controlled trial. JAMA 299(2):185–193, 2008 18182600

4부
건강한 삶을 위한 동기부여

제17장

임상현장에서의 평가와
행동변화 전략

알렉산더 손즈 Alexander Sones, M.D.

마샤 크라스노프 Masha Krasnoff, B.A.

마커스 비카리 Marcus Vicari, B.S.

도나 에임스 Donna Ames, M.D.

번역 이선구, 강등현

KEY POINTS

- 오랫동안 형성된 습관에 익숙한 정신과 질환이 있는 사람들에게 행동 변화를 이끌어 내는 일은 쉽지 않지만 매우 보람 있는 경험이 될 수 있다.
- 정신과 환자의 라이프스타일을 종합적으로 평가하는 과정은 환자가 변화와 실천 과정에서 마주칠 수 있는 방해 요인을 인식하는 데서 출발한다. 이는 환자와 치료자 간의 회복에 대한 공감대 속에서 이뤄진다.
- 행동 변화를 달성하기 위한 개인 맞춤형 전략을 담은 개인 회복 계획은 그 실행 가능성을 높이고 환자가 회복의 방향으로 나아갈 수 있도록 효과적으로 도울 수 있다.

정신질환, 특히 중증 정신질환의 치료는 대개 증상을 최소화하는 약물 처방에 초점을 맞춘다. 전통적 의학 모델은 일련의 증상을 바탕으로 문제를 규정하고 이를 해결하기 위한 치료법을 제시하는 방식에 중점을 둔다. 이에 반해 우리는 라이프스타일 변화를 하나의 대안적 접근으로 제안하며 정신질환의 회복을 개인의 전반적 웰빙이라는 관점에서 좀 더 전인적(holistic)으로 바라본다. 이러한 접근은 환자뿐 아니라 의료진에게도 깊은 영감을 주는 방식으로 평가되고 있다(Tessier et al. 2017).

현재 정신과 진료는 약물 확인에 30분, 초기 평가에 약 1시간 정도로 제한된 시간 안에 이뤄지며 보험 수가 체계 또한 의사가 정신질환을 전인적으로 접근하는 데 제약이 된다. 아울러 임상현장에서 변화를 실제로 구현하는 일도 결코 쉽지 않다. 환자와 의사 모두 약물치료와 정신치료의 장단점을 잘 인식하고 있지만 이 책에서 소개하는 다양한 보조적 치료법은 정신질환 치료에 효과적으로 활용될 수 있으며 삶의 질과 전반적 웰빙을 향상시키는 데 기여할 뿐 아니라 체중 관리에도 긍정적 영향을 줄 수 있다 (Erickson et al. 2016, 2017; Tessier et al. 2017).

대부분의 사람들은 오랜 시간에 걸쳐 형성된 습관과 행동을 바꾸는 데 본능적으로 저항한다. 이 장에서는 이러한 변화가 왜 어려운지를 살펴보고 정신과 환자에게 적용할 수 있는 초기 라이프스타일 평가 방법을 설명하며 변화 과정을 촉진하고 지지하기 위한 실질적 전략들을 제시한다. 또한 환자와의 공유의사결정(shared decision making)을 통해 목표를 설정하고 라이프스타일 변화를 실천함으로써 정신건강 회복과 전반적 웰빙에 이를 수 있도록 역량을 강화하는 과정을 설명한다(Joosten et al. 2008). 마지막으로 정신질환 치료에 있어 전인적이고 생물정신사회영성적(biopsychosocial-spiritual) 접근인 라이프스타일 변화의 실제적 적용을 제시한다.

라이프스타일 변화의 방해 요인

정신질환을 가진 사람들은 생물정신사회영성적 웰빙에 도달하는 과정에서 다양한 장애물과 방해 요인에 직면하게 된다. 다행히 이러한 요인들 가운데 상당수는 임상 환경에서 조정할 수 있는 것들이다. 임상의는 치료 효과를 극대화하기 위해 웰니스에 영향을 미칠 수 있는 모든 영역을 포괄적으로 평가해야 하며 전통적인 의학적 모델이 다루지 않는 영역이라 하더라도 간과해서는 안 된다. 정신과 환자에게 나타나는 라이프스타일 변화의 장애 요인을 살필 때, 이를 질병 관련 요인, 임상 관련 요인, 환자 관련 요인 등으로 나누어 살펴보면 평가와 개입에 도움이 된다.

질병 관련 방해 요인

정신질환 자체의 특성은 본질적으로 회복과 라이프스타일 변화를 실천하는 데 방해 요인이 될 수 있다. 예를 들어 조현병 환자는 정신질환이 없는 사람들에 비해 라이프스타일을 개선하고 유지하는 데 더 큰 어려움을 겪는다(Smith et al. 1996). 일부 조현병 환자에게서 흔히 나타나는 불균형한 식습관, 흡연과 음주, 신체 활동 부족, 높은 비만율 등은 건강에 해로운 생활방식으로 이어지며 이로 인해 조현병을 가진 사람의 기대수명은 일반 인구보다 평균 20년가량 짧다고 알려져 있다(Laursen et al. 2014). 조현병의 음성 증상은 동기 저하, 의욕 부족, 인지적 주의력 결핍, 심한 무관심 등의 형태로 나타난다. 신체

질환의 유병률도 높은 편이지만 음성 증상으로 인해 질병의 조기 발견과 적절한 치료가 지연되거나 이뤄지지 못하는 경우가 많다. 더불어 현재 사용되는 약물들은 음성 증상에 충분히 효과적이지 않기 때문에 환자의 동기부여를 높이기 위한 다른 치료 접근을 어렵게 만들기도 한다.

우울증 환자 역시 종종 흥미와 의욕을 상실하고 라이프스타일 변화를 실천할 동기가 부족한 상태에 놓이게 된다. 우울증은 약물에 대한 순응도를 떨어뜨리고 의료적 권고를 따를 가능성을 낮추며 기본적 자기 돌봄 행동까지 저하시킨다(Sumlin et al. 2014; Ziegelstein et al. 2000). 또한 신경인지기능의 손상은 동기부여의 결핍과 자기 인식의 저하로 이어질 수 있다. 이러한 인지적 장애는 환자가 일상에서 건강한 라이프스타일을 실천하는 데 있어 중대한 제약 요인으로 작용한다.

라이프스타일 변화는 외상후스트레스장애를 가진 환자에게 특히 도움이 될 수 있다. 하지만 트라우마와 스트레스 관련 사고가 인지 과정을 과도하게 지배할 경우, 라이프스타일 변화의 실천에 큰 어려움을 겪는다. 클링가만 등(Klingaman et al. 2016)의 연구에 따르면 외상후스트레스장애를 가진 환자는 일반 인구보다 평균 17~18년 더 이르게 사망에 이르며 체중 감량 프로그램의 성공률도 낮고 감량을 방해하는 요인이 더 많이 보고된다. 실제로 외상후스트레스장애를 가진 환자에게는 비만과 심혈관질환이 과도하게 많이 동반되는 경향이 있다. 이와 유사하게 강박장애나 불안장애와 같은 기타 인지 관련 장애들 역시 개인이 오랫동안 고착된 라이프스타일 습관을 변화시키는 데 상당한 제약 요인으로 작용할 수 있다.

치료적 라이프스타일 변화를 실천하기 위해서는 환자의 상당한 노력과 에너지가 요구된다. 개인은 자신이 선택해 온 생활방식이 장기적으로 건강에 해를 끼칠 수 있다는 사실을 인식하고 자신의 질병과 건강 상태에 대해 적절 수준의 통찰을 갖춰야 한다. 주의력이나 의사소통 능력의 저하는 이러한 변화 과정을 더욱 어렵게 만들 수 있으며 이미 존재하는 방해 요인을 한층 심화시킬 수 있다. 예를 들어 어떤 음식을 섭취하고 어떤 음식을 피해야 하는지를 이해하기 위해서는 동기부여가 선행돼야 하며 태극권, 댄스, 요가 같은 그룹 활동에 참여하기 위해서는 타인과의 상호작용에 대한 사회 기술과 심리적 편안함이 뒷받침돼야 한다(Baker et al. 2015; Meyer et al. 2012; Wilbur et al. 2015).

약물 복용과 관련된 방해 요인

라이프스타일 변화에 있어 질병 자체가 주는 어려움은 약물 복용의 불이행으로 인해 더욱 악화될 수 있다. 그러나 문제는 단지 복약 순응도에 그치지 않는다. 약물 그 자체가 신체적·심리적·사회적·영성적 건강 전반에 걸쳐 또 다른 장애 요인으로 작용할 수 있기 때문이다. 특히 항정신병약물은 체중 증가, 당뇨병, 고지혈증, 비만, 대사증후군, 성기능 장애, 골다공증 등 다양한 부작용을 일으킬 수 있다(Ames et al. 2016; Erickson et al. 2016, 2017; Tessier et al. 2017). 최근에는 조현병 스펙트럼 이외의 다양한 정신질환에도 항정신병약물이 처방되는 사례가 늘고 있다. 이로 인해 체중 증가를 포함한 심각한 부작용에 노출되는 환자 수 또한 증가하고 있다. 항정신병약물에 의한 체중 증가의 정확한 기전은 아직 명확히 밝혀지지 않았지만 히스타민 H_1 수용체와 세로토닌 2C 수용체에 대한 길항작용이 포만감과 식욕 조절에 부정적 영향을 미쳐 섭식 행동을 증가시키는 것으로 추정된다. 이러한 약물 유발성 체중 증가는 식이 습관 중재나 개별 맞춤형 영양 상담을 통해 어느 정도 완화될 수 있다. 하지만 실제로 많은 환자가 이러한 치료에 접근하기 어렵고 임상 환경 내에서도 이를 체계적으로 제공하기에 여건이 충분하지 않은 경우가 많다(Erickson et al. 2016, 2017).

환자 관련 방해 요인

라이프스타일 변화를 실현하는 데 있어 환자 개인의 상황 또한 주요 장애 요인이 된다. 특히 조현병을 가진 사람에게서 흔히 관찰되는 노숙 상태나 재정적 어려움은 규칙적 신체 활동과 건강한 식단을 유지하는 데 큰 제약으로 작용한다(Klingaman et al. 2016; Lazar et al. 2016). 실제로 노숙인 집단은 매우 높은 비율로 식량 불안을 경험하고 있으며 신체 활동 수준도 일반적 건강 지침에 미치지 못하는 경우가 많다(Kendzor et al. 2017). 뿐만 아니라 많은 환자가 신선한 과일과 채소 등 건강한 식품에 쉽게 접근할 수 없는 도시 내 저소득 지역, 이른바 **식품 사막**(food desert)에 거주하고 있다. 이러한 환경에서는 대형 슈

퍼마켓보다 가공식품 위주의 소규모 편의점에 의존하게 되는 경우가 많다. 이로 인해 지방과 당분이 높은 식단을 피하기 어렵다. 주거 환경 자체도 라이프스타일 변화를 방해할 수 있다. 예를 들어 일부 보호소나 숙식 시설에서는 제공되는 음식의 질이 낮아 더 건강한 식사를 선택하기 어렵고 개인 물품의 도난 우려로 인해 외부로 운동을 하러 나가거나 더 건강한 식품을 구하러 외부로 나가는 활동이 자유롭지 못할 수도 있다. 이런 복합 요인들은 환자가 건강한 생활방식을 실천하는 데 구조적 장벽으로 작용한다.

많은 환자가 라이프스타일의 변화를 실천하고 지속하는 과정에서 심각한 심리사회적 제약에 부딪힌다. 겉으로 보기에 지역사회에 잘 통합된 듯 보이더라도 실제로는 치료적 중재에 꾸준히 접근하지 못하는 경우가 많다. 예를 들어 환자가 직장이나 학교에 다니고 있을지라도 교통 문제, 자녀 돌봄, 그 외 다양한 시간적 제약으로 인해 규칙적으로 운동을 하지 못할 수 있다.

의학적 동반질환은 명확하거나 미묘한 방식으로 환자의 활동을 제한할 수 있다. 예를 들어 휠체어를 사용하는 환자는 자전거와 같은 운동을 선택할 수 없고 심방세동을 가진 환자는 운동이 오히려 증상을 유발할 수 있다. 많은 환자가 건강하지 않은 상태에서 일정한 생활 패턴에 묶여 있으며 이러한 경직된 일상을 쉽게 바꾸지 못한다. 더불어 사회적으로 고립된 사람들은 라이프스타일 변화를 실천하는 과정에서 정서적 지지나 실질적 도움을 제공해 줄 친구나 가족의 지원을 기대하기 어려운 경우가 많다.

환자들은 종종 라이프스타일 변화를 통한 생물정신사회영성적 웰빙을 추구하는 과정에서 스스로 감당하기 어려운 다수의 장애물에 직면해 있다. 정신건강의학과 의사는 환자가 처한 현실적 어려움을 정확히 인식하고 라이프스타일 변화를 실천할 수 있도록 방향을 제시하는 안내자 역할을 수행해야 한다. 이 장에서는 앞서 살펴본 환자 관련 방해 요인을 해결하기 위한 구체적 중재 전략들을 다루지만 더욱 근본적 해결을 위해서는 의료 및 정신건강 시스템 내에서의 다학제적 협력이 필수적이다. 정신건강의학과 의사를 포함해 심리학자, 1차 진료 의사, 영양사, 사회복지사, 운동 전문가가 유기적으로 협업할 때, 환자의 회복과 웰빙을 극대화할 수 있는 최적의 결과를 도출할 수 있다.

사례 1

제시는 조현병과 물질사용장애를 진단받은 40세 남성이다. 그는 한동안 거리에서 생활했으며 5년 이상 가족과의 연락이 끊긴 상태였다. 이후 고강도·다학제적 접근을 기반으로 한 지역사회 중심의 사례관리 및 정신건강 치료 프로그램에 연계됐고 전인적이며 회복 지향적 치료를 받게 됐다. 치료 과정을 통해 제시는 가족과 다시 연결됐고 가족은 그에게 안정적 주거와 다양한 형태의 정서적·실질적 지원을 제공했다. 그는 치료팀과 협력해 궁극적으로는 소규모 사업체를 운영하겠다는 목표 아래 대학에 복학해 경영학을 공부하기로 하는 등 개인 회복 계획을 구체적으로 수립했다. 직업적 목표 외에도 이 장의 "전인적 평가"에서 다루는 여덟 가지 치료적 라이프스타일 변화 영역별로 각각의 목표를 설정하도록 권유받았다. 이후 진료 때마다 각 목표에 대한 진행 상황을 점검했으며 치료적 라이프스타일 변화 워크시트(그림 17-2 참조)를 개인 회복 계획 양식과 함께 활용했다.

현재 제시는 자신의 변화에 큰 만족감을 느끼고 있으며 내년에는 비즈니스 프로그램 졸업을 앞두고 있다. 금주 상태를 유지하고 있고 규칙적 운동도 병행하고 있다. 회복 프로그램을 통해 친구들과의 관계를 형성했고 가족과의 유대도 지속되고 있다. 또한 매일 성경을 읽고 정기적으로 교회에 출석하는 등 영성적 생활도 꾸준히 이어가고 있다. 현재 비정형 항정신병약물을 복용 중이지만 헬스장에서의 운동, 일상적 걷기, 식이 조절을 통해 체중 증가 없이 건강을 잘 관리하고 있다. 담당 의사는 신경보호를 위해 비타민 E, 마그네슘, 생선기름, 비타민 D를 추가로 처방했다.

정신질환을 가진 사람들을 위한 종합적인 라이프스타일 평가

환자에 대한 평가에 접근할 때에는 기존 진단에 대한 선입견을 최소화하고 열린 태도로 임해야 한다. 환자가 진료실에 들어서는 순간부터 그가 무엇을 중요하게 생각하는

지 경청하고 그의 목소리에 진심으로 귀 기울이는 자세가 필요하다. 환자가 이미 정신과 진단을 받고 약물을 복용 중이라 하더라도 그 진단이 반드시 정확하다고 단정할 수는 없다. 따라서 임상의는 자신의 위치를 환자와 함께 다양한 가능성과 대안을 검토할 수 있는 새로운 관점을 가진 동반자로 생각해야 한다. 많은 환자가 이전에 경험한 정신건강의학과 의사와의 면담은 단순한 증상 확인과 약물 처방 중심의 만남이었을 가능성이 높다. 따라서 첫 면담에서 전인적이며 라이프스타일 변화 중심의 회복 지향적 접근 방식을 소개한다면 환자에게 기존과는 다른 진료 경험을 제공할 수 있다. 지금부터 시작되는 전인적·회복 지향적 면담은 이전과는 확연히 다를 것이다.

포괄적 정보를 수집하기 위해서는 한 번의 면담으로는 충분하지 않다. 환자와 함께 여러 차례에 걸쳐 정보를 공유하고 탐색하는 공동 정보 수집 과정이 필요할 수 있다. 이를 위해 환자에게 개인 회복 계획서(그림 17-1 참조), 라이프스타일 실천 일지(그림 17-2 참조), 식사 일지 등의 과제를 제시할 수 있다. 또한 환자의 동기를 평가하기 위해 동기 면담 기법이나 로드아일랜드대학교 변화평가척도(University of Rhode Island Change Assessment, URICA; Erickson et al. 2016, 2017) 등을 활용할 수 있다. 이러한 도구들은 환자가 현재 어떤 변화 단계에 머물러 있는지를 파악하는 데 유용하다. 변화 준비도 모델(model for change readiness)은 다음과 같은 다섯 단계로 구성된다.

1. 사전 숙고 단계(아직 변화의 필요성을 인식하지 못하고 있는 상태)
2. 숙고 단계(변화에 대해 생각은 하고 있으나 갈등과 양가감정이 공존하는 상태)
3. 준비 단계(실제 변화를 고려하기 시작하며 구체적인 계획을 세우는 상태)
4. 행동 단계(변화를 실천하기 시작한 상태)
5. 유지 단계(행동 변화를 지속하고자 노력하는 상태).

전인적 접근은 생물학적·심리학적·사회적·영성적 영역 전반에서 개인의 웰니스를 포괄적으로 이해하려는 시도를 말한다. 우리가 진료실에서 환자를 마주할 때, 그들은 종종 다양한 형태의 심리적 고통(distress)을 겪고 있는 상태에 있다. 정신건강의학과 의사는 이와 같은 고통의 생물학적 원인을 파악할 수 있어야 하며 신체질환이 정신에 영향을 미칠 수 있다는 점을 인식해야 한다. 동시에 정신적 고통은 신체 기능의 장애로 표현되기도 한다. 존 사르노(John Sarno)는 저서 『TMS 통증치료혁명(The Mindbody Prescription)』에서 마음이 신체질환을 어떻게 유발할 수 있는지를 설명한 바 있다. 실제로 많은 환자가 만성 질환을 겪는 과정에서 우울, 분노, 과민성과 같은 정서적 어려움을 동시에 경험한다. 정신건강의학과 의사는 심신의 상호작용과 공생적 관계를 이해하고 그 균형이 깨졌을 때 라이프스타일 행동이 어떤 역할을 할 수 있는지 적극적으로 고려해야 한다.

전인적 평가

정신건강의학과 의사가 환자를 전인적으로 평가할 때는 먼저 환자의 질병에 대한 철저한 병력 청취와 체계별 문진(review of system), 활력 징후(vital signs), 현재 통증 수준 등을 면밀히 검토해야 한다. 이와 함께 심신 질환이 언제, 어떤 생활 스트레스 요인과 함께 시작됐는지를 파악하는 타임라인 접근이 매우 중요하다. 많은 신체적·정신적 질환이 특정 스트레스 상황 속에서 발현되기 때문에 이러한 맥락을 이해하는 과정은 환자 스스로가 자신의 삶에서 스트레스와 질병 간의 연관성을 자각하는 데 중요한 통찰을 제공할 수 있다.

환자의 수면 및 식사 패턴은 전인적 평가에서 반드시 포함돼야 한다. 불면증은 불안, 외상후스트레스장애, 우울증 등 다양한 정신질환의 주요 증상일 수 있지만 동시에 수면무호흡증과 같은 수면장애의 징후일 수도 있다. 수면의 질을 회복하면 만성 피로를 크게 개선하고 특히 야간 각성 빈도를 현저히 줄일 수 있다. 유 등(Yu et al. 1999)의 연구에 따르면 표준적 수면무호흡증 치료는 위약에 비해 긴장, 우울, 피로와 같은 기분 증상을 유의미하게 개선시키는 효과가 있는 것으로 나타났다.

정신질환 치료를 위한 포괄적인 전인적 접근에는 영양과 운동이 정신건강 및 웰빙에 미치는 영향을 환자에게 교육하는 정신교육(psychoeducation)이 반드시 포함돼야 한다. 영양의 중요성에 대해서는 제13장 "정신질환 예방과 보조 치료를 위한 식단과 영양 관리"에서, 운동의 역할에 대해서는 제2부 "정신질환의 예방 및 관리를 위한 운동"에서 좀 더 자세히 다룬 바 있다. 임상에서는 환자에게 식사 일지와 운동 일지를 작성하도록 안내하고 다음 진료 시 지참하도록 한다. 이를 통해 현재의 라이프스타일 중 개선이 필요한 영역을 함께 점검하고 변화 목표를 설정한다.

우울증이나 불안과 같은 정신과적 증상의 배경에 영양 결핍이나 대사 이상이 관여하고 있는지를 확인하기 위해 헤모글로빈 A_{1c}, 지질(lipid) 패널, 전혈구검사(CBC), 간 기능 검사, 비타민 D, 비타민 B_{12}, 엽산, 마그네슘, 칼슘 등과 관련된 혈액 검사를 시행할 수 있다. 또한 갑상선 기능 저하증과 같이 정신건강에 영향을 줄 수 있는 내분비 질환의 가능성을 배제하기 위해 갑상선 자극 호르몬(TSH) 수치 측정도 필요하다. 검사 결과에서 이상 소견이 발견될 경우, 영양 상담이 도움될 수 있다.

첫 면담만으로 환자에 대한 모든 정보를 파악하기 어려운 경우가 많다. 따라서 정신질환 환자와의 초기 진료에서는 치료 모델에 대한 개요를 설명하고 환자와 협력해 개인 회복 계획을 수립해야 한다. 이 과정에서 임상의와 환자는 환자의 삶의 목표와 가치, 선호를 반영한 개별적이고 포괄적인 문서를 함께 작성하되 환자의 언어로 직접 기술하도록 해야 한다. 개인 회복 계획의 예시 템플릿은 그림 17-1에 제시돼 있다. 계획 수립의 첫 단계는 현재 삶의 전반에 대한 만족도를 간단히 평가하는 것이다. 이를 위해 신뢰할 수 있는 표준화 척도를 활용하는 것이 유용하다. 생물-심리-사회-영성적 척도(The Bio-Psycho-Social-Spiritual Scales, BPSS)는 전인적 웰빙을 측정하는 네 가지 항목으로 구성된 평가 도구로 세계보건기구 삶의 질 간편형 평가 척도(World Health Organization Brief Quality of Life Assessment; Erickson et al. 2017; Tessier et al. 2017)를 통해 타당성 검증을 받은 바 있다.

이어서 정신건강의학과 의사는 개인 회복 계획을 바탕으로 환자의 신체건강 상태, 생활 환경, 여가 활동, 영성적 생활, 삶의 의미와 목적에 대한 만족도를 함께 살펴봐야 한다. 이러한 평가를 토대로 환자와 함께 회복 과정에 대해 구체적으로 논의하고 회복이 그 환자에게 어떤 모습일지를 함께 상상해 봐야 한다. 예를 들어 환자가 회복을 이루기 위해 어떤 단계를 밟아야 할까? 회복에 도움이 될 수 있는 환자의 강점은 무엇일까? 환자가 회복을 이뤘을 때, 스스로 어떤 모습으로 살아가고 있을 것이라 상상하는가? 이러한 질문들은 환자 스스로 자신의 회복 여정을 구체화하고 적극적으로 참여할

나의 개인 회복 계획

이름: _____ 날짜: _____

1단계. 삶의 각 영역에 대한 만족도 평가

아래 항목별로 현재 자신의 삶에 대해 얼마나 만족하는지 1~5점 척도를 사용해 평가해 보세요(1=전혀 만족하지 않음, 3=보통, 5=매우 만족함). 각 평가 옆에 간단한 이유나 설명을 덧붙여 주세요.

신체적 필요 (예: 음식, 옷, 주거 등)
만족도: _____ 이유: _____

의미 있는 활동 (예: 직장, 학교, 자원봉사 등)
만족도: _____ 이유: _____

사회적 관계 (예: 가족, 친구, 친밀감 등)
만족도: _____ 이유: _____

전인적 삶, 영성, 웰니스 (예: 마음, 몸, 영성의 조화 등)
만족도: _____ 이유: _____

여가활동, 레저, 취미, 창의적 표현 (예: 음악, 미술, 춤, 글쓰기 등)
만족도: _____ 이유: _____

기타 중요하다고 생각하는 삶의 영역
만족도: _____ 이유: _____

2단계. 내가 바라는 회복의 전반적인 모습은 무엇인가?

내 인생이 내가 원하는 모습대로 펼쳐진다면, 그것은 어떤 모습일까?
내 삶에 의미를 부여하는 것은 무엇이며, 나에게 진정으로 중요한 가치는 무엇인가?

_____
_____

3단계. 내가 바라는 회복의 모습에 도달하기 위해 어떤 목표를 세울 것인가?

1단계에서 선택한 삶의 영역 중 하나 이상에서 만족도를 높이기 위해 나는 다음 목표(들)에 집중하고자 한다.

_____
_____

4단계. 회복 목표를 이루는 데 도움이 될 수 있는 나의 강점은 무엇인가?

내가 잘하는 일은 무엇인가?
회복 목표를 달성하는 데 도움을 줄 수 있는 과거 성공 경험은 무엇인가?
나를 도와줄 수 있는 사람이나 커뮤니티, 자원은 어떤 것이 있는가?

_____

_____

5단계. 내가 회복 목표를 이루는 데 방해가 될 수 있는 요인은 무엇일까?

정신건강 증상, 물질 남용, 중독, 사회적 문제, 건강 문제, 가족 문제, 주거 불안, 실업 등

_____

_____

6단계. 회복목표를 이루기 위한 실천 단계에는 어떤 것들이 있을까?

내가 설정한 회복 목표를 달성하기 위해 구체적으로 어떤 행동, 태도, 책임을 취할 수 있을까?

_____

_____

후속 방문1 평가표

1. 회복 목표 달성 정도 평가

다음 척도를 기준으로 회복 목표 달성에 대한 현재의 진행 상황을 평가해 주세요.
(1=전혀 진전 없음, 5=목표 완전 달성)

_____ **자기 평가**
_____ **임상의 평가**

2. 삶의 영역별 만족도 재평가

1단계에서 평가한 삶의 영역에 대해 현재의 만족도를 다시 점검해 주세요.
(1=전혀 만족하지 않음, 3=보통 만족, 5=매우 만족)

_____ **신체적 필요**
_____ **의미 있는 활동**
_____ **사회적 관계**
_____ **전인적 삶, 영성, 웰니스**
_____ **여가활동, 레저, 취미, 창의적 표현**

후속 방문 2 평가표

1. 회복 목표 달성 정도 평가

다음 척도를 기준으로 회복 목표 달성에 대한 현재의 진행 상황을 평가해 주세요.
(1=전혀 진전 없음, 5=목표 완전 달성)

_____ 자기 평가
_____ 임상의 평가

2. 삶의 영역별 만족도 재평가

1단계에서 평가한 삶의 영역에 대해 현재의 만족도를 다시 점검해 주세요.
(1=전혀 만족하지 않음, 3=보통 만족, 5=매우 만족)

_____ 신체적 필요
_____ 의미 있는 활동
_____ 사회적 관계
_____ 전인적 삶, 영성, 웰니스
_____ 여가활동, 레저, 취미, 창의적 표현

후속 방문 3 평가표

1. 회복 목표 달성 정도 평가

다음 척도를 기준으로 회복 목표 달성에 대한 현재의 진행 상황을 평가해 주세요.
(1=전혀 진전 없음, 5=목표 완전 달성)

_____ 자기 평가
_____ 임상의 평가

2. 삶의 영역별 만족도 재평가

1단계에서 평가한 삶의 영역에 대해 현재의 만족도를 다시 점검해 주세요.
(1=전혀 만족하지 않음, 3=보통 만족, 5=매우 만족)

_____ 신체적 필요
_____ 의미 있는 활동
_____ 사회적 관계
_____ 전인적 삶, 영성, 웰니스
_____ 여가활동, 레저, 취미, 창의적 표현

그림 17-1. 개인 회복 계획을 위한 샘플 템플릿

[출처] 미국 캘리포니아주 로스앤젤레스에 위치한 웨스트 로스앤젤레스 재향군인회 의료센터(West Los Angeles VA Medical Center) 지역 회복 코디네이터 톰 플레처(Tom Fletcher)와 리처드 마틴(Richard Martin)에 의해 개발.

수 있도록 돕는 중요한 출발점이 된다.

삶의 의미를 탐색하는 과정은 개인 회복 계획에서 특히 핵심적 요소다. 헝가리의 신경학자이자 정신건강의학과 의사이며 홀로코스트 생존자인 빅터 프랭클은 극한의 고통 속에서도 살아남은 이들은 삶의 의미를 발견할 수 있었던 사람들이라고 보았다(Frankl 1984). 그는 인간에게는 삶의 의미나 목적의식이 심리적 회복과 생존에 결정적 역할을 한다고 주장했다. 많은 사람이 행복을 삶의 목표로 삼지만 프랭클은 행복이 그 자체로 추구될 대상이 아니라 오히려 의미 있는 삶을 살아가는 과정에서 자연스럽게 따라오는 부산물일 수 있다고 설명한다. 이후 추가 연구들 역시 더 나은 건강 결과로 이어지는 행복의 유형을 밝혀왔다. 특히 삶의 의미를 찾는 데서 오는 행복인 유다이모닉 웰빙(eudaimonic well-being)과 관련된 유형에 주목했다. 캐시던 등(Kashdan et al. 2006)은 외상후스트레스장애를 겪은 참전용사들 가운데 감사의 태도를 통해 긍정적 감정을 수용한 이들이 일상에서 더 높은 수준의 유다이모니아(eudaimonia)와 자존감을 경험하고 있다는 사실을 발견했다.

검사가 완료되고 개인 회복 계획이 수립되면 임상의는 환자에게 치료적 라이프스타일 변화의 개념을 소개해야 한다. 로저 월시(Roger Walsh)는 정신건강의학과 의사라면 누구나 환자에게 권장해야 할 여덟 가지 핵심 활동을 제안했다(Tessier et al. 2017). (1) 운동, (2) 영양과 식단, (3) 자연에서 보내는 시간, (4) 대인관계, (5) 여가활동, (6) 휴식 및 스트레스 관리, (7) 종교적 또는 영성적 참여, (8) 봉사와 타인을 돕는 활동이다. 월시는 여덟 가지를 다시 생물학적, 심리적, 사회적, 영성적이라는 네 가지 범주로 나누어 설명한다(Walsh 2011). 생물학적 영역에는 운동과 영양 변화가 포함되며 심리적 영역에는 근거 기반 정신치료뿐 아니라 스스로 실천 가능한 이완, 스트레스 관리, 기분을 개선하는 여가활동 등이 포함된다. 사회적 영역의 치료적 라이프스타일 변화는 사회적 교류를 증진시키는 활동과 사회 기술 훈련과 같은 근거 기반 치료에의 참여를 포함하며(Smith et al. 1996) 영성적 또는 종교적 라이프스타일 변화는 자신보다 더 큰 무언가와의 연결, 삶의 의미를 찾는 과정을 포함한다. 이러한 영성적 연결은 사람에 따라 다양한 방식으로 이뤄진다. 어떤 이들은 교회나 종교 모임에 참여하거나 성서를 읽고 명상하거나 기도하는 행위를 통해 이를 경험한다. 또 다른 이들은 자연 속에서 시간을 보내며 영성적 충만감을 얻는다. 실제로 쾨니히(Koenig 2016)는 주 1회 이상 종교 의식에 참석하는 여성이 전혀 참석하지 않는 여성보다 자살 위험이 84% 낮다는 연구 결과를 제시했다. 종교 의식에 정기적으로 참여하는 것이 자살로부터의 장기적인 보호 요인으로 작용하는 것으로 나타난 연구 결과도 있다(Kleiman Liu 2014).

우리는 다양한 정신질환을 가진 사람들을 지원하는 과정에서 한 장의 간단한 종이, 즉 치료적 라이프스타일 변화(therapeutic lifestyle changes, TLCs) 기록지가 여덟 가지 라이프스타일 영역을 추적하는 데 유용하다는 것을 확인했다(그림 17-2 참조). TLC 로그 시트는 개별 진료 세션에서 환자와 함께 사용되며 환자가 실제로 참여하고 있는 라이프스타일 변화의 수와, 생물-심리-사회-영성적 척도(BPSS)를 통해 측정한 삶의 질 향상 간의 긍정적인 상관관계를 입증한 바 있다(Ames et al. 2016; Sumlin et al. 2014).

임상의는 특정 치료적 라이프스타일 변화를 처방하기 전에 환자의 개인 회복 계획을 면밀히 검토해야 한다. 환자가 설정한 목표와 제안되는 변화가 일치하는지를 확인하는 과정은 치료의 방향성을 정렬하는 데 필수적이다. 또한 환자가 선택한 각 라이프스타일 변화에 대해 구체적이고 실현 가능한 목표를 설정해야 한다. 일반적으로 각 변화 항목에 대해 SMART 목표를 수립한다. SMART는 구체적이고(Specific) 측정 가능하며(Measurable) 달성 가능하고(Achievable) 현실적이며(Realistic) 시간 제한적(Time-bound)이라는 다섯 가지 기준을 뜻한다(Doran 1981). 이는 목표 설정의 유효성과 실행력을 높이기 위한 표준 프레임워크로 활용된다. 자주 사용되는 SMART 목표의 예로는 청량음료를 통한 칼로리 섭취 줄이기, 식사량 조절하기, 고칼로리 식품을 저칼로리 식품으로 대체하기, 과일과 채소 섭취량 늘리기 등이 있다. 각 세션에서 임상의는 환자가 설정한 SMART 목표를 얼마나 자주 실천했는지를 담은 일지를 함께 검토하고 그 결과를 확인한 후, 환자와 협력해 새로운 목표를 추가해 나가야 한다. 우리의 연구에 따르면 라이프스타일 변화 항목에 더 많이 참여한 환자일수록 체중 감소 폭이 크고 삶의 질 개선 효과도 전반적으로 더 크게 나타났다(Erickson et al. 2017; Tessier et al. 2017).

나의 치료적 라이프스타일 실천 일지
TLCs를 실천하는 8가지 방법

이름: _____ 날짜: _____

목표: 삶의 질 향상을 위해 각 라이프스타일 요소에 대해 작은 변화를 실천하기

	구체적인 목표	일	월	화	수	목	금	토
운동								
영양과 식단								
자연에서 시간 보내기								
대인관계								
여가활동								
이완/스트레스관리								
이완/영성적 참여								
봉사 및 타인 돕기								

그림 17-2. 치료적 라이프스타일 변화(therapeutic lifestyle changes, TLCs)를 위한 8가지 실천 영역

[출처] 그레이터 로스엔젤레스 VA 의료시스템 정신 재활 및 회복 센터(PRRC); Tessier et al. 2017; Walsh 2011에서 발췌.

사례 2

조는 외상후스트레스장애와 약물 유발 정신증을 진단받은 50세 남성이다. 그는 현재 기호용 약물(recreational drug)을 중단했으며 정신질환에 대해 좀 더 전인적인 접근을 위해 클리닉을 찾았다. 항정신병약물 복용 중 조는 심각한 체중 증가를 경험했으며 담당 의사와 함께 약물 사용을 최소화하고 최적화하는 방안을 모색했다. 그는 약물을 완전히 끊기를 원하지는 않았다. 현재는 최저 용량으로 증상을 효과적으로 조절하고 있다. 조는 한부모 아버지로서의 삶에서 큰 스트레스를 받고 있었고 그동안 자기 돌봄을 소홀히 해왔음을 인정했다. 그는 정신건강의학과 의사와 함께 회복 계획을 수립하기 시작했으며 그 첫걸음으로 6개월 안에 20파운드를 감량하겠다는 SMART 목표를 설정했다. 첫 달에는 설탕이 들어간 청량음료와 주스를 끊기로 합의했고 만보계를 지급받아 신체 활동을 추적하도록 했다. 두 가지 변화만으로 조는 7파운드를 감량했고, 그 결과에 매우 만족감을 느꼈다. 이어진 두 번째 면담에서 조는 그 외의 여섯 가지 치료적 라이프스타일 변화 항목에 대해 SMART 목표를 추가로 수립했다. 다음 세션에서는 좀 더 건강한 식생활을 실천할 수 있도록 식료품 선택에 도움이 되는 혈당 지수(GI) 목록을 제공받았다. 조는 음악이 스트레스 완화에 도움이 된다는 점을 인식하고 음악 감상을 일상적 스트레스 관리 전략으로 삼기로 했다. 그는 또한 회복 지향 그룹 프로그램에 참여하면서 회복 중인 동료들과 교류하고 사회적 관계를 확장해 나가고 있다. 최근에는 손자와 함께 자연 속에서 시간을 보내는 즐거움을 발견했으며 성경 읽기가 자신에게 심리적 지지를 준다는 점을 느끼고 자녀 및 손자에게 긍정적인 영향을 미치기 위해 다시 교회에 다닐 계획도 세우고 있다.

라이프스타일 변화 수립, 모니터링 및 지원

임상의가 환자의 라이프스타일 변화를 지지하고 격려하는 것은 회복 과정에서 핵심적 요소다. 지역사회의 자원과 결합할 경우 행동 변화를 성공적으로 실천할 가능성이 더욱 높아진다(Erickson et al. 2017). 많은 환자가 퇴근길에 패스트푸드 드라이브스루에 들르거나 휴일에 TV를 장시간 시청하는 것과 같이 오랫동안 형성된 라이프스타일을 바꾸는 데 큰 어려움을 느낀다. 우리의 임상 경험에 따르면 첫 면담에서 여덟 가지 치료적 라이프스타일 변화 전부를 제시할 경우 일부 환자에게 과도한 부담으로 작용할 수 있다. 그러나 일부 환자들은 이에 대해 높은 동기를 보이며 적극적으로 참여하기도 한다. 반대로 부정적 정서가 강하거나 우울 및 위축, 고립된 환자의 경우에는 한 번에 하나의 변화 요소에만 집중하는 것이 바람직하다. 이때는 작고 실현 가능한 목표부터 설정하고 이후 진료 세션을 통해 점진적으로 목표를 확장해 나가는 방식이 효과적이다.

환자의 라이프스타일 변화에 대한 모니터링은 첫 진료 시점부터 시작돼야 한다. 회복 중심의 행동치료 계획을 수립하기에 앞서 의료진은 환자의 동기 수준과 변화의 필요성에 대한 통찰력을 충분히 이해해야 한다. 이러한 평가에는 동기강화 면담 기법이 효과적으로 활용될 수 있다. 임상의는 환자에게 동기를 부여하는 요소, 즉 환자가 중요하게 여기는 가치나 관심사를 일관되게 탐색하고 대화에 반영함으로써 환자 중심적 접근을 유지하고 실질적 행동 변화로 이어질 가능성을 높일 수 있다. 또한 로드아일랜드대학교 변화평가척도(URICA) 및 질병 자기평가 설문지(Self-Appraisal of Illness Questionnaire, SAIQ; Dozois et al. 2004; Marks et al. 2000)와 같은 표준화된 평가 도구도 환자의 동기 및 통찰을 객관적으로 파악하는 데 유용하다. 이러한 도구들은 특히 치료 초기 단계에서 개입 전략을 맞춤화하는 데 중요한 정보를 제공할 수 있다.

환자의 회복 계획에는 구체적 목표 설정이 포함되어야 한다. 매 진료 시 목표에 대한 지속적인 모니터링이 필요하다. 임상의는 환자가 목표를 완전히 달성했을 때뿐만 아니라 부분적 진전이 있을 경우에도 이를 적극적으로 격려하고 강화해야 하며 목표 달성이 증상 개선, 건강 향상, 자기 효능감 증진 등에 어떤 영향을 미쳤는지를 함께 검토해야 한다(Noordsy et al. 2018). 또한 임상의는 환자가 수면의 질, 에너지 수준, 인지적 명료성, 기분, 동기부여 등의 변화를 인식하고 이러한 긍정적 변화가 구체적으로 실천한 라이프스타일 변화와 어떤 관련이 있는지를 스스로 관찰하고 연결 지을 수 있도록 유도해야 한다(Ho et al. 2018). 회복 계획은 신체적 필요, 의미 있는 활동, 사회적 관계, 영성적 활동, 여가활동, 그 외 초기 세션에서 확인된 개별적으로 중요한 영역들을 중심으로 구성돼야 하며 각 영역에 대해 환자 개인에 맞는 목표를 수립해야 한다.

환자들은 매우 다양한 수준의 동기와 역량을 가지고 라이프스타일 변화의 여정을 시작한다. 회복의 과정에서 정신질환을 가진 사람들이 학업 복귀, 취업, 작업 치료, 자원봉사 등 지역사회 통합을 위한 목표를 달성한다면 가장 이상적이다. 동기 수준이 높고 신체 활동에 익숙한 환자의 경우, 운동 요법이나 건강한 식습관과 같은 라이프스타일 변화를 비교적 빠르게 실천할 수 있다. 그러나 모든 환자가 동일한 방식으로 반응하거나 참여하지는 않기 때문에 임상의는 환자의 성향과 선호도에 따른 맞춤형 접근을 고려해야 한다. 예를 들어 환자가 일정하고 예측 가능한 일상을 선호하는지 혹은 다양성과 자극이 있는 환경을 더 선호하는지 살펴야 한다. 또한 도전적이고 모험적인 활동에 끌리는지, 아니면 안정적이고 제한적인 환경을 더 편안하게 느끼는지도 평가해야 한다. 더불어 그룹 기반 활동을 통해 동기를 얻는 유형인지, 개별적이고 자율적인 활동을 선호하는지 혹은 신체적으로 자극적인 활동과 마음챙김 기반의 내적 활동 중 어느 쪽이 더 적합한지도 함께 논의해야 한다.

영양 상담의 핵심은 단순히 다이어트에 초점을 맞추는 것이 아니다. 중증 정신질환을 가진 많은 환자가 약물 복용과 다양한 위험 요인(앞서 다룬 "라이프스타일 변화의 방해 요인" 참조)으로 인해 과체중인 경우가 많지만 임상의는 체중 감량 자체보다 식생활의 질적 개선을 우선 과제로 삼아야 한다. 환자 교육 시에는 미국 농무부(USDA)의 마이 플레이트(MyPlate) 가이드라인(www.choosemyplate.gov)을 기반으로 한 건강한 식단 개념을 활용해 설명하고 라이프스타일 균형 워크북 또는 치료적 라이프스타일 변화(TLC) 워크북을 함께 제공하면 도움이 된다(Erickson et al. 2017; Tessier et al. 2017). 영양 목표는 채소 섭취를 늘리고 영양가 없는 음식 섭취를 줄이는 데 중점을 둔다. 고품질의 음식은 포만감을 주기 때문에 건강한 식단 구성을 따르면 환자들은 자연스럽게 체중을 감량할 수 있다. 이상적 식단 구성은 채소와 과일 50%, 단백질 20%, 건강한 곡류 및 탄수화물 30%로 이뤄져야 한다. 또한 건강한 지방을 섭취하면 설탕이 많은 음식이나 질 낮은 탄수화물 섭취를 줄일 수 있다. 좀 더 구체적인 영양 가이드는 제13장 "정신질환 예방과 보조 치료를 위한 식단과 영양 관리"와 제14장 "정신질환의 장-뇌 축과 장내 미생물무리유전체" 그리고 에릭슨 등(Erickson et al., 2017)의 연구 내용을 참고할 수 있다.

식사 일지 추적은 환자의 식이 섭취를 객관적으로 분석할 수 있는 유용한 도구로 체중 감량 또는 유지, 음식 선택의 질 향상, 알레르기 유발 식품의 확인, 식사와 기분 간의 상관관계를 파악하는 데 도움을 준다. 전통적 방식으로 펜과 종이를 이용해 식사 일지를 작성해도 충분히 효과적이지만 최근에는 스마트폰 애플리케이션을 활용한 방식이 더욱 널리 사용되고 있다. 이러한 애플리케이션은 자동 칼로리 계산, 식품 바코드 스캔, 음식 사진 인식 등의 기능을 제공해 사용자가 좀 더 간편하게 식사 내용을 기록할 수 있도록 돕는다. 의료진은 환자가 작성한 식사 일지를 기반으로 섭취 패턴을 검토하고 내원 시 체중을 측정하며 연 1회 헤모글로빈 A1c, 콜레스테롤 및 지질 패널 수치를 추적해 환자의 진행 상황을 평가할 수 있다.

환자가 라이프스타일 목표를 달성하지 못하는 경우, 어려움을 겪는 특정 영역을 중심으로 개별화된 중재 전략을 적용할 수 있다. 특히 많은 환자가 식사에 대한 행동적 접근 방식을 조정하는 데 큰 어려움을 겪는다. 이러한 경우, 의료진은 환자와 음식과의 관계에 대해 구체적으로 질문하고 정서적 고통을 경험할 때 음식에 의존하는 경향이 있는지 또는 운전 중이나 TV를 시청하면서 주의를 기울이지 않고 무심코 음식을 섭취하는 습관이 있는지를 확인하도록 권장된다. 이러한 **마음놓침 식사(mindless eating)**는 행동 패턴의 인식과 개입을 통해 개선될 수 있다. 식사 선택은 단순한 기호를 넘어 접시의 크기, 음식의 종류 및 구매의 용이성, 식사 시간의 제약 등 외견상 간접적 요인들에 의해서도 영향을 받는다. 따라서 식사와 관련된 환경적 요인을 함께 살펴봐야 한다. 의료진은 환자에게 **마음챙김 식사(mindful eating)**를 적용하는 방법을 안내해 음식 섭취에 대한 인식을 높이고 좀 더 건강한 습관 형성을 유도할 수 있다. 예를 들어 한 입 먹을 때마다 포크를 잠시 내려놓고 가능한 한 천천히, 여러 번 씹으며 섭취하도록 환자에게 권장한다. 이는 충동을 줄이고 포만감과 만족감을 자연스럽게 인식하게 도와준다.

가족, 친한 친구, 보호자 등 환자 주변의 지지자들은 환자에게 추가적 동기부여 요인이 될 수 있으며 환자의 동의와 재량에 따라 치료 과정에 참여할 수 있다. 예산이 허락된다면 환자가 운동이나 건강 행동 목표를 달성했을 때 작은 보상을 제공하는 인센티브 방식도 유용하다. 특히 젊은 환자의 경우, 목표 달성 시 소정의 보상을 주는 스마트폰 기반 애플리케이션을 활용해 흥미를 유도할 수 있다. 예를 들어 보물찾기(스캐빈저 헌트: 주어진 목록에 따라 특정 물건이나 장소를 찾아가는 게임) 형태의 게임은 환자가 실외에서 신체 활동을 하도록 유도할 뿐 아니라 자연 속에서의 마음챙김 활동까지 병행할 수 있는 기회를 제공한다(Tessier et al. 2017). 또한 라이프스타일 변화에 지속적으로 어려움을 겪는 환자의 경우, 가정 내에 둘 수 있는 간단한 시각적 알림 수단, 예를 들어 메모지, 손글씨 리마인더, 체크리스트, 상징적 물건(펜, 작은 스티커 등)을 제공하면 실질적인 도움이 된다. 이러한 도구들은 환자가 목표를 잊지 않고 일상 속에서 라이프스타일 실천을 유지할 수 있도록 지원한다.

환자가 운동 행동에 변화를 일으키도록 유도하기 위해서는 대부분의 경우 SMART 목표 설정이 효과적이다. 임상 경험에 따르면 가장 쉽게 접근하고 꾸준히 실천할 수 있는 운동은 걷기다. 이상적으로는 하루 30분에서 1시간 정도의 걷기를 권장한다. 최근에는 스마트폰 애플리케이션이나 웨어러블 기기를 이용해 걸음 수, 이동 거리, 심박수 등 다양한 건강 관련 데이터를 추적하는 환자들이 늘고 있다. 하지만 우리는 기본적 추적 도구로 만보계를 제공해 실용성과 접근성을 높이고 있다. 좀 더 격렬한 운동 프로그램을 처방하기 전에 특히 심혈관계 질환의 고위험군 환자에 대해 주치의를 통한 평가(예: 심전도 검사)를 권장한다. 또한 운동 부하 검사는 심혈관계 부담이 우려되는 환자에게 안전한 시작점을 제공하는 유용한 방법이다. 혼자 운동하기 어려워하는 환자에게는 댄스나 요가처럼 다른 사람들과 함께하는 집단 운동 수업이 더욱 적합할 수 있다. 실제로 우리는 요가 및 댄스 수업 프로그램을 개발해 환자들로부터 매우 긍정적 반응을 얻은 바 있다. 회복의 일환으로 지역사회 기반 재통합을 강조하는 최근의 경향에 따라 이러한 활동이 정신건강 기관이 아닌 일반 지역사회 시설에서 이뤄지는 것이 바람직하다(Meyer et al. 2012; Schulz-Heik et al. 2017; Wilbur et al. 2015). 표 17-1에는 만보계 사용을 치료 계획에 통합할 때 활용할 수 있는 구체적 지침이 제시돼 있다.

표 17-1. 만보계 사용 가이드라인

환자가 만보계를 올바르게 사용할 수 있도록 돕기(착용 위치, 설정 방법, 디지털 활동 추적기 사용법 포함).

환자와 함께 목표를 설정하기 — 개인의 활동 수준에 따라 하루 10,000보에서 25,000보 사이로 정할 수 있음.

일주일 후, 걸음 수 데이터를 검토하고 하루 평균 걸음 수를 계산함.

환자가 목표를 달성하고 꾸준히 유지하면 다음 목표를 새롭게 설정함.

단, 만보계는 걷는 방식에 따라 정확도가 떨어질 수 있으므로 다른 사람과 비교하지 말고 같은 사람의 기록을 비교해야 함.

치료적 라이프스타일 변화 시트에는 운동과 식단 외에도 총 여덟 가지의 라이프스타일 변화 영역이 포함돼 있다. 이 중 여섯 가지는 신체적 건강 외의 다양한 웰빙 요소를 다룬다. 일부 환자들은 가능한 한 빠르게 여덟 가지 전 영역을 동시에 실천하고자 하는 높은 동기를 보이기도 하지만 또 다른 환자들은 한 번에 한두 가지 변화에 집중하는 점진적 접근을 선호한다. 흥미롭게도 하나의 라이프스타일 변화를 시도하는 것이 다른 영역의 변화까지 촉진하는 촉매 역할을 할 수 있다. 예를 들어 자연 속에서 시간을 보내는 활동은 단순한 신체 활동을 넘어 운동과 사회적 상호작용까지 포함할 수 있다. 따라서 임상의는 환자에게 친구나 가족과 함께 공원에서 산책을 하도록 제안할 수 있다. 이는 한 번의 실천으로 여러 영역의 변화 효과를 동시에 얻을 수 있는 방법이다. 이처럼 환자가 작은 성공을 경험하게 되면 자기 효능감이 높아지고 이후 변화에 대한 내적 동기 역시 강화되는 경향이 있다.

식이요법이나 운동에 대한 저항이 있는 환자들도 다른 형태의 라이프스타일 변화를 통해 매우 긍정적 결과를 경험할 수 있다. 예를 들어 환자가 매주 교회에 다니겠다는 영성적 또는 종교적 목표를 설정하면 이는 자연스럽게 사회적 교류 증가와 정서적 지지 체계의 확장으로 이어질 수 있다. 또한 창의적 예술 활동, 예를 들어 음악, 미술, 글쓰기 등은 이완과 스트레스 관리를 위한 효과적 수단이 될 수 있다. 실제로 우리는 많은 환자에게 지역사회 대학에서 제공하는 예술 수업에 참여해 볼 것을 권유해 왔다. 일부 환자들은 지역 합창단에 가입하거나 창작 글쓰기 수업에 참여해 경험한 예상치 못한 즐거움과 성취감을 표현하기도 했다.

라이프스타일 변화를 정착시키고 모니터링하며 지속적으로 지원하는 과정은 단기간에 성과를 기대하기보다 느리고 꾸준한 경과를 지켜봐야 하는 점진적 여정이다. 이 과정에서 임상의가 제공하는 일관된 행동 강화와 지지는 환자에게 매우 귀중한 자원이 될 수 있다. 환자와 의료진은 라이프스타일 목표 설정, 진행 상황 추적 및 모니터링, 목표 강화, 격려와 성과 축하, 목표 재설정의 순환 과정을 함께 수행해야 한다(그림 17-3 참고). 환자와 의료진은 즉각적 변화가 나타나지 않는다고 조급해하거나 실망할 필요는 없다. 라이프스타일 변화의 성공은 대부분 작고 실현 가능한 변화를 환자의 속도에 맞춰 환자 중심으로 적용할 때 이뤄진다. 궁극적으로 환자가 자신의 삶 속에서 이러한 변화를 지속적으로 실천하고 성공을 거두는 경험은 환자뿐 아니라 이를 함께한 의료진에게도 깊은 보람과 기쁨을 안겨준다.

그림 17-3. 라이프스타일 변화의 주기

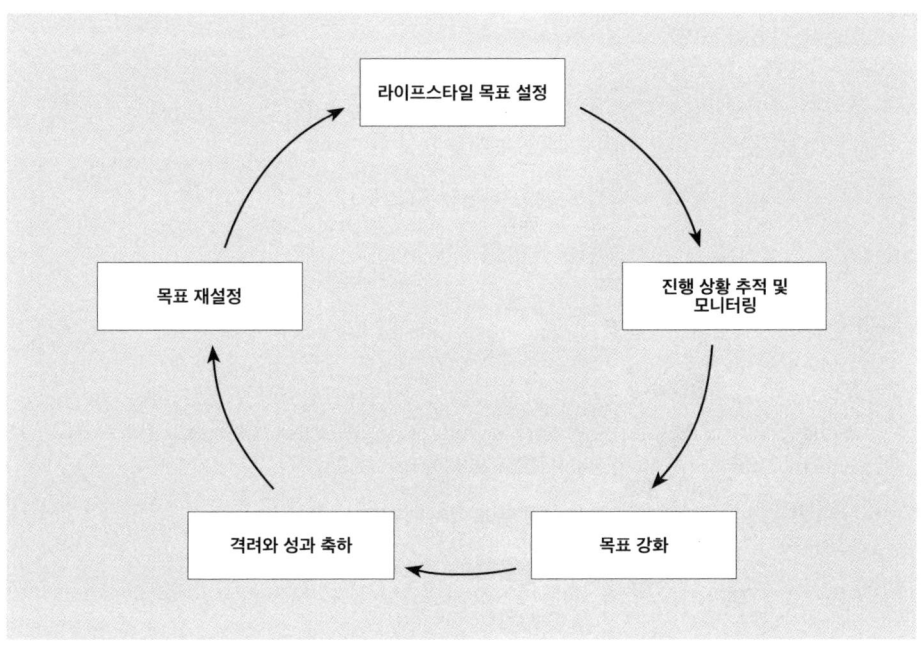

결론

이 장에서는 임상 환경에서 활용할 수 있는 평가 및 행동 변화 전략의 핵심 개념들을 정리했다. 인간의 행동 패턴은 쉽게 바뀌지 않지만 일단 변화가 이뤄지면 자신감과 자기 효능감은 눈덩이처럼 커지며 긍정적 방향으로 확장될 수 있다. 이 장에서 제시한 체계적이고 반복적인 목표 설정-평가-강화 모델을 통해 의료진이 환자에게 평생 지속할 수 있는 유익하고 치료적인 라이프스타일 변화를 더욱 효과적으로 유도할 수 있는 역량을 갖추기를 기대한다.

토의 질문

1. 생물정신사회적 접근 방식은 의료진이 라이프스타일 변화를 더 효과적으로 감지하고 관리하는 데 어떻게 기여할 수 있을까?
2. 환자들은 일반적으로 라이프스타일 변화를 실천하는 과정에서 어떤 유형의 방해 요인에 직면하는가?
3. 환자의 개인 회복 계획을 수립하고 주기적으로 모니터링할 때 고려해야 할 핵심 요소는 무엇인가?

추천 문헌

Tessier JM, Erickson ZD, Meyer HB, et al. (2017). Therapeutic lifestyle changes: impact on weight, quality of life, and psychiatric symptoms in veterans with mental illness. Military Medicine, 182(9): e1738–e1744. PMID: 28885930

Walsh R. (2011). Lifestyle and mental health. American Psychologist, 66(7): 579–592. PMID: 21244124

Jacobson N, Greenley D. (2001). What is recovery? A conceptual model and explication. Psychiatric Services, 52(4): 482–485. PMID: 11274493

참고 문헌

Ames D, Carr-Lopez SM, Gutierrez MA, et al. (2016). Detecting and managing adverse effects of antipsychotic medications: current state of play. Psychiatric Clinics of North America, 39(2): 275–311. PMID: 27216904

Baker M, Tessier J, Meyer H, et al. (2015). Yoga-based classes for veterans with severe mental illness: development, dissemination, and assessment. Federal Practitioner, 32(10): 19–25.

Ho PA, Dahle DN, Noordsy DL. (2018). Why do people with schizophrenia exercise? A mixed methods analysis among community dwelling regular exercisers. Frontiers in Psychiatry, 9: 596. PMID: 30483166

Doran GT. (1981). There's a S.M.A.R.T. way to write management's goals and objectives. Management Review, 70(11): 35–36.

Dozois DJ, Westra HA, Collins KA, et al. (2004). Stages of change in anxiety: psychometric properties of the University of Rhode Island Change Assessment (URICA) scale. Behaviour Research and Therapy, 42(6): 711–729. PMID: 15081886

Erickson ZD, Mena SJ, Pierre JM, et al. (2016). Behavioral interventions for antipsychotic medication-associated obesity: a randomized, controlled clinical trial. Journal of Clinical Psychiatry, 77(2): e183–e189. PMID: 26930534

Erickson ZD, Kwan CL, Gelberg HA, et al. (2017). A randomized, controlled multisite study of behavioral interventions for veterans with mental illness and antipsychotic medication-associated obesity. Journal of General Internal Medicine, 32(suppl 1): 32–39. PMID: 28271424

Frankl VE. (1984). Man's Search for Meaning: An Introduction to Logotherapy. New York: Simon and Schuster.

Joosten EA, DeFuentes-Merillas L, de Weert GH, et al. (2008). Systematic review of the effects of shared decision-making on patient satisfaction, treatment adherence and health status. Psychotherapy and Psychosomatics, 77(4): 219–226. PMID: 18418028

Kashdan TB, Uswatte G, Julian T. (2006). Gratitude and hedonic and eudaimonic well-being in Vietnam War veterans. Behaviour Research and Therapy, 44(2): 177–199. PMID: 16389060

Kendzor DE, Allicock M, Businelle MS, et al. (2017). Evaluation of a shelter-based diet and physical activity intervention for homeless adults. Journal of Physical Activity and Health, 14(2): 88–97. PMID: 27775471

Kleiman EM, Liu RT. (2014). Prospective prediction of suicide in a nationally representative sample: religious service attendance as a protective factor. British Journal of Psychiatry, 204: 262–266. PMID: 24115346

Klingaman EA, Hoerster KD, Aakre JM, et al. (2016). Veterans with PTSD report more weight loss barriers than veterans with no mental health disorders. General Hospital Psychiatry, 39(1): 1–7. PMID: 26719103

Koenig HG. (2016). Association of religious involvement and suicide. JAMA Psychiatry, 73(8): 775–776. PMID: 27367559

Laursen TM, Nordentoft M, Mortensen PB. (2014). Excess early mortality in schizophrenia. Annual Review of Clinical Psychology, 10(1): 425–448. PMID: 24313570

Lazar CM, Black AC, McMahon TJ, et al. (2016). All-data approach to assessing financial capability in people with psychiatric disabilities. Psychological Assessment, 28(4): 362–371. PMID: 26146947

Marks KA, Fastenau PS, Lysaker PH, et al. (2000). Self-Appraisal of Illness Questionnaire (SAIQ): relationship to researcher-rated insight and neuropsychological function in schizophrenia. Schizophrenia Research, 45(3): 203–211. PMID: 11042438

Meyer HB, Katsman A, Sones AC, et al. (2012). Yoga as an ancillary treatment for neurological and psychiatric disorders: a review. Journal of Neuropsychiatry and Clinical Neurosciences, 24(2): 152–164. PMID: 22772663

Noordsy DL, Burgess JD, Hardy KV, et al. (2018). Therapeutic potential of physical exercise in early psychosis. American Journal of Psychiatry, 175(3): 209–214. PMID: 29490501

Sarno JE. (2001). The Mindbody Prescription: Healing the Body, Healing the Pain. New York: Grand Central Publishing.

Schulz-Heik RJ, Meyer H, Mahoney L, et al. (2017). Results from a clinical yoga program for veterans: yoga via telehealth provides comparable satisfaction and health improvements to in-person yoga. BMC Complementary and Alternative Medicine, 17(1): 198. PMID: 28376861

Smith TE, Bellack AS, Liberman RP. (1996). Social skills training for schizophrenia: review and future directions. Clinical Psychology Review, 16(7): 599–617.

Sumlin LL, Garcia TJ, Brown SA, et al. (2014). Depression and adherence to lifestyle changes in type 2 diabetes: a systematic review. Diabetes Educator, 40(6): 731–744. PMID: 24939883

Tessier JM, Erickson ZD, Meyer HB, et al. (2017). Therapeutic lifestyle changes: impact on weight, quality of life, and psychiatric symptoms in veterans with mental illness. Military Medicine, 182(9): e1738–e1744. PMID: 28885930

Walsh R. (2011). Lifestyle and mental health. American Psychologist, 66(7): 579–592. PMID: 21244124

Wilbur S, Meyer HB, Baker MR, et al. (2015). Dance for veterans: a complementary health program for veterans with serious mental illness. Arts & Health, 7(2): 96–108.

Yu B-H, Ancoli-Israel S, Dimsdale JE. (1999). Effect of CPAP treatment on mood states in patients with sleep apnea. Journal of Psychiatric Research, 33(5): 427–432. PMID: 10504011

Ziegelstein RC, Fauerbach JA, Stevens SS, et al. (2000). Patients with depression are less likely to follow recommendations to reduce cardiac risk during recovery from a myocardial infarction. Archives of Internal Medicine, 160(12): 1818–1823. PMID: 10871976

제18장

의사의 라이프스타일과 건강증진 행동

데버라 홈스 Debora Holmes, M.E.S.

에리카 프랭크 Erica Frank, M.D., M.P.H.

번역 김신겸, 정찬승

KEY POINTS

- 많은 사람이 건강한 라이프스타일에 관한 주요 정보 출처로 의사를 꼽는다. 이러한 환자들은 의사의 권고가 있을 때 건강한 라이프스타일을 실천할 가능성이 더 높다.
- 개인적으로 건강한 습관을 실천하는 의사와 의대생은 환자에게 이러한 습관을 더 자주 권고하며 예방적 선별검사나 중재를 직접 실천하는 의사는 예방 중심의 건강관리를 충실히 따르는 환자를 더 많이 진료하는 경향이 있다.
- 의과대학이 건강한 의사를 적극적으로 양성해야 한다는 인식이 점차 분명해지고 있다.
- '건강한 의사=건강한 환자'라는 관계는 예방 중심의 보건의료 시스템이 의사의 건강이 환자 건강에 미치는 긍정적 영향을 평가하고 뒷받침하도록 촉진한다.

2000년에 실시된 한 연구에 따르면, 미국인의 대다수는 건강한 라이프스타일에 관한 정보의 주요 출처로 의사를 꼽고 있으며 의사의 권고가 있을 경우 건강한 행동을 채택할 가능성이 더 높은 것으로 나타났다(Abramson et al. 2000). 북미의 의사와 의대생은 같은 연령대의 일반인보다 훨씬 더 건강한 생활 습관을 갖고 있다고 보고하는 경향이 뚜렷하다. 의사는 자신의 건강뿐 아니라 환자의 정신적·신체적 건강에 긍정적 영향을 줄 수 있는 운동과 같은 건강 습관을 지속적으로 장려할 필요가 있다. 이 장에서는 평소 건강한 생활 습관을 실천하는 의사가 환자에게도 이러한 습관을 권장할 가능성에 대해 살펴본다. '건강한 의사=건강한 환자(Healthy Doc=Healthy Patient)'라는 개념은 프랭크 등(Frank et al. 2005)이 처음으로 일관되게 사용한 용어로 다양한 건강 행동 전반에 적용될 수 있다. 아울러 건강증진을 위한 처방이 더욱 활발히 이뤄지려면 의대생과 현직 의사들이 건강한 습관을 채택하고 유지할 수 있도록 의과대학과 의료현장에서의 중재가 필수다.

여러 국가에서 수행된 다수의 연구에 따르면 건강한 개인 습관을 갖고 있다고 보고한 의사와 의대생은 관련된 내용을 환자에게 더 일관되게 상담하는 것으로 나타났다(Duperly et al. 2008a; Frank and Segura 2009; Frank et al. 2000a, 2007a, 2010; Oberg and Frank 2009). 최근에는 이러한 경향을 단순한 자가보고에만 의존하지 않고 실제 임상 경험을 객관적으로 측정해 '건강한 의사=건강한 환자' 관계를 평가하려는 시도가 이뤄지고 있다(Frank et al. 2013). 이를 통해 의사와 환자 간의 예방 중심 건강 습관 사이에 일관되고 긍정적 연관성이 한층 더 명확하게 입증됐다.

또한 이 장에서는 아직까지 이러한 유형의 중재와 그 효과를 체계적으로 문서화한 대규모 연구는 단 한 건뿐이지만(Frank et al. 2005, 2007b), 능동적이고 개방적인 의과대학의 토대 위에서 진취적인 의사를 양성하는 것이 중요하다는 점을 강조한다.

의사의 웰빙과 환자 건강과의 연관성

여러 연구에 따르면 의사가 신체 활동을 포함한 다양한 건강증진 행동을 실천할 경우, 환자에게 식이와 운동에 대해 긍정적 변화를 권고할 가능성이 크게 높아진다(Lobelo et al. 2009). 그러나 많은 환자가 여전히 심리적 또는 제도적 한계에 부딪히고 있다(McKenna et al. 1998).

다행히도 환자에게 라이프스타일 변화를 조언해도 효과가 없다는 많은 의사들의 부정적 인식(Gould et al. 1995; Pinto et al. 1998)과는 달리, 수십 년에 걸친 연구들은 식이요법이나 운동 또는 둘 모두에 대한 의사의 조언이 환자의 건강 행동을 유도하는 데 실제로 효과가 있다는 점을 일관되게 보여준다. 예를 들어 미국 질병통제예방센터(CDC)가 1997년에 미국 성인 2만 847명을 대상으로 실시한 연구에 따르면 운동에 대한 의사의 조언을 받은 환자의 74.7%가 이후 운동량을 늘린 반면, 조언을 받지 않은 환자 중에서는 50.5%만이 운동을 늘린 것으로 나타났다(Centers for Disease Control and Prevention 1999).

행동 변화를 지속적으로 격려하고 목표를 세분화하며 이를 종단적으로 모니터링하는 방식은 환자의 성공적 변화에 실질적으로 도움이 된다. 진료와 진료 사이의 공백기에는 의사가 더욱 창의적 방식을 탐색해야 한다. 예를 들어 운동을 추적하는 트래커나 스마트폰 애플리케이션의 보급으로 목표 설정, 피드백 제공, 보상과 같은 행동 변화 전략이 간편한 형태로 구현할 수 있게 됐다. 이러한 피트니스 기술은 공중 보건, 연구, 정책 전반에 상당한 영향을 미칠 수 있는 잠재력을 지니고 있으며 의사 역시 그 변화의 한 축이 될 수 있다(Sullivan and Lachman 2017).

의사는 환자에게 지역 피트니스 센터를 적극 활용해 볼 것을 제안할 수 있다. 그곳에서 경험하는 트레이너의 지도와 개인 운동 기록을 통해 건강 목표 달성에 도움이 될 수 있다. 미국에서는, 특히 노인을 대상으로 한 보험정책에서 이러한 센터 이용 비용을 일부 또는 전액 지원하는 경우가 많다. 더불어 의사 자신이 지역 피트니스 센터를 이용하고 있다면 해당 장소에 대한 직접적인 경험을 바탕으로 환자와 더 효과적으로 상담을 나눌 수 있다.

환자를 격려하는 또 다른 효과적인 방법은 긍정적인 최근 연구 결과를 요약해 전달하는 것이다. 예컨대 〈워싱턴포스트〉의 최근 기사(Burfoot 2018)에서는 중년기에도 심혈관 건강이 실제로 향상될 수 있다는 사실을 밝힌 수석 연구자 벤저민 러빈을 비롯한 여러 연구진의 성과(Howden et al. 2018)를 소개했다. 운동이 필요하다는 점은 인식하면서도 지금 시작하기엔 너무 늦었다고 느끼는 중년 환자에게 의사가 아래와 같은 짧은 메시지를 전한다면 훌륭한 격려가 될 수 있다.

이전 연구에서 러빈은 고령의 운동선수들이 젊은 성인과 거의 유사한 수준의 심장 순응도(cardiac compliance)를 보인다는 사실을 밝혀냈다. 그러나 그는 규칙적 운동이 65세를 초과한 대상자에게는 심장 순응도를 향상시키지 못한다는 점도 확인했다. 현재 그는 성인이 심장 기능을 향상시킬 수 있는 '최적의 시기(sweet spot)'가 존재한다고 보며 그 시기를 45세에서 64세 사이로 제시하고 있다. 그는 다음과 같이 설명한다. "우리는 늦어도 중년기에 규칙적 운동을 일상에 포함시키기만 한다면 심장 근육의 젊음을 회복할 수 있다는 사실을 입증했습니다"(Burfoot 2018).

의사와 환자 간의 소통 창구를 지속적으로 열어두고 환자에게 라이프스타일에 대한 새로운 정보와 피드백을 제공하는 것이 얼마나 중요한 일인지 알 수 있다. 드레이즌과 동료들은 2014년 발표한 논문에서 브리검 여성병원(Brigham and Women's Hospital)에 설립한 의료 커뮤니케이션 부서를 소개하고 의사와 환자 간 의사소통의 개선이 시급하다는 점을 강조하며 다음과 같이 설명했다. "의사의 탁월한 의사소통 기술(의사→환자, 환자→의사)은 환자의 만족도를 높이고 환자의 건강 행동과 건강 결과에 긍정적 영향을 미칠 수 있음이 입증됐다"(Drazen et al. 2014, p. 1623). 해당 논문은 의료 커뮤니케이션의 핵심 유형과 효과적 소통 방식을 폭넓게 다루고 있다.

미국 질병통제예방센터의 연구(Centers for Disease Control and Prevention 1999)에서 제시된 데이터는 의사들이 운동, 영양, 기타 건강 습관을 개선해야 할 필요성을 뒷받침하는 설득력 있는 근거가 되고 있다. 의사들의 건강 습관 개선의 노력은 의과대학 시절부터 시작돼야 한다. 의대 고학년 학생들과 800명의 표준화 환자를 대상으로 한 중재 연구에 따르면 의과대학에서 개인 건강증진 교육과정(운동 및 식단 관리)을 이수한 학생은 그렇지 않은 학생에 비해 환자에게 운동에 대해 조언할 가능성이 65%, 식단에 대해 조언할 가능성이 49% 더 높은 것으로 나타났다(Frank et al. 2005, 2007b). 학생 건강과 이에 대한 중재의 필요성은 이후 "의대생의 건강과 그 함양의 중요성" 섹션에서 자세히 다룬다.

의사, 운동 그리고 환자

북미의 의사들은 건강한 생활 습관을 실천함으로써 일반 인구보다 더 오래 사는 경향이 있다. 특히 건강 습관을 가장 잘 실천하는 의사일수록 관련 예방 행동에 대해 환자에게 조언할 가능성이 높다. 이러한 경향은 특히 운동과 관련해 더욱 뚜렷하게 나타난다(Frank and Holmes 2019). 또래 집단보다 훨씬 더 나은 운동습관을 보고한 의사와 의대생은 자신과 환자 모두에서 정신적·신체적 건강 결과가 향상되는 높은 상관관계를 보인다. 운동을 포함한 건강한 생활 습관에 관한 연구 결과는 현재와 미래에 운동 처방의 실천율을 높이기 위해 의과대학과 의사를 대상으로 한 건강 중재의 중요성을 잘 보여준다(Lobelo et al. 2009).

건강한 운동습관은 북미의 의사와 의대생 사이에서 강한 사회적 규범으로 자리 잡고 있다. 예를 들어 연구에 따르면 캐나다 의사(Frank and Segura 2009), 미국 여성 의사(Frank 1995), 미국 의대생(Frank et al. 2004a)은 동일한 연령과 성별의 일반 인구 집단보다 운동을 더 많이 하는 것으로 나타났다. 한 대규모 국가 연구에 따르면 미국 의대생들은 전반적으로 매우 긍정적 건강 행동 특성을 보이며 주당 평균 4시간을 운동하고 격렬한 운동을 선호한다고 보고됐다(Frank et al. 2006). 이와 유사하게 캐나다 의사들은 주당 평균 4.7시간을 운동한다고 응답했다(Frank and Segura 2009). 미국 여성 의사들과 환자들 사이에서도 유사한 상관관계가 나타난다. 미국스포츠의학회(ACSM) 권고안을 따르는 의사는 운동에 대해 환자와 훨씬 더 자주 논의하며 운동 상담과 교육에 있어 높은 자신감을 보일 가능성이 매우 크다(Lobelo et al. 2009).

프랭크와 동료들은 조지아주 애틀랜타에 위치한 에모리대학교 의과대학(Emory University School of Medicine, EUSM)에 재학 중이던 2003학번 학생들의 건강 행동을 증진하기 위해 4년간의 정규교과(curricular) 및 비정규교과(extracurricular) 중재 프로그램을 개발하고 실행해 그 효과를 평가했다(Frank et al. 2005, 2007b). 이 중재는 신체 활동에 중점을 둔 정규 수업과 개별활동 시간으로 구성됐으며 의대생의 건강증진이 환자 상담의 질을 효율적으로 향상시킬 수 있는지 검증하는 데 목적이 있었다(해당 내용은 이후 "의대생의 건강과 그 함양의 중요성" 섹션에서 자세히 다룬다). 그 결과, 이 중재는 해당 학생들의 예방에 대한 태도와 상담 실습에 긍정적 영향을 미친 것으로 나타났다(Frank et al. 2007b).

이후 여러 연구자들은 수련 중이거나 진료 중인 의사들을 대상으로 신체 활동 수준과 신체 활동 상담 실천을 평가해 왔다(Buffart et al. 2009; van der Ploeg et al. 2007). 신체 활동 상담은 진료 환경이나 진료과에 따라 차이를 보이지만 일부 연구에서는 상담이 여전히 최적 수준에 도달하지 못하고 있으며 다양한 방해 요인이 존재한다고 보고했다(Burack 1989; Garry et al. 2002).

전반적으로 의사와 의대생 모두에서 개인의 신체 활동 습관과 환자에게 제공하는 신체 활동 상담 실천 사이에는 뚜렷한 연관성이 있다는 근거가 제시되고 있다. 특히 운동과 의대생을 대상으로 한 중재에 있어서는 이미 효과적 전략이 밝혀져 있다. 의과대학에서 학생들의 운동을 장려하면 실제로 학생들의 운동량이 증가하고 이후 학생들이 의사가 되어 환자에게 운동을 더 자주 권장하며 동시에 자신의 건강도 향상된다. 의사로서 우리는 환자를 돌보는 것만큼이나 스스로의 건강을 돌봐야 한다. 운동은 두 가지 책무를 더욱 효과적으로 수행하는 데 도움이 된다. 다음 이야기는 규칙적인 운동을 실천하기 위한 한 의사의 창의적인 접근 방식을 소개한다.

사례: 한 의사의 방식 – 건강과 멀티태스킹의 만남

노트북이 보편화되기 전, 이 장의 공동 저자인 에리카 프랭크 박사는 실내 자전거를 타면서 손에 들기 무겁지 않은 학술지나 책을 읽곤 했다. 그러던 어느 날, 고무줄로 노트북을 자전거 앞에 고정한 채 몇 마일을 타본 뒤, 그녀는 자신에게 가장 잘 맞는 규칙적인 운동 방식을 찾았다고 확신하게 됐다. 이 방식은 다양한 기준을 동시에 만족시키는 건강증진 활동이었다! 이제 그녀는 운동을 위해 특별한 옷을 갈아입거나 운동 장소로 이동하고 돌아오는 데 시간을 들이거나 운동 그 자체에 시간을 낭비하고 있다는 죄책감을 더 이상 느끼지 않게 됐다(이전에는 자신의 뇌, 손, 대퇴사두근이 더 고차원적 일에 쓰여야 한다고 여겼다). 게다가 이전의 다른 운동 방식에서 흔히 느꼈던 지루함도 사라졌다. 그 지루함은 이전에 규칙적 운동을 방해했던 주요 요인이었다.

그날 이후 프랭크 박사는 1년 내내 거의 매일 실내 자전거를 타고 수천 마일을 달리는 동안, 자전거를 타면서 동시에 책을 읽고 글을 쓰는 법뿐만 아니라 전화 회의를 주재하는 법까지 익히게 됐다. 물론 회의의 경우 대부분 영상 기능을 끄고 진행했다. 이와 더불어 그녀는 출장길에 새로운 도시나 생물다양성이 풍부한 환경을 산책하는 일이 교육적으로도 유익하며 심혈관 건강에도 도움이 된다는 사실을 발견했다. 친구와 함께 걸으며 나누는 대화 역시 매우 뜻깊은 시간이 될 수 있다. 직접 함께 걷거나 통화를 하며 걷거나 유모차에 탄 아이와 산책하거나 빛과 날씨, 공유하는 생태계에 주의를 기울이는 소중한 사람과의 산책 등 다양한 방식 모두 마찬가지다. 이러한 활동들의 조합 덕분에 프랭크 박사는 55세의 나이에도 철인 3종 경기에 일상적으로 출전하고 있다. 기본적 일상 운동 수준 외에는 특정 대회를 위해 특별히 훈련하지는 않지만 각 종목에서 거의 항상 마지막 근처로 들어옴에도 불구하고 언제나 완주하며, 부상이나 다음 날의 통증도 없다.

의사, 식단 그리고 환자

비만 유행이 확산되고 있음에도 불구하고(National Institute of Diabetes and Digestive and Kidney Diseases 2017), 1차 진료 의사의 과체중 및 비만 진료에 관한 전국 규모의 연구는 거의 없었다. 이에 스미스 등(Smith et al. 2011)은 1차 진료 의사의 진료 패턴을 체계적으로 문서화하기 시작했다. 연구팀은 미국의사협회(American Medical Association) 마스터파일에서 표본으로 추출한 1,211명의 1차 진료 의사를 대상으로 대표성 있는 설문조사를 실시해 식습관, 신체 활동, 체중 관리에 관한 진료 실태를 분석했다. 그 결과, 1차 진료 의사 중 신체 활동, 식습관 또는 체중 관리에 대해 항상 구체적 지침을 제공한다고 응답한 비율은 50% 미만이었다. 이들 항목 중 가장 자주 상담이 이뤄진 항목은 신체 활동이었다. 연구진은 미국 성인의 과체중 및 비만 비율이 70%에 달한다는 점을 고려할 때(National Institute of Diabetes and Digestive and Kidney Diseases 2017), 1차 진료 의사의 과체중 및 비만 평가와 행동 중재가 문제의 심각성에 비해 현저히 부족하다고 결론지었다. 아울러 환자의 라이프스타일 관리에 있어 치료 접근의 장벽과 의사의 참여를 개선하기 위한 추가 연구의 필요성도 강조됐다.

과체중과 비만 유행에 대응하는 데 있어 의사가 핵심적 역할을 한다는 점에 주목해 풀 등(Pool et al. 2014)은 2005~2008년 미국 국민건강영양조사(National Health and Nutrition Examination Survey, N=5,054)의 데이터를 분석해 환자의 체중 상태에 대해 의사가 직접 언급할 경우, 환자에게 임상적으로 유의미한 체중 감소가 나타날 가능성이 높다는 결과를 제시했다. 같은 해 더튼 등(Dutton et al. 2014)은 여성 의사에게 진료받은 환자가 남성 의사에게 진료받은 환자보다 비만 상담을 받거나 비만 치료로 의뢰될 가능성이 더 높다고 보고했다. 이들의 연구는 남성과 여성 의사 간 상담 방식의 차이를 보여준 선행 연구

(Frank and Harvey 1996)를 보완하는 추가적 근거를 제공한다.

더 건강한 의사 습관: 환자 반응에 대한 연구

앞서 언급했듯이 환자들은 운동을 비롯한 예방 실천에 대해 의사가 전하는 격려를 중요하게 여긴다. 특히 자신의 건강한 건강 습관을 공개하는 의료인은 더 신뢰할 수 있고 동기부여가 되는 인물로 인식된다. 이에 따라 예방 상담의 빈도가 증가하고 의사가 스스로 건강한 행동을 실천할 때 환자들은 건강증진 상담을 더욱 수용적으로 받아들이는 경향이 있다. 프랭크 등(Frank et al. 2000b)은 에모리대학교 종합 의료 클리닉 대기실에서 소규모 연구(N=130)를 수행했다. 연구팀은 참가자들을 무작위로 배정해 한 그룹은 이 장의 공동 저자인 프랭크 박사가 제작한 건강한 식습관과 운동습관에 대해 설명하는 2분짜리 표준 영상을 시청하게 했고 다른 그룹은 표준 영상에 프랭크 박사 자신의 식이 및 운동에 대한 개인 건강 습관을 소개하는 30초 분량의 추가 영상을 포함해 시청하게 했다. 그 결과, 의사 자신의 공개 영상을 본 환자들은 통계적으로 유의하게 프랭크 박사를 더 건강하다고 인식했으며($P=0.001$) 전반적으로 더 신뢰할 수 있고 더 큰 동기를 부여하는 인물로 평가했다. 특히 단 30초의 개인 정보 추가만으로도 프랭크 박사가 식이요법($P=0.006$)과 운동($P=0.002$)에 대해 더 신뢰할 수 있다고 느끼게 됐고 식이요법($P=0.006$)과 운동($P=0.001$)에 대해 더 큰 동기를 부여한다고 평가하게 됐다. 이러한 결과는 의사가 스스로 건강한 식생활과 운동습관을 실천하고 있다는 인식을 환자에게 확실하게 줄 경우, 의사의 신뢰도와 환자에게 동기를 부여하는 능력이 향상된다는 점을 시사한다.

의대생의 건강과 그 함양의 중요성

이 장의 공동 저자인 프랭크 박사가 수행한 100편 이상의 연구(추천 문헌 참고)를 포함한 '건강한 의사=건강한 환자' 연구들은 의과대학 재학 기간 동안 건강한 행동을 증진하기 위한 중재를 시행하고 그 효과를 평가하는 것이 얼마나 중요한지를 잘 보여준다. 앞서 언급한 에모리대학교 의과대학 학생들을 대상으로 한 건강한 생활 습관 증진을 위한 4년간의 정규교육과정 및 비정규교육 중재 프로그램의 목적은 의대생의 건강증진이 환자 상담의 질을 효율적으로 개선할 수 있는지 검증하는 데 있었다. 이 연구는 2003학번 학생을 중재군으로, 2002학번 학생을 대조군으로 설정해 수행됐다(Frank et al. 2005, 2007b).

전반적으로 의과대학 교과과정 중 운동과 식이에 대한 개인 건강증진 정규교육과정(중재 프로그램)을 이수한 학생들은 대조군 학생들에 비해 학교를 더 건강한 환경으로 인식했다. 이들은 정규교육과정의 신체 활동 장려, 예방의학에 대한 강조, 신체 활동 수업이나 세션 등 비정규교육 활동 제공, 동료 학생들의 운동 권장 등 학교가 제공하거나 통제할 수 있는 항목에 대해 더욱 높이 평가했다. 또한 학생들의 예방 중심 태도와 상담 실천은 중재에 의해 긍정적 영향을 받았다. 해당 교육과정에 노출된 학생은 운동에 대해 환자에게 상담할 가능성이 65% 더 높았으며($P=0.03$), 식이에 대해 상담할 가능성도 49% 더 높았다($P=0.04$).

의대생의 운동을 장려해야 하는 또 다른 근거로 평소 운동을 더 많이 하는 학생일수록 장차 환자에게 운동에 대해 상담을 하는 것이 매우 중요하다고 인식할 가능성이 다소 더 높고(Frank et al. 2004a), 실제로 현재 환자에게 운동에 대해 상담할 가능성도 더 높은 것으로 나타났다(Frank et al. 2007b). 후자의 연구에서는 의대생들이 자신의 운동습관과 개선의 필요성을 적절히 평가할 수 있는 능력 또한 지니고 있음이 확인됐다.

미국 의과대학 신입생들의 개인적 및 임상적 운동 관련 태도와 행동을 파악하기 위해 프랭크 등(Frank et al. 2004a)은 미국 내 17개 의과대학에 입학한 신입생 1,906명을 대상으로 조사를 실시했다. 학생들은 높은 수준의 운동량을 보고했으며 1일 운동시간의 중앙값은 45분이었다(주당 각각 80분의 경도 및 중등도 운동, 100분의 고강도 운동). 신입생 중 97.6%가 일반적으로 매주 중등도 이상의 운동을 하고 있었으며 64%는 미국 보건복지부(U.S. Department of Health and Human Services)의 운동 권장 지침을 충족하고 있었다. 신입생 중 79%는 향후 자신의 진료에서 환자에게 운동에 대해 상담하는 것이 매우 중요할 것이라고 인식했다. 이러한 인식의 가장 강력한 직업적 예측인자는 1차 진료 의사가 되려는 의도였으며 개인적 예측인자로는 전반적 건강 상태가 매우 우수할수록, 자신의 주치의가 예방 중심 진료를 강조할수록, 격렬한 운동을 더 많이 수행할수록 상담의 중요성을 높게 인식하는 경향이 있었다.

프랭크 등(Frank et al. 2007a)의 후속 연구에서는 미국 의대생들의 다양한 예방상담 실천에 영향을 미치는 예측인자를 분석했다. 그 결과, 학교 환경을 더 건강하게 인식한 학생일수록 실제 환자 상담을 유의하게 더 활발히 수행하는 것으로 나타났다. 이러한 학생들의 개인 건강 습관은 상담의 중요성 인식($P= 0.008$)뿐만 아니라 실제 환자 상담 빈도($P<0.0001$)와도 유의한 상관관계를 보였다.

미국의 연구들은 건강한 생활 습관을 가진 의대생일수록 예방 상담에 대해 더 긍정적 태도를 보인다는 점을 시사한다. 그렇다면 이러한 연관성은 다른 국가에서도 동일하게 나타날까? 저소득 및 중간소득 국가를 대상으로 한 최초의 주요 연구는 콜롬비아 보고타에 위치한 8개 의과대학의 1학년 및 5학년 학생들을 대상으로 개인 건강 습관과 예방 상담 태도 간의 연관성을 분석했다(Duperly et al. 2008a, 2009).

2006년, 1학년과 5학년 의대생($N=661$)을 대상으로 문화적으로 조정된 스페인어판 '건강한 의사=건강한 환자' 설문조사(Duperly et al. 2008a, 2009)를 실시했다. 연구팀은 로지스틱 회귀 분석을 통해 신체 활동, 영양, 체중 조절, 흡연, 음주 등 전반적 건강 습관(주요 노출 변수)과 해당 항목들에 대한 예방 상담을 대하는 학생들의 태도(주요 결과 변수) 사이의 연관성을 평가했다. 데이터는 학년별로 층화 분석됐으며, 성별과 의학 교육 관련 요인들(기초 지식 수준, 교육의 적절성에 대한 인식, 학교의 건강 습관 장려에 대한 인식)을 기준으로 보정됐다. 1학년과 5학년 학생들의 연령 중앙값은 각각 21세, 25세였으며 여성 비율은 각각 59.5%, 65%였다. 성별과 의학 교육 관련 요인을 통제한 후 분석한 결과, 하루 5회 이상 과일 및 채소를 섭취하고 흡연이나 폭음을 하지 않는 학생들은 영양 및 음주에 대한 예방 상담에 대해 더 긍정적 태도를 보였다. 미국의 의사 및 의대생들과 마찬가지로 콜롬비아 의대생들 역시 개인 건강 습관과 예방 상담 태도 사이에 성별이나 교육 수준과 무관하게 긍정적 연관성이 나타났다. 이 연구는 의과대학 교육 맥락에서 학생의 건강한 라이프스타일을 증진시키는 중재가 이들이 미래에 수행할 예방 상담 태도에 긍정적인 영향을 미칠 수 있음을 시사한다.

건강한 의사=건강한 환자: 개념과 적용

'건강한 의사=건강한 환자' 원칙(Frank et al. 2013, Oberg and Frank 2009)은 의사의 개인 건강 습관을 향상시켜 예방 상담 역량을 증진하고자 고안된 일련의 연구와 프로그램이다. 이 프로그램은 1990년대 초, 이 장의 공동 저자인 프랭크 박사에 의해 처음 개발됐으며 이후 의대생의 건강증진을 통해 궁극적으로 환자의 건강까지 개선할 수 있다는 가설하에 에모리대학교 의과대학에서 관련 연구를 수행했다. 시간이 흐르며 정립된 '건강한 의사=건강한 환자'의 주요 원칙은 다음과 같다.

- 북미의 의사들은 다른 지역의 의사들보다 수명이 긴 경향이 있다.
- 의사들이 더 오래 사는 것은 의대생 시절부터 동시대 사람들보다 건강한 생활 습관을 유지하고 있기 때문이다.
- 운동, 식이, 음주, 흡연이라는 네 가지 행동 선택이 미국 내 전체 사망률의 약 37%를 차지한다(Mokdad et al. 2004).
- 가장 건강한 습관을 실천하는 의사 및 의대생일수록 관련 예방 습관에 대해 환자에게 조언할 가능성이 높다.
- 의사가 자신의 건강한 생활 습관을 적절히 공유하면 환자의 신뢰를 얻고 행동 변화에 대한 동기를 부여할 수 있다.
- 의과대학이 학생들의 건강한 생활을 장려하면 환자 상담 빈도($P=0.002$)와 예방 상담의 중요성에 대한 인식($P=0.0007$)이 유의하게 향상된다.
- 환자에게 제공되는 상담은 실제로 건강 습관과 건강 상태의 개선으로 이어진다.
- 그럼에도 불구하고 현재 의사들이 예방 상담을 활발히 시행하는 비율은 여전히 높지 않다.

4년간의 중재 프로그램에 대한 분석 및 정량적 평가 결과, 이 중재는 의대생들의 건강한 신체습관을 성공적으로 증진시킨 것으로 나타났다(Frank et al. 2007b). 특히 2003학번 학생들은 의대 교육 전 기간에 걸쳐 다양한 중재를 경험했으며 이에 따른 후속 연구도 광범위하게 진행됐다.

교과과정 중재에는 강의, 문제 기반 학습(problem-based learning, PBL) 토론, 임상의 사례 패널, 해부학 및 운동 매뉴얼, 학생 발표, 운동 관련 선택과목 및 세미나 그리고 피부과, 가정의학, 산부인과, 내과, 소아과, 정신의학, 외과 등 모든 임상실습(clerkship) 과정에 통합된 중재가 포함됐다. 또한 학생들의 건강 습관에 대한 익명 데이터를 공유해 생물통계학 수업에서 학습 자료로 활용할 수 있도록 했다. 비정규 교과 활동 중재로는 건강하고 간편한 요리 워크숍, 개인 건강 처방 제공, 시험 전 건강한 아침 식사 제공, 단체 하이킹, 산속 휴양 프로그램, 월간 걷기 및 달리기 모임, 주간 요가 수업, 요가 및 명상 세미나, 무료 점심과 함께 진행되는 마사지 강연 및 시연 등이 포함됐다. 한편 일부 학생들이 연구진이 금주를 권장한다고 오해한 것을 계기로 와인 시음 행사도 추가됐다 (Frank et al. 2005).

의과대학 재학 기간 동안의 라이프스타일 행동을 추적한 4년간의 대조군 연구에서 중재군에 속한 학생들은 일부 건강 습관에서 개선을 보였다. 입학 초기에는 흡연율이 중재군과 대조군 간에 큰 차이가 없었지만(31% 대 29%, $P=0.8$), 졸업 시점에는 남학생의 경우 대조군이 중재군보다 2배 가까이 높은 흡연율을 보였다(43% 대 22%, $P=0.02$; Frank et al. 2007b; Oberg and Frank 2009). 무엇보다 표준화 환자를 통한 분석 결과, 학생들의 식이 상담 및 운동 상담 실천 수준 역시 이 중재와 매우 강한 연관을 보였다.

'건강한 의사=건강한 환자' 원칙이 개발도상국의 의대생과 의사에게도 적용될 수 있다는 가설하에 두퍼리 등(Duperly et al. 2008a, 2008b)은 콜롬비아에서 이 원칙을 검증하기로 했다. 초기 연구에서는 2006년 한 해 동안 보고타 소재 8개 의과대학의 1학년과 5학년 학생들을 대상으로 자료를 수집했으며 이후에는 전국을 대표하는 24개 의과대학으로 확대했다. 분석 결과($N=661$), 신체 활동을 비롯한 개인의 건강 습관과 관련 예방 상담에 대한 태도 사이에 강한 연관성이 있다는 미국 내 연구 결과가 콜롬비아에서도 재확인됐다. 콜롬비아 의대생의 신체 활동 권고 기준 충족률은 미국 의대생보다 낮았지만(50% 대 61%), 동일 연령대의 콜롬비아 일반 인구와 비교했을 때는 상대적으로 높은 수준이었다. 콜롬비아에서 수행된 이 연구는 수련 중인 의사들 사이에서도 개인의 건강 실천과 예방 상담 태도 간의 강력하고 일관되며 일반화 가능한 연관성이 존재한다는 추가적인 근거를 제공했다.

이스라엘 최대 건강관리기관의 최근 객관적 견해

최근에는 단순히 의사의 자가보고에 기반한 상담과 예방 진료 수행 여부를 넘어 실제 임상 현장에서 객관적으로 측정된 자료를 통해 의사의 건강과 환자의 건강 간의 관계를 평가하려는 시도가 이뤄졌다. 프랭크 등(Frank et al. 2013)은 이스라엘 최대 건강관리기관인 클래릿 보건서비스(Clalit Health Services, CHS)의 전체 예방접종 및 검진 기록에 접근해 이를 분석했다. 연구 대상은 두 집단으로 구성됐다. (1) CHS에서 근무하며 동시에 그 시스템 내에서 진료를 받는 1차 진료 의사 1,488명, (2) CHS 의사의 성인 환자 1,886,791명의 전자 의무기록이다.

분석을 위해 CHS에서 품질 평가 지표로 활용하고 있는 예방 관련 건강 지표 중 8개 항목(검진 및 예방접종 관련 지표)을 선택해 평가를 진행했다.

1. 50~74세 여성의 유방 촬영술
2. 50~74세 환자의 대장암 검진
3. 35~54세 환자의 경우 5년마다, 55~74세 환자는 매년 저밀도지단백질(low-density lipoprotein, LDL) 측정
4. 40세 이하 환자의 경우 5년마다 혈압 측정
5. 41~54세 환자의 경우 2년마다 혈압 측정
6. 55세 이상 환자의 경우 매년 혈압 측정
7. 만성 질환을 가진 환자 및 65세 이상 환자의 폐렴구균 백신 접종
8. 만성 질환을 가진 환자 및 65세 이상 환자의 연간 인플루엔자 백신 접종

8개 지표 모두에서 예방 관행을 준수하는 의사에게 진료받은 환자들은 그렇지 않은 의사에게 진료받은 환자들보다 해당 예방 조치를 받은 비율이 더 높았다($P<0.05$). 연구진은 또한 의사와 환자 간의 예방 실천이 더 밀접하게 관련된 경우일수록 그 상관관계가 더욱 뚜렷하게 나타난다는 사실도 발견했다.

환자를 위한 예방 상담

의사의 상담이 환자의 생활 습관과 전반적 건강에 긍정적 변화를 가져온다는 사실은 이미 여러 연구를 통해 확인됐다. 그리고 건강증진 상담의 가장 강력한 예측인자 중 하나는 의사 자신이 건강한 생활 습관을 실천하고 있는지 여부다. 반대로 많은 의사가 자신이 실천하지 않는 행동에 대해 환자와 상담하는 데 어려움을 느낀다고 보고했다(Frank 2004; Vickers et al. 2007).

의사는 환자와의 상호작용에서 건강 행동을 가르치기 좋은 결정적 순간을 자주 접하는 핵심적 건강 롤모델이자 조언자로서 의사의 개인 건강 행동은 환자의 신뢰 형성뿐만 아니라 환자를 유사한 건강 행동에 참여시키는 능력에도 영향을 미친다(Frank et al. 2000b). 특히 바쁜 진료 환경에서 주목할 점은 의사가 자신의 건강 습관에 대해 간단히 언급하는 것만으로도 환자의 건강증진 실천을 더욱 효과적으로 유도할 수 있다는 것이다(Abramson et al. 2000). 의사가 스스로 건강한 행동을 실천하고 있을수록 해당 행동에 대해 환자에게 상담할 가능성이 높다는 점은 여러 연구에서 일관되게 보고됐다(Frank 2004). 다소 흥미로운 점은 이러한 관계가 의사의 실제 건강 상태와는 무관할 수 있다는 점이다. 자신의 건강하지 않은 습관을 개선하려는 의사는 그러한 변화를 시도하지 않는 의사보다 환자에게 훨씬 더 자주 상담하는 것으로 나타났다(Lewis et al. 1986).

환자 상담이 환자의 생활 습관과 건강에 큰 영향을 미친다는 점 그리고 북미인의 잘못된 식습관, 운동 부족, 음주, 흡연 등이 미국 내 사망률의 약 37%를 차지한다는 사실(Mokdad et al. 2004)이 이미 잘 알려져 있음에도 불구하고, 실제로 많은 의사가 여전히 예방 상담을 활발히 시행하지 않고 있다(Lobelo et al. 2009). 그러나 의과대학에서 흔히 배우는 방식과 달리 의사가 자신의 건강한 운동 및 식습관을 적절히 공유하면 환자는 더 큰 신뢰를 느끼고 행동 변화를 위한 동기를 얻을 수 있다(Frank et al. 2000b). 궁극적으로 의대생과 의사에게 충분한 신체 활동, 건강한 식습관 그리고 기타 건강증진 행동을 장려해야 하는 가장 큰 이유는 '건강한 의사=건강한 환자'라는 원칙이 실제로 환자에게 긍정적 변화를 가져오기 때문이다.

에이브럼슨 등(Abramson et al. 2000)은 298명의 1차 진료 의사를 무작위로 표본 추출해 설문조사를 실시한 결과, 다음과 같은 사실을 발견했다.

- 유산소 운동을 규칙적으로 실천하는 의사는 해당 운동의 이점에 대해 환자에게 상담할 가능성이 더 높았으며 근력 운동을 실천하는 의사도 같은 경향을 보였다.
- 소아청소년과 의사와 노인의학 전문의는 가정의학과 의사나 내과 의사에 비해 유산소 운동 상담 비율이 낮았다.
- 근력 운동 상담은 모든 진료과에서 유산소 운동보다 덜 이뤄졌으며, 특히 소아청소년과 의사의 경우 50%가 근력 운동을 전혀 권유하지 않는다고 응답해 가장 낮은 비율을 보였다.
- 유산소 운동 상담의 장애 요인으로는 '시간 부족'(61%)과 '지식 및/또는 경험 부족'(16%)이 주요하게 지목됐다.

이러한 연구 결과, 특히 상담 방해 요인에 관한 분석은 의사의 운동 상담 실천을 향상시키기 위한 효과적 전략 수립에 중요한 시사점을 제공한다.

라이프스타일 의학의 미래

의과대학 학장들은 학생들 사이에서 긍정적 건강 행동을 장려하는 것이 그 가치나 적절성 면에서 매우 중요하다는 점에 대해 상당히 긍정적 태도를 보이고 있다(Frank et al. 2004b). 학장과 학생 모두 '건강한 의사=건강한 환자' 설문조사의 항목들에 대해 전반적으로 높은 동의도를 보였다. 각 항목은 1점(매우 동의함)에서 5점(매우 동의하지 않음) 척도로 평가됐다. 예를 들어 "의대 교수진은 건강한 라이프스타일을 실천함으로써 의대생에게 좋은 본보기가 되어야 한다"는 문항에 대해 학장은 평균 1.4점, 학생은 2.1점을 부여했다. "의과대학은 학생과 레지던트가 건강한 라이프스타일을 실천하도록 장려해야 한다"는 항목에는 학장이 1.3점, 학생이 1.9점을 주었으며 "환자의 건강한 라이프스타일 준수를 효과적으로 유도하려면 의사 자신이 먼저 이를 실천해야 한다"는 문항에는 각각 2.1점(학장), 2.2점(학생)을 부여했다.

사례: 운동으로 스트레스를 극복한 인턴 의사

대규모 지역사회 병원 종양내과에서 인턴 수련의 절반을 마쳤을 무렵, 베레나는 매일 밤 병원을 나설 때마다 환자들이 겪는 고통과 잔혹한 운명을 마음에서 떨쳐내기가 매우 힘들었다. 게다가 베레나는 병원 바로 옆 직원 숙소에 살고 있었는데, 거실 창문 너머로는 자신이 근무하는 병동이 훤히 보였다. 어디로도 도망칠 수 없는 듯한 느낌이었다.

그 무렵, 베레나는 러닝을 시작했다. 퇴근 후 수술복을 벗고 러닝 타이츠와 티셔츠로 갈아입은 뒤 근처 숲길로 달려 나갔다. 어떤 날엔 음악이나 팟캐스트, 오디오북을 들으며 뛰었고, 또 어떤 날엔 아무 소리 없이 자연과 하나 되어 달렸다. 1시간쯤 땀에 흠뻑 젖은 채 집에 돌아오면 마음은 한결 고요해져 있었다. 그렇게 베레나는 의사로서의 삶을 지속하면서도 자신을 잃지 않기 위한 거리감과 더 넓은 시야를 확보할 수 있었다.

7년이 지난 지금도 그녀는 러닝을 계속하고 있다. 그동안 여러 차례 하프 마라톤, 마라톤 그리고 하프 아이언맨 거리의 트라이애슬론을 완주했다. 운동은 그녀에게 건강한 몸과 기쁨 그리고 무엇보다 중요한 스트레스 해소의 출구가 돼주었다. 베레나는 이렇게 말한다. 러닝 덕분에 자신은 매일 밤 행복하고 만족스러운 마음으로 잠들 수 있다고.

의사와 수련의를 위한 웰빙 및 중재

의사와 의대생의 개인 건강 습관은 적어도 캐나다, 콜롬비아, 미국에서는 일반 인구에 비해 더 나은 편이지만, 여러 연구는 의사 자신의 건강을 증진하고 환자의 치료 결과를 개선하기 위해 개인의 예방 실천을 더욱 적극적으로 장려해야 함을 시사한다.

오늘날 많은 의사가 개인 건강관리를 실천하는 데 있어 일종의 공백 상태에 놓여 있다. 근처에 운동 시설이나 건강한 식품이 갖춰져 있더라도 시간 부족이 가장 큰 방해 요인으로 작용하는 경우가 많다. 의사이자 학생인 우리는 운동 중 멀티태스킹 등 창의적이고 효율적인 건강 실천 방법을 고민하고 이를 동료 및 환자와 적극적으로 공유해야 한다(이 장에 소개된 프랭크 박사의 사례를 떠올려 보자).

앞서 운동과 식단을 모니터링할 수 있는 기술과 다양한 애플리케이션에 대해 언급한 바 있다. 손목이나 잘 보이는 위치에 착용하는 핏빗 같은 활동 추적기 또는 사무실에 주차된 자전거 한 대는 환자와 건강에 대해 대화를 시작할 수 있는 계기를 제공하거나 최소한 의사가 건강한 라이프스타일에 개인적으로 관심을 가지고 있다는 메시지를 전달하는 수단이 될 수 있다. 이러한 라이프스타일 변화는 시작 단계에서 가장 어렵고 답답하게 느껴질 수 있다. 그러나 의사가 그 답답함을 직접 경험하고, 특히 그 해결책을 찾아낸 경우, 그 과정에서 얻은 통찰은 환자에게 실질적 교훈이 되며 신뢰할 수 있는 출처에서 나온 이야기이므로 환자에게 동기를 유도하는 데 중요한 역할을 할 수 있다(Frank et al. 2000b). 이 장의 공동 저자인 데버라 홈스는 과거에 운동을 포함해 여러 활동에 대한 동기 부족을 경험했던 시기를 기억한다. 그때 그녀는 지금도 쉽게 접할 수 있는 『필링굿(Feeling Good: The New Mood Therapy)』(Burns 1980)을 읽었다. 저자 데이비드 D. 번스는 최근 자신의 블로그에서 이 책의 핵심 내용을 다음과 같이 요약했다.

> 나는 첫 저서 『필링굿』에서 이렇게 썼다. 매우 생산적인 사람들은 '행동이 먼저이고, 동기는 그다음에 따라온다'는 사실을 잘 알고 있다. 다시 말해 무언가를 시작해야 비로소 동기가 생긴다는 것이다. 아무것도 하지 않은 채로는 동기를

기대할 자격이 없다! 동기가 생기기를 기다리는 태도야말로 미루는 습관을 지속시키고 강화시키는 함정이다(Burns 2018).

이 원칙은 당시 홈스에게 결정적 전환점을 가져다주었고 오늘날까지도 여전히 영향을 미치고 있다. 홈스는 행동이 동기를 만든다는 원칙을 실천을 미루는 사람들에게 단순히 설명하는 것만으로도 그들의 세계관을 바꾸고 동시에 자신의 신념 역시 더욱 강화된다는 사실을 발견했다. 우리 모두는 신뢰하는 교사, 의사 또는 다른 전문가로부터 들었던 어떤 말 중에서 우리에게 깊은 의미가 됐거나 삶의 방향을 바꿔놓을 만큼 강한 영향을 준 말을 하나쯤 기억한다. 의사든, 환자든 개인적으로 동기를 부여하고 변화를 일으킨 경험을 다른 이와 나누는 것의 힘을 결코 과소평가해서는 안 된다.

의사의 건강과 환자 건강 간의 연관성은 신입 의대생 오리엔테이션에서 가장 이상적으로 시작된다. 의과대학은 이러한 이상과 개개인의 성장을 가능한 한 이른 시기부터 극대화하는 데 집중해야 한다. 또한 의사의 건강을 효과적으로 증진할 수 있는 최선의 방법과 그에 따라 건강한 의사와 건강한 환자 간의 연관성을 규명하기 위해 이러한 프로그램에 대한 체계적 연구가 필요하다. 현재까지 저자들은 이 주제를 다룬 연구가 발표된 사례를 인지하지 못하고 있으나 최근 이스라엘 사페드에 위치한 바-일란대학교(Bar-Ilan University) 의과대학과 넥스트젠(NextGen)의 무료, 공인 라이프스타일 의학 과정인 넥스트젠유(NextGenU.org) 간 공동 연구가 진행 중이다. 특히 이 장에서 소개한 연구결과들은 중재를 더욱 세분화하고 더욱 광범위하게 시행하는 것이 보건의료 전문가와 이들이 진료하는 방대한 환자 집단의 건강을 증진하는 효과적이고 가치 있는 전략이 될 수 있음을 시사한다. 이러한 중재가 널리 확산돼 실질적 변화를 이끌어 내기를 기대한다.

결론

모든 비행의 시작 순간에는 승무원이나 익살스러운 영상이 항공기 비상 상황 시 대처

요령을 안내한다. 안내문에는 익숙한 문구가 빠지지 않는다. "비상 시 천장에서 산소마스크가 내려옵니다. 어린이와 함께 탑승하신 경우, 먼저 본인의 마스크를 착용하신 후 다른 사람을 도와주시기 바랍니다." 이 지침은 자녀의 생명을 자신의 생명보다 더 소중히 여기는 부모에게는 다소 불편하게 들릴 수 있지만 그 근거는 분명하다. 우리가 스스로를 돌보지 않으면 타인을 제대로 도울 수 없다는 점이다. 우리 의료인들 역시 환자와 타인을 효과적으로 돕고 의미 있는 변화를 이끌어 내기 위해 먼저 자신의 라이프스타일을 최적화하는 데 집중해야 한다. 우리 자신이 먼저 산소마스크를 쓰지 않는다면 결국 우리가 돌보는 이들에게도 해를 끼치게 된다.

북미를 포함한 대부분의 연구 대상 국가에서 의사의 건강 상태는 전반적으로 양호한 편이지만 의사와 의대생 모두 신체건강, 특히 정신건강에 있어서는 여전히 개선의 여지가 존재한다. 건강한 의사가 더 건강한 환자를 만든다는 관점에서 볼 때, 의사의 건강 상태는 무엇보다도 중요한 요소로 간주돼야 한다.

이러한 목표를 달성하기 위해 의료 및 보건의료계는 북미의 대학들과 협력해 새로운 접근 방식을 실행에 옮겨야 한다. 의사로서 우리는 우리 자신의 건강과 환자의 건강을 동시에 증진할 수 있는 방안을 모색하고, 의사의 건강에 대해 새롭게 던져야 할 핵심 질문들을 고민해야 한다. 우리는 단순히 환자만이 아니라 우리 자신도 돌봐야 한다. 그렇게 할 때 모든 이들이 더 긍정적 개인 건강 결과를 경험하게 될 것이다.

세계의사회(World Medical Association 2015)는 의사의 웰빙 증진의 중요성에 관한 정책을 채택하고 건강한 의사와 건강한 환자 간의 연관성을 공식적으로 인정한 바 있다. 그러나 현실적으로 전 세계 어느 곳에서도 의사의 건강을 체계적으로 증진시키고 있는 사례는 드물다. 이는 정책 입안자들이 의사는 이미 충분한 지원을 받고 있다고 인식하거나 특권 계층으로서 별도의 추가적 지원이 필요하지 않다고 판단하고 있음을 보여준다. 의사 지원 프로그램이 존재하는 일부 지역에서도 대부분 진료 수행 능력과 전문성 유지, 정신건강과 정신질환(특히 번아웃과 물질 사용 문제) 그리고 업무 지속을 위한 심리적 동기와 체력 유지에 초점을 맞추고 있다.

따라서 우리는 이 글을 읽고 있는 모든 이들, 즉 제공자, 환자 혹은 일반 독자가 각자의 개인적 생활 습관을 돌아본 뒤, 자신이 타인에게 어떤 조언을 하고 있는지 성찰해 보길 권한다. 과연 둘 사이에 어떤 상관관계가 있는가? 다시 말해 당신은 당신이 하는 말을 스스로 실천하고 있는가? 의사와 의료계 전체는 자기 돌봄(self-care)의 영역에서 더욱 적극적인 노력을 기울여야 한다. 이러한 기회를 만들어 내지 못하는 것은 곧 의료 시스템 내 모든 사람의 건강을 효과적으로 개선할 수 있는 기회를 놓치는 것이나 다름 없다. 반대로 이 장에서 제시한 연구 결과와 제언은 질병을 예방하고 관리하는 데 있어 전 세계적으로 분명하고 뚜렷한 함의를 지닌다(제20장 "라이프스타일 의학 및 정신의학이 보건 의료 시스템과 공중보건에 미치는 함의" 참조). 여러분의 개인적·전문적 여정 그리고 우리 모두의 웰빙을 향한 공동의 여정에 깊은 성취가 함께하길 진심으로 바란다.

토의 질문

1. 당신이 의사나 보건의료 전문가라면 건강하든 건강하지 않든 자신의 개인 건강 습관이 환자의 건강 위험 요인을 인식하고 개입하려는 의지나 실천에 어떤 영향을 미치는지 생각해 보자.

2. 당신이 의료인이든 아니든 자신의 주치의가 실천하는 건강 습관이 본인의 생활 습관에 어떤 영향을 미칠지 함께 생각해 보자.

추천 문헌

Frank E: STUDENTJAMA. Physician health and patient care. JAMA 291(5):637, 2004

Frank E: Sorted list of physician/medical student health publications. Updated 2019. Available at: https://docs.google.com/spreadsheets/d/1JZeH_L1pK7eMs3R_w6p5mr0h_ZolxkAWJdijXSgbtuY/edit? usp=sharing. Accessed January 23, 2019.

Frank E, Dresner Y, Shani M, et al: The association between physicians' and patients' preventive health practices. CMAJ 185(8):649–653, 2013

Oberg EB, Frank E: Physicians' health practices strongly influence patient health practices. J R Coll Physicians Edinb 39(4):290– 291, 2009

Weiss RL (ed): The Handbook of Personal Health and Wellbeing for Physicians and Trainees. New York, Springer, 2018

참고 문헌

Abramson S, Stein J, Schaufele M, et al: Personal exercise habits and counseling practices of primary care physicians: a national survey. Clin J Sport Med 10(1):40–48, 2000 10695849

Buffart LM, van der Ploeg HP, Smith BJ, et al: General practitioners' perceptions and practices of physical activity counselling: changes over the past 10 years. Br J Sports Med 43(14):1149–1153, 2009 18628359

Burack RC: Barriers to clinical preventive medicine. Prim Care 16(1):245–250, 1989 2649905

Burfoot A: Middle age is not too late to increase cardiac fitness, studies show. Washington Post (online), January 29, 2018. Available at: www.washingtonpost.com/lifestyle/wellness/middle-age-is-not-too-late-to-increase- cardiac-fitness-studies-show/2018/01/25/2708d116-faeb-11e7-ad8c- ecbb62019393_story.html? noredirect=on&utm_term=.a3977528b3d9. Accessed May 7, 2018.

Burns DD: Feeling Good: The New Mood Therapy. New York, William Morrow, 1980

Burns DD: Five simple ways to boost your happiness—#2: do something you've been putting off. Feeling Good: The Website of David D. Burns, M.D., February 12, 2018.

Available at: https://feelinggood.com/tag/motivation. Accessed May 7, 2018.

Centers for Disease Control and Prevention: Physician advice and individual behaviors about cardiovascular disease risk reduction—seven states and Puerto Rico, 1997. MMWR Morb Mortal Wkly Rep 48(4):74–77, 1999 10023628

Drazen JM, Shields HM, Loscalzo J: A division of medical communications in an academic medical center's department of medicine. Acad Med 89(12):1623–1629, 2014 25186816

Duperly J, Lobelo F, Segura C, et al: Personal habits are independently associated with a positive attitude towards healthy lifestyle counseling among Colombian medical students. Circulation 117:198–291, 2008a

Duperly J, Segura C, Herrera DM, et al: Medical student's knowledge on physical activity counseling is associated with their physical activity levels. Med Sci Sports Exerc 40(5):S251, 2008b

Duperly J, Lobelo F, Segura C, et al: The association between Colombian medical students' healthy personal habits and a positive attitude toward preventive counseling: cross- sectional analyses. BMC Public Health 9:218, 2009 19575806

Dutton GR, Herman KG, Tan F, et al: Patient and physician characteristics associated with the provision of weight loss counseling in primary care. Obes Res Clin Pract 8(2):e123– e130, 2014 24743007

Frank E: The Women Physicians' Health Study: background, objectives, and methods. J Am Med Womens Assoc (1972) 50(2):64–66, 1995 7722210

Frank E: STUDENTJAMA. Physician health and patient care. JAMA 291(5):637, 2004 14762049

Frank E, Harvey LK: Prevention advice rates of women and men physicians. Arch Fam Med 5(4):215–219, 1996 8769910

Frank E, Holmes D: Exercise, in The Art and Science of Physician Wellbeing: A Handbook for Physicians and Trainees. Edited by Trockel M, Roberts LW. New York, Springer International, 2019, in press

Frank E, Segura C: Health practices of Canadian physicians. Can Fam Physician 55(8):810–811.e7, 2009 19675268

Frank E, Rothenberg R, Lewis C, et al: Correlates of physicians' prevention-related practices: findings from the Women Physicians' Health Study. Arch Fam Med 9(4):359– 367, 2000a 10776365

Frank E, Breyan J, Elon L: Physician disclosure of healthy personal behaviors improves credibility and ability to motivate. Arch Fam Med 9(3):287–290, 2000b 10728118

Frank E, Galuska DA, Elon LK, et al: Personal and clinical exercise-related attitudes and behaviors of freshmen U.S. medical students. Res Q Exerc Sport 75(2):112–121, 2004a 15209329

Frank E, Hedgecock J, Elon LK: Personal health promotion at US medical schools: a quantitative study and qualitative description of deans' and students' perceptions. BMC Med Educ 4(1):29, 2004b 15581424

Frank E, Smith D, Fitzmaurice D: A description and qualitative assessment of a 4-year intervention to improve patient counseling by improving medical student health. MedGenMed 7(2):4, 2005 16369383

Frank E, Carrera JS, Elon L, et al: Basic demographics, health practices, and health status of U.S. medical students. Am J Prev Med 31(6):499–505, 2006 17169711

Frank E, Carrera JS, Elon L, et al: Predictors of US medical students' prevention counseling practices. Prev Med 44(1):76–81, 2007a 16978687

Frank E, Elon L, Hertzberg V: A quantitative assessment of a 4-year intervention that improved patient counseling through improving medical student health. MedGenMed 9(2):58, 2007b 17955112

Frank E, Segura C, Shen H, et al: Predictors of Canadian physicians' prevention counseling practices. Can J Public Health 101(5):390–395, 2010 21214054

Frank E, Dresner Y, Shani M, et al: The association between physicians' and patients' preventive health practices. CMAJ 185(8):649–653, 2013 23569163

Garry JP, Diamond JJ, Whitley TW: Physical activity curricula in medical schools. Acad Med 77(8):818–820, 2002 12176695

Gould MM, Thorogood M, Iliffe S, et al: Promoting physical activity in primary care: measuring the knowledge gap. Health Educ J 54(3):304–311, 1995

Howden EJ, Sarma S, Lawley JS, et al: Reversing the cardiac effects of sedentary aging in middle age—a randomized controlled trial: implications for heart failure prevention. Circulation 137(15):1549–1560, 2018 29311053

Lewis CE, Wells KB, Ware J: A model for predicting the counseling practices of physicians. J Gen Intern Med 1(1):14–19, 1986 3772565

Lobelo F, Duperly J, Frank E: Physical activity habits of doctors and medical students influence their counselling practices. Br J Sports Med 43(2):89–92, 2009 19019898

McKenna J, Naylor P-J, McDowell N: Barriers to physical activity promotion by general practitioners and practice nurses. Br J Sports Med 32(3):242–247, 1998 9773175

Mokdad AH, Marks JS, Stroup DF, et al: Actual causes of death in the United States, 2000. JAMA 291(10):1238–1245, 2004 15010446

National Institute of Diabetes and Digestive and Kidney Diseases: Overweight and Obesity Statistics. Bethesda, MD, National Institutes of Health, August 2017. Available at: www.niddk.nih.gov/health-information/health-statistics/overweight-obesity. Accessed May 12, 2018.

Oberg EB, Frank E: Physicians' health practices strongly influence patient health practices. J R Coll Physicians Edinb 39(4):290–291, 2009 21152462

Pinto BM, Goldstein MG, Marcus BH: Activity counseling by primary care physicians. Prev Med 27(4):506–513, 1998 9672943

Pool AC, Kraschnewski JL, Cover LA, et al: The impact of physician weight discussion on weight loss in US adults. Obes Res Clin Pract 8(2):e131–e139, 2014 24743008

Smith AW, Borowski LA, Liu B, et al: U.S. primary care physicians' diet-, physical activity-, and weight-related care of adult patients. Am J Prev Med 41(1):33–42, 2011 21665061

Sullivan AN, Lachman ME: Behavior change with fitness technology in sedentary adults: a review of the evidence for increasing physical activity. Front Public Health 4:289, 2017

28123997

van der Ploeg HP, Smith BJ, Stubbs T, et al: Physical activity promotion—are GPs getting the message? Aust Fam Physician 36(10):871–874, 2007 17925913

Vickers KS, Kircher KJ, Smith MD, et al: Health behavior counseling in primary care: provider-reported rate and confidence. Fam Med 39(10):730–735, 2007 17987416

World Medical Association: WMA Statement on Physicians Well-Being. Ferney-Voltaire, France, World Medical Association, October 2015. Available at: www.wma.net/policies-post/wma-statement-on-physicians-well-being. Accessed May 12, 2018.

제19장

시너지 발견 돕기: 라이프스타일 정신의학이 가진 변화의 가능성

더글러스 L. 노어지 Douglas L. Noordsy, M.D.

린 M. 유도프스키 Lynn M. Yudofsky, M.D.

번역 정찬승, 이해우

KEY POINTS

- 웰빙은 다양한 라이프스타일 영역에서 균형 잡힌 삶을 실천할 때 형성된다.
- 라이프스타일 행동은 상호작용을 통해 시너지 효과를 일으켜 웰니스를 증진시키거나 반대로 건강을 저해할 수도 있다.
- 사람들이 운동이나 명상처럼 한 가지 형태의 라이프스타일 행동에 몰입하게 되면 그 효과를 극대화하기 위해 영양, 수면 등 다른 영역까지 개선하려는 동기가 생기는 경우가 많다.
- 복합적 라이프스타일 중재는 단순히 질병을 치료하는 데 그치지 않고 삶의 전반을 변화시키고 기능을 최적화하는 데 실질적 도움을 줄 수 있다.

이 책을 통해 우리는 신체 운동, 심신 수련, 식이와 영양, 수면이 뇌와 특정 정신질환에 미치는 영향에 대한 과학적 근거를 살펴봤다. 또한 개인의 라이프스타일 실천을 평가하고 행동 변화를 유도하는 방법에 대해서도 검토했다. 이처럼 관련 증거의 양이 방대해지면서 환자와 의료진 모두 최신 정보를 따라가기가 쉽지 않으며 새로운 연구 결과도 지속적으로 발표되고 있다. 실제 임상에서는 여러 진단을 동시에 지닌 환자들이 다양한 라이프스타일 행동을 보이는 복합적 양상이 관찰되는 경우가 많다. 이 장에서는 단순한 행동 변화의 수준을 넘어 개인이 최적의 기능 수준에 도달할 수 있도록 라이프스타일을 어떻게 구성하고 세밀하게 조정해 나갈 수 있을지를 중심으로 살펴본다. 주로 데이터보다 임상적 경험과 개인적 통찰에 기반하고 있지만 유용한 임상 원칙을 제시하고 향후 추가적 근거가 필요한 영역을 확인하는 데 도움이 될 것이다.

임상 경험에 비추어 볼 때, 정신질환을 가진 많은 사람이 협력적 라이프스타일 코칭을 통해 한 가지 혹은 몇 가지 라이프스타일 변화를 시도하며 긍정적으로 반응하는 모습을 보인다. 그러나 안타깝게도 상당수는 다시 활동량이 줄어들거나 늦은 시간까지 깨어 있거나 물질을 과도하게 사용하는 등의 행동을 반복하고 이로 인해 웰빙에 미치는 부정적 영향을 다시 경험하게 된다. 보건의료 서비스 제공자로서 우리는 이러한 행동과 웰빙 간의 상관관계를 환자 스스로 인식할 수 있도록 돕고 목표를 재설정해 정신적 웰빙을 유지하고 지속 가능하며 의미 있는 라이프스타일 변화를 만들어 갈 수 있도록 지원한다. 이러한 순환을 거치는 과정에서 우리는 개인의 근본적 신념 체계와 행동 간의 관계가 변화하고 있는지를 주의 깊게 관찰한다. 그리고 환자와 함께 이러한 주제를 성찰할 수 있도록 적절한 시점에 중요한 질문을 제기할 기회를 찾는다.

건강 관련 행동과 주관적 경험 사이의 연결을 직접적으로 인식하는 경험은 개인이 최적의 정신 상태와 심신의 균형을 이루기 위해 삶의 더 넓은 영역으로 행동 변화를 확장하도록 동기를 부여할 수 있다. 이러한 과정에는 오랜 시간에 걸쳐 점진적으로 변화하는 행동과 그에 따른 주관적 경험 간의 관계를 인식하고 이해하는 능력이 필요하다. 동시에 지속적인 최적의 정신 기능 상태를 달성하려는 내적 동기, 자기 통제력, 자기 효능감 역시 중요한 요소가 된다. 아울러 안정적이고 지지적인 가정환경, 신뢰할 수 있는 사회적 네트워크 혹은 해로운 인간관계로부터 자신을 보호하고 거리를 둘 수 있는 능력 또한 이 여정에 실질적 영향을 미친다.

우리는 사람들이 특정 행동 변화를 넘어, 예컨대 우울 삽화에 대한 운동과 영양 중재처럼 확인된 문제를 해결할 수 있도록 돕는 과정에서 다양한 중재 간의 시너지 효과를 발견하고 자기 주도적이고 지속 가능한 라이프스타일 변화를 위한 비전을 함께 세워나가는 것을 목표로 한다. 이러한 변화는 단지 현재의 증상을 완화하고 재발을 예방하는 데 그치지 않고 더 높은 수준의 웰빙으로 나아갈 수 있는 기반이 된다. 이러한 변화 과정에는 일반적으로 환자 스스로 여러 영역에서 건강 행동을 확장할 수 있는 방법을 탐색하고 실험하는 책임을 맡는 것이 포함된다. 이 실천의 흐름 속에서 우리는 몇 가지 공통된 주제를 발견하게 된다. 웰빙은 균형 잡힌 삶에서 비롯되며 라이프스타일 정신의학은 그러한 균형점을 찾는 데 실질적 도움을 줄 수 있다. 다만 그 여정은 사람마다 다르며 각 개인에게 고유한 과정이다.

관계 관찰하기

정신과적 증상이 예기치 않게 나타날 때, 당황하거나 압도당하는 감정에서 벗어나도록 돕기 위한 핵심 단계 중 하나는 개인이 자신의 행동과 주관적 상태 사이의 관계를 관찰하는 방법을 익히도록 하는 것이다. 이 과정은 초기의 행동 중심 평가에서 자연스럽게 출발해 라이프스타일 중재와 그 효과가 질병 증상에 어떤 영향을 미치는지를 추적하는 치료 전반의 일부로 지속될 수 있다. 의료진은 호기심을 갖고 판단하지 않는 태도로 환자를 안내하며 최근의 건강 관련 행동을 함께 검토하고 그것이 증상의 심각도와 어떻게 연결되는지 파악하도록 돕는다. 예를 들어 수면 부족이나 활동 저하 시기와 기분 악화 사이의 시간적 관계를 고려해 볼 수 있다. 또한 양방향적이거나 점차 악화되는 상호작용의 가능성도 생각해 볼 수 있다. 예컨대 과음으로 인해 수면의 질이 떨어져 동기 저하가 나타나고 이로 인해 다음 날 활동이 줄고 기분이 가라앉는다. 기분이 저하되면 식단 선택이 나빠지고 규칙적인 운동 루틴이 무너지면서 수면과 기분이 계속 악화되는 악순환으로 이어질 수 있다. 돌이켜 보면 환자는 수면과 에너지 수준이 무너지는 가운데 자신이 점점 우울감에 빠져들었다고 느낄 수 있다. 이러한 과정의 세부에 주의를 기울이면 복잡하게 얽힌 상호작용을 풀어내고 라이프스타일이 기분에 어떤 영향을 미치는지를 섬세하게 인식할 수 있는 실마리를 찾을 수 있다.

    이러한 접근은 간단한 행동 관찰과 실험에서 시작할 수 있다. 6시간 수면을 취한 다음 날과 8시간 수면을 취한 다음 날, 개인은 어떻게 느끼고 얼마나 잘 기능하는가? 아침 운동을 한 날과 하지 않은 날, 학교나 직장에서의 집중력과 작업 효율성에는 어떤 차이가 있는가? 영양 섭취나 카페인 사용은 하루 동안의 에너지 주기에 어떤 영향을 미치는가? 이러한 관계에 대해 여러 차례 관찰을 반복하다 보면 각 요소 간의 상호 연결성에 대한 이해가 자연스럽게 형성될 수 있다. 또한 환자가 이러한 효과들을 결합했을 때 얻을 수 있는 시너지 효과를 인식할 수 있도록 도와야 한다. 예를 들어 직장에서 효율적인 하루를 보냈을 때, 남은 업무에 대한 부담 없이 가족과의 교류나 영양가 있는 식사 준비에 더 많은 시간을 할애할 수 있게 되는가?

역량 강화를 목표로 접근할 때, 건강 행동과 주관적 경험 사이의 관계에 대한 인식이 환자에게 하나의 선물이 될 수 있다. 이는 증상에 압도당하기보다 그에 앞서 대응할 수 있는 능력을 길러주며 라이프스타일을 스스로 관리하는 책임을 더욱 효과적으로 수행할 수 있는 기반이 된다. 예를 들어 자신의 건강 행동과 기분 사이의 관계를 직접 관찰한 경험이 있는 개인은 기능을 최적화하기 위해 영양 섭취, 운동, 휴식을 충분히 확보할 수 있도록 출장 계획을 더 효과적으로 수립할 수 있다. 이는 실패에 대한 불안감을 줄이는 데에도 도움이 된다.

장애란 무엇이며, 치료란 무엇인가?

사람들이 자신의 행동과 증상 사이의 연관성을 관찰하기 시작하면서 건강과 웰빙에서 라이프스타일이 차지하는 역할에 대한 인식도 점차 커지고 있다. 이는 정상(normality)과 최적(optimality)이라는 개념을 새롭게 성찰할 수 있는 기회를 제공한다. 라이프스타일은 다양한 사회적·문화적 요인의 영향을 받으며 시간의 흐름에 따라 끊임없이 변화하고 진화한다. 많은 사람이 스스로 어떤 라이프스타일을 선택하고 있으며 이러한 선택이 자신의 건강, 심리적 상태, 삶의 만족도에 어떤 영향을 미치는지를 아직 깊이 고려해 본 적이 없을 수 있다.

대부분의 정신질환은 개인에게 고통(distress)과 기능 장애를 유발할 만큼 지속적이고 극단적 인간 경험의 상태로 정의된다. 원인에 대한 명확한 이해가 부족하기 때문에 우리는 이러한 질환을 여러 증상의 집합인 증후군(syndrome)으로 정의하고 있다. 이러한 질병 정의 방식은 임상에서의 의사소통, 치료 전략 수립, 정신질환에 대한 낙인의 완화에 일정 부분 도움이 될 수 있지만 환자의 입장에서는 자신의 상태를 통제 불가능하고 수동적이며 필연적인 결과로 받아들이게 만들 위험도 있다. 예컨대 환자의 입장에서는 "나는 그냥 뇌의 화학적 불균형 때문에 우울한 거야"처럼 자신의 상태를 어쩔 수 없는 일로 받아들이게 될 우려가 있다. 그러나 이 책의 앞 장들에서 다룬 바와 같이 라이프스타일 행동이 신경전달물질, 세포, 신경회로에 미치는 영향을 이해하게 되면 환자는 자신의 장애에 영향을 미치는 환경적 요인과 후성유전학적 요인 가운데 자신이 통제할 수 있는 부분이 존재함을 인식할 수 있게 된다(Fernandes et al. 2017).

라이프스타일 의학의 관점에서 질병을 바라본다면 심장대사 조절장애, 우울증, 불면증, 인지저하 등의 증상을 포함하는 **신체 비활동 증후군**(physical inactivity syndrome)이라는 장애를 정의할 수도 있을 것이다. 사람들이 자신의 건강 행동과 증상 사이의 관계를 관찰하기 시작하면 질병의 인과관계를 일방적 방향이 아니라 상호작용하는 과정으로 이해할 수 있는 여지가 생긴다. 인간에게 최적의 신체 활동 수준은 어느 정도일까? 활동량이 특정 수준 이하로 떨어질 때, 개인에게는 어떤 변화가 일어나는가? 운동은 우울증을 치료하는 방법일까, 아니면 무너진 삶의 균형을 회복하는 방식일까?

이러한 접근법은 신경생물학, 정신치료, 약물치료의 발전을 부정하려는 것이 아니다. 오히려 환자들이 정신의학적 고통(psychiatric distress)을 지나치게 환원적으로 바라보는 관점의 한계를 인식하고 그것을 단순히 '고쳐야 할 문제'로 여기는 사고방식에서 벗어나도록 돕는 데 그 목적이 있다. 사람들이 자신의 증상을 유발하거나 지속시키는 과정에서 라이프스타일이 어떤 역할을 하는지를 인식하게 되면 질병이라는 경험을 전혀 다른 시각으로 바라볼 수 있는 가능성이 열린다. 긍정적 건강 행동이 삶의 균형을 회복하고 좀 더 진화적으로 적응하는 상태에 이르는 데 기여한다고 본다면 이러한 행동을 일시적 질병 치료가 아니라 평생 지속할 수 있는 웰니스의 선택으로 받아들이는 것이 논리적으로 타당하다. 이러한 인식의 전환은 자신의 라이프스타일 선택이 단순한 건강 유지 차원을 넘어 기능, 수행 능력, 삶의 만족도를 최적화하는 방식이라는 것을 인식하는 데 도움이 될 수 있다.

환경과 상호작용하기

도시 환경에서 성장한 사람들은 심각한 정신질환에 걸릴 위험이 더 높은 것으로 보고되고 있다(Haddad et al. 2015). 이에 비해 자연과의 교감은 기분을 개선하고 불안을 완화하는 데 긍정적 영향을 미치는 것으로 나타났다(Bowler et al. 2010). 신체 활동은 자연 환경과 교감할 수 있는 기회를 만들어 준다. 산책이나 달리기를 하다 보면 일출을 바라보거나 달의 위상을 인식하고 새들의 노랫소리를 들으며 덤불 속으로 숨어드는 여우나 토끼를 발견하거나 라일락과 유칼립투스의 향기를 맡는 등의 경험을 하게 된다. 녹지 공간이나 자연이 가까운 장소에 가는 것만으로도 자연과 마주할 기회는 더욱 많아진다. 이러한 경험은 마음을 안정시키는 데 도움을 준다. 자연은 우리가 더 크고 단순한 세계의 일부이며 결코 혼자가 아니라는 사실을 일깨워 준다.

식물과 동물의 삶에 주의를 기울이면 마음챙김을 촉진하는 데 도움이 된다. 아름다운 풍경 앞에 잠시 걸음을 멈추는 것만으로도 우리는 자연스럽게 생각의 흐름에서 벗어나 지금 이 순간에 집중하게 되며 우리 주변이 살아 있는 생명으로 가득하다는 사실을 되새기게 된다. 동물은 본능적으로 감각에 뿌리를 두고 현재에 집중하며 살아간다. 동물의 존재 방식은 일종의 마음챙김이라 할 수 있다. 이러한 동물의 모습을 지켜보는 일은 우리에게도 더 온전히 현재를 인식하고 살아갈 수 있는 영감을 준다. 조수(潮水), 달의 주기, 햇빛, 날씨, 계절의 리듬 또한 우리가 주의를 기울일 때 비로소 자연 세계와 다시 연결되는 통로가 된다.

오늘날 기술 중심의 삶이 정신건강에 미치는 영향에 대해 많은 전문가가 우려를 제기하고 있다. 스크린 타임이 라이프스타일에 끼치는 가장 직접적인 영향은 장시간의 신체적 비활동이다. 이는 그 자체로 건강 악화와 밀접한 관련이 있다(Beauchamp et al. 2018). 스크린 타임은 대부분 실내에서 이뤄지며 장시간 사용을 유도해 자연과의 단절을 더욱 심화시킬 수 있다. 따라서 환자들이 자연 속에서 시간을 보내는 계획을 세우고 그 경험이 자신의 웰빙에 어떤 긍정적 영향을 미치는지 자각할 수 있도록 돕는 일은 다양한 라이프스타일 요소 간의 시너지를 발견하고 더욱 풍요롭고 만족스러운 라이프스타일 습관을 형성하는 데 중요한 기초가 된다.

책임감 갖기

의학에 대한 문화적 기대는 지난 세기 동안 빠르게 변화해 왔다. 약물이 건강 문제를 해결해 줄 것이라는 믿음은 위약 반응률의 꾸준한 상승으로 이어졌다. 고도화된 의료 체계는 의사를 진단하고 치료를 권하는 자비로운 권위자로, 환자를 이에 순응하는 수동적 존재로 보는 관점을 의도치 않게 강화할 수 있다. 많은 사람이 만성 질환으로 인해 병원을 반복적으로 방문하고 점점 늘어나는 약물을 복용하며 정기적 시술을 받는 삶에 얽매어 있다는 좌절감을 느낀다. 의료 제공자들 역시 만성 질환에 대한 현재의 치료가 지닌 효과의 한계에 답답함을 느끼는 경우가 많다.

대부분의 정신질환은 만성적이고 재발을 반복하는 특성이 있다. 정신작용제 약물은 지속적으로 복용해야만 효과를 기대할 수 있으며 그 과정에서 부작용의 위험이 수반된다. 정신건강의학과 의사는 지속적 치료에 대한 환자의 우려를 일상적으로 다룬다. 라이프스타일 정신의학은 약물과 치료에 대한 의존을 줄이고자 하는 사람들이 자신의 정신적·신체적 건강에 대해 더 큰 책임을 지며 주도적으로 관리할 수 있도록 돕는 기회를 제공한다.

라이프스타일 정신의학 클리닉에서는 질환 관리를 위한 라이프스타일 중재의 과학적 근거를 설명한 뒤, 개인 맞춤형 변화 계획을 함께 수립한다. 운동, 식이, 수면, 마음챙김, 약물 복용 등 각각의 요소가 증상 조절과 기능 향상에 어떻게 기여하는지를 점진적으로 탐색하는 과정은 환자가 자신의 질병을 스스로 관리할 수 있다는 책임감을 내면화하는 데 큰 도움을 준다. 이는 라이프스타일 변화를 삶의 즐거움을 제한하는 필요악으로 여기는 관점에서 벗어나 더 나은 삶을 가능하게 하는 강력하고 유효한 수단으로 인식시키는 전환점을 마련해 준다. 어떤 이들은 라이프스타일의 최적화를 삶의 중요한 목표로 삼기도 한다. 즉각적 만족과 자동화가 만연한 오늘날, 라이프스타일 정신의학은 개인이 자기 건강과 웰빙에 대해 책임지고 주도적으로 참여할 수 있는 실질적 배움의 기회를 제공한다.

건강한 생활 습관으로 얻는 보상

라이프스타일을 변화시키는 데에는 시간과 노력이 필요하지만 그에 따른 보상은 노력

이상으로 값진 결과를 안겨준다. 라이프스타일 변화는 독특한 형태의 보상을 제공한다. 보상의 내용은 개인이 겪고 있는 문제와 선택한 라이프스타일 변화에 따라 다양하게 달라진다. 변화를 시도하는 많은 사람이 운동, 건강한 식사, 명상 등이 몸에 좋다는 사실을 머리로는 알고 있다. 그러나 진정한 변화는 이러한 실천이 신체와 마음, 삶 전반에 긍정적 영향을 미친다는 사실을 몸으로 체감하기 시작하면서 비로소 드러난다. 일부 혜택은 즉각적으로 나타나기도 하고 또 어떤 것들은 수개월이 지나야 서서히 인식된다. 그 보상의 형태 또한 다양하다. 정신과적 증상의 호전, 신체건강의 개선 그리고 타인들로부터의 긍정적 지지와 같은 결과로 나타날 수 있다.

예를 들어 주요우울장애와 제2형 당뇨병을 앓고 있는 사람이 다른 이들과 함께하는 운동 수업에 참여한 뒤, 활력이 생기고 고립감이 줄어드는 것을 느낄 수 있다. 이러한 변화와 자각은 개인에게 힘과 동기를 부여하며 운동 루틴을 꾸준히 이어가도록 이끌 수 있다. 운동을 꾸준히 할수록 효과는 오래가고 보람 또한 커진다. 수면, 식욕, 자신감 역시 함께 호전될 수 있다. 규칙적 운동이 자리 잡히면 정신적·신체적 건강이 점진적으로 개선되며 우울 증상이 완화되고 혈중 당화혈색소(HbA1c) 수치도 호전될 수 있다. 가족과 친구, 의료진이 이러한 변화를 인식하고 당사자의 노력을 칭찬하면 긍정적 강화를 통해 동기를 더욱 북돋울 수 있고 이는 운동습관의 유지를 돕는 중요한 기반이 된다.

약물은 정신질환 치료에서 중요한 요소지만 안타깝게도 부작용을 동반할 수 있다. 약물의 종류에 따라 체중 증가, 대사장애의 징후와 증상, 에너지 저하, 수면 패턴 변화 등이 나타날 수 있다. 그러나 라이프스타일의 변화를 통해 약물 부작용을 예방하거나 심지어 회복할 수도 있다. 이 책의 다른 장들(제3장 "주요우울장애 관리를 위한 신체 운동", 제4장 "불안장애와 강박장애 관리를 위한 신체 운동")에서 언급하듯 집중적 라이프스타일 중재에 참여하는 경우 더 이상 약물이 필요하지 않게 되는 사례도 적지 않다. 이는 잠재적으로 해로운 약물 부작용을 줄이는 데 도움이 된다. 결국 건강한 라이프스타일을 실천함으로써 얻을 수 있는 또 하나의 보상은 고비용의 약물 사용을 줄이거나 없앨 수 있다는 점이며 이는 부작용 감소와 함께 삶의 질을 높이는 데 기여할 수 있다.

자신감과 자기 효능감

라이프스타일을 변화시킨 사람들은 단지 기분이 좋아지는 데 그치지 않고 자신의 삶에 긍정적 변화를 가져올 수 있다는 자신감도 함께 느낀다. 앞서 언급했듯이 약물은 일부 사람을 치료하는 데 꼭 필요한 요소가 될 수 있다. 그러나 정신질환이나 신체질환을 치료하기 위해 매일 약물에 전적으로 의존하는 방식은 일부 사람에게 자기 효능감보다는 원치 않는 의존감을 심어주기도 한다. 반면 라이프스타일 변화를 실천하는 과정은 사람들에게 힘을 실어주고 통제감을 회복하도록 돕는다. 이전에는 전혀 통제할 수 없다고 느꼈던 증상에 대해 건강한 행동 변화가 실질적 통제력을 제공해 주는 것이다. 예를 들어 불안장애를 가진 한 환자가 요가를 시작했다고 해보자. 첫 세션 후 그는 약간 더 차분해진 느낌을 받을 수 있으며 새로운 중재를 시작했다는 사실만으로도 자존감이 높아질 수 있다. 시간이 흐르면서 근력, 지구력, 유연성이 향상되면 그는 요가를 꾸준히 실천하는 사람이 된다. 요가의 명상적 요소는 불안감 완화, 자신감 증진, 자존감 회복으로 이어질 수 있다. 궁극적으로 그는 자신의 삶을 더욱 주체적이고 능동적으로 이끌어 갈 수 있다는 감각을 갖게 된다.

자기 효능감(self-efficacy)은 심리학자 앨버트 반두라(Albert Bandura)가 제안한 개념이다(Bandura 1994, p. 71). 그는 "지각된 자기 효능감이란 자신의 삶에 영향을 미치는 사건들에 대해 일정 수준의 성과를 낼 수 있다는 자신의 능력에 대한 믿음"으로 정의했다. 자기 효능감이 높은 사람은 새로운 상황이나 도전을 회피하기보다 기꺼이 받아들이며 실패를 겪더라도 이를 학습과 성장의 기회로 삼아 회복력을 키운다. 반두라는 이러한 태도가 개인의 성취를 높이고 스트레스를 줄이며 우울에 대한 취약성을 낮추는 효과가 있다고 보았다(Bandura 1994, p. 71). 그는 자기 효능감을 높이는 네 가지 주요 원천을 다음과 같이 제시한다. 첫째, 자신의 성공 경험. 둘째, 타인의 성공을 목격하는 경험. 셋째, 주변의 격려와 설득. 넷째, 자신의 능력에 대한 부정적인 인식을 바꾸는 경험이다.

예를 들어 요가 수련에 참여하며 라이프스타일 변화를 실천하기로 결심한 사람은 반두라가 제시한 네 가지 요소를 통해 자기 효능감을 높일 수 있다. 또한 요가를 꾸준히 수행함으로써 불안이 줄고 신체건강이 개선되는 변화를 경험하게 된다. 요가 수업에 함께 참여하는 사람들은 단순한 동료를 넘어 지속적 실천을 자극하는 롤모델이자 더 나아지고자 하는 동기를 북돋우는 동기부여의 원천이 된다. 아울러 의료진이나 요가 강사로부터의 격려와 지지, 반복된 성공 경험은 자기 효능감을 더욱 강화시킨다. 그 결과, 낮은 자존감이나 자기비하적 인식은 점차 약화된다.

라이프스타일을 개선하면 재발 위험을 줄이거나 심지어 예방하는 데에도 도움이 될 수 있다. 예를 들어 요가 수련을 해온 환자가 이전 같았으면 정신과적 증상을 유발했을지도 모를 예기치 못한 스트레스 사건을 겪고 있다고 가정해 보자. 이제 이 환자는 새롭게 시작한 요가와 명상 실천을 통해 증상을 더 잘 조절할 수 있다는 감각은 물론, 그 사건과 관련된 다른 도전 과제들까지도 감당할 수 있다는 자신감을 갖게 될 수 있다. 라이프스타일 변화를 결심하고 적극적으로 실천하며 그 변화를 성공적으로 이어나가는 과정은 개인에게 더욱 향상된 자신감과 주체성, 자기 효능감을 길러준다. 정신과적 증상에도 더욱 효과적으로 대처하고 관리하며 궁극적으로는 극복할 수 있는 역량을 키워준다.

시너지

제18장 "의사의 라이프스타일과 건강증진 행동"의 저자들은 의료진이 실천하는 건강 코칭 행동에서 그들 자신의 라이프스타일이 중요한 역할을 한다는 점을 강조한다. 라이프스타일 정신의학은 여러분이 건강 유지를 위해 실천해 온 방식과 앞으로 더 실천하고 싶은 새로운 방식들을 환자 진료에 통합할 수 있는 기회를 제공한다. 자신에게 효과적인 라이프스타일 실천을 어떻게 발견하고 발전시켜 왔는지, 그것들이 서로 어떤 방식으로 상호작용하며 직업적·개인적 삶에서 균형과 최적의 성과를 이루는 데 기여했는지를 되돌아보자. 다양한 건강 행동 사이의 시너지의 효과를 어떻게 극대화할 수 있을지도 함께 고민해 보자. 예컨대 명상이나 운동 같은 영역에 대한 관심이 어떻게 영양이나 수면 같은 다른 영역에 대한 참여로 확장되는지 살펴보자.

근거와 자원, 행동 기법을 바탕으로 환자 주도의 건강증진 행동에 대한 관심을 개발하고 이를 지지하면 환자가 자신의 정신질환을 더욱 효과적으로 관리하고 최고 수준의 회복을 향해 나아가는 데 있어 주체적 역할을 발휘하도록 도울 수 있다. 이러한 목표를 지향함으로써 질환의 종류와 무관하게 최상의 치료 결과를 위해 의료진과 환자가 공동으로 책임을 나누는 기반을 마련한다. 사람들이 자신의 라이프스타일 실천, 전통적 치료법, 자기 효능감, 뇌의 보상 체계 사이에서 작용하는 시너지 효과를 직접 발견하도록 도우면 의료진과 환자 모두에게 깊은 보람을 안겨줄 수 있다.

토의 질문

1. 단순히 특정 증상을 해결하기 위한 행동 변화에서 나아가 환자가 진정한 웰니스를 추구하도록 내적 동기를 이끌어 내려면 어떤 방식으로 접근할 수 있을까?

2. 환자의 자기 효능감을 높이는 데 도움이 되는 기법에는 어떤 것들이 있을까?

3. 여러분은 환자가 자신의 삶에서 최적의 기능과 역량을 발휘할 수 있도록 돕기 위해 어떤 노력을 하고 있는가? 그중 특히 효과적이었던 방법은 무엇이었는지 돌아보자.

추천 문헌

Lake JA, Spiegel D: Complementary and Alternative Treatments in Mental Health Care. Washington, DC, American Psychiatric Publishing, 2007

McDougall C: Born to Run: A Hidden Tribe, Superathletes and the Greatest Race the World Has Hever Seen. New York, Alfred A. Knopf, 2009

Yudofsky SC: Fatal Pauses: Getting Unstuck Through the Power of No and the Power of Go. Arlington, VA, American Psychiatric Publishing, 2015

참고 문헌

Bandura A: Self-efficacy, in Encyclopedia of Human Behavior, Vol 4. Edited by Ramachaudran VS. New York, Academic Press, 1994, pp 71–81

Beauchamp MR, Puterman E, Lubans DR: Physical inactivity and mental health in late adolescence. JAMA Psychiatry 75(6):543–544, 2018 29710114

Bowler DE, Buyung-Ali LM, Knight TM, et al: A systematic review of evidence for the added benefits to health of exposure to natural environments. BMC Public Health 10:456, 2010 20684754

Fernandes J, Arida RM, Gomez-Pinilla F: Physical exercise as an epigenetic modulator of brain plasticity and cognition. Neurosci Biobehav Rev 80:443–456, 2017 28666827

Haddad L, Schäfer A, Streit F, et al: Brain structure correlates of urban upbringing, an environmental risk factor for schizophrenia. Schizophr Bull 41(1):115–122, 2015 24894884

제20장

라이프스타일 의학 및 정신의학이 보건의료 시스템과 공중보건에 미치는 함의

케이시 보넷 Kacy Bonnet, M.D.

더글러스 L. 노어지 Douglas L. Noordsy, M.D.

키스 험프리스 Keith Humphreys, Ph.D.

번역 이해우, 박혜미

KEY POINTS

- 통합된 1차 라이프스타일 중재는 효과적이며 보건의료 시스템의 비용 효율성과 환자 만족도를 높이는 데 기여할 수 있다.
- 라이프스타일 중재를 방해하는 요인은 시스템 차원에서 해결해야 한다.
- 치료 중심이 아닌 건강증진과 양보다 가치를 중시하는 보건의료 시스템은 교육과 진료의 우선순위에 변화를 가져올 것이다.
- 라이프스타일 중재는 특정 하위 집단에 정밀하게 맞춤화할 수 있으며 확장 가능하고 전 세계 건강에 중대한 영향을 미칠 잠재력을 지닌다.

현재 보건의료 시스템의 비용과 라이프스타일 중재의 잠재적 영향력

미국 의료 시스템은 연간 3조 달러 규모로 지나치게 많은 비용이 들면서도 인구 건강과 웰니스 증진에는 상대적으로 비효율적이라는 근본적 모순을 안고 있다. 1996년부터 2013년까지 인플레이션을 반영한 의료비 지출은 거의 1조 달러가 증가했으며 현재 미국의 의료비는 국내총생산(GDP)의 17%를 차지하고 있다(Dieleman et al. 2016). 이는 프랑스의 모든 분야를 합친 전체 지출보다 많은 금액이다(World Bank Group 2018).

이처럼 막대한 지출이 평균 수명은 물론 삶의 질 향상으로 이어진다면 그 자체로 정당화될 수도 있을 것이다. 실제로 미국의 기대수명은 지난 수십 년간 증가했으나 동시에 만성 질환 유병률의 증가로 인해 장애를 안고 살아가는 기간 또한 늘어났다. 심혈관질환, 당뇨병, 우울증, 흡연 관련 장애, 불안장애 등은 모두 장애를 동반한 생존기간을 가장 크게 늘리는 질환에 해당한다(Murray et al. 2013).

전 세계적으로 물질사용장애를 포함한 만성 정신건강 질환은 주요한 장애 원인이며 1900년부터 2010년까지 그 부담이 37% 증가했다(Whiteford et al. 2013). 이러한 질환들은 삶의 질을 저하시킬 뿐만 아니라 개인과 가족 모두에게 심리적 고통(distress)을 유발하고 다른 만성 질환의 발병 및 악화를 초래한다.

라이프스타일 중재와 건강한 행동을 촉진하는 시스템은 의료비 절감에 기여할 수 있는 잠재력을 지니고 있다. 많은 만성 질환에서 행동 요인이 주요 원인으로 작용한다. 이는 라이프스타일 중재를 통해 개선이 가능하다. 이러한 중재는 건강증진은 물론, 고비용 치료의 필요성을 줄이는 데도 도움이 된다(Sherwood et al. 2016).

건강한 행동을 장려하는 공공 정책 환경을 조성하는 것 역시 중요하다. 예를 들어 담배, 마리화나, 알코올에 대한 높은 세금 부과, 보행자 친화적 도시 설계 및 구역 계획, 모든 국민의 건강보험 가입 보장 등이 여기에 해당한다. 이와 더불어 보건의료 시스템 또한 건강한 행동을 촉진하는 데 핵심적 역할을 수행할 수 있다.

만성 질환에서 주요한 수정 가능한 위험 요인은 유전이 아닌 라이프스타일과 관련돼 있다. 대표적으로 잘못된 식습관, 스트레스 관리 부족, 신체 활동 부족, 담배 및 알코올, 기타 약물 사용 등이 있다. 미국 질병통제예방센터(CDC) 산하 만성 질병예방 및 건강증진국의 2015년 보고서에 따르면 미국 의료비의 86%가 만성 질환 관련 지출이며 이들 중 상당수는 라이프스타일 중재를 통해 예방하거나 치료할 수 있다(Centers for Disease Control and Prevention 2015).

이 장을 읽는 독자들은 만약 의료 서비스 제공자가 라이프스타일 중재를 1차 중재로 활용한다면 보건의료 체계가 어떻게 달라질 수 있을지 상상해 보길 바란다. 다음 섹션에서는 효과적이고 잘 작동하는 보건의료 시스템의 두 가지 핵심 요소인 라이프스타일 중심 치료의 효과성과 정밀성에 대해 간략히 살펴본다. 이어서 라이프스타일과 행동에 중점을 둔 시스템이 실제로 얼마나 실용적인지를 논의하며 마지막으로 미국을 포함한 전 세계에서 이러한 라이프스타일 중심 시스템을 구현할 때 직면하게 되는 몇 가지 도전 과제들을 짚어본다.

라이프스타일 중심 치료는 효과적인 치료다

효과적인 보건의료란 "가치가 입증됐고 중대한 단점이 없는 서비스, 즉 특정 의학적 상태를 지닌 모든 환자에게 혜택이 위험을 상회하는 서비스"를 포함하는 체계로 정의된다(Goodman et al. 2018). 이러한 정의는 심혈관질환에서의 라이프스타일 중재에도 그대로 적용된다. 라이프스타일 중재의 지원을 받은 사람들은 심장 관련 사망률, 심근경색 발생률, 관상동맥 우회술 시행률 등에서 더 나은 결과를 보인다(Haskell 2003). 이는 지속 가능하고 만족도 높은 방식으로 가치가 높은 치료를 제공할 수 있음을 보여주며 보건의료 전반에서 핵심적 개념이 된다.

그러나 의료 현장에서는 종종 식습관 개선과 운동처럼 저비용이면서 지속적이고 정밀한 라이프스타일 관리를 충분히 시도하기도 전에, 비만 수술처럼 고비용·고위험의 침습적 치료로 너무 이른 시점에 전환하는 경우가 적지 않다. 현재의 의료 시스템은 만성 질환의 발병을 예방하고 중증도를 완화하는 데 효과적인 건강한 행동 장려보다 약물·수술·기술적 개입에 초점을 맞추는 경향이 있다.

라이프스타일 중재가 효과적인 것은 생리학적 시스템을 지속 가능한 방식으로 질병 이전의 기준 상태로 되돌리는 데 그 목적이 있기 때문이다. 새그너 등(Sagner et al. 2014)은 건강에 해로운 라이프스타일 요인을 포함한 반복적이고 지속적인 스트레스가 생리적 적응 반응의 실패를 초래한다고 설명한다. 이는 신경전달물질의 조절 기능을 약화시키고 비정상적 신경 연결을 유발하며 병리와 증상의 원인이 되는 사이토카인과 호르몬을 활성화시킨다. 결국 만성 질환은 신체의 적응 체계가 불균형 상태에 놓인 결과로 볼 수 있다. 라이프스타일 변화는 이 조절장애를 예방하거나 회복시키는 중재로 작용한다(McEwen 2012; Sagner et al. 2014). 이처럼 라이프스타일 중재는 비용이 낮고 위험이 적다는 특성 덕분에 보건의료 시스템 전반에 걸쳐 매우 효과적인 전략이 될 수 있다.

라이프스타일 중재는 처방약이나 임상적 시술이 필요하지 않기 때문에 보건의료 시스템 내에서 상대적으로 저비용으로 시행할 수 있다. 예를 들어 대규모 당뇨병 관리 프로그램에서도 그 효과가 입증됐으며(Diabetes Prevention Program Research Group 2012), 현재 의료비의 대부분을 차지하고 있는 각종 보건기술 개입보다 훨씬 경제적이다(Dieleman et al. 2017).

물론 건강한 행동을 확립하고 유지하기 위해 일정 수준의 지원이 필요할 수 있지만 라이프스타일 중재는 보건의료 시스템에 과도한 부담을 주지 않으면서도 개인에 따라 자율적으로 지속될 수 있는 가능성이 있다. "사람에게 물고기를 주면 하루를 먹이고, 낚시하는 법을 가르치면 평생을 먹인다"라는 격언이 이 점을 잘 설명해 준다. 라이프스타일 중재에서 낚시를 가르친다는 것은 곧 일상적 운동, 균형 잡힌 식사, 마음챙김 명상 같은 실천을 생활화하도록 돕는 것을 의미한다.

앞서 제2부 "정신질환의 예방 및 관리를 위한 운동"과 제3부 "건강한 몸, 건강한 마음"에서 살펴본 바와 같이 식이요법, 운동, 심신 중재는 정신질환에 대해 대체로 중간 정도의 치료 효과를 보인다. 저비용·저위험이라는 특성을 지닌 이러한 중재는 상당수 개인에게 효과적으로 적용될 수 있으며 동시에 더욱 침습적 중재가 필요한 고위험군을 선별하는 데도 유용하다. 또한 라이프스타일 중재는 기존 치료에 부분적으로 반응하는 환자에게 약물이나 기타 치료법의 효과를 증강시킬 수 있으며 관해 유지 단계에서는 약물치료를 대체하는 전략으로도 사용될 수 있다.

라이프스타일 변화를 통해 생리적 균형을 회복한 사람들은 그 과정을 통해 자신의 건강과 웰빙에 있어 라이프스타일 선택이 미치는 영향을 자각하게 되는 경우가 많다. 라이프스타일 중심 보건의료 시스템은 개인의 전 생애에 걸쳐 건강 관련 행동을 추적하고 이를 기반으로 질병 예방, 만성 질환 관리, 고위험 시술에 대한 노출 감소, 최적의 건강 유지 등을 위한 행동 조절의 기회를 포착한다.

이러한 시스템은 환자의 라이프스타일 선택을 장기적으로 모니터링할 수 있는 틀을 마련해 준다. 협력적이고 동기부여적인 방식으로 접근할 경우, 사람들은 건강한 행동을 지속하는 과정뿐 아니라 실패와 재도전을 통해서도 배움과 성장을 경험하게 된다. 이는 개인과 그 선택을 존중하는 자세를 반영하며, 의료 제공자 입장에서도 치료적 동맹을 강화하고 만족도를 높이는 결과로 이어질 수 있다.

라이프스타일 중심 치료: 정밀성

정밀 의료(precision medicine)는 "유전, 환경, 라이프스타일의 개인적 차이를 고려해 질병의 발병과 진행, 치료 반응, 건강 결과에 대한 이해를 정교하게 다듬기 위한 접근 방식"으로 정의된다(Gamulin 2016, p.153). 더욱 정밀하고 표적화된 치료는 개인 및 집단의 건강 결과를 개선할 수 있을 뿐 아니라 가장 취약한 사람들에게 적절한 자원을 집중시켜 궁극적으로 인도적이면서도 비용 효율적인 치료 시스템을 구현할 수 있다.

라이프스타일 중재는 그 자체의 유연성 덕분에 개인 또는 집단의 특성에 맞게 정밀하게 조정이 가능하다. 이러한 정밀 적용 가능성은 미국 국립보건원 당뇨병 예방 프로그램(National Institutues of Health Diabetes Prevention Program)에서도 입증됐다. 이 프로그램에서 시행된 다양한 중재 가운데 지방과 칼로리 섭취를 줄이고 주당 150분 이상 운동을 하는 것을 핵심으로 한 라이프스타일 중재는 다양한 인구 집단에 가장 성공적으로 적용됐으며 약물치료에 비해 더 강력한 예방 효과를 나타냈다(National Institute of Diabetes and Digestive and Kidney Diseases 2018).

이와 같은 원리는 정신의학 영역에서도 동일하게 적용될 수 있다. 실제로 라이프스타일 중재는 정신건강 분야에서도 개인별 맞춤 적용이 가능하며 그 효과 역시 신체질환에서와 유사하게 강력하다(Firth et al. 2017; Hoffman et al. 2011).

정신의학에서 개별 환자에게 정밀 치료를 적용하려면 먼저 환자의 건강 관련 행동 전반과 그 선택의 의미, 행동과 현재 환경 간의 복잡한 상호작용을 이해해야 한다. 이를 위해서는 신중하고 포괄적인 병력 파악이 필수적이며 이는 치료 참여를 방해하는 요인을 이해하는 데도 도움이 된다(Noordsy et al. 2018). 이러한 평가를 통해 정밀한 라이프스타일 중재를 위한 초기 권고안을 마련하는 데 도움이 될 것이다.

다음 단계는 어떤 중재가 효과가 있고 어떤 것이 효과가 없는지를 파악하며 행동 변화를 강화하기 위해 정기적이고 정확한 피드백을 제공받는 것이다. 정밀 라이프스타일 의학 분야의 연구자들은 이러한 실천 방식을 스몰 데이터 접근법(small data approach)이라고 부른다. 예를 들어 제17장 "임상현장에서의 평가와 행동변화 전략"에서 다룬 바와 같이 활동 기록지, 스마트폰 애플리케이션, 기타 모니터링 도구 등을 활용해 개별 데이터를 수집할 수 있다.

한편 집단 수준에서는 방대한 데이터를 집계해 다양한 인구와 지역사회에 대한 라이프스타일 중재의 효과를 분석할 수 있다. 쿠어리 등(Khoury et al. 2016, p.400)은 이와 같은 접근을 정밀 공중보건(precision public health)이라고 정의했다. 이는 "행동을 촉진하고 안내하기 위해 데이터를 체계적이고 지속적으로 수집·관리·분석·해석하는 것"을 기반으로 한다. 정밀 공중보건은 특정 인구 집단에 맞춘 치료 및 예방 전략을 수립하는 데 활용될 수 있다.

궁극적 목표는 식이, 수면, 체중 관리, 신체 활동 등과 관련된 공중보건 정책과 캠페인을 수립할 때, 이와 같은 정밀 데이터를 활용해 가장 큰 영향을 받을 가능성이 높은 하위 집단을 식별하고 이들을 대상으로 접근성과 효과를 극대화하는 데 있다. 라이프스타일 중재가 전 세계 다양한 개인과 집단에 정확히 맞춤화될 수 있다면 참여도는 물론 건강 결과 또한 획기적으로 개선될 수 있을 것이다.

새로운 시스템 상상하기

라이프스타일, 웰빙, 전인적 접근을 치료의 중심에 두는 보건의료 시스템에 참여하는 모든 의사는 라이프스타일 중재가 생리적 변화와 질병 경과에 미치는 영향을 깊이 이해하고 있어야 한다. 이러한 중재의 과학적 근거는 앞선 장들에서 간략히 소개한 바 있다. 새그너 등(Sagner et al. 2014, p.1291)은 임상의가 "라이프스타일 변화를 가장 과학적으로 타당하고, 임상적으로 효과적이며, 실현 가능한 치료법으로 인식해야 한다"라고 강조한다.

이와 같은 인식의 전환이 필요하다는 점을 고려할 때, 의과대학과 기타 보건의료 전문 교육기관에서는 생활 습관 요인이 질병의 병태생리에 미치는 영향과 라이프스타일 의학 중재에 대한 교육을 필수적으로 포함해야 한다. 이는 레지던트 수련 과정과 지속의학교육(CME) 과정 전반에 걸쳐 강조될 필요가 있다. 실제로 스탠퍼드대학교를 비롯한 일부 의과대학에서는 의대생을 대상으로 라이프스타일 의학 과정을 개설해 교육을 시행하고 있으며 비록 필수 과목은 아니지만 매우 높은 수강률을 보이고 있다(Zhou et al. 2017). 이는 라이프스타일 의학에 대한 의료계 내부의 관심이 점점 커지고 있음을 보여준다.

또한 연구에 따르면 라이프스타일 중재에 관한 교육은 의료진뿐 아니라 환자에게도 긍정적 영향을 미친다(Malatskey et al. 2017; 제18장 "의사의 라이프스타일과 건강증진 행동" 참조). 즉, 의료인 자신이 건강한 생활 습관을 실천하고 중재에 대한 교육을 받으면 그 자체가 환자의 행동 변화에도 효과를 미친다는 것이다.

이제 의료진이 약물이나 기술적 중재만큼이나 식이요법과 운동을 중요하게 고려하는 시스템을 상상해 보자. 처음부터 환자의 질병 발생 및 유지에 영향을 줄 수 있는 모든 생활 요인을 포괄적으로 검토하는 것으로 진료가 시작될 것이다. 또한 생물학적·심리적·사회적·라이프스타일 요소를 두루 살피고 해당 질환에 도움이 될 수 있는 모든 치료 옵션을 고려할 것이다.

진료 시간에는 환자의 평생 라이프스타일, 현재의 생활 습관, 특히 신체 활동 수준, 영양 상태, 스트레스 관리, 수면 등과 관련된 영역 평가에 지금보다 더 많은 시간을 할애할 것이다. 치료는 상담, 선별, 교육에 중점을 두고 질병의 병인과 연관된 라이프스타일 행동을 평가하며 이를 수정하기 위한 증거 기반 라이프스타일 중재를 다른 치료 옵션들과 동등한 수준으로 제시할 것이다.

예를 들어 주요우울장애 환자를 평가할 때, 의료진은 신체 활동 부족이 뇌의 부피 감소, 신경가소성 저하, 뇌혈류 감소에 미치는 영향을 설명할 수 있어야 한다(제2장 "신체 운동과 뇌" 참조). 치료를 제공할 때는 항우울제와 운동이 유사한 수준의 효과를 낼 수 있으며 항우울제가 더 빠른 시점에 효과를 나타낼 수는 있다. 하지만 규칙적 운동은 더욱 지속 가능하고 장기적으로 효과가 유지될 수 있다고 조언할 수 있다(제3장 "주요우울장애 관리를 위한 신체 운동" 참조).

라이프스타일 중재에 대한 권장 사항은 구체적이고 명확해야 한다. 예를 들어 "주 3회 이상 45분 운동", "생선기름 보충제를 포함한 지중해식 식단", "하루 8시간 수면"과 같이 제시돼야 한다. 또한 이러한 권장 사항은 환자의 목표와 관련이 있어야 하며 그 진행 상황과 반응은 체계적이고 정기적으로 모니터링돼야 한다(제17장 "임상현장에서의 평가와 행동변화 전략" 참조). 의료진은 이러한 중재를 단순한 조언이 아닌 라이프스타일 처방전 형태로 제공하는 것도 고려할 수 있다. 이는 이미 영국 심장 재활 서비스에서 실행 중인 실질적인 지침이다(Seth 2014).

건강 결과에 보상을 제공하는 시스템에서는 다학제 전문가 팀과 체계적 인프라, 관련 서비스에 대한 비용을 보장하는 지불 시스템이 함께 구축돼야 한다. 이는 의료진이 환자에게 실질적 라이프스타일 변화를 권장하고 이를 뒷받침할 수 있는 구조를 마련하는 데 필수적이다. 의료진은 심리학자, 사회복지사, 영양사, 운동 전문가 등으로 구성된 팀의 일원으로서, 환자와 그 가족에게 교육과 상담을 제공하고 실질적인 지원을 함께 수행할 수 있어야 한다.

실제로 의료 환경에서 운동 전문가의 참여는 운동 중재의 효과성과 지속 가능성을 높이는 데 도움이 된다는 연구 결과가 있으며(제6장 "조현병스펙트럼장애 관리를 위한 신체운동" 참조) 이는 식이중재의 지속성을 높이기 위한 영양사의 역할에도 마찬가지로 적용될 수 있다.

또한 변화 단계 모델(transtheoretical model of change), 동기강화 면담기법(motivational interviewing techniques, MI), 긍정 탐색(appreciative inquiry), 목표 설정 이론(goal-setting theory), 수용-전념치료(acceptance and commitment therapy, ACT), 불면증에 대한 인지행동치료(cognitive-behavioral therapy for insomnia, CBT-I), 사회생태학적 모델 등 행동 변화를 위한 다양한 접근에 대해 훈련받은 임상의는 환자와 협력해 변화의 장애물을 극복하고 더 나은 결과를 이끌어 낼 수 있다. 심리학자나 사회복지사는 마음챙김 훈련, 정신건강 교육, 집단치료 등 행동 변화에 효과가 입증된 다양한 개입을 제공할 역량을 갖추고 있어야 한다(Borek and Abraham 2018; Burke and O'Grady 2012).

이 글을 읽으며 "라이프스타일 개선을 권장한 적은 많지만 환자들이 잘 따르지 않는다"라고 생각할 수 있다. 실제로 많은 의료진이 이와 같은 경험을 공유하며 반복된 실패로 인해 의욕을 잃는 경우도 있다(Abramson et al. 2000). 하지만 연구에 따르면 임상의의 격려와 라이프스타일 중재에 대한 처방은 실제로 상당한 영향을 미칠 수 있음이 밝혀졌다. 여러 연구에서는 보건의료 제공자의 상담이 신체 활동 증가, 식습관 개선, 전반적인 건강 결과 향상에 기여한다는 결과가 보고됐다(Lobelo and de Quevedo 2016; Patnode et al. 2017).

그렇다면 왜 임상의가 효과를 체감하지 못하는 경우가 많을까? 이는 상담 제공 자체의 한계 또는 환자의 행동 변화에 대한 체계적 추적 관리 부족 때문일 가능성이 크다. 또한 의료진이 지나치게 높은 기대치를 가지고 있는 것도 원인일 수 있다. 이러한 경우 자기 자신의 행동 변화 과정을 되돌아보는 것도 도움이 될 수 있다. 예를 들어 이 장의 저자 중 한 명은 무심코 마시던 다이어트 탄산음료를 완전히 끊기까지 3년에 걸쳐 네 번의 시도가 필요했다고 회고한다.

라이프스타일 변화는 단발적 사건이 아니라 지속적 과정이다. 다른 의료 중재의 경우와 마찬가지로 라이프스타일 중재 또한 순응도(compliance)를 장기적으로 추적하고 점진적으로 강화하는 전략이 필요하다. 물론 아직 완전히 규명되지 않은 변수가 많지만 분명한 사실 한 가지는 의료 서비스 제공자가 환자의 라이프스타일 변화에 영향을 줄 수 있는 현실적이고 합리적인 능력을 지니고 있다는 점이다. 그러므로 이러한 능력과 특권을 어떻게 유익하게 사용할지를 진지하게 고민할 필요가 있다.

미국 및 전 세계에서 라이프스타일 중심의 시스템 구현과 지속 가능성에 대한 도전 과제

이 장에서는 지금까지 현재 보건의료 시스템이 직면한 여러 문제점들을 살펴봤다. 동시에 정확하고 효과적인 라이프스타일 중재를 중심으로 한 보건의료 시스템의 가능성에 대해 논의해 왔다. 이제는 미국을 비롯한 전 세계에서 이러한 시스템을 실제로 구현하고 지속 가능하도록 유지하는 데 따르는 과제들을 살펴볼 차례다. 이러한 도전 과제들은 고정된 것이 아니라 시간이 지남에 따라 점차 변화하고 진화할 수 있다는 점을 염두에 둬야 한다.

미국에서 라이프스타일 중심 시스템의 도입을 가로막는 가장 크고도 근본적인 장벽은 의료 제공자와 기관이 라이프스타일 의학을 실천할 수 있는 인센티브가 부족하다는 점이다. 실제로 많은 의료진이 환자에게 라이프스타일 중재를 권장하고자 하지만 제한된 진료 시간과 낮은 보상 구조로 인해 이를 포기하거나 후순위로 고려한다(Abramson et al. 2000).

현재 미국의 의료 시스템은 수수료 기반(fee-for-service) 지불 모델을 중심으로 운영되고 있다. 이는 양적 진료와 고비용 치료를 장려하는 구조다. 즉, 예방과 건강증진을 위한 상담보다 약물 처방, 시술, 검사 등 비교적 고가의 의료 행위가 경제적으로 유리한 환경을 만든다. 이러한 구조에서는 최적의 효과를 가진 치료를 제공하기보다 더 많은 서비스를 제공하는 경우에 보상으로 이어지기 쉽다.

이러한 현실 속에서도 일부 헌신적 의료 전문가들은 라이프스타일 중재를 진료에 포함시키기 위해 노력하고 있으며 진료비 청구 시 상담 및 조정(counseling and coordination) 항목을 통해 이를 반영하고 있다. 그러나 이러한 방식은 시스템 차원의 근본적 변화 없이 개별 의사의 노력에만 의존하고 있어 장기적이고 지속 가능한 해결책으로는 한계가 있다.

라이프스타일 의학이 보건의료 시스템 내에서 실질적 영향력을 가지려면 현재의 주요 지불 모델이 치료의 양이 아니라 가치에 대해 직접 보상하는 구조로 전환돼야 한다. 이러한 변화는 라이프스타일 의학뿐 아니라 보건의료 전반에 긍정적 파급 효과를 가져올 수 있다. 이는 치료가 이뤄진 절차 자체가 아니라 개인의 건강 개선 여부에 따라 보상을 책정하는 방식으로, 의료 서비스 제공자가 실질적 건강관리 성과에 대해 보상을 받을 수 있도록 하는 구조를 의미한다(Porter et al. 2015).

예를 들어 메디케어 및 메디케이드 서비스 센터(Centers for Medicare and Medicaid Services, CMS)에서 시행하는 만성 질환 관리 수수료처럼 라이프스타일 중재에 대해서도 별도의 청구 코드가 마련돼야 하며 이는 실제 임상적 결과와 중재 효과를 기반으로 설정돼야 한다(Chen et al. 2016). 이러한 방식은 라이프스타일 중재의 실행 가능성을 높이고 의료진이 실질적 보상을 받을 수 있는 기반을 제공할 수 있다.

또 다른 지불 모델로는 환자의 건강 결과에 따라 보건의료 시스템에 환급(payout)이 이뤄지는 성과 기반 지불 방식이 있다. 특히 건강 개선을 장려하는 인센티브를 포함하는 구조다. 예컨대 책임형 의료기관(accountable care organizations, ACO) 모델에서는 환자 1인당 연간 고정된 금액을 지급하고 해당 조직이 그 금액 안에서 개인의 건강을 관리하게 된다. 환자가 장기간 해당 기관에 소속돼 있을 경우, 라이프스타일 중심 치료는 장기적으로 매우 비용 효율적인 전략이 될 수 있다.

이와 유사하게 미국 재향군인 건강관리국(Veterans Health Administration)이나 카이저 퍼머넌트(Kaiser Permanente) 같은 인구 기반 통합 건강관리 시스템도 라이프스타일 중재가 장기적으로 건강을 향상시키고 재정 절감을 할 수 있는 환경을 제공한다. 다만 이들 시스템 내에서도 아직까지는 구체적 성과 기반 인센티브 체계가 부족하며 고비용 치료의 제한에 초점을 두고 있는 경우가 많다.

한편 전 세계적으로는 인터넷 기반 플랫폼을 활용한 라이프스타일 기반 정신건강 치료의 확대에 대한 노력이 진행 중이다(Muñoz and Bunge 2016). 그러나 이러한 시스템의 글로벌 확산은 여전히 많은 과제를 안고 있다(Katz et al. 2018). 특히 신체 활동 부족과 관련된 질병이 전 세계적으로 만연하고 있으며 미국 외의 많은 지역에서는 약물이나 첨단 의료기술에 대한 접근성이 낮기 때문에 라이프스타일 중재의 중요성은 더 커지고 있다.

실제로 2010년 기준, 세계 인구의 약 3분의 1이 신체 활동 부족 상태에 놓여 있었으며 약 500만 명의 사망이 좌식 생활 습관에 기인한 것으로 추정된다(Hallal et al. 2012). 이 같은 수치는 라이프스타일 중심 시스템이 단지 선택의 문제가 아니라 공중보건의 필수 전략으로 자리 잡아야 함을 강하게 시사한다.

전 세계적 관점에서 보면 다양한 문화적·윤리적 이슈는 기존의 선진국 중심 임상시험에서는 충분히 드러나지 않았을 가능성이 크므로 이러한 문제들을 충분히 고려해야 한다. 라이프스타일 정신의학을 보편적이고 실용적인 글로벌 전략으로 전환하기 위해서는 각 지역의 특성과 맥락을 반영한 지역사회 기반 글로벌 참여 연구에 중점을 둬야 한다. 앞서 언급했듯이 다양한 인구로부터 데이터를 수집하고 데이터에 기반해 맞춤형 중재를 개발하는 과정이 필요하다.

이러한 빅데이터 기반 접근 방식은 개인정보 보호와 동의에 관한 여러 윤리적 쟁점을 동반한다. 이를 해결하려면 강력한 보건의료 파트너십과 함께 글로벌 지역사회를 대상으로 한 교육과 협력이 반드시 병행돼야 한다(Khoury et al. 2016). 즉, 효과적 정책과 실행 가능한 가이드라인을 마련하기 위해서는 다양한 이해관계자 간의 협업이 필수적이다.

또한 의료 전문가들은 라이프스타일 중재가 전 세계적으로 어떤 영향을 미치는지를 평가하기 위한 적절한 측정 방법을 고민해야 한다. 대표적인 지표로는 다음과 같은 항목들이 있다.

- 만성 질환의 발생률 및 유병률
- 장애 없이 살아온 건강 수명(Health-adjusted life expectancy)
- 건강 및 웰빙에 대한 주관적 평가
- 보건의료 비용 변화

이와 같은 다양한 지표들을 종합적으로 활용하면 라이프스타일 중심 중재가 각 문화권과 의료 시스템에서 실제로 어떠한 건강 개선과 사회적 효과를 가져오는지를 보다 명확하게 파악할 수 있을 것이다. 이는 단순히 이론적 타당성을 넘어 실질적이고 지속 가능한 글로벌 적용 가능성을 평가하는 데 필수적이다.

모든 것을 종합하기: 행동 촉구

라이프스타일 중재가 보건의료의 중심으로 자리 잡기 위해서는 건강과 웰니스를 지향하는 시스템을 적극적으로 지지하고 정책 결정자들에게 실질적 영향을 미칠 수 있는 의료진의 문화적 변화가 필요하다. 특히 의사들은 자신이 어떤 시스템 안에서 일하고 싶은지를 진지하게 성찰해 볼 필요가 있다.

환자들이 원하는 결과도 얻지 못하면서 의료진에게는 점점 더 많은 시간을 요구하는 현재의 시스템에서 계속 일하고 싶은가? 아니면 더 나은 대안이 존재할 수 있다고 생각하는가? 결국 시스템은 변화해야 한다(Batalden 2018). 이와 함께 우리는 다음과 같은 근본적인 질문들을 제기해야 한다.

- 의학 행위란 무엇을 의미하는가?
- 환자들은 보건의료 시스템으로부터 무엇을 기대하는가?
- 건강에 대한 책임은 누구에게 있는가?

더 나아가 진단 체계 자체를 재구성하고 전혀 다른 관점에서 질병을 바라보는 가능성에 대해 생각해 봐야 한다. 예컨대 비만과 제2형 당뇨병을 단순한 대사질환이 아니라 좌식 생활 증후군 또는 고칼로리 식이에 따른 독성의 결과로 재분류한다면 어떨까?

이러한 병인학적 접근은 질병에 대한 기존 개념을 근본적으로 재구성할 수 있으며 병리와의 인과관계를 통해 라이프스타일 행동과 직접적으로 연결된 치료 전략을 더욱 정당화할 수 있다. 그렇게 되면 운동, 영양, 수면, 스트레스 관리 같은 라이프스타일 기반 중재는 환자와 의료진 모두에게 명확하고 논리적인 1차적 치료 옵션이 된다.

지금이야말로 의사와 보건의료 시스템 전체가 더욱 건강하고 지속 가능한 방식으로 재설계되는 전환점이 될 수 있다. 이 전환은 단지 치료의 방식만이 아니라 의료의 철학과 목적 그 자체를 재정의하는 일이기도 하다.

보건의료 개선 전문가 W. 에드워드 데밍(W. Edwards Deming)과 폴 배탈든(Paul Batalden)은 "모든 시스템은 그 시스템이 만들어 내는 결과를 얻도록 완벽하게 설계돼 있다"라는 말을 남겼다(출처: www.ihi.org/communities/blogs/origin-of-every-system-is-perfectly-designed-quote). 이 말은 미국 보건의료 시스템에도 적용된다. 현재의 시스템은 문자 그대로 그리고 비유적으로도 새로운 기술, 시술, 의약품을 대량으로 생산하고 적용하는 데 최적화돼 있다. 그러나 그에 따르는 비용과 대가는 매우 크다.

앞서 살펴본 것처럼 의료비는 지속 가능하지 않은 수준으로 치솟고 있다. 그와 동시에 사람들은 여전히 좌식 생활, 불균형한 식습관, 수면 부족, 흡연, 음주, 만성 스트레스와 관련된 만성 질환으로 건강을 잃어가고 있다. 특히 인터넷 기반 활동의 급속한 확산은 신체 활동 부족을 더욱 심화시키며 향후 건강 문제를 더욱 악화시킬 가능성이 있다.

우리는 라이프스타일 중재가 현재의 시스템에 긍정적 영향을 미칠 막대한 잠재력을 가지고 있다고 믿는다. 만약 보건의료 시스템이 건강한 라이프스타일을 장려하고 지원하는 방향으로 설계된다면 그 결과는 훨씬 더 건강하고 만족스러운 삶을 사는 사람들이 늘어나는 사회가 될 것이다.

그리고 그러한 변화는 단순히 이론적 가능성에 머무르지 않는다. 보건의료 커뮤니티의 구성원으로서 우리, 그리고 이 책을 읽고 있는 여러분 모두는 이미 변화에 필요한 지식과 도구를 갖추고 있다. 이제 더 넓은 시야를 기반으로 사고하고 힘을 모아 함께 행동해야 한다.

우리는 이 사명을 위해 여러분이 다음 중 하나 이상, 가능하다면 모든 활동에 참여해 주기를 진심으로 요청한다.

- **라이프스타일 의학에 대한 최신 정보 확인**
  미국 라이프스타일의학회(American College of Lifestyle Medicine, ACLM)는 매년 국제 컨퍼런스를 개최하며 임상의들을 위한 동료 심사 저널인 미국라이프스타일의학저널(Journal of Lifestyle Medicine)을 통해 영양, 심혈관질환, 비만, 불안, 우울증, 불면증 등과 관련된 최신 라이프스타일 중재에 대한 리뷰를 제공한다.

- **지속의학교육(CME) 참여**
  라이프스타일 정신의학 및 의학 관련 강좌, 웨비나, 학술대회 일정, 강의 시리즈 등은 이제 대부분의 주요 평생의학교육(continuing medical education, CME) 플랫폼에서 확인할 수 있으며 www.instituteoflifestylemedicine.org 및 www.lifestylemedicine.org에서도 상세한 정보를 제공한다.

- **실천 확산**
  동료 의료진과 환자에게 라이프스타일 의학에 대해 이야기해 보라. 자신이 진료하는 환경에서 이 원칙들을 직접 적용해 보고 그 효과를 관찰하며 경험을 공유하는 것도 중요하다.

- **지지자 되기**
  지역 정신의학회나 행동의학회 등의 정책 활동 위원회에 참여하거나 지역 의원과 직접 소통해 라이프스타일 정신의학의 아이디어와 그 공중보건적 가치를 공유하라. 이 분야의 발전을 위한 정책적 기반을 만드는 데 중요한 역할을 할 수 있을 것이다.

효과적이고 정밀한 라이프스타일 중재를 통합하고 가치 기반의 의료비 지불 제도로 이를 뒷받침하는 시스템은 만성 질환의 부담을 경감하고 21세기 국민 건강의 양상을 근본적으로 변화시키는 데 크게 기여할 수 있다. 이러한 변화는 단지 건강 지표 개선에 그치지 않고 지속 가능한 비용 구조 속에서 의료 서비스에 대한 만족도까지 높일 수 있는 잠재력을 지닌다(Batalden 2018). 물론 이 같은 의료시스템의 전환은 많은 사람의 협력과 참여 없이는 실현될 수 없다.

라이프스타일 의학에 대한 과학적 근거는 지금 이 순간에도 빠르게 축적되고 있다. 그 내용도 점점 더 유망하고 설득력 있는 방향으로 나아가고 있다. 환자들이 자신의 질병에 영향을 미치는 요인들을 이해하고 스스로 건강한 삶을 영위할 수 있도록 지원하는 지역사회 기반 시스템의 구축이 필수적이다. 이를 위해 우리는 여러분이 속한 보건의료 시스템 안팎에서 라이프스타일 중재에 대한 실질적 인센티브를 마련하고 그 실행 가능성을 높일 수 있도록 적극적으로 행동에 나설 것을 권장한다.

토의 질문

1. 교육과 훈련 과정은 건강과 질병에 대한 개념 형성에 어떤 영향을 미쳤는가?

2. 환자가 자신의 질환과 관련해 라이프스타일 요인의 중요성을 인식할 수 있도록 기존의 환자 교육을 어떻게 전환할 수 있을까?

3. 여러분의 치료 전략에서 라이프스타일 중재는 어떤 순서와 위치를 차지하고 있는가?

4. 과체중인 우울증 환자를 위한 정밀 건강의 정의에 가장 부합하는 중재는 다음 중 무엇인가? (예: 식이, 운동, 수면 중재, 선택적 세로토닌 재흡수 억제제(SSRI), 위 우회 수술 등) 만약 자신의 가족 구성원이 같은 상황이라면 어떤 중재를 선택하겠는가?

5. 여러분의 임상 환경에서 명시적 또는 암묵적으로 작동하는 인센티브는 무엇인가?

6. 여러분이 속한 보건의료 시스템을 보다 긍정적인 건강 결과를 촉진하는 방향으로 개선하기 위해 어떤 노력을 기울일 수 있을까?

추천 문헌

Johnson R, Robertson W, Towey M, et al: Changes over time in mental well-being, fruit and vegetable consumption and physical activity in a community-based lifestyle intervention: a before and after study. Public Health 146:118–125, 2017

Ma J, Rosas LG, Lv N: Precision lifestyle medicine: a new frontier in the science of behavior change and population health. Am J Prev Med 50(3):395–397, 2016

Sagner M, Katz D, Egger G, et al: Lifestyle medicine potential for reversing a world of chronic disease epidemics: from cell to community. Int J Clin Pract 68(11):1289–1292, 2014

참고 문헌

Abramson S, Stein J, Schaufele M, et al: Personal exercise habits and counseling practices of primary care physicians: a national survey. Clin J Sport Med 10(1):40–48, 2000 10695849

Batalden P: Getting more from healthcare: quality improvement must acknowledge patient coproduction. BMJ 362:k3617, 2018 30190297

Borek AJ, Abraham C: How do small groups promote behaviour change? An integrative conceptual review of explanatory mechanisms. Appl Psychol Health Well-Being 10(1):30–61, 2018 29446250

Burke RE, O'Grady ET: Group visits hold great potential for improving diabetes care and outcomes, but best practices must be developed. Health Aff (Millwood) 31(1):103–109, 2012 22232100

Centers for Disease Control and Prevention: At a Glance 2015. Atlanta, GA, National Center for Chronic Disease Prevention and Health Promotion, 2015. Available at: https://stacks.cdc.gov/view/cdc/40074/cdc_40074_DS1.pdf. Accessed November 28, 2018.

Chen CT, Ackerly DC, Gottlieb G: Transforming healthcare delivery: why and how accountable care organizations must evolve. J Hosp Med 11(9):658–661, 2016 27596543

Diabetes Prevention Program Research Group: The 10-year cost-effectiveness of lifestyle intervention or metformin for diabetes prevention: an intent-to-treat analysis of the DPP/DPPOS. Diabetes Care 35(4):723–730, 2012 22442395

Dieleman JL, Baral R, Birger M, et al: US spending on personal health care and public health, 1996–2013. JAMA 316(24):2627–2646, 2016 28027366

Dieleman JL, Squires E, Bui AL, et al: Factors associated with increases in US health care spending, 1996–2013. JAMA 318(17):1668–1678, 2017 29114831

Firth J, Stubbs B, Rosenbaum S, et al: Aerobic exercise improves cognitive functioning in people with schizophrenia: a systematic review and meta-analysis. Schizophr Bull 43(3):546–556, 2017 27521348

Frates B: Lifestyle Medicine Course Syllabus. Woodburn, OR, American College of Lifestyle Medicine, 2017

Gamulin S: The forthcoming era of precision medicine. Acta Med Acad 45(2):152–157, 2016 28000491

Goodman D, Fisher ES, Wennberg JE, et al: The Dartmouth Atlas of Health Care. Lebanon, NH, Trustees of Dartmouth College, 2018. Available at: www.dartmouthatlas.org. Accessed May 5, 2018.

Hallal PC, Andersen LB, Bull FC, et al: Global physical activity levels: surveillance progress, pitfalls, and prospects. Lancet 380(9838):247–257, 2012 22818937

Haskell WL: Cardiovascular disease prevention and lifestyle interventions: effectiveness and efficacy. J Cardiovasc Nurs 18(4):245–255, 2003 14518600

Hoffman BM, Babyak MA, Craighead WE, et al: Exercise and pharmacotherapy in patients with major depression: one-year follow-up of the SMILE study. Psychosom Med 73(2):127–133, 2011 21148807

Katz DL, Frates EP, Bonnet JP, et al: Lifestyle as medicine: the case for a true health initiative. Am J Health Promot 32(6):1452–1458, 2018 28523941

Khoury MJ, Iademarco MF, Riley WT: Precision public health for the era of precision medicine. Am J Prev Med 50(3):398–401, 2016 26547538

Lobelo F, de Quevedo IG: The evidence in support of physicians and health care providers as physical activity role models. Am J Lifestyle Med 10(1):36–52, 2016 26213523

Malatskey L, Bar Zeev Y, Tzuk-Onn A, Polak R: Lifestyle medicine course for family medicine residents: preliminary assessment of the impact on knowledge, attitudes, self- efficacy and personal health. Postgrad Med J 93(1103):549–554, 2017 28289150

McEwen BS: Brain on stress: how the social environment gets under the skin. Proc Natl Acad Sci USA 109(suppl 2):17180–17185, 2012 23045648

Muñoz RF, Bunge EL: Prevention of depression worldwide: a wake-up call. Lancet Psychiatry 3(4):306–307, 2016 26827251

Murray CJ, Atkinson C, Bhalla K, et al: The state of US health, 1990–2010: burden of diseases, injuries, and risk factors. JAMA 310(6):591–608, 2013 23842577

National Institute of Diabetes and Digestive and Kidney Diseases: Diabetes Prevention Program. Bethesda, MD, National Institutes of Health, 2018. Available at: www.niddk.nih.gov/about-niddk/research-areas/diabetes/diabetes-prevention-program- dpp. Accessed on May 29, 2018.

Noordsy DL, Burgess JD, Hardy KV, et al: Therapeutic potential of physical exercise in early psychosis. Am J Psychiatry 175(3):209–214, 2018 29490501

Patnode CD, Evans CV, Senger CA, et al: Behavioral counseling to promote a healthful diet and physical activity for cardiovascular disease prevention in adults without known cardiovascular disease risk factors: updated evidence report and systematic review for the US Preventive Services Task Force. JAMA 318(2):175–193, 2017 28697259

Porter ME, Teisberg EO, Kaplan RS, et al: Curriculum on Value-Based Health Care Delivery. Boston, MA, Harvard Business School, May 2015. Available at: www.isc.hbs.edu/health-care/Documents/2015_05_26_MAH_Curriculum_ Overview.pdf. Accessed November 28, 2018.

Sagner M, Katz D, Egger G, et al: Lifestyle medicine potential for reversing a world of chronic disease epidemics: from cell to community. Int J Clin Pract 68(11):1289–1292, 2014 25348380

Seth A: Exercise prescription: what does it mean for primary care? Br J Gen Pract 64(618):12–13, 2014 24567552

Sherwood A, Blumenthal JA, Smith PJ, et al: Effects of exercise and sertraline on measures of coronary heart disease risk in patients with major depression: results from the SMILE- II randomized clinical trial. Psychosom Med 78(5):602–609, 2016 26867076

Whiteford HA, Degenhardt L, Rehm J, et al: Global burden of disease attributable to mental and substance use disorders: findings from the Global Burden of Disease Study 2010. Lancet 382(9904):1575–1586, 2013 23993280

World Bank Group: International Comparison Program Database. Washington, DC, World Bank, 2018. Available at: https://data.worldbank.org/indicator/NY.GNP.MKTP.PP.CD. Accessed on May 28, 2018.

Zhou J, Bortz W, Fredericson M: Moving toward a better balance: Stanford School of Medicine's Lifestyle Medicine course is spearheading the promotion of health and wellness in medicine. Am J Lifestyle Med 11(1):36–38, 2017

제21장

결론

더글러스 L. 노어지 Douglas L. Noordsy, M.D.

번역 정찬승, 김예슬

진료에 라이프스타일 정신의학 적용하기

이 책은 정신건강의학과 전문의와 기타 정신건강 전문가들이 라이프스타일 정신의학을 실제 진료에 효과적으로 적용할 수 있도록 돕기 위해 집필됐다. 지금까지 살펴본 바와 같이 정신의학 영역에서 라이프스타일 중재의 효과를 뒷받침하는 근거는 매우 탄탄해 임상의가 다양한 정신질환에 대해 근거 기반 치료로 자신 있게 권할 수 있는 수준에 이르렀다.

이제 이러한 치료적 접근을 실제 진료에 어떻게 통합할 것인가를 물어야 할 시간이다. 독자 여러분은 이 책을 읽는 동안 스스로의 라이프스타일을 조정하려는 마음이 들었을 것이라 생각한다. 어쩌면 이미 환자에게 건강한 생활 습관을 권유해 왔거나 일부 중재를 진료에 적용해 본 경험이 있을 수도 있다. 이 책을 통해 그 실천들이 과학적 근거에 기반하고 있음을 확인했을 것이다.

이제는 진료 현장에서의 포지셔닝을 고민할 때다. 라이프스타일 중재가 가장 큰 효과를 발휘할 수 있는 환자는 누구일까? 라이프스타일 실천을 1차 치료로 권할 것인지, 다른 치료와 병행할 보완적 수단으로 사용할 것인지 혹은 치료 저항성을 극복하거나 치료 효과를 유지하고 점차 다른 치료를 줄이기 위한 전략으로 활용할 것인지 결정해야 한다.

또한 환자의 건강 행동에 대해 어떤 방식으로 함께 결정하고 있는가? 다른 치료법에 비해 라이프스타일 중재에 대해 얼마나 많은 관심과 구체적 정보를 제공하고 있는가? 후속 진료에서는 이러한 중재에 대한 환자의 순응도와 반응을 어떻게 추적하고 있는가? 이런 주제를 고민할 때가 됐다.

보건의료 시스템의 구조와 운영을 둘러싼 학문적·정치적 논의가 심화되면서 정밀건강(precision health)과 가치 기반 치료(value-based care) 같은 개념이 주목받고 있다. 동시에 보건의료 서비스 제공자들이 겪는 소진(burnout)의 증가와 이에 따른 비용 부담에 대한 인식도 높아지고 있다(West et al. 2018). 이런 흐름 속에서 라이프스타일 정신의학의 시대가 도래한 것은 어쩌면 당연한 결과라 할 수 있다.

새로운 정신의학의 정의

이 책의 내용을 되새기며 정신의학이 어떤 방향으로 진화해 왔는지를 함께 성찰해 보자. 수십 년에 걸친 생물학적 정신의학, 신경과학, 첨단 뇌영상 기술의 발전은 마음과 뇌의 상호작용을 이해하고 정신질환의 기전을 밝히는 데 큰 기여를 해왔다. 이 분야의 탐구는 지금도 활발히 이어지고 있다. 이러한 과학적 진보는 정신건강 결과에 대한 책임을 지는 이들이 자신의 라이프스타일을 자율적으로 선택할 수 있도록 돕는 지속적 기회를 창출한다. 이는 전문가의 조언과 개인의 역량강화(empowerment) 사이에서 균형을 이루는 과정을 의미한다. 미래의 정신의학은 유전학, 후성유전학, 단백질체학, 뇌의 생물학적 표지자의 발전과 더불어 라이프스타일, 건강 행동, 웰빙에 대한 탄탄한 토대를 함께 갖춰야 한다. 그래야만 변화하는 사회와 소비자의 기대에 부응할 수 있을 것이다.

우리는 정신건강과 질병에 대한 대중의 인식을 변화시킬 수 있는 건강 행동의 영역에서 리더십을 발휘할 기회를 갖고 있다. 라이프스타일 정신의학을 체계적으로 학습하고 이를 자신의 진료에 능숙하게 통합함으로써 더욱 정확하고 효과적이며 실용적인 치료를 제공할 수 있다. 이는 의사 자신과 환자 모두에게 유익할 뿐 아니라 정신의학과 일반의학을 조화롭게 통합하고 임상에서 성실성을 드러내며 환자와의 신뢰를 구축하는 데에도 기여한다. 21세기의 정신의학은 신경과학과 행동과학의 교차점에서 발전해 나가며 과학기술의 지식을 바탕으로 각 개인을 전인적으로 바라보는 접근을 가능하게 한다. 또한 정신건강과 웰니스에 대한 주인의식을 가지고 정보에 정통한 소비자의 힘을 적극적으로 활용할 수 있다. 이 책은 바로 이러한 변화의 시대에 우리가 맞이한 기회를 더 깊이 이해하고 그것을 실천으로 전환하는 데 필요한 통찰을 제공할 것이라 확신한다.

참고 문헌

West CP, Dyrbye LN, Shanafelt TD: Physician burnout: contributors, consequences and solutions. J Intern Med 283(6):516–529, 2018 29505159

부록

임상의에게 유용한 도구 안내

본문에 수록된 도구

3장

그림 3-1. 5A 접근법을 활용한 우울증 치료용 운동 상담의 핵심전략 – 76쪽

이 그림은 행동 변화를 단계적으로 유도하기 위한 유용한 기억 도구로, 5A 접근법(Ask[질문], Advise[조언], Assess[평가], Assist[지원], Arrange[조율])을 통해 환자 상담을 체계적으로 이끌 수 있도록 안내한다.

7장

그림 7-1. 보그 운동자각도(Borg Rating of Perceived Exertion) – 153쪽

이 척도는 환자와 함께 운동 시 주관적 노력 수준을 추적하고 해당 수준을 추정 심박수로 환산하는 데 유용한 도구다. 공식: Borg 지수 × 10 = 추정 심박수

13장

표 13-1. 식이 섭취 질문지 – 263~264쪽

이 표는 지중해식 식단 예방 연구(PREDIMED)에서 사용된 지중해식 식단 평가 질문지를 정신건강 진료에 맞게 수정한 양식이다. 식단의 질을 평가하고, 시간이 지나면서 변화 추이를 추적할 수 있도록 간단하고 구조화된 형식으로 제공된다.

표 13-2. 정신의학적 건강을 위한 식이 권장지침 – 286~287쪽

이 표는 특정 정신질환에 대한 근거 기반의 영양 권고사항을 요약한 것으로 환자 상담 시 빠르고 쉽게 참고할 수 있는 가이드로 활용할 수 있다.

17장

그림 17-1. 개인 회복 계획을 위한 샘플 템플릿 – 385쪽

이 구조화된 템플릿은 개인이 삶의 여러 영역에서의 만족도를 평가하고 회복에 대한 비전과 목표를 설정하며 목표 달성 경과를 추적할 수 있도록 설계됐다.

그림 17-2. 치료적 라이프스타일 변화 실천을 위한 8가지 실천 영역 – 388쪽

이 실용적인 도구는 환자가 사용할 수 있는 치료적 라이프스타일 실천 일지다. 여러 라이프스타일 영역에서의 경과를 주 단위로 기록할 수 있는 주간 기록 양식을 제공한다.

표 17-1. 만보계 사용 가이드라인 – 394쪽

이 표는 만보계와 같은 걸음 수 추적 기기를 사용해 신체 활동을 점진적으로 늘려가는 데 도움을 줄 수 있는 구조화된 지침을 제시한다.

평가 척도(RATING SCALES)

신체 활동 간이설문지(Simple Physical Activity Questionnaire, SIMPAQ)

SIMPAQ는 정신질환을 가진 사람들을 위해 특별히 개발되고 검증된 신체 활동 평가 척도다. 이 도구는 호주 시드니 뉴사우스웨일스 대학교의 사이먼 로젠바움(Simon Rosenbaum)과 필 워드(Phil Ward)가 공동 개발했다. 자세한 정보는 www.simpaq.org에서 확인할 수 있다.

출처: Rosenbaum S, Ward PB: "The Simple Physical Activity Questionnaire." Lancet Psychiatry 3:e1, 2016.

신체 활동 간이설문지
(Simple Physical Activity Questionnaire, SIMPAQ)

소개: 지난 7일 동안 침대에서 보내는 시간, 앉거나 누워 있는 시간, 걷기, 운동, 스포츠 및 기타 활동을 포함해 어떤 활동을 해왔는지에 대해 질문드리겠습니다.

1A. 지난 7일 동안 대부분 몇 시에 잠자리에 들었나요? (예: 오후 __시에서 __시 사이)
응답: 오전/오후 ____

1B. 지난 7일 동안 대부분 몇 시에 잠자리에서 일어났나요?
응답: 오전/오후 ____

1. 하루 평균 밤에 잠자리에서 보내는 시간:

2A. 이를 제외하면 하루 중 약 __시간은 잠자리 밖에서 보내게 됩니다. 이 시간 중 식사, 독서, TV 시청, 전자기기 사용 등 앉거나 누워서 보낸 시간은 얼마나 되나요?
예: 직장, 교통수단, 여가 시간 또는 집에서 앉아 있는 경우 등 포함
응답: ____시간 ____분 / 일

2B. 그중 낮잠 시간은 얼마나 되나요?
응답: ____시간 ____분 / 일

2A. 하루 평균 낮에 움직이지 않고 보내는 시간:

3. 그렇다면 하루에 약 __시간은 다른 활동에 사용한 것입니다. 지난 7일 동안 운동, 여가 활동, 혹은 장소 이동을 위해 걸은 날은 언제였나요? 그날들에는 보통 몇 분 정도 걸었나요?

월	화	수	목	금	토	일

3. 하루 평균 걷는 시간:

4A. 이제 조깅, 달리기, 수영, 실내용 자전거 타기, 헬스장 운동, 요가, ____(예 1), ____(예 2) 등 운동이나 스포츠 활동을 떠올려 보세요. 지난 한 주 동안 이러한 활동(또는 이와 유사한 활동)을 한 날은 언제였나요?

4B. 무슨 활동을 했고, 각 활동에 하루 동안 얼마나 시간을 썼나요?

	활동 및 강도(0~10)	횟수	분	총 시간
예시	근력 운동 (5/10); 테니스 (9/10)	1 ; 1	15 ; 50	65
월				
화				
수				
목				
금				
토				
일				
	총 합계			

4. 하루 평균 운동/스포츠 활동 시간:

5. 그 외에도 업무나 집안일(예: 정원 가꾸기, 집안 청소 등)처럼 신체 활동이 포함된 일들을 생각해 보세요. 이런 활동에 하루 평균 얼마나 시간을 썼나요? (주의: 걷기, 운동, 스포츠는 제외)
응답: ____분 / 일

5. 하루 평균 기타 신체 활동 시간:

주관적 운동 경험 척도
(Subjective Exercise Experience Scale, SEES)

주관적 운동 경험 척도(SEES)는 운동 전후의 정서 상태 변화를 기록할 수 있는 간단한 리커트(Likert)형 자가보고형 평가 척도다. 이 척도를 활용하면 개인이 긍정적 웰빙(positive well-being, PWB), 심리적 스트레스(psychological distress, PD), 피로(fatigue, FAT)의 변화를 스스로 인식하고 추적할 수 있다. 이 척도는 일리노이대학교 어바나 캠퍼스(University of Illinois, Urbana)의 운동심리학연구실(Exercise Psychology Lab)에서 에드워드 맥컬리(Edward McAuley)와 케리 쿠르네야(Kerry Courneya)가 개발했다. 자세한 내용은 http://epl.illinois.edu/measures 에서 확인할 수 있다.

출처: McAuley E, Courneya K. "The Subjective Exercise Experiences Scale (SEES): Development and Preliminary Validation." Journal of Sport and Exercise Psychology, 1994; 16:163-177.

주관적 운동 경험 척도

지금 기분이 어떤가요?

이 설문지는 바로 지금 당신의 기분 상태를 반영하기 위한 여러 문항으로 구성돼 있습니다. 각 문항에서 지금 기분을 가장 잘 나타내는 숫자에 동그라미를 쳐주세요.

지금 나는

1. 기분이 아주 좋다
   1 — 2 — 3 — 4 — 5 — 6 — 7
   전혀 그렇지 않다   보통이다   매우 그렇다

2. 기분이 형편없다
   1 — 2 — 3 — 4 — 5 — 6 — 7
   전혀 그렇지 않다   보통이다   매우 그렇다

3. 기운이 빠진다
   1 — 2 — 3 — 4 — 5 — 6 — 7
   전혀 그렇지 않다   보통이다   매우 그렇다

4. 긍정적이다
   1 — 2 — 3 — 4 — 5 — 6 — 7
   전혀 그렇지 않다   보통이다   매우 그렇다

5. 기분이 엉망이다
   1 — 2 — 3 — 4 — 5 — 6 — 7
   전혀 그렇지 않다   보통이다   매우 그렇다

6. 탈진한 느낌이다
   1 — 2 — 3 — 4 — 5 — 6 — 7
   전혀 그렇지 않다   보통이다   매우 그렇다

7. 강한 느낌이다
   1 — 2 — 3 — 4 — 5 — 6 — 7
   전혀 그렇지 않다   보통이다   매우 그렇다

8. 낙담했다
   1 — 2 — 3 — 4 — 5 — 6 — 7
   전혀 그렇지 않다   보통이다   매우 그렇다

9. 피곤하다
   1 — 2 — 3 — 4 — 5 — 6 — 7
   전혀 그렇지 않다   보통이다   매우 그렇다

10. 아주 멋지다
    1 — 2 — 3 — 4 — 5 — 6 — 7
    전혀 그렇지 않다   보통이다   매우 그렇다

11. 비참하다
    1 — 2 — 3 — 4 — 5 — 6 — 7
    전혀 그렇지 않다   보통이다   매우 그렇다

12. 지쳤다.
    1 — 2 — 3 — 4 — 5 — 6 — 7
    전혀 그렇지 않다   보통이다   매우 그렇다

주관적 운동 경험 척도: 긍정적 웰빙(PWB)   = 1+4+7+10
　　　　　　　　　　　심리적 스트레스(PD) = 2+5+8+11
　　　　　　　　　　　피로(FAT)   = 3+6+9+12

노어지-달 주관적 경험 척도
(Noordsy-Dahle Subjective Experience Scale, NDSE)

노어지-달 주관적 경험 척도(NDSE)는 사용이 간편한 평정 척도로 리커트(Likert)형과 시각 아날로그(visual analogue)형 두 가지 방식으로 제공된다. 이 척도는 정신병적 증상을 경험하는 사람들이 운동이나 기타 라이프스타일 중재 전후의 기분 변화를 기록하고, 증상, 에너지, 웰빙의 변화를 추적하며 인식하는 데 사용할 수 있다. 이 척도는 더그 노어지(Doug Noordsy)와 다니엘 달(Danielle Dahle)에 의해 다트머스-히치콕 메디컬 센터(Dartmouth-Hitchcock Medical Center)와 스탠퍼드 의과대학(Stanford University School of Medicine)에서 개발됐다.

출처: Ho PA, Dahle DN, Noordsy DL. "Why Do People With Schizophrenia Exercise? A Mixed Methods Analysis Among Community Dwelling Regular Exercisers." Frontiers in Psychiatry 9:596, 2018 (오픈 액세스).

노어지-달 주관적 경험 척도

지금 당신의 기분은 어떤가요?

전반적 기분
당신은 지금 당신의 삶에 대해 어떻게 느끼나요?

1	2	3	4	5	6	7
아주 만족스러움			보통			매우 나쁨

불안
걱정, 긴장, 두려움

1	2	3	4	5	6	7
전혀 없음			중간 정도			매우 심함

우울
슬픔, 절망감, 무가치감

1	2	3	4	5	6	7
전혀 없음			중간 정도			매우 심함

에너지
활력, 기운, 힘

1	2	3	4	5	6	7
매우 피곤함			보통			활력이 넘침

환각
환청, 환시, 직접적인 음성 전달

1	2	3	4	5	6	7
전혀 없음			중간 정도			매우 심함

망상
피해망상, 의심

1	2	3	4	5	6	7
전혀 없음			중간 정도			매우 심함

동기
의욕, 추진력

1	2	3	4	5	6	7
전혀 없음			중간 정도			매우 높음

사고의 명료성
생각이 명확함, 혼란스럽지 않음

1	2	3	4	5	6	7
매우 혼란스러움			흐릿함			매우 명확함

집중력
주의력, 초점, 정신적 몰입

1	2	3	4	5	6	7
매우 낮음			보통			매우 우수함

사회적 관심
혼자 있고 싶은지, 타인과 함께 있고 싶은지의 정도

1	2	3	4	5	6	7
혼자 있고 싶음			중간			함께 있고 싶음

찾아보기

HIV(사람면역결핍바이러스) 감염   142, 234, 242
L-메틸엽산   254, 267, 286
MIND식이요법   273, 313
N-아세틸시스테인   258, 265, 286
SMART 목표   387, 393
STRIDE 연구   129, 355
TREAD 연구   70

ㄱ

가지사슬아미노산(Branched Chain Amino Acids, BCAAs)   260, 286
간이정신상태검사(Mini-Mental State Examination, MMSE)   282, 284, 285
갈망 파도타기(Urge Surfing)   244
강박장애(Obsessive-Compulsive Disorder, OCD)   85
강요하지 않고 선택을 존중하는 방식의 안내형 문구(invitation phrase)   220
건강 및 회복 프로그램(Health and Recovery Program, HARP)   359
건강 위험 행동   180
건강한 의사=건강한 환자   402, 409, 411, 412
경도인지장애(Mild Cognitive Impairment, MCI)   142, 144, 279, 281, 283, 284, 287
계절성 우울증   332
고위험정신병조사연구(Survey of High Impact Psychosis[SHIP] study)   125
고칼로리 식이에 따른 독성   454
고혈압 예방 식이요법(Dietary Approaches to Stop Hypertension, DASH)   129, 279, 313

공포 반응   95
공포 소거   115
공황장애   90, 95, 97, 98, 314, 334
과각성   106, 108, 116, 327, 335
과다수면증   322, 332, 336
과립세포   149
과민대장증후군   234, 298, 309
과제 이탈 행동   199
과제 집중 행동   200, 202
광범위 미량 영양소 연구   272
광범위 미량 영양소 제제   260, 273
광장공포증   86, 98
광치료   332, 337
교감신경계   223, 298, 344
구리   250, 264
글루타싸이온(글루타치온, Glutathione)   258, 265, 275
금단   162, 163, 165, 167, 169, 172, 173, 338
급속안구운동수면(Rapid Eye Movement[REM] sleep)   324
긍정적 감정   386
기대수명   124, 181, 352, 375, 442
기도 허탈(虛脫, collapse)   328
기분장애   251
기분조절제   334, 357
기억장애   125

ㄴ

난민   111
낮잠   334
내공   202

내수용감각　220
내약성　185, 216, 217
내인성 카나비노이드　110, 115
내측전두피질　265
노르아드레날린　306
노르에피네프린　150, 169, 250, 264, 297, 299, 330, 336
노어지-달 주관적 경험 척도(Noordsy-Dahle Subjective Experience scale, NDSE)　470
노인의 인지기능　148
노인의학 전문의　416
노출 요법　219
뇌유래신경영양인자(brain-derived neurotrophic factor, BDNF)　47, 68, 111, 117, 142, 151, 156, 183, 217, 252, 262, 304
뇌-장 미생물무리유전체 상호작용　296, 302, 304
뇌-장 미생물무리유전체 상호작용의 발달적 측면　302
뇌전증　234, 260, 296, 309, 313

ㄷ

다트머스 아웃워드 바운드 정신건강 프로젝트(Dartmouth Outward Bound Mental Health Project)　112
단쇄지방산(Short-Chain Fatty Acids, SCFAs)　298, 299, 300
단축형 코너스 평가척도(Abbreviated Conners' Scale, ACS)　274
담배　164, 234, 443
당뇨병 인식 및 재활 훈련(Diabetes awareness and rehabilitation training, DART)　355
대면 상호작용　358
대사 모니터링　360
대상피질　241
대역 동조성(뇌파 간 결합도)　202
대처 기술　172

대처 전략　168
데이비드슨 외상척도(Davidson Trauma Scale, DTS)　220
동기강화 면담　162, 171, 390, 449
또래 도우미　201

ㄹ

라이프스타일 결핍 증후군　25
라이프스타일 변화의 주기　395
라이프스타일 실천 일지　388
라이프스타일 의학 연구회(Lifestyle medicine interest group, LMIG)　15
라이프스타일 의학의 미래　416
라이프스타일 정신의학의 이점　30
라이프스타일 중심 시스템 구현과 지속가능성　450
라이프스타일 중심 치료의 효과성　444
라이프스타일 평가　379
락토바실러스　297, 301, 306
로드아일랜드대학교 변화평가척도 (the Univesity of Rhode Island Change Assessment, URICA)　380
루이소체병(Lewy Body Disease)　142, 339

ㅁ

마음놓침 식사　392
마음챙김 기반 스트레스 완화기법 (Mindfulness-Based Stress Reduction[MBSR] techniques)　109, 232, 235
마음챙김 기반 스트레칭　109
마음챙김 기반 인지치료 (Mindfullness-based cognitive therapy, MBCT)　235
마음챙김 기반 재발예방 프로그램 (Mindfulness-based relapse prevention[MBRP] programs)　233, 238

마음챙김 명상   232, 235, 238, 241
마음챙김의 이점   242
만보계   394
멜라토닌   324, 336, 337
모르핀   164, 165
몸과 마음 함께 돌보기 프로그램(Keeping the Body in Mind[KBIM] program)   130, 131
무감각   108, 116
무력감   113, 199
무술   196, 199, 204
미국 국가건강면접조사(National Health Interview Survey)   216
미국 국립보건원 당뇨병 예방 프로그램(National Institutes of Health Diabetes Prevention Program)   446
미국 국민건강영양조사(National Health and Nutritional Examination Survey)   408
미량 무기질   264

ㅂ

바디 스캔   237, 244, 345
바이오피드백 기반 인지행동치료(Biofeedback-based cognitive-behavioral therapy, CBT-BF)   111
발달 및 소아 정신질환   269
백질 경로와 운동   42
범불안장애(Generalized Anxiety Disorder, GAD)   90, 218, 236, 334
벤조디아제핀   237, 335, 338
보그 운동자각도(Borg Rating of Perceived Exertion, Borg scale, RPE)   153
복식 호흡   345
부모를 대상으로 한 행동관리훈련   185
분노   196, 254, 299, 381
불안 상태   89, 98
브레인 파워 연구   49
비급속안구운동수면(Nonrapid Eye Movement[NREM] sleep)   324

비타민 B12   267, 282, 382
비타민 B6   250, 267
비타민 D3   265
빈곤   352, 358

ㅅ

사회 인지   43, 142, 269
사회공포증   86
사회기술 중재 프로그램   203
사회불안장애(Social Anxiety Disorder, SAD)   86, 90, 93, 98, 236
사회성 결함   195
사회적 관계 기술 향상 프로그램(Program for the Education and Enrichment of Relational Skills, PEERS)   203
사회적 연결   106, 113, 116
산화 손상   252, 257, 264, 285
삶의 의미   386
삽화성 기억   149, 281
상동 행동   195, 203, 277
새로운 정신의학의 정의   463
설포라판   277
섬망   142
성인의 비정상적인 수면   325
세계의사회(World Medical Association), 의사 웰빙 증진 정책(policy on physician well-being)   420
셀레늄   254, 259, 264
소진   242
수다르샨 크리야 요가(Sudarshan Kriya Yoga, SKY)   217
수면 개선을 위한 인지행동 전략   340
수면 구조   324
수면 능력과 수면 기회 일치시키기   340
수면 박탈   333
수면 위생   343
수면 제한   341
수면 항상성 과정(Process S)   323

수면 관련 호흡장애   328
수중 운동(Aquatics)   199, 203
스웨덴 레가사 연구(Swedish Regassa trial)   71
시냅스가소성   149
시스템생물학 모델   298
식사 일지   392
식이 권장지침   286
식이 섭취 설문지   263
식이 정신의학   250
식이 중재   254, 268, 273, 278
식품중독   308
신경보호효과   38
신경염증   250, 252, 253
신경전달물질 시스템   150
신경퇴행성장애   339
신체 비활동 증후군   432
신체 알아차림   220
신체 이완   344
신체 활동 간이설문지 (Simple Physical Activity Questionnaire, SIMPAQ)   466
신체 활동 중재   128
심박수 예비량   39
심폐체력(Cardiorespiratory fitness, CRF)   47, 69, 127, 132
싸움도피반응(Fight or flight response)   344

ㅇ

아연   253, 286
아이슬란드 청소년 물질 사용 예방 모델   165
아이코사노이드   253
아편계 약물   338
악몽   335, 336
알로스타틱 부하(Allostatic load)   258

양극성스펙트럼장애   256
양극성장애   333
엽산   254, 267, 282, 286, 382
영양 상담   391
오메가-3   253, 256, 258, 266, 280, 286, 311
운동 유형   70
운동 임상시험의 중재 요소   68
운동이 인지기능에 미치는 영향   148
유다이모닉 웰빙(Eudaimonic well-being)   386
응급실   242
응용행동분석(ABA)   195
의사와 수련의를 위한 웰빙 및 중재   418
의사의 웰빙   403
인터벌 트레이닝   44
일주기 각성과정(Process C)   324

ㅈ

자기 자극 행동   196, 205
자기 효능감   436
자기건강 역량강화 실천계획 (Self Health Action Plan for Empowerment, In SHAPE)   129
자살   29, 235, 252, 257, 352, 387
자신감과 자기 효능감   436
자이트게버(zeitgeber)   324, 328, 333
장 누수   305
장기강화작용   150
재경험   108, 116, 335
저항 운동   48, 52, 70, 90, 148, 152, 155
저항 운동 중재   52
적대적 반항장애   274
전인적 평가   381
전전두엽   170, 262, 312
전형적인 신경발달   194
점진적 근육 이완   345

정밀 공중보건　447
정밀 의료　446
정상 노화와 연령 관련 신경인지장애　143
정신의학적 건강을 위한 식이 권장지침　286
정신적 웰빙　87
정신질환 발병 예방　29
주관적 운동 경험 척도(Subjective Exercise Experience Scale, SEES)　468
지중해식 식단 예방 연구-나바라 코호트 임상시험(PREDIMED-NAVARRA trial)　284

ㅊ

초기 생애 경험　303
치료 저항성 우울증　67, 254
치료적 동맹　18
치료적 라이프스타일 변화(Therapeutic lifestyle changes, TLCs)　388
침대 연합 훈련　342
침대 체류 시간 제한　341

ㅋ

케톤식이　260
코티솔　52, 217, 234, 242
콜레칼시페롤(비타민 D₃)　265, 275, 286
콜린분해효소억제제　146

ㅌ

트라우마　111, 113, 220, 335, 376

ㅍ

파킨슨병　308, 339

편도체　306
편집성 사고　125
폐쇄성 수면무호흡증(Obstructive Sleep Apnea, OSA)　328
플라바놀　280

ㅎ

하루주기 리듬장애(Circadian Rhythm Disorder)　328
하지불안증후군　329
해마 부피　39, 114, 148
혈관 신생　46, 92
혈관내피성장인자　142, 151
환경과 상호작용하기　432
환자를 위한 예방 상담　415
활동 수준 증가　344
흔한 수면 문제 해결하기　325
히포크라테스　13, 16

역자후기 (가나다순)

불안과 우울을 겪는 이들에게 운동이나 식단 조절을 권유하는 것은 자칫 그들의 고통을 가볍게 여기는 말처럼 들릴 수 있다. 그러나 생활 습관의 변화는 감정의 토대를 안정적으로 다져 회복의 밑거름이 된다. 운동이 몸과 마음을 변화시키는 것을 직접 경험하면, 순간의 감정에 휘둘려 회피하거나 주저하기보다 스스로를 돌보고 유연하게 선택하며 나아갈 힘이 생긴다. 이 책은 작은 실천이 쌓여 삶의 균형을 회복하는 길을 설득력 있게 보여준다.

— 강등현 (원광대학교 산본병원 정신건강의학과 교수)

나는 한때 건강하지 못한 정신건강의학과 의사였다. 몸과 마음이 무너진 끝에 걷기 시작했고, 달리며 숨결을 되찾으며 회복을 배웠다. 그 경험은 약물과 정신 치료에 머물렀던 진료에서 환자들과 운동·수면·식습관 등 생활 양식 전반의 변화를 이야기하는 진료로 이어졌고, 삶의 질을 높이는 길을 열어주었다. 《라이프스타일 정신의학》 번역에 참여하는 과정은 이러한 변화가 개인의 경험만이 아님을 확인시켜 주었고, 건강한 의사만이 건강한 환자를 만든다는 믿음을 더 굳게 했다. 이 책을 환자와 동료들과 함께 읽으며 회복과 변화를 나누고 싶다.

— 김신겸 (순천향대학교 부천병원 정신건강의학과 교수)

식단과 영양 관리 부분을 번역하며 깨달은 핵심은 특정 영양소에 치우친 만능론이 아니라 염증, 대사, 신경가소성 축을 겨냥한 식단 전환의 누적 효과였다. 이는 기저 식이 질이 낮은 환자를 위해 약물과 정신치료의 효과를 강화하는 보완 축으로서 특히 의미가 크다. 생활환경과 선호를 반영한 맞춤형 지침은 실천의 지속 가능성을 높이고, 일상에서 '무엇을 어떻게 먹을 것인가'라는 구체적 음식 선택의 지침은 환자와의 치료 동맹을 공고히 하는 매개가 된다. 식이 개입은 부작용 위험은 낮고 효과 범위는 넓어 표준치료를 지지하며 임상에 온기를 더해줄 것이라 기대한다.

— 김예슬 (강남숲정신건강의학과의원 원장)

초등학교 시절부터 체력장은 늘 5급, 달리기는 꼴찌였던 책상물림으로 살아오다가 러닝 열풍에 힘입어 조금씩 달리기 시작한 지 어느덧 1년이 되었다. 러닝과 운동이 삶에 불어넣는 활력과 무거운 마음을 전환해 주는 힘을 직접 체감하고 나니, 그 경험을 더 많은 분과 나누고 싶었다. 바로 이때 좋은 책을 만나 훌륭한 동료들과 함께 소개할 수 있게 되어 매우 기쁘다. 자신의 몸과 마음의 소리에 귀를 기울여 움직이고 휴식하는, 진정한 나 자신과 함께하는 시간을 갖게 되길 바란다.

― 김정유 (서초성모정신건강의학과의원 원장)

거의 5년간 달리기를 해 왔고 러닝크루 활동도 경험했지만, 꾸준함을 유지하기 어려웠다. 그러던 중 달리기를 즐기는 정신과 전문의들의 모임 '마인드런'을 알게 되었다. 처음에는 온라인에서 운동 기록을 공유하고 가끔 만나 함께 달리는 모임 정도로 가볍게 생각했는데 예상치 못하게 일이 빠르게 진행되며 생애 첫 번역 작업에 참여하게 되었다. 마인드런에서 시작된 라이프스타일 정신의학 연구회는 '건강한 신체에 건강한 정신'을 모토로, 약물 치료를 넘어 정신장애로 고통받는 이들의 라이프스타일을 건강하게 변화시키고자 하는 정신과 전문의들의 모임이다. 이번 프로젝트가 우리의 공동 목표를 향한 시발점이 되어 의미 있는 결실을 보기를 바란다.

― 김지현 (한림대학교 동탄성심병원 정신건강의학과 교수)

수십 년간 주로 앉아서 살아온 몸을 일으켜 천천히 걷고 가볍게 달리기 시작하자 변화가 일어났다. 달리기 위해 먹고 자는 것을 챙기며 시작된 변화는 함께 달리는 동료 의사들의 응원 속에서 스스로를 돌보는 습관이 되어 매일의 에너지를 채워주고 있다. 이 책을 번역하는 과정은 균형 잡힌 식단과 운동, 질 좋은 수면, 그리고 지지집단이 얼마나 중요한지 몸과 마음과 머리로 되새기는 과정이었다. 움직이는 존재이기에 당연했던 기능이 저하된 채 자신을 돌보지 못하고 몸과 마음의 고통을 지고 사는 현대인과 그들의 모든 주치의에게 이 책을 권한다.

― 김하경 (프레즌트정신건강의학과의원 원장)

정신과 의사들이 스스로 치료의 능력과 역할을 약물치료와 정신분석에만 국한하고 있다면, 우리는 반쪽짜리 의사로서 정신질환 극복의 근본적인 해결책을 제시할 수 없다. 우리는 인체의 모든 기관이 서로 유기적으로 얽혀 있으며 단순히 약물만이 모든 질병의 완치를 보장하지 못하는 것을 이미 알고 있다. 운동, 수면, 식이, 명상 등 우리 삶 전반의 생활 패러다임이 바뀌면 신체와 뇌 건강은 기대 이상으로 변화되고, 궁극적으로 질병 치유를 넘어 환자 삶의 질이 향상된다. 이 책은 그런 단순하고도 놀라운 진리의 선명한 과학적 증명이다.

– 김형찬 (서울메디의원 원장)

ADHD와 발달장애로 힘들어하는 아이들을 만나며 '어떻게 하면 아이들이 더 건강하게 자랄 수 있을까'를 고민해 왔다. 이 책을 통해 단순히 증상만 살피는 것이 아니라, 아이들이 걷고 뛰고 마음껏 몸을 움직이는 과정에서 정서와 생각이 자라고 마음이 단단해진다는 것을 새삼 느꼈다. 진료실에서도 더 따뜻한 마음으로 권하고 함께 이야기하며, 아이들의 밝은 성장을 응원하게 되었다.

– 박은진 (지니정신건강의학과의원 원장)

진료실에서 늘 운동이나 식습관 같은 생활 습관의 변화를 권하면서도, 정작 내 삶에서는 꾸준히 실천하지 못해 조언이 막연하게 느껴질 때가 많았다. 이 책은 '언젠가 나도 즐겁게 달려보고 싶다'라는 바람을 현실로 이끌어 주었고, 작은 실천의 축적이 마음을 단단히 지탱하는 힘이 된다는 것을 체험할 수 있었다. 이 책을 통해 라이프스타일 변화가 주는 삶의 에너지를 함께 나눌 수 있음에 깊이 감사드린다.

– 박혜미 (법무부 국립법무병원 법정신의학연구소 의사)

교과서가 실제 진료를 바꾸는 경우는 드물다. 이 책은 현실에서 곧바로 적용할 수 있는 라이프스타일 개선책을 다양한 임상 근거와 함께 제시하는 나의 진료 스타일을 완전히 바꿨다. 뛰고 먹고 자는 이야기를 나누고 서로를 격려한다. 이제 환자뿐만 아니라 내 삶까지 달라지고 있다. 이 책을 통해 환자와 함께 건강해지는 놀라움을 경험하는 동료가 늘기를 소망해 본다.

– 백명재 (경희대학교병원 정신건강의학과 교수)

지금은 가속노화 시대다. 우리는 24시간 깨어 있을 자유, 언제든 무엇이든 먹을 자유, 운동 없이 이동할 자유를 얻었다. 그러나 이 자유의 대가는 혹독하다. 잘못된 생활 습관은 면역·대사·신경계 등 신체 시스템을 무너뜨리고, 정신건강마저 위협한다. 이제는 전통적인 병인론과 약물치료만으로는 충분하지 않다. 건강한 삶의 방식, 즉 생활 습관 자체를 과학적으로 이해하고 실천하는 일이 정신의학의 새로운 기반이 되어야 한다.

― 서영은 (법무부 국립법무병원 일반정신과장)

정신적으로 힘든 시기일 때 운동이 절실히 필요하지만, 역설적으로 그때가 가장 실천하기 어려운 순간이기도 하다. 이 책을 번역하며 그 간극을 좁히는 열쇠가 치료자의 굳건한 믿음과 확고한 의지라는 사실을 깨달았다. 치료자가 운동의 효과를 확신하고 이를 꾸준히 전할 때, 그 신념은 환자에게도 전해져 행동 변화를 일으킨다. 번역 작업과 함께 나 역시 작은 실천을 시작했는데, 몸과 마음이 달라지는 경험을 하면서 비로소 저자의 메시지를 더 깊이 이해할 수 있었다. 이 책이 독자들에게도 지식으로 머무르지 않고, 실제 삶에서 변화를 일으키는 힘이 되기를 바란다.

― 심민영 (국립정신건강센터 국가트라우마센터장)

직장인들을 진료하며 라이프스타일에 대한 고민이 많은 시기, 나 역시 워킹맘으로서 안팎으로 지쳐 무엇을 챙겨야 한다고 느꼈다. 조금씩 내 몸의 움직임과 생활 습관을 챙기고 나와 한 약속의 성취를 통해 감각과 마음의 변화, 일상의 회복이 시작되었다. 이 경험을 책으로 확인하면서 진료실에서 만나는 직장인에게 확신을 갖고 좀 더 삶에 가까운 치료적 도움을 줄 수 있어 기뻤다. 이 책은 일상에 닿아 있는 치료 지점을 찾는 치료자와 삶 속의 빛나는 점을 찾고자 하는 모든 이에게 소중한 길잡이가 될 것이다.

― 안은지 (강북삼성병원 기업정신건강연구소 삼성SDI 마음건강클리닉 교수)

평생 "맥아리 없다"는 말을 들으며 약한 몸, 어지럼증, 귀 먹먹함 속에 살았다. 나이 들수록 짜증과 성마름이 심해지는 것도 체력 부족 탓임을 몰랐다. 그러나 러닝을 시작한 뒤 식욕이 돌고, 숙면을 취하자 활력이 생기며 화가 덜 나기 시작했다. 신체 건강이 정신 건강에 직결됨을 절실히 깨달았다. 정신과 의사로서 마음의 변화에 집중해 왔지만, '생활 습관 개선'이라는 행동의 변화가 내면에 거대한 변화를 불러올 수 있음을 몸소 경험했다. 마음의 고통을 어쩔 수 없다면, 우선 잠시 옆으로 치워두고 생활 습관 변화를 시도해 보길 권한다

– 이선구 (연세삼성정신건강의학과의원 원장)

번역 작업을 하면서 스스로도 큰 변화를 경험했다. 예전에는 외래진료 때 "운동하세요, 잘 드세요"라는 말 밖에 못 했지만, 이제는 "걷기 시간을 조금 늘려보세요, 한 번에 힘들면 두 번에 나누어 걸어보세요"라고 구체적으로 이야기할 수 있게 되었다. 특히 기안84의 마라톤 완주를 본 이후 시작한 러닝이 생활화되면서 삶의 균형을 찾았던 개인적 경험은 이 책의 메시지를 더 확신하게 만들었다. 이 책이 많은 이들에게 더 나은 정신건강을 추구하는 길잡이가 되기를 바란다.

– 이정석 (국민건강보험 일산병원 정신건강의학과장)

바쁜 일상에서도 운동화를 신는 순간, 나의 마음은 잠시 숨 쉬는 것에 집중하게 된다. 건강한 삶을 유지한다는 것은 단순한 직선이 아니라, 생활 속 유연한 곡선을 그리며, 뇌와 마음의 균형을 지탱하는 일이다. 이 책은 식사·수면·운동·스트레스 관리 등 일상 생활 습관이 정신건강에 미치는 영향을 과학적 근거를 바탕으로, 작은 실천이 어떻게 삶을 변화시키는지 알려준다. 독자분들께 더 건강하고 균형 잡힌 삶으로 나아가는 작은 첫걸음이 되길 바란다.

– 이해우 (강원대학교병원 정신건강의학과 교수)

운동을 좋아하지만, 근력이 약해 무릎과 어깨 통증이 잦아 주로 근력 운동만 이어가고,
다른 운동은 간헐적으로만 해왔다. 또 평소 명상에 관심이 있어 국선도와 마음챙김
명상을 실천하며 몸과 마음을 단련했지만, 피로감은 늘 따라와 주말이면 침대와 하나가
되어 지내곤 했다. 이번에 마인드런에 참여하면서 《라이프스타일 정신의학》 번역
작업에도 참여했고, 그 과정에서 식단 관리, 피로회복, 유산소 운동의 중요성을 새롭게
깨닫게 되었다. 덕분에 일상 관리의 의미를 더욱 체계적으로 정리할 수 있었고, 생활
전반을 돌아보는 귀한 계기가 되었다.

— 이화영 (순천향대학교 천안병원 정신건강의학과 교수)

우연찮은 계기로 운동을 하고 식습관을 조정하며 몸의 리듬을 찾아가는 여정을
시작했다. 함께할 수 있는 동료들을 만나 크고 작은 고비를 함께 넘으며 천천히 몸의
리듬을 찾아가고 있다. 이전에는 감히 생각할 수 없었던 몸의 변화와 그로 인한 마음의
변화를 몸소 경험하던 중 마침 그 여정을 근거 있게 설명해 주는 친절한 책까지 번역할
기회를 얻었다. 이 책으로 인해 생활 속에서 실천하며 몸의 리듬을 찾고, 이후 마음의
리듬으로 연결되는 이 멋진 경험을 임상 현장에서 만나는 모든 분께 전하고 싶다.

— 임선진 (국립정신건강센터 노인정신과장)

정신건강을 위한 러닝 클럽 마인드런을 시작하자 많은 동료들이 모였다. 러닝을
즐기며, 서로를 위로하고 지지하는 진정한 동료지원그룹으로 자리 잡았다. 의사들의
라이프스타일이 바뀌자, 진료가 달라지기 시작했다. 결국 의사 자신의 삶이 건강해질
때 환자의 삶도 건강해진다는 것을 실감하고, 우리는 이 책을 번역하기로 뜻을 모았다.
질병을 줄이는 전통적인 치료와 건강을 살리는 라이프스타일 정신의학이 어우러져
전인적인 치료 체계가 완성된다. 의사, 환자 그리고 모든 사람이 몸과 마음을 건강하게
만드는 라이프스타일을 갖기를 바라는 마음을 담았다.

— 정찬승 (마음드림의원 원장)